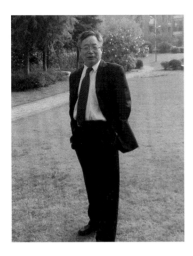

刘晓东

中国药科大学二级教授，博士生导师。兼任中国药理学会理事、中国药理学会定量药理学专业委员会委员、中国药理学会药物代谢动力学专业委员会委员。江苏省"青蓝工程"跨世纪省级学术带头人培养对象和"333高层次人才培养工程"培养对象（第二层次）。江苏省高等学校优秀科技创新团队带头人，享受国务院政府特殊津贴。主要从事疾病与转运体/代谢酶、药物相互作用、血脑屏障与药物转运和新药药物代谢动力学等研究。主持多项国家自然科学基金项目，教育部双语示范课程建设。发表SCI论文150余篇，获得江苏省科学技术进步一等奖（排名第2）1项和国家科学技术进步二等奖（排名第2）1项。主编出版专著2部。

刘 李

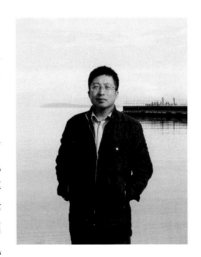

中国药科大学教授，博士生导师。江苏省"青蓝工程"学术带头人、"333高层次人才培养工程"培养对象和"六大人才高峰"高层次人才培养对象。中国药理学会药物代谢专业委员会理事和青年委员会副主任委员兼秘书长，中国药理学会定量药理专业委员会理事。主要从事药物代谢动力学研究，包括疾病状态下代谢酶和转运体功能与表达调控及其对物质代谢影响，另外在创新药物药物代谢动力学和PBPK-PD模型方面具有研究特色。主持多项国家自然科学基金和省部级研究项目，近5年以通讯作者共发表SCI论文40篇。

国家科学技术学术著作出版基金资助出版

药物代谢与药物动力学系列学术专著

药代动力学的药物相互作用

刘晓东　刘　李　主编

科学出版社

北　京

内 容 简 介

临床药物治疗往往是多种药物合用,药物间通过影响吸收、分布、排泄和代谢等环节而改变药代动力学行为,进而引起药物相互作用。不恰当的药物相互作用会降低药物疗效或增加药物不良反应,甚至导致严重不良反应事件,严重药物相互作用也是终止药物研发或使药物撤市重要原因之一。本书系统地阐述了药代动力学的药物相互作用的基本理论、研究方法、定量预测模型、药物相互作用临床案例及最新成果,并用实践案例详细介绍了药代动力学的药物相互作用。

本书可作为新药研发与评价相关人员、临床医生和临床药师及相关专业研究生的参考用书。

图书在版编目(CIP)数据

药代动力学的药物相互作用/刘晓东,刘李主编
.—北京:科学出版社,2022.1
(药物代谢与药物动力学系列学术专著)
ISBN 978-7-03-069396-9

Ⅰ.①药… Ⅱ.①刘… ②刘… Ⅲ.①药物代谢动力
学 Ⅳ.①R969.1

中国版本图书馆 CIP 数据核字(2021)第 143293 号

责任编辑:周　倩/责任校对:谭宏宇
责任印制:黄晓鸣/封面设计:殷　靓

斜 学 出 版 社 出版
北京东黄城根北街 16 号
邮政编码:100717
http://www.sciencep.com

南京展望文化发展有限公司排版
广东虎彩云印刷有限公司印刷
科学出版社发行　各地新华书店经销

*

2022 年 1 月第 一 版　开本:B5(720×1000)
2024 年 6 月第七次印刷　印张:32 1/4　插页:1
字数:530 000

定价:180.00 元
(如有印装质量问题,我社负责调换)

药物代谢与药物动力学系列学术专著

专家指导委员会

（按姓氏笔画排序）

《药代动力学的药物相互作用》
编辑委员会

主　编　刘晓东　刘　李

副主编　马　国　汪电雷　杨志宏

编　委　(按姓氏笔画排序)

马　国　复旦大学

刘　李　中国药科大学

刘晓东　中国药科大学

杨志宏　中国医学科学院药用植物研究所

汪电雷　安徽中医药大学

丛书序

Foreword

　　药物代谢动力学是应用数学处理方法,定量描述药物及其他外源性物质在体内的动态变化规律,研究机体对药物吸收、分布、代谢和排泄等的处置及所产生的药理学和毒理学意义。药物代谢动力学基本理论和方法已深入新药发现(包括候选化合物药代特性快速评价、根据先导药物的药理等作用获得新的候选化合物、从药物代谢产物获得新药等)、药理学研究、制剂学研究、中药现代化研究、毒理学研究、临床用药等多领域,贯穿于药物发现与开发及药物上市的始终,是紧密连接各药物研究领域的桥梁。药物代谢动力学已经与药理学、毒理学并列成为早期新药研发评价三大核心内容,各国新药注册机构均颁布药物代谢动力学及其相关研究的指南,要求任何一个新药或新制剂在进行临床研究和上市前均需要进行药代动力学试验,以获得药代动力学资料和信息。

　　在广大科技工作者的努力下,我国药物代谢与药物动力学研究取得了快速发展,诸多成果已达到或接近国际先进水平。科学出版社组织国内从事药物代谢动力学研究领域的专家编著了"药物代谢与药物动力学系列学术专著",该丛书具有系统性、针对性、基础性、前瞻性、理论与实践相结合性等特点。系统地从药物代谢动力学的各研究方向和领域进行归纳、总结;针对每个研究方向分别成册,深度剖析;各分册既有基础理论的铺垫,也有对最新的理论、研究方法和技术、成果的展开,兼具基础性和前瞻性;理论与实践相结合,在基本理论的基础上,结合典型的实践案例进行剖析,便于读者理解。相信该丛书的出版能够促进我国药物代谢动力学的发展。

"药物代谢与药物动力学系列学术专著"是我国第一套系统性归纳、总结药物代谢动力学的丛书,而药物代谢动力学发展迅速,故在内容选择上还需要在实践中不断完善、更新和补充。希望广大药物代谢动力学等相关专业的工作者和研究者在阅读、参考该丛书时提出宝贵的意见,以使其不断地完善,为我国药物代谢动力学的发展做出贡献。

中国工程院院士

2020 年 9 月 4 日

前言

临床药物治疗往往采用多种药物合用,这种联合必然会引起药物间相互作用。不恰当的药物相互作用会降低药物疗效或增加药物的不良反应,甚至导致严重的不良反应事件。药物相互作用引起的严重不良反应事件也是一些药物研发中止或诸如特非那定、阿司咪唑、西沙必利、米贝拉地尔和西立伐他汀等药物撤市重要原因之一。广义上的药物相互作用包括药代动力学的相互作用、药效学相互作用和理化性质相互作用,而临床上药物相互作用事件多数是由药代动力学行为改变引起的,因此,通常所说的药物相互作用也是特指药代动力学的药物相互作用,它可以发生在药物吸收、分布、代谢和排泄等环节。药代动力学的药物相互作用研究已成为新药研发和临床药物使用不可或缺的环节。各国药物注册机构如美国食品药品监督管理局(Food and Drug Administration,FDA)、欧洲药品管理局(European Medicines Agency,EMA)和我国国家药品监督管理局等均签署了药代动力学相互作用研究的指南性文件。这些文件均要求在新药研发过程中必须进行药代动力学的药物相互作用研究。用已知的探针、诱导剂或抑制剂,在临床前和临床两个阶段研究新化学实体是否存在药物相互作用及其程度;用合适的数学模型来预测该新化学实体与临床上可能合用的药物间相互作用及其程度。临床药物相互作用研究也可为临床医生和临床药师调整药物处方和给药方案提供依据,尽可能减少因药物相互作用而引起的治疗失败或不良反应。

本书作者多年从事药代动力学及药物相互作用研究,在前期工作和综合国内外研究成果基础上组织编著了国内第一部涵盖基础理论、研究方法与模型、法规解读和应用的《药代动力学的药物相互作用》专著。全书共 14 章,包括药代动力学的药物相互作用概述、药物代谢及其代谢酶、药物的转运及其研究方法、ABC 转运体及其特点、溶质型转运体及其特点、常见的药物转运体研究方法、药物代谢抑制、药物代谢诱导、药物代谢相互作用的预测模型、转运体介导的药物相互作用及其临床意义、代谢酶介导的临床药物相互作用及其临床意义、植物药与化学药相互作用及其临床意义、食物–药物相互作用及其临床意义和创新药物的药物相互作用研究。本书充分反映了国内外药代动力学的药物相互作用研究最新成果,集系统性、基础性、前瞻性与实践性为一体,既有基础理论,又有新理论、新技术和新模型,还囊括了药物研发和临床实践案例,充分彰显了科研为生产实践和临床服务的理念。本书可作为新药研发与评价相关人员、临床医生和临床药师及相关专业研究生的参考用书。相信本书将会极大地促进我国药代动力学的药物相互作用研究发展。

主编 刘晓东

2021 年 2 月

目 录

Contents

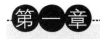

第一章

药代动力学的药物相互作用概述

　　临床药物治疗往往是两种或两种以上药物的合用,以期获得更好的疗效和更少的不良反应。然而,这种药物的联合使用必然会引起药物间的相互作用,将其定义为药物-药物相互作用(drug-drug interaction,DDI)(以下简称药物相互作用)。不恰当的药物相互作用往往会降低药物疗效或增加药物的不良反应。广义的药物相互作用包括药代动力学的相互作用、药效学的相互作用和理化性质的相互作用。本书主要论述药代动力学的相互作用。

第一节　药代动力学在药物研发和临床
药物治疗学中的作用与地位

　　药物进入机体后,会出现两种不同的效应。一是药物对机体产生的生物效应,包括药物对机体产生的治疗作用和不良反应,即药效学(pharmacodynamics)和毒理学(toxicology)。二是机体对药物的作用,即药代动力学(pharmacokinetics)。人服用药物后,药物必须从给药部位吸收(absorption)进入体循环,随血液循环分布(distribution)到各个组织/器官中,在肝脏等组织中药物代谢酶的作用下发生代谢(metabolism),药物及其代谢产物随胆汁、尿液和粪等排泄(excretion)出体外,即药物吸收、分布、代谢和排泄等体内过程,简称 ADME。药代动力学是研究药物体内吸收、分布、代谢和排泄等体内过程变化规律的一门学科。在实验基础上,用给药后获得的血浆中药物浓度-时间数据,建立合适的药代动力学数学模型,求算相应的药代动力学参数,反过来定量描述血药浓度随时间和药物剂量的变化规律。药代动力学的基础理论和研究成果在基础药理学、毒理学、临床药学、临床药物治疗学、新药物制剂研发、药物合成与新药发现等领域得到广泛的应用,成为衔接这些研究领域的桥梁。

药代动力学在创新药物研发中的重要性愈发突出。有资料统计显示,在20世纪所有未能成功上市药物中,因药代动力学性质问题而造成新药研发失败的比例最高,约占40%。因此,在新药研发早期,结合对先导化合物成药性评价,开展药代动力学研究,可以排除成药性不佳的候选药物。目前,药代动力学、药理学和毒理学并列成为新药研发评价中三大核心的内容。各国新药注册机构均颁布药代动力学及其相关研究的指南,要求任何一个新化学实体或新制剂在进行临床研究和上市前均需要进行药代动力学研究,以获得药代动力学资料和信息。

一、在临床药物治疗学中的应用

药物的治疗作用和毒性往往与血浆中或靶组织中浓度密切相关,而如何调整血药浓度,以期控制药物的疗效或降低药物毒性成为临床药物治疗学关注问题之一。临床医生和临床药师可以根据药代动力学参数,制订合理的给药方案,获得期望的药物浓度,以达到安全、有效的目的。一些因素如种族、年龄、性别、遗传和疾病等均会影响药代动力学行为,其中药物代谢酶遗传基因变异被认为是造成药物疗效和安全性变异的主要因素,约占80%[1]。细胞色素 P450(cytochrome P450s,CYP450s)是药物主要的代谢酶。有文献证实,*CYP3As*、*CYP2C9*、*CYP2C19* 和 *CYP2D6* 等基因的基因遗传多态性(genetic polymorphism)可能是引起免疫抑制剂(他克莫司和环孢素等)[2,3]、抗凝药物(氯吡格雷和华法林)[4]和抗抑郁药物(如依他普仑、去甲替林和文拉法辛)[5]等药物疗效和毒性异常的主要原因。

药物代谢酶活性和疾病发生往往与时辰(昼夜)变化有关。环孢素 A 和他克莫司通常每天 2 次,即早剂量和晚剂量。有研究显示,晚剂量的谷浓度、峰浓度(peak concentration,$C_{\max}$)和血药浓度-时间曲线下面积(area under the curve,AUC)显著低于早剂量。夜间 CD4$^+$ 细胞水平和白介素-2(interleukin - 2,IL - 2)水平增加,容易导致器官排斥,因此,为了获得更好疗效,建议增加晚剂量[6]。氟尿嘧啶在体内代谢主要是由二氢嘧啶脱氢酶介导的,其活性也存在昼夜差异。例如,临床研究显示在低剂量滴注过程中,氟尿嘧啶的血药浓度呈时辰节律性变化,11:00 浓度最高,而 23:00 浓度最低。于 04:00 给药的疗效和安全性优于常规时间给药的疗效和安全性。夜间给药患者的耐受性也优于常规给药方案的患者[7]。可见,利用药代动力学和疾病发生的时辰节律设计给药方案,可以在增加药物疗效同时,减少药物不良反应。

二、在基础药理学中的应用

药代动力学是基础药理学的重要组成部分,其理论和研究成果充实了基础药理学,深化了人们对药物作用的认识,从而导致药理学新理论和新概念的发现。药代动力学和药效动力学结合研究,动态分析了浓度、效应和时间三者的关系。基于药代动力学模型和疾病的病理生理过程结合,形成新的研究方向,即基于疾病的药动学-药效学结合模型。该模型可以定量地表述药物与效应的真实连接,包括实际的生理、病理过程和药理学过程。将药代动力学研究与毒理学研究结合形成交叉研究领域,如毒代动力学等。药代动力学研究也是药物作用新靶点发现的重要途径。例如,小檗碱直接通过抑制肠道 α-糖苷酶活性[8]和促进肠胰高血糖素样肽(glucagon-like peptide－1,GLP－1)释放而发挥降血糖作用[9],从而诠释了尽管小檗碱吸收差、生物利用度低,但其仍然有效的科学问题。又如,人参皂苷 Rg1 口服生物利用度低,难以透过血脑屏障(blood brain barrier,BBB)进入脑内。研究显示,人参皂苷 Rg1 可通过抑制外周犬尿氨酸通路,减少炎症物质对中枢刺激,从而发挥神经中枢保护作用[10]。

三、在药剂学中的应用

药代动力学研究成果也是生物药剂学的研究基础。好的药物必须有好的剂型,才能发挥好的疗效。在充分了解药代动力学基础上,通过药物剂型设计,根据临床用药目的,将药物制成控释制剂、缓释制剂或靶向制剂,从而达到安全有效的目的。

四、在药物合成与新药发现中的应用[11]

药物的体内过程取决于药物的化学结构。通过对药物体内过程与化学结构关系的研究,建立药代动力学、药效学与药物化学结构的相关关系,有助于设计体内过程合适的、疗效长的新药。药物在体内代谢产物和代谢机制研究,可以发现生物活性更高、更安全的创新药物。例如,特非那定尽管有很好的抗过敏作用,但会导致致死性尖端扭转型室性心动过速,尤其是与红霉素、氟康唑等

CYP3A4 抑制剂合用时,心脏毒性更容易发生,已有死亡的报道,因此特非那定已被淘汰。而其活性代谢产物非索非那定在体内不经 CYP3A4 酶代谢,心脏毒性作用明显降低,仍然表现类似抗组胺活性,已替代特非那定上市。氯雷他定代谢产物地氯雷他定的抗组胺活性强于母药氯雷他定。类似地,去甲西泮、替马西泮和奥沙西泮也是地西泮活性代谢产物。一些药物在体内代谢过程中可形成活性中间产物或毒性代谢产物,因此对药物的代谢途径和代谢致毒机制的研究及经化学结构的改造,可绕开形成毒性中间产物或代谢产物的代谢途径,以降低药物的毒性。

第二节　参与药物体内过程的主要代谢酶和转运体

药物在体内的吸收、分布和排泄往往是由药物转运体介导的,而药物在体内代谢则是由药物代谢酶介导的。这些转运体和代谢酶活性往往与药物疗效、毒性及其药物相互作用有直接联系。

一、药物转运体

药物转运体(transporter)可分为溶质型转运体(solute carrier, SLC)(即SLC 转运体)和 ABC(ATP-binding cassette)转运体[12]。

1. SLC 转运体

与药物转运有关的 SLC 转运体主要包括有机阴离子转运肽(organic anion transporting polypeptides, OATPs),有机阴离子转运体(organic anion transporters, OATs),有机阳离子转运体(organic cation transporters, OCTs),有机阳离子/肉毒碱转运体(organic cation and carnitine transporters, OCTNs),肽转运体(peptide transporters, PEPTs)和多药/毒物外排泵(multidrug and toxin extrusions, MATEs)。多数 SLC 转运体属于摄取转运体,介导底物从细胞外摄入细胞内。SLC 介导药物跨膜转运的驱动力是膜两侧药物浓度差,或伴随物质的浓度差,而伴随转运物质的浓度差的维持需要消耗 ATP 来完成,因此,SLC 转运体介导的转运被认为是易化转运或次级主动转运过程。尽管 MATEs 也属于 SLC 转运体家族,但其主要功能是将底物从细胞内外排至细胞外。SLC 转运体广泛分布在肝、肾、肠和脑等组织中,介导底物药物在这些组织中的摄取和处置(图 1-1)。

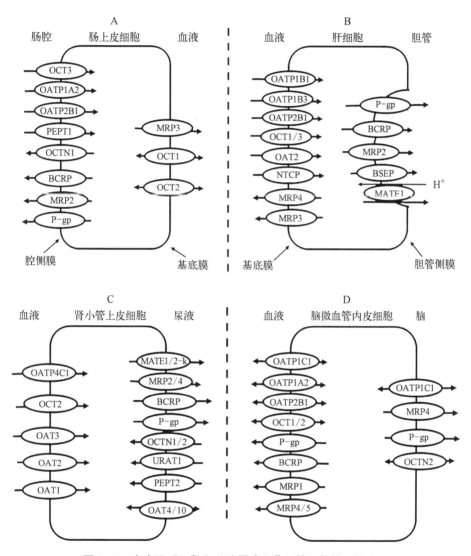

图 1-1　在人肠、肝、肾和血脑屏障上药物转运体的可能定位

A. 肠上皮细胞；B. 肝细胞；C. 肾小管上皮细胞；D. 脑微血管内皮细胞

OATPs，有机阴离子转运肽；OATs，有机阴离子转运体；OCTs，有机阳离子转运体；OCTNs，有机阳离子/肉毒碱转运体；PEPTs，肽转运体；URAT，尿酸转运体；P-gp，P-糖蛋白；MRPs，多药耐药相关蛋白；BCRP，乳腺癌耐药蛋白；MATEs，多药/毒物外排泵，NTCP，牛磺酸钠协同转运体多肽；BSEP，胆汁盐外排蛋白

2. ABC 转运体

ABC 转运体属于外排转运体,通过消耗 ATP 实施底物的外排转运。参与药物转运的 ABC 转运体主要包括 P -糖蛋白(P-glycoprotein,P-gp)、多药耐药相关蛋白(multidrug resistance-associated proteins,MRPs)和乳腺癌耐药蛋白(breast cancer resistance protein,BCRP)。每种 ABC 转运体有其特异性组织分布,包括小肠、肝、肾和脑等组织,参与肠、胆汁和肾中药物排泄或成为组织屏障功能重要组成部分。

二、体内药物代谢酶

体内药物代谢分为 I 相代谢和 II 相代谢。I 相代谢主要是氧化、还原或水解等反应,即在分子中引入(或暴露)诸如—OH、—COOH、—NH$_2$或—SH 等极性基团。II 相代谢主要是结合反应,即药物分子中极性基团(包括 I 相代谢形成的)与葡萄糖醛酸、甘氨酸、硫酸结合或发生甲基化和乙酰化等反应,其 II 相代谢产物随尿液和粪便排出体外。

1. I 相代谢酶[11]

I 相代谢酶主要介导药物的 I 相代谢(氧化、还原和水解等反应)。其主要包括 CYP450s、水解酶、黄素单加氧酶(flavin-containing monooxygenases,FMOs)、环氧化物水合酶(epoxide hydrolase)、醇脱氢酶和醛脱氢酶等。CYP450s 是主要的 I 相代谢酶,包括 CYP3A4、CYP3A5、CYP1A2、CYP2B6、CYP2C8、CYP2C9、CYP2C19、CYP2D6 和 CYP2E1 等。CYP3A4 是主要的 CYP3A 亚家族的酶,介导约 50% 药物代谢。在肠和肾等肝外组织也有 CYP450s 的表达。例如,在肠上皮细胞微绒毛中有 CYP3A4 表达,CYP3A4 是肠上皮细胞中主要的 CYP450s,且沿肠壁自上而下表达逐渐降低。在肾集合管上皮细胞中也有 CYP3A4 表达。CYP3A5 在肝中表达量低,只有 CYP3A4 的 10% ~ 30%,但 CYP3A5 有更广泛的组织分布,是肾脏中主要的 CYP3A 形式。

2. II 相代谢酶[11]

II 相代谢酶主要介导药物的结合反应。药物分子与一些内源性的物质如葡萄糖醛酸、甘氨酸、硫酸等形成结合物。催化 II 相代谢反应的酶有很多,主要包括尿苷二磷酸-葡萄糖醛酸转移酶(UDP glucuronosyltransferases,UGTs)、谷胱甘肽-S -转移酶、磺基转移酶(sulfotransferases,SULTs)和乙酰基转移酶等。UGTs 是主要的 II 相代谢酶。

　　UGTs 主要分布在肝中。在肾、卵巢、小肠、结肠、肺、胃、上皮组织、乳腺和前列腺等肝外组织中也有 UGTs 表达。

三、药物转运体-代谢酶联盟

　　SLC 转运体、药物代谢酶和 ABC 转运体往往共表达于某些组织细胞中,且其底物往往也是重叠的。典型例子是他汀类药物。阿托伐他汀等他汀类药物往往是 OATP1B1、CYP450s、P-gp、BCRP 和 MRP2 等的底物。在肝中,他汀类药物首先经 OATP1B1 介导的肝摄取途径进入肝细胞,随即在 CYP450s 作用下,发生代谢。代谢产物和母药在 P-gp、BCRP 和 MRP2 等的作用下外排至胆汁或返回血液循环(图 1-2A)。可见,他汀类药物在肝中的处置过程是肝细胞基底膜摄取转运体 OATP1B1、肝 CYP450s 及肝细胞胆管侧膜 P-gp 等外排转运体协同作用的结果,称为药物转运体-代谢酶联盟(drug transporter-metabolism enzyme interplay)[13]。利福平通过抑制肝 OATP1B1 介导的他汀类药物的肝摄取来降低他汀类药物的肝清除率,进而增加他汀类药物的血浆暴露水平(C_{max} 和 AUC)。环孢素 A 通过抑制肝 OATP1B1 介导的肝摄取,抑制肝 CYP3As 介导的代谢和抑制 P-gp、BCRP 和 MRP2 等介导的胆汁排泄,从而降低他汀类药物的肝清除,引起药物相互作用。药物转运体-代谢酶联盟也发生在其他组织。在肠中,他汀类药物在肠腔侧膜上 OATPs 的介导下或以被动扩散方式进入肠上皮细胞,随即部分药物又被肠腔侧膜上 P-gp、BCRP 和 MRP2 等外排转运体泵回肠腔。部分药物在肠细胞中 CYP3As 的作用下发生代谢,余下的药物经基底膜扩散至门脉,进入血液循环(图 1-2B)。环孢素 A 可以通过抑制 P-pg、BCRP 和 MRP2 介导的肠外排和肠 CYP3As 介导的代谢来增加他汀类药物肠生物利用度。类似,表达在肾小管上皮细胞基底膜上的 OAT3 等摄取转运体和表达肠腔侧膜上的 BCRP、MRP2 和 P-gp 等外排转运体协同完成他汀类药物肾分泌(图 1-2C)。环孢素 A 则可通过抑制基底侧膜上 OAT3 介导他汀药物摄取和抑制腔侧膜上 P-gp 等转运体介导的外排,抑制他汀类药物的肾分泌。UGT 等Ⅱ相代谢酶往往与 MRP1 和 MRP2 共表达于肠上皮细胞中,而 UGTs 介导的代谢产物往往又是 MRP1 和 MRP2 的底物,因此,MRP1(或 MRP2)介导的转运称为药物Ⅲ相消除途径(phase Ⅲ elimination pathways of drug)[14]。

　　实际上,药物在体内的处置依赖于肝、肠和肾等转运体和代谢酶的功能,应该是肝、肠和肾等药物转运体-代谢酶联盟的整合效应(图 1-3)。

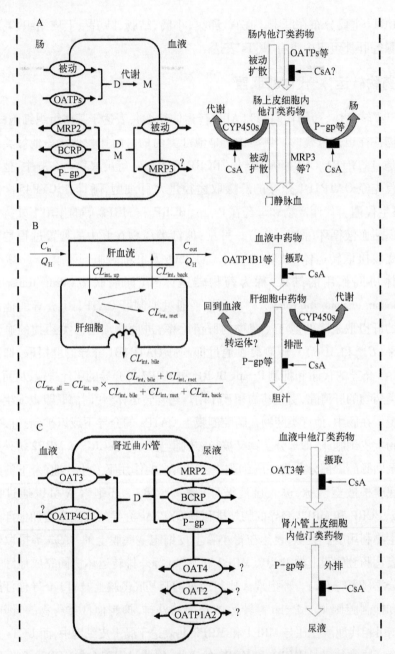

图 1-2 肠(A)、肝(B)和肾(C)中药物转运体-代谢酶联盟在他汀类药物处置中的作用及其环孢素 A(CsA)的干预作用

Q_H 为肝血流速率，C_{in} 和 C_{out} 为肝动脉和肝静脉血中药物浓度。$CL_{int,all}$、$CL_{int,up}$、$CL_{int,back}$、$CL_{int,bile}$ 和 $CL_{int,met}$ 分别为药物内在肝清除率、内在肝摄取清除率、内在外排至血液清除率、内在胆汁清除率和内在代谢清除率；D 为药物，M 为代谢产物

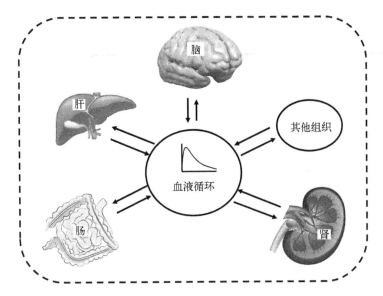

**图1-3　肝、肠、肾和脑等其他组织药物转运体-代谢酶
联盟对体内药物处置的整合效应**

第三节　药代动力学的药物相互作用 研究及其临床意义

药代动力学相互作用主要是通过影响药物代谢酶或转运体活性,改变药物吸收、分布、代谢和排泄,进而增加或降低血药浓度,增加药物不良反应或降低疗效。

有研究显示,20%～30%临床药物不良反应事件是由药物相互作用引起的,其中约10%患者需要临床干预。3%～5%的住院患者可能会发生用药不当,约4%肿瘤患者的死亡也可能是不合理的合并用药所致[15]。药物相互作用引起的严重药物不良事件也是特非那定、阿司咪唑、西沙必利、米贝拉地尔[16]和西立伐他汀[17]等药物撤市的重要原因之一。药物的体内过程是药物代谢酶和转运体介导的,这些药物转运体和代谢酶往往共表达于某些组织。药物代谢酶及转运体底物和抑制剂往往存在较大的重叠性,因此药物相互作用应该是代谢酶及转运体被抑制的整合效应[18]。

他汀类药物的主要不良反应是横纹肌溶解综合征,这种不良反应往往与血浆中他汀类药物暴露水平有关。他汀类药物多数是 OATP1B1 和 CYP450s 的底物,因此,他汀类药物与 OATP1B1 或 CYP450s 抑制剂合用均可能因药物相互作用而增加横纹肌溶解综合征不良反应的风险。典型案例是西立伐他汀。西立伐他汀在体内的代谢是由 CYP2C8 介导的,吉非贝齐及其代谢产物吉非贝齐葡萄糖酸苷均是 OATP1B1 和 CYP2C8 的抑制剂。临床报道,在服用西立伐他汀时多剂量口服吉非贝齐(每天 2 次,连续 3 天)后,西立伐他汀的 AUC 和 C_{max} 分别增加 4.6 倍和 2.1 倍[19]。有研究报道,西立伐他汀相关的横纹肌溶解综合征导致 52 例患者死亡,且这些患者多数合用了吉非贝齐。鉴于西立伐他汀,尤其是与其他药物合用时出现致死性不良反应事件,西立伐他汀被撤市[17]。

环孢素 A 是 CYP3A4、P-gp、OATP1B1、BCRP 和 MRP2 的抑制剂[17]。环孢素 A 可通过抑制肠 CYP3A4 和 P-gp 等外排转运体活性,从而增加他汀类药物的肠利用度,抑制肝 OATP1B1 介导的摄取,抑制 CYP3A4 介导的代谢或抑制 P-gp 等介导的胆汁排泄,从而降低他汀类药物肝清除率,最终结果是他汀类药物血浆暴露水平显著增加[18]。例如,临床报道按 2.5 mg/kg 口服环孢素 A 两次后,血浆中阿托伐他汀的 C_{max} 和 AUC 分别增加到单用阿托伐他汀的 15.3 倍和 13.7 倍[20]。

心血管疾病是肾移植患者常见的致命性疾病,高脂血症是心血管疾病的主要危险因子,约 60%肾移植患者出现高脂血症[21]。他汀类药物具有很好的降血脂作用,但与环孢素 A 合用会增加横纹肌溶解综合征或急性肌红蛋白尿等不良反应风险。辛伐他汀也是 CYP3A4 和 OATP1B1 的底物。临床研究显示,与非肾移植患者比较,环孢素 A 基础治疗的肾移植患者中辛伐他汀的 C_{max} 和 AUC 分别增加 7.8 倍和 3.4 倍[22]。因此,合用环孢素 A 会增加辛伐他汀诱发横纹肌溶解综合征风险[23-26]。

药物流行病学研究结果[27]显示,在他汀类药物引起横纹肌溶解综合征的 601 例病例中,辛伐他汀、西立伐他汀、阿托伐他汀、普伐他汀、洛伐他汀和氟伐他汀等出现病例数分别为 215、192、73、71、40 和 10。因合并用药引起的病例数分别为 99(米贝地尔)、80(贝特类)、51(环孢素)、42(大环内酯类抗生素)、33(华法林)、26(地高辛)、12(唑类抗真菌药)。类似,在 198 例与他汀相关的肌肉不良反应事件的泰国患者中[28],辛伐他汀、阿托伐他汀、瑞舒伐他汀和西立伐他汀的病例数分别为 163、24、10 和 1。横纹肌溶解综合征占55.6%,其中40.9%的不良反应与药物相互作用有关。合用的药物包括贝特类、钙拮抗剂、人类免疫缺陷病毒(human immunodeficiency virus,HIV)蛋白酶抑制剂、唑类抗真菌药和大环内酯类抗生素。克拉霉素是 CYP3A4 和 OATP1B1 抑制剂。有研究用体外试验获得药物代谢和转运体参数,利用机制性模型,预测克拉霉素与他汀类药物相互作用程度[29],结果显示,合用克拉霉素可显著增加辛伐他汀和洛伐他汀的 AUC,合用克拉霉素与单用他汀类药物的 AUC 比($AUCR$)>5,中等强度地增加阿托伐他汀和匹伐他汀的 AUC,其 $AUCR$ 为 2~4,轻微增加普伐他汀的 AUC,其 $AUCR \approx 2$,但不影响氟伐他汀和瑞舒伐他汀的 AUC。16 例出现与他汀类药物和克拉霉素相关的肌肉不良反应中,有 14 例出现横纹肌溶解综合征,有 2 例出现轻度临床肌病。这 16 例患者使用的他汀类药物(辛伐他汀、阿托伐他汀或洛伐他汀)均是 CYP3A4 底物。

利福平是 OATP1B1 抑制剂,也是 CYP3A4 和 P-gp 等的诱导剂,因此利福平与他汀类药物相互作用往往与用药物时间长短有关。例如,单剂量合用 600 mg 利福平后,阿托伐他汀的 C_{max} 和 AUC 分别增加到单用阿托伐他汀的 14 倍和 6.1 倍[30]。相反,每天 600 mg 利福平,连续 5 天后,血浆中阿托伐他汀的 C_{max} 和 AUC 分别降低到单用阿托伐他汀的 60% 和 20%[31]。钙拮抗剂米贝地尔属于机制性 CYP3A4 抑制剂。临床上,其与其他心血管药物合用会产生严重的药代动力学相互作用和药效学相互作用。也有因药物相互作用引起死亡事件,因此,米贝地尔已经撤市[32]。一些食物或果汁饮料如葡萄柚汁通过抑制肠道 P-gp 或 CYP3A 活性可以增加一些他汀类药物、心血管治疗药物、中枢神经系统药物和免疫抑制剂等的血浆暴露水平,增加药物不良反应风险[33],因此,在服药期间应加强饮食控制,避免因食物-药物相互作用而增加不良反应风险。

相反,另一些药物如利福平和圣约翰草(St John's wort)因可诱导 CYP450s 活性和排转运体活性,合用会降低某些药物血药浓度。临床报道,合用 St John's wort 会降低血浆环孢素 A 谷浓度,从而导致器官排异反应[34]。类似,合用利福平可以引起一些 CYP3A4 底物药物的代谢显著增加,血药浓度降低。例如,多剂量口服 600 mg 利福平后,环孢素 A、咪达唑仑、尼非地平和维拉帕米 AUC 分别下降到单独用药的 6%、16%、8% 和 9%[35],最终导致治疗失败。类似,美沙酮与利福平或抗逆转录病毒药物(CYP3A4 诱导剂)合用,也因 CYP3A4 诱导,血浆中美沙酮浓度降低,从而诱发戒断症状[36]。

鉴于药代动力学相互作用可能导致严重的毒性作用,或导致药物研发终止或导致药物撤市,对新化学实体进行药物相互作用研究的重要性越来越受到重视。各国药物注册机构如FDA[37]和EMA[38]均签署了指导药物相互作用研究的指南性文件。我国国家药品监督管理总局[39]也颁布了药物相互作用的指南性文件。这些指南性文件均要求在新药研发过程中必须进行药物相互作用研究。用已知的探针、诱导剂或抑制剂在临床前和临床两个层次来研究新化学实体与探针间是否存在相互作用及其程度。基于这些评价结果,我们可以选择合适的数学模型预测该新化学实体与将来临床上可能合用的药物间是否存在相互作用及其风险。药物相互作用研究在临床药物治疗实践重要性也受到广泛认可。临床医生和临床药师,可以利用掌握药物相互作用的信息,合理地调整临床用药方案,最大限度地规避药物相互作用,达到安全、有效和经济的目的。可见,药代动力学的药物相互作用研究在无论是新药研发还是临床安全用药方面都是不可或缺的重要环节。

(中国药科大学 刘晓东)

参考文献

[1] Cacabelos R, Cacabelos N, Carril J C. The role of pharmacogenomics in adverse drug reactions. Expert Rev Clin Pharmacol, 2019, 12(5): 407 – 442.

[2] Hendijani F, Azarpira N, Kaviani M. Effect of CYP3A5∗1 expression on tacrolimus required dose after liver transplantation: a systematic review and meta-analysis. Clin Transplant, 2018, 32(8): e13306.

[3] Wang C E, Lu K P, Chang Z, et al. Association of CYP3A4∗1B genotype with cyclosporin a pharmacokinetics in renal transplant recipients: a meta-analysis. Gene, 2018, 664: 44 – 49.

[4] Lindh J D, Holm L, Andersson M L, et al. Influence of CYP2C9 genotype on warfarin dose requirements – a systematic review and meta-analysis. Eur J Clin Pharmacol, 2009, 65 (4): 365 – 375.

[5] Solomon H V, Cates K W, Li K J. Does obtaining CYP2D6 and CYP2C19 pharmacogenetic testing predict antidepressant response or adverse drug reactions? Psychiatry Res, 2019 (271): 604 – 613.

[6] Baraldo M, Furlanut M. Chronopharmacokinetics of cyclosporin and tacrolimus. Clin Pharmacokinet, 2006, 45(8): 775 – 788.

[7] Milano G, Chamorey A L. Clinical pharmacokinetics of 5 – fluorouracil with consideration of

chronopharmacokinetics. Chronobiol Int, 2002, 19(1): 177−189.

[8] Liu L, Yu Y L, Yang J S, et al. Berberine suppresses intestinal disaccharidases with beneficial metabolic effects in diabetic states, evidences from in vivo and in vitro study. Naunyn-Schmied Arch Pharmacol, 2010, 381(4): 371−381.

[9] Yu Y, Liu L, Wang X, et al. Modulation of glucagon-like peptide−1 release by berberine: in vivo and in vitro studies. Biochem Pharmacol, 2010, 79(7): 1000−1006.

[10] Zheng X, Y Liang Y, Kang A, et al. Peripheral immunomodulation with ginsenoside Rg1 ameliorates neuroinflammation-induced behavioral deficits in rats. Neuroscience, 2014, 256: 210−222.

[11] 刘晓东,柳晓泉.药物代谢动力学教程.南京: 江苏科学技术出版社.2015: 1−2.

[12] Liu X. Overview: role of drug transporters in drug disposition and its clinical significance. Adv Exp Med Biol, 2019(1141): 1−12.

[13] Yang Y, Liu X. Imbalance of drug transporter-CYP450s interplay by diabetes and its clinical significance. Pharmaceutics, 2020, 12(4): 348.

[14] Liu X. ABC family transporters. Adv Exp Med Biol, 2019(1141): 13−100.

[15] Palatini P, De Martin S. Pharmacokinetic drug interactions in liver disease: an update. World J Gastroenterol, 2016, 22 (3): 1260−1278.

[16] Alfaro C L. Emerging role of drug interaction studies in drug development: the good, the bad, and the unknown. Psychopharmacol Bull, 2001, 35(4): 80−93.

[17] Furberg C D, Pitt B. Withdrawal of cerivastatin from the world market. Curr Control Trials Cardiovasc Med, 2001, 2(5): 205−207.

[18] Yang Y, Li P, Zhang Z, et al. Prediction of cyclosporin-mediated drug interaction using physiologically based pharmacokinetic model characterizing interplay of drug transporters and enzymes. Int J Mol Sci, 2020, 21(19): 7023.

[19] Backman J T, Kyrklund C, Neuvonen M, et al. Gemfibrozil greatly increases plasma concentrations of cerivastatin. Clin Pharmacol Ther, 2002, 72(6): 685−691.

[20] Lemahieu W P D, Hermann M, Asberg A, et al. Combined therapy with atorvastatin and calcineurin inhibitors: no interactions with tacrolimus. Am J Transplant, 2005, 5(9): 2236−2243.

[21] Mathis A S, Davé N, Knipp G T, et al. Drug-related dyslipidemia after renal transplantation. Am J Health Syst Pharm, 2004, 61(6): 565−585.

[22] Ichimaru N, Takahara S, Kokado Y, et al. Changes in lipid metabolism and effect of simvastatin in renal transplant recipients induced by cyclosporine or tacrolimus. Atherosclerosis, 2001, 158(2): 417−423.

[23] Williams D, Feely J. Pharmacokinetic-pharmacodynamic drug interactions with HMG-CoA reductase inhibitors. Clin Pharmacokinet, 2002, 41(5): 343−370.

[24] Tong J, Laport G, Lowsky R. Rhabdomyolysis after concomitant use of cyclosporine and simvastatin in a patient transplanted for multiple myeloma. Bone Marrow Transplant, 2005, 36(8): 739−740.

［25］Scarfia R V, Clementi A, Granata A. Rhabdomyolysis and acute kidney injury secondary to interaction between simvastatin and cyclosporine. Ren Fail, 2013, 35(7): 1056-1057.

［26］Lasocki A, Vote B, Fassett R, et al. Simvastatin-induced rhabdomyolysis following cyclosporine treatment for uveitis. Ocul Immunol Inflamm, 2007, 15(4): 345-346.

［27］Omar M A, Wilson J P. FDA adverse event reports on statin-associated rhabdomyolysis. Ann Pharmacother, 2002, 36(2): 288-295.

［28］Boonmuang P, Nathisuwan S, Chaiyakunapruke N, et al. Characterization of statin-associated myopathy case reports in Thailand using the health product vigilance center database. Drug Saf, 2013, 36(9): 779-787.

［29］Hougaard Christensen M M, Bruun Haastrup M, Øhlenschlaeger T, et al. Interaction potential between clarithromycin and individual statins - a systematic review. Basic Clin Pharmacol Toxicol, 2020, 126(4): 307-317.

［30］Takehara I, Yoshikado T, Ishigame K, et al. Comparative study of the dose-dependence of OATP1B inhibition by rifampicin using probe drugs and endogenous substrates in healthy volunteers. Pharm Res, 2018, 35(7): 138.

［31］Backman J T, Luurila H, Neuvonen M, et al. Rifampin markedly decreases and gemfibrozil increases the plasma concentrations of atorvastatin and its metabolites. Clin Pharmacol Ther, 2005, 78(2): 154-167.

［32］Krayenbüh J C, Vozeh S, Kondo-Oestreicher M, et al. Drug-drug interactions of new active substances: mibefradil example. Eur J Clin Pharmacol, 1999, 55(8): 559-565.

［33］Liu X. Transporter-mediated drug-drug interactions and their significance. Adv Exp Med Biol, 2019(1141): 241-291.

［34］Ernst E. St John's Wort supplements endanger the success of organ transplantation. Arch Surg, 2002, 137(3): 316-319.

［35］Qian C Q, Zhao K J, Chen Y, et al. Simultaneously predict pharmacokinetic interaction of rifampicin with oral versus intravenous substrates of cytochrome P450 3A/P-glycoprotein to healthy human using a semi-physiologically based pharmacokinetic model involving both enzyme and transporter turnover. Eur J Pharm Sci, 2019(134): 194-204.

［36］Volpe D A, Xu Y, Sahajwalla C G, et al. Methadone metabolism and drug-drug interactions: in vitro and in vivo literature review. J Pharm Sci, 2018, 107(12): 2983-2991.

［37］U.S. Department of Health and Human Services Food and Drug Administration Center for Drug Evaluation and Research. In vitro drug interaction studies — Cytochrome P450 enzyme- and transporter-mediated drug interactions guidance for industry, 2020. Available at https://www.fda.gov/Drugs/GuidanceComplianceRegulatoryInformation/Guidances/default.htm[2021-09-30].

［38］European Medicines Agency. Guideline on the investigation of drug interactions, 2013. Available at: http://www.ema.europa.eu/docs/en_GB/document_library/Scientific_guideline/2012/07/WC500129606.pdf[2021-09-30].

［39］国家药监局药审中心.药物相互作用研究技术指导原则(试行)(2021年第4号),2021.

药物代谢及其代谢酶

第一节　药物代谢及其代谢酶概述

多数药物是脂溶性的,在体内在药物代谢酶的作用下转化成水溶性的化合物,随后通过肾或胆汁排出体外。药物代谢酶主要存在于肝细胞滑面内质网中。药物代谢酶在 250 mmol/L 蔗糖等溶液中匀浆后,经 9 000×g 离心,随后其上清液(称为 S9)进一步经 100 000×g 离心,获得的内质网膜囊泡即微粒体(microsomes),因此,肝药物代谢酶常被称为微粒体酶。药物代谢酶介导药物的氧化、还原、水解和结合等反应。一般来说,药物在体内代谢经历两个相互衔接的时相,即Ⅰ相代谢和Ⅱ相代谢。Ⅰ相代谢包括氧化、还原或水解等反应,即在分子中引入如—OH、—COOH、—NH$_2$ 或—SH 等极性基团。介导药物Ⅰ相代谢反应的酶包括 CYP450s、FMOs、单胺氧化酶(monoamine oxidases,MAOs)、羧酸酯酶、环氧化物水合酶(epoxide hydrolases)、醇脱氢酶(alcohol dehydrogenases)、醛脱氢酶(aldehyde dehydrogenases)和醛氧化酶(aldehyde oxidases)等。Ⅱ相代谢主要是结合反应,即药物分子中极性基团与葡萄糖醛酸、甘氨酸、硫酸结合或被甲基化和乙酰化等。介导药物Ⅱ相代谢的酶包括 UGTs、谷胱甘肽硫转移酶(glutathione-S-transferases,GSTs)、SULT、N-乙酰基转移酶(N-acetyltransferases,NATs)、儿茶酚-O-甲基转移酶(catechol-O-methyltransferases,COMTs)等[1,2]。Ⅰ相代谢为Ⅱ相代谢提供准备,因此,Ⅰ相代谢又被称为功能化,即Ⅰ相代谢产生适合Ⅱ相代谢反应的基团,但一些药物也可直接发生Ⅱ相代谢。药物代谢酶还参与一些诸如类固醇和胆红素等内源性物质的代谢。药物毒性代谢产物或活性中间体本身也可能造成机体伤害[3]。药物代谢主要发生肝脏中,在肠、脑、肺和肾等肝外组织也表达有药物代谢酶,参与药物代谢。肠中药物代谢也是一些口服药物生物利用度低的原因之一。尽管脑、肺和肾等组织中药物代谢对整体药代动力学行为的贡献不大,但其具有局部毒理学和药理学意义。

一、药物氧化反应及其代谢酶

参与药物氧化反应的代谢酶包括 CYP450s、FMOs、MAOs、钼羟化酶、醇脱氢酶和醛脱氢酶等。

1. CYP450s

CYP450s 主要表达在内质网膜上,属于血红素蛋白超家族。从细菌到人类,大多数生命体系中都存在 CYP450s。CYP450s 的底物分子量范围为从小分子(如乙烯,$M = 28$ Da)到大分子(如环孢素 A,$M = 1201$ Da)。CYP450s 介导的催化循环是一个复杂的过程,烟酰胺腺嘌呤二核苷酸磷酸(nicotinamide adenine dinucleotide phosphate,NADPH)作为电子供体,黄素腺嘌呤二核苷酸(flavin adenine dinucleotide,FAD)作为电子传递桥梁。CYP450s 为单加氧酶,通过 NADPH－CYP450s 还原酶,由 NADPH 提供的电子激活分子氧,并将一个氧原子插入底物中,另一个氧原子还原为水(图 2－1)。CYP450s 中亚铁离子优先与 CO 结合,因此,CO 可以抑制 CYP450s 介导的反应。

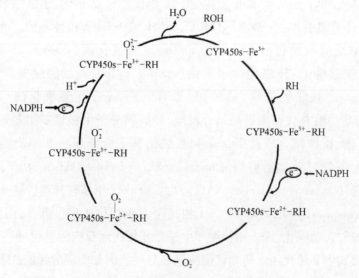

图 2－1　CYP450s 介导的药物氧化代谢

2. FMOs[4,5]

FMOs 亦称黄素蛋白质。它是以 FAD 或黄素单核苷酸(flavin mononucleotide, FMN)为辅酶(电子供体)的一组氧化还原酶,也属于微粒体酶。与 CYP450s 类似。FMOs 氧化一些含氮、硫和磷基团的药物。哺乳动物 FMOs 基因家族有 FMO1、FMO2、FMO3、FMO4 和 FMO5 等亚型。其中,FMO3 具有广泛的底物,包括叔胺、三甲胺、酪胺和尼古丁等天然产物。西咪替丁、雷尼替丁、氯氮平、甲巯咪唑、伊托必利、酮康唑、他莫昔芬和硫化舒林酸等药物及一些农药如有机磷和氨基甲酸盐也是 FMO3 的底物。FMOs 介导的硫化物氧化反应途径如图 2-2 所示。

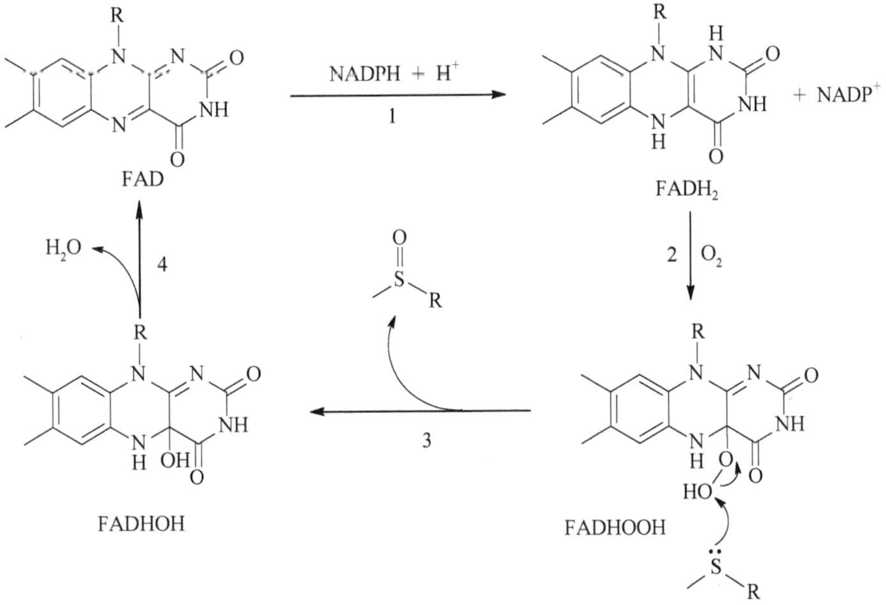

图 2-2　FMOs 的催化循环

FMOs 是热不稳定的酶。无 NADPH 存在下,50℃ 温孵 1 min,就可以使 FMOs 失活,通常以此来区分 CYP450s 和 FMOs 介导的药物代谢[5]。

3. MAOs[6]

MAOs 也属于黄素蛋白酶,其辅酶为 FAD,主要存在于线粒体外膜中,有 MAO-A 和 MAO-B 两种亚型,可催化胺类化合物(包括单胺递质如多巴胺、去甲肾上腺素、5-羟色胺、酪胺和 2-苯乙胺)及一些环烷胺类药物等的氧化脱氨代谢。

4. 钼羟化酶[7,8]

钼羟化酶(molybdenum hydroxylases)主要包括醛氧化酶(aldehyde oxidase)

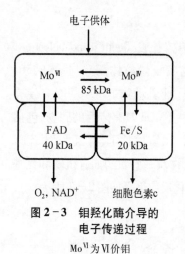

电子供体

Mo^{VI} ⇄ Mo^{IV}
85 kDa

FAD 40 kDa ⇄ Fe/S 20 kDa

O$_2$, NAD$^+$　　细胞色素c

**图2-3　钼羟化酶介导的
电子传递过程**
Mo^{VI}为Ⅵ价钼

和黄嘌呤氧化酶/黄嘌呤脱氢酶（xanthine oxidase/dehydrogenase），属于胞质酶。钼羟化酶由两个分子量约为14.5 kDa的亚基组成，每个亚基有一个FAD分子、一个钼原子和两个不一致的还原态铁硫中心作为电子储库。黄嘌呤氧化酶含有3个结构，即N端的2Fe/2S-域（20 kDa）、含黄素域（40 kDa）和C端的含钼域（85 kDa），共同完成电子传递过程（图2-3）。

醛氧化酶主要催化醛类物质和氮杂环化合物如甲氨蝶呤、环磷酰胺、泛昔洛韦、扎来普隆、唑尼沙胺、齐拉西酮、视黄醛、吡哆醛、N_1-甲基烟酰胺和单胺类神经递质等物质代谢。黄嘌呤氧化酶/黄嘌呤脱氢酶的底物主要是嘌呤和嘧啶类化合物如黄嘌呤、次黄嘌呤、咖啡因和6-巯嘌呤等。醛氧化酶和黄嘌呤氧化酶还原酶介导的反应是双向性的，在有足够电子存在的情况下，醛氧化酶和黄嘌呤氧化酶还原酶也可以催化芳香氮类化合物的还原反应。

5. 醇脱氢反应及其醇脱氢酶[9]

醇脱氢酶是一类含锌酶，属于胞质酶，以NAD$^+$/NADH为辅助因子，催化醇可逆氧化生成醛或酮。人类醇脱氢酶是由两个40 kDa亚基组成的二聚体蛋白质，参与乙醇、乙胺丁醇、塞来昔布、阿巴卡韦和非尔氨脂等物质代谢。而一些吡唑类及其4-烷基取代衍生物则是醇脱氢酶抑制剂。

6. 醛脱氢反应及其醛脱氢酶[10]

醛脱氢酶是一类依赖于NAD(P)$^+$的酶，它可将多种醛催化氧化成相应的羧酸。醛脱氢酶参与体内视黄酸/视黄醛的平衡调节，也参与乙胺丁醇、羟嗪、环磷酰胺和硝酸甘油等药物代谢。

二、药物还原代谢及其代谢酶

药物还原代谢及其代谢酶包括醛酮还原反应及醛酮还原酶（aldo-keto reductases，AKRs），偶氮还原反应、硝基还原反应及其还原酶，醌还原反应及醌还原酶等。

1. 醛酮还原反应及AKRs[11]

AKRs是可溶性NADPH依赖性还原酶，功能是将醛和酮还原为醇。哺乳动物存在 AKR1、AKR6 和 AKR7 等家族。人类 AKRs 主要属于 AKR1 家族,包括醛还原酶(AKR1A)、醛糖还原酶(AKR1B1 和 AKR1B10)、羟基类固醇脱氢酶(HSD)(AKR1C1 – AKR1C4)和类固醇 5β –还原酶(AKR1D1)等。AKRs 的底物包括糖、脂醛、视网醛、类固醇和前列腺素(prostaglandins,PGs)及尼古丁等。

2. 偶氮还原反应、硝基还原反应及其还原酶[12,13]

偶氮还原酶可以还原偶氮染料中的偶氮键(N=N),生成相应的胺。例如,粪肠球菌可以 NADH 和 NADPH 作为电子供体还原偶氮染料。硝基还原酶属于 FMN 或 FAD 依赖和 NADPH 依赖的酶,催化硝基取代类化合物生成相应的羟胺。这些酶主要存在于肠道微生物中,参与肠道中微生物介导的药物代谢,与一些硝基化合物致癌活性有关。

3. 醌还原反应及醌还原酶[14,15]

醌还原酶利用 NAD(P)H 作为电子供体,将醌类催化还原为氢醌。醌还原酶的功能是通过所谓的"ping-pong"机制来实现的(图2-4),其中 NAD(P)H 与醌还原酶结合,还原 FAD 辅酶,然后释放,使醌类底物与酶结合并被还原。醌还原酶可以催化包括醌、醌亚胺和偶氮化合物的还原,保护细胞免受氧化还

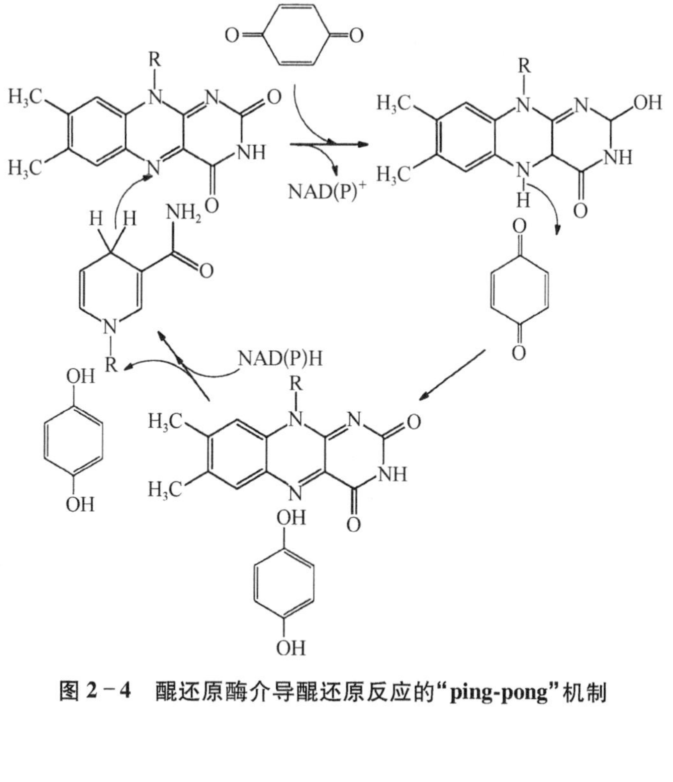

图 2-4　醌还原酶介导醌还原反应的"ping-pong"机制

原循环和氧化应激等的侵袭。醌还原酶的功能是使维生素 E 和泛醌(辅酶 Q)保持还原和活性状态。

三、药物水解代谢及其代谢酶

1. 环氧化物水解酶[16]

环氧化物水解酶主要功能是催化化学活性环氧化物水解生成相应的1,2-二醇产物。在哺乳动物种属中,至少有 5 种环氧化物水解酶亚型:微粒体胆固醇 5,6-氧化水解酶、肝氧蛋白 A 水解酶、白三烯 A(leukotriene A,LTA)水解酶、可溶性环氧化物水解酶和微粒体环氧化物水解酶。可溶性环氧化物水解酶和微粒体环氧化物水解酶是研究最多的环氧化物水解酶。环氧化物水解酶在基因毒性环氧化物的解毒中起着重要作用,也参与一些具有环氧化物结构的信号分子如二羟基二十碳三烯酸的调控。

2. 羧酸酯酶[17-19]

羧酸酯酶(carboxylesterases,CESs)可催化酯、硫酯生成相应的醇或酸。CESs 广泛存在于哺乳动物各组织的内质网,属于I相代谢酶。人的 CES1 主要在肝中表达,CES2 主要在肝、肠、肾及心脏中表达,CES3 主要在肝和肠中表达,但它在肝、肠中的表达量远低于 CES1 和 CES2。CESs 的体内表达具有种属差异,人的血浆中不含 CESs,而兔、大鼠、小鼠和马等动物血浆中存在丰富的 CESs。

目前,研究较多的是 CES1 和 CES2。尽管 CES1 和 CES2 有 47% 的氨基酸相似度,它们对底物选择性却相差较大。CES1 更倾向于代谢含有较小醇基或较大酰基的化合物,而 CES2 则更倾向于代谢含有较大醇基或较小酰基的化合物。例如,哌替啶乙酯和可卡因甲酯代谢是由 CES1 介导的,而可卡因苯甲酰酯、伊立替康和阿司匹林等则更倾向于被 CES2 代谢。CES3 也可以水解伊立替康,但其水解活性远低于 CES2。表 2-1 列举了几种 CES1 和 CES2 的底物。

表 2-1　CES1 和 CES2 的底物[19]

	CES1		CES2	
	药 物	前 药	药 物	前 药
抗病毒药		奥司他韦、索非布韦		伐昔洛韦、阿德福韦酯
心血管系统药物		依那普利、沙库必曲、辛伐他汀、洛伐他汀、达比加群酯、氯吡格雷、氯贝丁酯、非诺贝特		普拉格雷、阿司匹林、达比加群酯、阿齐沙坦酯

续　表

	CES1		CES2	
	药　物	前　药	药　物	前　药
中枢神经系统药物	可卡因、哌替啶、氟马西尼、卢非酰胺		可卡因	加巴喷丁、醋酸艾司利卡西平
抗肿瘤药物		卡培他滨、telotristat etiprate		伊立替康、卡培他滨、戊基-PABC-噁唑烷、醋酸阿比特龙
免疫抑制药		吗替麦考酚酯		甲泼尼龙琥珀酸钠、地夫可特
其他		富马酸二甲酯、奥昔布宁		赛乐西帕

四、药物结合反应（Ⅱ相反应）及其代谢酶

参与Ⅱ相反应的代谢酶主要包括 UGTs、SULTs、甲基（N-甲基、O-甲基和 S-甲基等）转移酶、NATs 和 GSTs 等。

1. 葡萄糖醛酸化结合反应及 UGTs[20,21]

葡萄糖醛酸化结合反应由 UGTs 催化，UGTs 主要表达于肝、肾、肠、肺、前列腺、乳腺、皮肤、脑、脾和鼻黏膜等内质网中，属于微粒体酶。葡萄糖醛酸化结合反应需要辅因子尿苷-5-二磷酸-D-葡萄糖醛酸（UDPGA）。UGTs 的活性位点面向内质网内腔。在内质网膜上存在多种转运体，负责将 UDPGA 转运到内质网中和将葡萄糖醛酸化结合产物从内质网内腔转运到细胞质。体外葡萄糖醛酸化结合实验需要用表面活性剂（如吐温-100）或穿孔抗生素（如阿拉霉素）破坏膜屏障，并增强底物和辅因子进入活性位点。

UGTs 主要分为两个亚家族：UGT1（UGT1A1、UGT1A3、UGT1A4、UGT1A5、UGT1A6、UGT1A7、UGT1A8、UGT1A9、UGT1A10 等）和 UGT2（UGT2A1、UGT2B4、UGT2B7、UGT2B10、UGT2B11、UGT2B15、UGT2B17 和 UGT2B18）。含有羟基、氨基和羧基等基团的化合物多数是 UGTs 的底物。

2. 磺酸化反应及 SULTs[22-24]

磺酸化反应是由 SULTs 催化的。肝、肾、肠、肺、血小板和大脑等组织均有 SULTs 表达。哺乳动物中存在膜结合 SULTs 和可溶性 SULTs。SULTs 利用辅因子 3′-磷酸腺苷-5′-磷酸硫酸盐，提供磺酸基团，催化多种药物发生磺酸化反应。在人类中已鉴定出 11 种 SULTs 亚型，分为两个亚家族：酚类 SULTs（SULT1）和羟基类固醇 SULTs（SULT2）。SULT1 至少由 8 种亚型组成，负责催

化小分子酚类化合物、雌激素、儿茶酚胺和一些药物的磺酸化反应。SULT2 主要介导脱氢异雄酮、雄激素、孕烯醇酮、胆固醇和胆酸盐等羟基固醇类化合物的磺酸化代谢。磺酸化代谢也与一些药物的毒性/活性相关联。

3. 甲基化反应及甲基转移酶[25-27]

甲基转移酶参与甲基从 S-腺苷甲硫氨酸（SAM）转移至含有—C、—O、—N 或—S 官能团的外源性或内源性底物上。与 SAM 中硫离子结合的甲基具有碳正离子的特征，通过富电子杂原子的亲核进攻转移到相应底物上。甲基转移酶有多种。催化外源性物质甲基化的主要酶有烟酰胺 N-甲基转移酶（nicotinamide N-methyltransferase，NNMT）、巯嘌呤甲基转移酶（thiopurine methyltransferase，TPMT）、巯基甲基转移酶（thiol methyltransferase，TMT）、COMT 和组胺 N-甲基转移酶（histamine N-methyltransferase，HNMT）等。

4. 乙酰化反应及 NATs[28]

NATs 催化芳香胺、芳基肼 N-乙酰化和芳基羟胺的 O-乙酰化反应，其辅酶为乙酰辅酶 A（CoA）。NATs 属于胞质酶。人类有 NAT1 和 NAT2 两种亚型，两种亚型存在 75%～90% 的序列同源性。NAT1 在多种组织中均有表达，而 NAT2 主要表达在肠和肝中。

5. 谷胱甘肽结合及 GSTs[29]

GSTs 催化谷胱甘肽与体内各种亲电子基团结合。GSTs 可分为膜结合的 GSTs 和可溶性 GSTs。GSTs 广泛分布于组织中。GSTs 除参与对乙酰氨基酚、磺胺类药物、伊立替康和他莫昔芬等代谢外，也参与白三烯 C4（leukotriene C4，LTC4）等内源性物质合成。

6. 氨基酸结合反应[30]

一些羧酸化合物可以与氨基酸，尤其是甘氨酸结合。氨基酸和羧酸结合分 3 个步骤：① 羧酸与 ATP 活化产生酰基腺苷酸和焦磷酸盐；② 酰基腺苷酸与 CoA 反应生成活性酰基辅酶 A；③ 活化的酰基与氨基酸的氨基连接。氨基酸结合是芳香酸类物质（如苯甲酸和水杨酸）重要代谢途径之一。

第二节　CYP450s 特点及其临床意义

一、CYP450s 的生物学特性[31]

CYP450s 属于血红素蛋白类，以含铁原卟啉Ⅸ作为辅基。CYP450s 系由血红素蛋白（CYP450s）、NADPH-细胞色素 c 还原酶和磷脂 3 部分组成。NADPH-细胞色素 c 还原酶是一种分子量为 7.9 kDa 的核黄素蛋白酶,由 FAD 和 FMN 组成,其作用是 NADPH 为还原反应提供电子,即在药物代谢过程中将电子从 NADPH 传递至 CYP450s,保持 Fe^{2+} 状态。磷脂主要是磷脂酰胆碱。磷脂酰胆碱的作用是加速电子从 NADPH-细胞色素 c 还原酶传递给 CYP450s,即起协助而不是电子载体作用。表 2-2 列举了参与药物代谢的主要人肝 CYP450s 的典型底物及反应、代表性抑制剂和代表性诱导剂。CYP450s 为膜结合蛋白,具有以下生物学特性:

表 2-2 参与药物代谢的主要的人肝 CYP450s 的典型底物及反应、
代表性抑制剂和代表性诱导剂[31]

CYP450s	典型底物及反应	代表性抑制剂	代表性诱导剂
CYP1A2	非那西丁,O-去乙基化反应 乙氧基试卤灵,O-去乙基化反应 茶碱,N-去甲基化反应 咖啡因,N-3 去甲基化反应 他克林,1-羟化反应	呋拉茶碱、环丙沙星、依诺沙星、氟伏沙明、α-萘黄酮	香烟、奥美拉唑、孟鲁司特、苯妥英钠、苯巴比妥
CYP2A6	香豆素,7-羟化反应 尼古丁,C-氧化反应		
CYP2B6	依法韦仑,羟化反应 安非他酮,羟化反应 丙泊酚,羟化反应 S-美芬妥因,N-去甲基化反应		依法韦仑、利福平、奈韦拉平
CYP2C9	甲苯磺丁脲,甲基羟化反应 S-华法林,7-羟化反应 氟比洛芬,4'-羟化反应 苯妥英,4-羟化反应 双氯酚酸,4-羟化反应	磺胺苯吡唑、胺碘酮、咪康唑、氧雄龙、氟康唑	卡马西平、利福平、阿瑞匹坦、波生坦、苯巴比妥、St John's wort
CYP2C8	紫杉醇,6-羟化反应 阿莫地喹,N-去乙基反应 罗格列酮,对位羟化反应	槲皮黄素、吉非贝齐	利福平
CYP2D6	丁呋洛尔,1'-羟化反应 右美沙芬,O-去甲基化反应 异喹胍,4-羟化反应	奎尼丁、氟西汀、帕罗西汀、安非他酮、育亨宾	巴比妥类
CYP2E1	氯唑沙宗,6-羟化反应 对-硝基酚,3-羟化反应 月桂酸,11-羟化反应 苯胺,4-羟化反应	二乙基二硫代氨基甲酸酯	乙醇、异烟肼
CYP2C19	S-美芬妥因,4'-羟化反应 奥美拉唑,5-羟化反应 氟洛西汀,O-去烷基化反应	苯环丙胺、氟康唑、氟伏沙明、噻氯匹定	青蒿素、利福平

续　表

CYP450s	典型底物及反应	代表性抑制剂	代表性诱导剂
CYP3A	咪达唑仑,1-羟化反应 睾酮,6β-羟化反应 红霉素,N-去甲基化反应 右美沙芬,N-去甲基化反应 三唑仑,4-羟化反应 特非那定,C-羟化反应	醋竹桃霉素、酮康唑、克拉霉素、泰利霉素、米贝拉地尔、奈法唑酮、葡萄柚汁、伊曲康唑、伏立康唑、HIV蛋白酶抑制剂	利福平、阿伐麦布、卡马西平、苯妥英、St John's wort

（1）CYP450s是一个混合功能的酶系,它可以催化60种以上的代谢反应,包括氧化、还原和水解等反应。介导的氧化反应属于单加氧合酶活性反应,即将分子氧中的一个氧引进底物（RH）,形成产物（ROH）。

（2）CYP450s底物的结构特异性差,可介导各种结构类型化合物代谢。

（3）CYP450s对底物代谢的结果对各种细胞活性并不是普遍需要的,只依赖于特定功能,它的存在往往不是细胞生存所必需的。

（4）CYP450s具有多型性,它是一个超级大家族,每种哺乳动物有30种以上的CYP450s。在人体内,参与物质代谢的主要CYP450s亚型包括CYP1A1、CYP1A2、CYP2A6、CYP2B6、CYP2C8、CYP2C9、CYP2C19、CYP2D6、CYP2E1、CYP3A4、CYP3A5和CYP3A7等。每种CYP450s亚型的分布和表达量存在差异,且有特异性底物。在人肝CYP450s中,CYP3A表达最丰富（约占28%）,依次是CYP2C（18%）、CYP1A2（约12%）、CYP2E1（7%）、CYP2A6（4%）、CYP2D6（1.5%）和CYP2B6（0.2%）。CYP3A家族介导约50%的药物代谢,其次是CYP2D6（24%）和CYP2C家族（约20%）。

（5）CYP450s存在明显的种属、性别和年龄的差异。不同种属的CYP450s往往是不同的,药物在动物和人体内的代谢途径和代谢产物量往往是不同的。例如,在人肝中主要CYP3A家族是CYP3A4和CYP3A5,而大鼠肝中主要CYP3A家族则是CYP3A1和CYP3A2。与性别有关的CYP2C,雄性大鼠是CYP2C11,而雌性大鼠则为CYP2C12。这可能是引起一些药物在大鼠中药代动力学行为存在性别差异的主要原因之一。CYP450s的量和活性也存在年龄差异。例如,在胎儿肝中,可以发生可待因的N-去甲基代谢,但不能发生O-去甲基代谢。CYP3A7也只存在于人胎儿肝脏。

（6）CYP450s具有多态性,即同一种属的不同个体间某CYP450s的活性存在较大的差异。按代谢速率,将个体分为快代谢型（rapid metabolizers）个体或强代谢型（extensive metabolizers，EMs）个体和慢代谢型（slow metabolizers）个体或弱代谢型（poor metabolizers，PMs）个体。尽管在人肝中均有关于 CYP1A1、CYP1A2、CYP2C8、CYP2C9、CYP2C19、CYP2D6、CYP2B6、CYP2E1 和 CYP3A4、CYP3A5 多态性的临床报道，但以 CYP2D6、CYP2C19 和 CYP2B6 多态性的临床意义最为显著。例如，奥美拉唑的羟化代谢主要是由 CYP2C19 介导的，呈现典型的代谢多态性。PMs 个体血药浓度显著高于 EMs 个体。CYP450s 的多态性主要是由基因缺陷引起的，这种基因缺陷的频率往往存在种族差异。例如，CYP2C19 的 PMs 的发生率在高加索人、印度人、中国人和日本人中分别为 3%、20.8%、14.3% 和 22.5%。

（7）CYP450s 具有可诱导和可抑制性。一些化合物包括药物可以使某些 CYP450s 的量和活性明显增加，即药酶诱导作用，这类物质称为药酶诱导剂。最典型的例子就是苯巴比妥可以诱导肝 CYP450s，从而加速其自身或其他药物的代谢。而另一些化合物包括药物可以抑制某些 CYP450s 活性，使其活性明显降低，从而导致相应底物药物代谢能力降低，即药酶抑制作用，这类物质称为药酶抑制剂。

（8）CYP450s 形式的多样性：CYP450s 分为固有性 CYP450s 和诱导性 CYP450s。

1）固有性 CYP450s：是在不受外源性物质诱导下存在的。它们的功能主要是介导内源性物质代谢。例如，妊烯醇酮合成、$21-C-$类固醇 $11\beta,18-C-$羟化反应、$19-C-$类固醇 $11\beta,19-C-$羟化反应和维生素 D 的羟化反应等是由这类 CYP450s 介导的。

2）诱导性 CYP450s：其活性受到外源性物质的诱导，从而使酶量和活性增加。这种诱导作用与诱导剂类型有关，同时存在种属差异。

二、CYP3As 在药物代谢中的地位与作用[31]

1. CYP3As 表达

参与人体药物代谢的 CYP3As 亚型有 CYP3A4、CYP3A5 和 CYP3A7，其介导临床上约 50% 的药物代谢。CYP3A4 是主要亚型，约占总肝 CYP450s 的 30%。肠上皮细胞中也有 CYP3A4 表达，其是肠中主要的 CYP450s，且沿肠壁自上而下表达逐渐降低。在肾集合管中也有表达 CYP3A4，约占总 CYP450s 的 30%。肝中有 CYP3A5 的表达，但只有 CYP3A4 的 10%~30%。CYP3A7 主要在胎儿肝中表达[32]。

2. CYP3As 底物

CYP3As 介导约 50% 药物的代谢。咪达唑仑 $1'$-羟化反应、可的松 6β-羟化反应和睾酮的 6β-羟化反应等主要是由 CYP3As 介导的,这些反应常用来表征 CYP3As 活性。一般情况下,CYP3A4 和 CYP3A5 具有相似的底物,但也有例外,如奎尼丁和红霉素不是 CYP3A5 的底物。CYP3A4 可催化环孢素 A 形成 3 个代谢产物,而 CYP3A5 只能催化环孢素 A 形成 3 个代谢产物中的 1 个。CYP3A5 活性也不及 CYP3A4,但 CYP3A5 介导咪达唑仑 $1'$-羟化反应和利多卡因去甲化反应的活性则强于 CYP3A4。

CYP3As 活性中心有多个药物结合点。CYP3A 活性中心可以结合 2 个药物分子(相同或不同分子),2 个药物分子间分别呈现正相关协同、同向协同和异向协同等动力学特性。CYP3As 底物可分为 3 类。第一类是以红霉素、环孢素和睾酮等为代表的底物。第二类是以右美沙芬、地西泮、咪达唑仑和三唑仑等为代表的底物。第三类不同于前两类,具有不同的作用点,代表性药物是尼非地平。实际上,CYP3As 底物有可能超过上述 3 类,结合点也可能有重叠。同类型底物间的代谢活性存在良好的相关性,而不同类型底物的关联性差。此外,CYP3A4 介导的一些反应往往不符合米氏动力学(Michaelis - Menton kinetics,M - M 动力学)特征,因此建立酶抑制剂的强度与活性间的相关性是比较困难的,有时是不可能的,建议要用不同类型 CYP3As 探针进行研究。CYP3As 特异性底物与 P-gp 底物有重叠,这也使得在体研究,尤其是口服给药的研究更为复杂。

3. CYP3As 抑制剂和诱导剂

目前,已发现多种 CYP3As 抑制剂,通常用抑制剂常数 K_i 表征抑制剂的抑制程度。表 2-3 列举了常见的 CYP3A4 抑制剂及其 K_i。

表 2-3　常见的 CYP3As 抑制剂及其 K_i[31]

抑 制 剂	K_i（μmol/L）	抑 制 剂	K_i（μmol/L）
克霉唑	0.000 25 ~ 0.15	尼非地平	10 ~ 22
酮康唑	0.015 ~ 8	维拉帕米	24 ~ 82
伊曲康唑	0.27	地尔硫草	50 ~ 75
咪康唑	0.9 ~ 1.3	奎尼丁	4 ~ 10
氟康唑	1.3 ~ 63	孕酮	8 ~ 45
利托那韦	0.017	地塞米松	23

续　表

抑　制　剂	K_i(μmol/L)	抑　制　剂	K_i(μmol/L)
茚地那韦	0.2	炔雌醇	34
沙奎那韦	0.7	咪达唑仑	40~63
红霉素	16~194	环孢素	1~37
醋竹桃霉素	10~51	西罗莫司	83
小诺米星	12~21	奥美拉唑	79
罗他霉素	41	长春碱	3.8
舍曲林	24~64	溴隐亭	7~8
去甲基舍曲林	20~48	长春瑞滨	11
氟西汀	66~83	麦角胺	12~14
诺氟西汀	11~19	槲皮苷	14
尼卡地平	8	长春新碱	19
二氢麦角胺	23		

一般认为,K_i小于 1 μmol/L 的抑制剂是强效抑制剂如康唑类抗真菌药物 (酮康唑、克霉唑和伊曲康唑)和 HIV 蛋白酶抑制剂(如利托那韦、茚地那韦和 沙奎那韦)等。一些抑制剂属于可逆性抑制剂,如酮康唑、克霉唑、伊曲康唑、 利托那韦、茚地那韦和沙奎那韦等,而另一些如红霉素、维拉帕米和地尔硫草 等属于机制性抑制剂。CYP3As 活性部位存在多个结合点,因此在评价药物相 互作用时,必须用多个探针进行研究,用单一探针可能得到错误的结论。

CYP3As 可被多种化合物诱导,如某些大环内酯类抗生素、利福平类(如利 福平)、卡马西平、地塞米松和植物药 St John's wort 等。

4. CYP3As 差异性

基因变异、激素水平、环境因素和药酶诱导/抑制均可能是引起 CYP3As 差异大的原因。基因变异是主要的因素。例如,*CYP3A4*1B* 等位基因在 5′端 旁侧区-290 位上的碱基替换(-290A>G)可导致氨基酸的改变,从而影响尼非 地平的代谢,但这种变化不影响睾酮的代谢。*CYP3A4*1B* 等位基因的多态性存 在种族差异。例如,*CYP3A4*1B* 等位基因在东方人、高加索人、西班牙人和非裔 美国人中的分布频率分别为 0.2%~9.5%、9.3%~11% 和 35%~67%。然而,以 咪达唑仑、红霉素、尼非地平和睾酮等为探针的研究均未显示 *CYPP3A4*1B* 等 位基因会改变药物处置,因此,这种变异的临床意义需要进一步研究。

需要注意的是,用人肝微粒体测定代谢酶活性往往存在很大变异
(表2-4)。这种变异与底物的性质、浓度、微粒体的制备方法、储存和肝供体
者的基本情况及所用标本数目有关。而在体试验的变异程度往往小于体外微
粒体的结果。例如,体外微粒体中咪达唑仑代谢的变异系数高达84%,而其在
体口服清除率的变异系数仅为18%,说明体外结果有可能高估在体变异。

表2-4　不同来源肝微粒体 CYP450s 活性变异比较[31]

来源(样本数)	CYP3A4	CYP2C19	CYP2C9	CYP2D6	CYP2A6	CYP2E1	CYP1A2
A(19)	27	18	6	14	NA	NA	35
B(21)	18	175	8	18	21	5	3
C(13)	5	66	11	6	18	5	73
D(6)	7	13	2	5	11	3	6
E(14)	15	155	—	5	28	5	8
F(15)	47,55	53	5	18	107	5	17
F(10)	15	16	3	56	9		9,27
G(6)	8		3	5	7	9	4
H(164)	82	187	—	308	113	11	27
I(15)	54					—	—
变异范围	5~82	15~187	2~11	5~308	7~113	3~7	3~73
平均变异	30	85	5	48	39	6	21
CV%	84	88	60	205	113	45	103

注:NA,无资料来源。

一般情况下口服清除率的变异大于静脉给药,这是由于口服清除率是肠
摄取和肝摄取共同作用的结果。

5. CYP3As 的临床意义

CYP3As 参与50%临床药物的代谢。临床上这些药物往往既是 CYP3As
的底物,又是其抑制剂,合用时有可能导致药物相互作用。例如,环孢素 A 和
他汀类药物与强 CYP3As 抑制剂(如酮康唑和氟康唑)合用时,药物代谢抑制
可导致环孢素 A 和他汀类药物血浆暴露水平增加,从而引发严重的不良反应
事件。一些食物也会引起食物-药物相互作用。例如,饮用葡萄柚汁可显著增
加非洛地平、尼非地平、地西泮、三唑仑、咪达唑仑、辛伐他汀、洛伐他汀、阿托
伐他汀和环孢素 A 等数十种口服药物的血浆暴露水平[33]。葡萄柚汁可以使

非洛地平的 AUC 和 C_{max} 分别增加 300% 和 430%。其机制可能与抑制肠 CYP3A4 酶的活性和肠 P-gp 功能有关[31,33]。

三、CYP2C19 多态性及其临床意义[31]

1. CYP2C19 表达及基因多态性

CYP2C19 主要在肝内表达。CYP2C19 活性表现出较大的个体差异性和种族差异性。根据对底物 S-美芬妥因的代谢能力,将个体分为 EMs 和 PMs。PMs 分布频率存在种族差异和区域差异。例如,日本人、韩国人和中国人的 PMs 分布频率分别为 18%~23%、15%~17% 和 13%。亚洲人 PMs 分布频率(12%~23%)高于高加索人(1%~6%)和非洲裔黑人(1%~7.5%)。非洲人、非裔美国人、阿拉伯人及高加索人的 PMs 分布频率相似。在巴拿马的库那族中不存在 PMs,太平洋瓦努阿图人 PMs 的分布频率高达 79%。

CYP2C19 是由 *CYP2C19* 基因克隆的 490 个氨基酸构成的蛋白质。*CYP2C19* 基因位于染色体 10(10q24.1 - q24.3)上,有 9 个外显子。已发现,其至少有 25 个等位基因(*CYP2C19**1 ~ *CYP2C19**25),其中 7 个等位基因(*CYP2C19**2~*CYP2C19**8)与 PMs 中药物代谢能力降低有关,而 *CYP2C19**17 等位基因可导致酶活性增加。*CYP2C19**1 等位基因为野生型,*CYP2C19**2 和 *CYP2C19**3 等位基因被认为是引起药物代谢能力降低的主要等位基因。*CYP2C19**2 等位基因在外显子 5 的 681 位碱基替换(*681A>G*),导致剪接缺陷,而 *CYP2C19**3 等位基因在外显子 4 的 636 位点碱基替换(*636G>A*),从而提前终止密码子。*CYP2C19**2 和 *CYP2C19**3 等位基因占日本人 PMs 的 99%。*CYP2C19**2 和 *CYP2C19**3 等位基因的分布频率存在种族差异。中国人 *CYP2C19**2 等位基因分布频率(30%)高于在非裔美国人(17%)和高加索人(15%)。中国人 *CYP2C19**3 等位基因分布频率(5%)也高于高加索人(0.04%)和黑人(0.4%)。在亚洲人中,*CYP2C19**2 和 *CYP2C19**3 等位基因约占基因缺陷的 100%。在高加索人中,85%PMs 属于纯合 *CYP2C19**2 等位基因。*CYP2C19**3 ~ *CYP2C19**25 等位基因在高加索人中非常罕见。*CYP2C19**17 等位基因在 5′侧翼区-806 位点发生碱基改变(806C>T),引起 CYP2C19 表达与活性增加。因此,*CYP2C19**17 等位基因被认为是超快代谢(ultrarapid metabolizers,UMs)等位基因。根据携带等位基因情况将个体分为 UMs(*CYP2C19**1/*17、*CYP2C19**17/*17),EMs(*CYP2C19**1/*1),中代谢型

(intermediate metabolizers, IMs, *CYP2C19***1*/**2*, *CYP2C19***1*/**3*, *CYP2C19***2*/**17*) 和 PMs(*CYP2C19***2*/**2*, *CYP2C19***2*/**3*, *CYP2C19***3*/**3*)[34]。

2. CYP2C19 底物、抑制剂和诱导剂

CYP2C19 介导氯吡格雷、奥美拉唑、兰索拉唑、泮托拉唑、雷贝拉唑、氯胍、氯丙胍、西酞普兰、氟西汀、舍曲林、文拉法辛、丙米嗪、氯米帕明、阿米替林、去甲替林、吗氯贝胺、苯妥英钠、*S*-美芬妥因、地西泮、去甲西泮、氟硝西泮、甲苯磺丁脲、*R*-华法林、去氧孕烯、环磷酰胺、普萘洛尔、异环磷酰胺和甲氧氯普胺等药物代谢。根据 CYP2C19 对口服清除率的贡献,底物可以分为 3 类[34]:即 CYP2C19 介导的代谢清除率大于 80% 的底物(如奥美拉唑、兰索拉唑、泮托拉唑、*S*-美芬妥因、*R*-甲苯巴比妥、*R*-环己烯巴比妥和异丙基甲丁双脲),代谢清除率在 30%~65% 的底物(如氯胍、丙米嗪、氯米帕明、吗氯贝胺、地西泮、氟硝西泮、西酞普兰、舍曲林和氟西汀)和代谢清除率小于 30% 的底物(如苯妥英钠、普萘洛尔)。奥美拉唑的 5-羟化代谢和 *S*-美芬妥因的 4'-羟化代谢属于 CYP2C19 介导的特征性反应,常用来评价 CYP2C19 的活性。

一些底物本身也是 CYP2C19 抑制剂。例如,奥美拉唑是 CYP2C19 选择性抑制剂,其抑制常数 K_i 约为 3 μmol/L。奥美拉唑对地西泮的代谢影响与 CYP2C19 表型有关。奥美拉唑可显著增加 EMs 中地西泮的 AUC,但不影响 PMs 中地西泮的 AUC。奥美拉唑抑制 *S*-美芬妥因和地西泮的代谢也与种族有关。对欧洲人的抑制作用强于中国人,这与中国人杂合子 EMs 的分布频率不同于欧洲人有关。噻氯匹定也是强 CYP2C19 抑制剂(K_i 为 0.02~3.7 μmol/L),可用于在体研究。需要注意的是,噻氯匹定对 CYP2B6(K_i 为 0.2 μmol/L)和 CYP2D6(K_i 为 0.4~10 μmol/L)也有较强的抑制作用。(−)−*N*−3−苄基−苯巴比妥为 CYP2C19 特异性抑制剂,其 K_i 约为 0.079 μmol/L。(+)−*N*−3−苯−尼凡诺也是强的 CYP2C19 抑制剂(K_i 为 0.25 μmol/L),但其选择性不及(−)−*N*−3−苄基−苯巴比妥。CYP2C19 活性可以被利福平和青蒿素等药物诱导。

3. CYP2C19 多态性的临床意义

(1) CYP2C19 多态性与质子泵抑制剂:奥美拉唑和泮托拉唑等质子泵抑制剂在体内的代谢主要是由 CYP2C19 介导的。因此,这类药物在体内的代谢动力学存在显著的多态性和种族差异性。例如,奥美拉唑的 5-羟化代谢主要

是由 CYP2C19 介导的,而 S -氧化代谢则是由 CYP3A4 介导的。一项研究比较了 15 名日本健康受试者,其中纯合子 EMs(CYP2C19 *1/ *1) 6 例,杂合子 EMs(CYP2C19 *1/ *2 或 CYP2C19 *1/ *3) 5 例和纯合子 PMs(CYP2C19 *2/ *3、CYP2C19 *2/ *2 和 CYP2C19 *3/ *3) 4 例,口服 20 mg/d 奥美拉唑连续 8 天,第 1 天和第 8 天血浆中奥美拉唑及其羟基奥美拉唑浓度和胃酸分泌情况[35],结果显示,血浆中奥美拉唑和羟基奥美拉唑暴露水平存在显著多态性,纯合子 EMs 血浆中奥美拉唑 AUC <杂合子 EMs<纯合子 PMs,相反纯合子 EMs 血浆中羟基奥美拉唑 AUC >杂合子 EMs>纯合子 PMs。胃酸分泌与血浆中奥美拉唑浓度负相关,表现为纯合子 EMs 中胃液的 pH<杂合子 EMs<纯合子 PMs(图 2 - 5)。

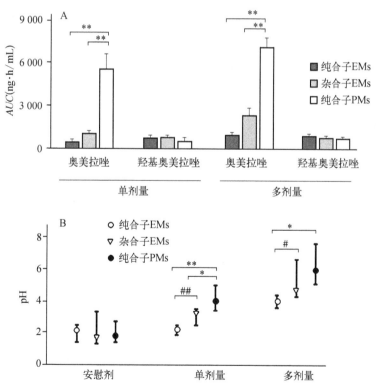

图 2 - 5　纯合子 EMs、杂合子 EMs 和纯合子 PMs 者单剂量和多剂量口服 20 mg 奥美拉唑后血浆中奥美拉唑及羟基奥美拉唑 AUC 均值±SD(A)及其胃液 pH 中位数及范围

＊＊ P <0.01,与纯合子 PMs 比较。# P <0.05,## P <0.01,与杂合子 EMs 比较[35]

（2）CYP2C19 多态性与氯吡格雷：氯吡格雷为前药，在体内在 CYP450s 尤其是 CYP2C19 的作用下形成活性代谢产物，因此，多态 CYP2C19 必然影响氯吡格雷活性代谢产物的血浆暴露及其抗血小板聚集作用[36]。有研究比较了 EMs、IMs 和 PMs 健康受试者服用负荷剂量 300 mg 和维持剂量 75 mg 氯吡格雷后血浆中氯吡格雷活性代谢产物的暴露水平和给药 4 h 和 24 h 血小板集聚的抑制作用[37]，结果显示，血浆氯吡格雷活性代谢产物的暴露水平和血小板活性存在显著的基因突变依赖性。血浆氯吡格雷活性代谢产物的暴露水平 EMs>IMs>PMs。与血浆中氯吡格雷活性代谢产物暴露水平一致的是血小板活性 EMs<IMs<PMs（图 2-6）。

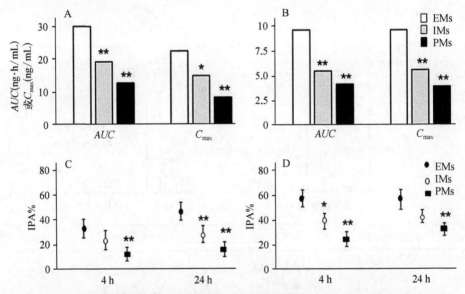

图 2-6　负荷剂量和维持剂量的氯吡格雷在 CYP2C19 EMs（$n=16$）、IMs（$n=16$）和 PMs（$n=16$）受试者血浆中活性代谢产物暴露水平和血小板活性的比较

受试者氯吡格雷负荷剂量（300 mg）（A）和维持剂量（75 mg/d）（B）血浆中氯吡格雷活性代谢的 AUC 和 C_{max} 几何均值。氯吡格雷负荷剂量（300 mg）（C）和维持剂量（75 mg/d）（D）后 4 h 和 24 h 血浆中血小板聚集抑制率（IPA%）均值（及 90%CI）。＊$P<0.05$，＊＊$P<0.01$，与 EMs 比较[37]

类似地，在 28 例经皮冠状动脉介入治疗的日本患者中，有 11 例属于 EMs，8 例属于 IMs，6 例属于 PMs。患者接受氯吡格雷 300 mg 负荷剂量和 75 mg 维持剂量，3 类人群中给药 48 h 对 5 μmol/L ADP 诱导血小板聚集的抑制率存在显著差异，分别为 31.6%±14.3%（EMs）、18.4%±10.0%（IMs）和 16.0%±13.0%（PMs）[38]。在 500 名中国急性冠脉综合征患者中，每天 100 mg

阿司匹林 +75 mg 氯吡格雷作为维持剂量,测定血药浓度达稳态后的血小板活性同样发现,CYP2C19 的功能缺陷与 ADP 诱导血小板聚集率呈显著正相关。5 天氯吡格雷维持治疗后,至少携带一个 *CYP2C19*2* 基因突变体患者血小板聚集率(48.47%±18.81%)显著高于非突变体携带者(37.66%±18.36%)。这种血小板活性也存在显著 *CYP2C19*2* 基因突变数依赖性。例如,携带 2 个 *CYP2C19*2* 基因突变体患者的血小板活性(49.42%±18.14%)显著高于携带 1 个 *CYP2C19*2* 基因突变体患者(43.41%±18.78%)[39]。同样,有人总结了 207 例冠状动脉综合征患者经皮冠状动脉介入治疗后,用氯吡格雷治疗效果,结果显示,血小板活性与 CYP2C19 缺陷存在显著关联性,即 PMs>IMs>EMs。PMs 人群中 ADP 诱导血小板最大聚集率(46.0%±23.0%)也显著高于 IMs(30.6%±17.2%)和 EMs(32.1%±19.3%)[40]。另一项 20 个临床研究 15 056 名患者出现 1 301 件心血管事件,回归性分析结果也显示,至少携带一个 CYP2C19 功能缺陷基因者总心血管事件风险(10.58%)显著高于非携带者(6.07%),支架内血栓形成风险(2.22%)也高于非携带者(0.44%),相反,出血风险低于非携带者[41]。

四、CYP2C9 多态性及其临床意义[31]

1. CYP2C9 表达、底物、诱导剂和抑制剂[42]

CYP2C9 主要表达于肝脏,约占肝微粒体 CYP450s 量的 20%。肝中 CYP2C9 的表达高于 CYP2C19,CYP2C9 与 CYP2C19 摩尔比为 13 : 1~17 : 1[42]。肠中也有 CYP2C9 表达。CYP2C9 介导 15% 的药物如华法林、甲苯磺丁脲、格列吡嗪、苯妥英钠、丙戊酸钠、氯沙坦、氟伐他汀、托拉塞米、塞来昔布和双氯芬酸等药物代谢。更重要的是,CYP2C9 往往介导一些治疗窗窄的药物如口服抗凝血药和口服降血糖药等。

S -氟比洛芬 4′-羟化代谢、S -华法林 7 -羟化代谢、甲苯磺丁脲甲基羟化代谢、苯妥英 4′-羟化代谢和双氯芬酸 4′-羟化代谢是 CYP2C9 介导的特征性反应。甲苯磺丁脲甲基羟化代谢和双氯芬酸 4′-羟化代谢常用于评价在体和离体 CYP2C9 活性。荧光探针 7 -甲氧基 -4 -三氟甲基香豆素和苄氧基荧光素也可用作体外 CYP2C9 活性评价和抑制剂的快速筛选。

CYP2C9 活性可以被利福平、苯巴比妥和地塞米松等经典诱导剂诱导,也可以被环磷酰胺、利托那韦、奈非那韦、阿伐麦布和波生坦等药物诱导。水飞蓟宾、舒洛芬、替尼酸、磺胺苯吡唑和氟伏沙明等药物可以抑制 CYP2C9 活性，其中水飞蓟宾、舒洛芬和替尼酸等属于机制性抑制剂。唑类抗真菌药克霉唑、氟康唑、咪康唑、硫康唑、噻康唑等属于强 CYP2C9 抑制剂，酮康唑是弱的 CYP2C9 抑制剂。磺胺苯吡唑和替尼酸可用作离体 CYP2C9 抑制剂，而氟康唑用作在体 CYP2C9 抑制剂。

2. *CYP2C9* 基因多态性[43]

至少发现 33 个 *CYP2C9* 基因突变体（*CYP2C9*1 ~ CYP2C9*34*），频率较高的两种突变体是 *CYP2C9*2* 等位基因和 *CYP2C9*3* 等位基因。*CYP2C9*2* 等位基因外显子 3 的碱基被替换（430C>T），其蛋白质的 144 位氨基酸被替换（144Arg>Cys）。*CYP2C9*3* 等位基因外显子 7 的 1 075 位碱基被替换（1075A>C），其蛋白质的 359 位氨基酸被替换（359Ile>Leu）。*CYP2C9*2* 等位基因变异和 *CYP2C9*3* 等位基因变异分布频率存在种族差异。*CYP2C9*2* 等位基因在高加索人中发生率高，纯合子和杂合子的携带者分别约占 1% 和 22%，*CYP2C9*2* 等位基因的纯合子和杂合子仅分别占 0.4% 和 15%。亚洲人和依努依特人缺乏 *CYP2C9*2* 等位基因，依努依特人也缺乏 *CYP2C9*3* 等位基因。*CYP2C9*2* 等位基因和 *CYP2C9*3* 等位基因在非裔美国人的频率仅为 2.5% 和 1.25%。*CYP2C9*3* 等位基因在亚洲人中频率为 1.1% ~ 5%，也低于欧洲人和北美人的 5.3% ~ 16.2%。

*CYP2C9*4* 等位基因是稀有的基因错义变异，其外显子 7 的 1 076 位碱基替换（1076T>C），相应蛋白质的 359 位氨基酸被替换（359Ile>Thr）。该变异是在日本癫痫患者中发现的。在其他人群如非裔美国人、西班牙裔美国人、加拿大土著印第安人、高加索人、中国人和健康日本人中均未发现 *CYP2C9*4* 等位基因。*CYP2C9*5* 等位基因在其外显子 7 上的 1 080 位碱基被替换（1080C>G），其相应蛋白质的 360 位氨基酸被替代（360Asp>Glu）。*CYP2C9*5* 等位基因也只存在于非裔美国人和西班牙裔美国人，在高加索人和中国人中均未发现 *CYP2C9*5* 等位基因。*CYP2C9*6* 等位基因因 818 位碱基 A 的删除（818delA）而是一个无效等位基因。*CYP2C9*6* 等位基因是在一位非裔美国患者发现的。该患者服用常规剂量苯妥英钠会出现毒性。

CYP2C9 等位基因变异往往引起酶活性降低，表现为 K_m 增加（酶亲和力降低）或最大反应速率（V_{max}）降低，从而导致内在清除率（$CL_{int} = V_{max}/K_m$）下降。表 2-5 比较了几种 CYP2C9 等位基因酶介导 *S*-醋酸香豆素羟化代谢动力学的参数。

由表 2-5 可见,与野生型 *CYP2C9*1* 等位基因酶比较,*CYP2C9*3* 等位基因酶催化 *S*-醋酸香豆素的羟化代谢下降 85%,而 *CYP2C9*2* 等位基因酶的代谢能力也只有野生型一半。在体试验也证实,*CYP2C9*1/*3* 等位基因携带者中 *S*-醋酸香豆素口服清除率也只有 CYP2C9*1/*1 的一半[44]。*CYP2C9*4* 和 *CYP2C19*5* 等位基因的酶活性均显著低于野生型。*CYP2C9*5* 等位基因变异主要降低酶与底物亲和力(增加 K_m 值)。例如,与野生型比较,CYP2C9*5 等位基因可使 *S*-华法林的 7′-羟化反应、双氯芬酸的 4′-羟化反应和月桂酸的 $\omega-1$-羟化反应的 K_m 值分别增加 12 倍、5 倍和 3 倍。

表 2-5　几种重组 *CYP2C9* 等位基因酶介导 *S*-醋酸香豆素羟化代谢动力学参数比较[44]

CYP2C9 等位基因酶种类	反　应	K_m （μmol/L）	V_m [nmol/ (min·nmol 蛋白)]	$CL_{int}=V_m/K_m$ [mL/ (min·nmol 蛋白)]
CYP2C9*1	6-羟化反应	0.80±0.08	0.52±0.01	0.65±0.11
	7-羟化反应	0.81±0.15	0.37±0.06	0.47±0.13
CYP2C9*2	6-羟化反应	0.62±0.10	0.19±0.04	0.31±0.11
	7-羟化反应	0.58±0.18	0.13±0.02	0.23±0.07
CYP2C9*3	6-羟化反应	1.56±0.20	0.14±0.01	0.09±0.01
	7-羟化反应	1.85±0.43	0.11±0.01	0.06±0.00

3. CYP2C9 多态性临床意义

CYP2C9 显示出高度的多态性,且存在种族差异和底物依赖性。例如,*CYP2C9*2* 和 *CYP2C9*3* 等位基因可显著降低 *S*-华法林、醋酸香豆素、格列本脲和塞来昔布等药物的代谢。*CYP2C9* 等位基因,尤其是 *CYP2C9*3* 等位基因携带者,在服用华法林、醋酸香豆素、格列本脲和苯妥英钠等治疗窗窄药物时,有可能因药物代谢能力降低而导致严重的药物毒副作用。而另一些需要在体内由 CYP2C9 介导活化的药物(如氯沙坦和环磷酰胺)则会出现治疗失败的情况。

(1) CYP2C9 多态性与华法林:在纯合 *CYP2C9*3* 基因或杂合 *CYP2C9*3* 基因携带者中,*S*-华法林的口服清除率往往低于 *CYP2C9*1/*1* 基因携带者。有研究以国际标准化比值(international normalized ratios,INR)定在 2~3 作为设定华法林维持剂量,将 93 名患者分成 3 组:低剂量组(<26.25 mg/周,$n=37$)、中剂量组(26.25~43.75 mg/周,$n=32$)和高剂量组(>43.75 mg/周,

$n=24$)。同时分析 S-华法林口服清除率和 CYP2C9 基因分型的关系。结果显示，CYP2C9 基因突变在低剂量、中剂量和高剂量中的分布频率分别为 72%、36% 和 4%。其 S-华法林的口服清除率与维持剂量呈负相关。

有人采用 Meta 分析[45]研究了 39 个(涉及 7 907 个患者)资料，分析了 *CYP2C9* 等位基因与维持剂量(确保国际标准化比值在 2.0~3.0)的关系。结果显示，基因型与华法林维持剂量有高度关联性。与野生型比较，*CYP2C9*1/*2*、*CYP2C9*1/*3*、*CYP2C9*2/*2*、*CYP2C9*2/*3* 和 *CYP2C9*3/*3* 基因携带者华法林的维持剂量分别低 19.6%(95%*CI*：7.4，21.9)、33.7%(95% *CI*：29.4，38.1)、36.0%(95%*CI*：29.9，42.0)、56.7%(95%*CI*：49.1，64.3)和 78.1%(95%*CI*：72.0，84.3)。*CYP2C9*3/*3* 基因携带者的华法林维持剂量最低，而 *CYP2C9*1/*1* 基因携带者的华法林维持剂量最高[43]。Meta 分析显示，与野生型比较，*CYP2C9*1/*2* 基因携带者和 *CYP2C9*1/*3* 基因携带者华法林的维持剂量分别约降低 15% 和 41%。至少携带一个 *CYP2C9* 基因突变者华法林的维持剂量约降低 26%[46]。

需要强调的是，*CPY2C9* 等位基因对华法林维持剂量的影响程度往往与种族有关。有研究显示，携带 *CYP2C9*1/*1* 基因的日本人的口服清除率高于高加索人。杂合 *CYP2C9*3* 基因携带者的日本人的口服清除率也低于 *CYP2C9*1/*1* 基因携带者，但 *CYP2C9*1/*1* 基因携带者的清除率与杂合 *CYP2C9*2* 基因或 *CYP2C9*3* 基因携带者无显著差异。在韩国人中，*CYP2C9* 基因分型与华法林维持剂量无相关性。有研究显示，居住在南加利福尼亚州的亚洲人需要华法林的维持剂量平均比高加索人和西班牙人低 40%(3.1 mg/d 与 5.1 mg/d)。中国地区的香港人的维持剂量(3.3 mg/d) 比高加索人(6.1 mg/d)约低 50%。这种差异可能与 *CYP2C9*2* 和 *CYP2C9*3* 等位基因分布的频率有关。中国人缺乏 *CYP2C9*2* 等位基因，而 *CYP2C9*3* 等位基因分布频率也低于高加索人。

(2) CYP2C9 多态性与醋酸香豆素：醋酸香豆素羟化代谢也主要是由 CYP2C9 介导的。类似华法林，*CYP2C9* 等位基因变异也可损伤醋酸香豆素代谢，醋酸香豆素维持剂量与 *CYP2C9* 基因型存在一定关系。有研究显示，*CYP2C9*1/*1* 基因携带者醋酸香豆素的维持剂量(17.1±8.7 mg/周)高于 *CYP2C9*2*(*CYP2C9*1/*2*+*CYP2C9*2/*2*)携带者(14.46±6.4 mg/周)，也高于 *CYP2C9*3*(*CYP2C9*1/*3*+*CYP2C9*2/*3*)携带者(11.2±6.2 mg/周)。

（3）CYP2C9 多态性与磺酰脲类降血糖药：磺酰脲类降血糖药的代谢主要是由 CYP2C9 介导的。有文献显示,杂合和纯合 *CYP2C9*3* 基因携带者甲苯磺丁脲的 *AUC* 分别比 *CYP2C9*1/*1* 基因携带者高 2 倍和 6 倍,与此相一致的是,甲苯磺丁脲使 *CYP2C9*1/*3* 基因携带者口服 100 g 葡萄糖负荷后血清葡萄糖的 *AUC* 的变化比 *CYP2C9*1/*1* 基因携带者高 2.7 倍。其他如格列本脲和格列美脲在 *CYP2C9*1/*3* 基因携带者中的 *AUC* 也比 *CYP2C9*1/*3* 基因携带者高 2 倍以上。在糖尿病患者中,*CYP2C9*1/*3* 基因携带者中格列美脲的 *AUC* 显著高于 *CYP2C9*1/*1* 基因携带者,同时发现,与 *CYP2C9*1/*1* 基因携带者比较,*CYP2C9*3/*3* 和 *CYP2C9*2/*3* 基因携带者显示出了更强的降血糖作用。

五、CYP2D6 多态性及其临床意义[31]

1. CYP2D6 介导的药物代谢

CYP2D6 是十分重要的代谢酶,尽管其量只占 CYP450s 量的 2%,却介导了 25% 临床药物(包括阿米替林、去甲替林、氟西汀、胺碘酮、美西律、氢可酮、美沙酮、哌替啶、氧可酮和他莫昔芬等)的代谢。CYP2D6 也介导一些生物胺(如 5-甲氧基吲哚乙胺和 5-甲氧基色胺)和类固醇的代谢。CYP2D6 介导的药物代谢呈现出典型的多态性,CYP2D6 的多态性被认为是引起其底物药物不良反应增加或治疗失败的重要原因之一。根据对异喹胍/金雀花碱的代谢速度将个体归为 4 类与多态性相关的表型,即 PMs、IMs、EMs 和 UMs。CYP2D6 多态性表型存在种族差异[47]。PMs 群体在欧洲高加索人中分布频率为 7%~10%,而在东方人中的分布频率仅为 1% 左右。UMs 群体主要在北非和东非人群中。在埃塞俄比亚人和阿尔及利亚人中,UMs 分布频率约 29%。澳大利亚人也有 20% 属于 UMs 人群。欧洲人 UMs 分布频率为 1%~10%。

2. CYP2D6 基因多态性

CYP2D6 基因位于染色体 22 q 13.1 上,已发现 80 多种等位基因变异。已知 *CYP2D6*3*、*CYP2D6*4*、*CYP2D6*5*、*CYP2D6*6*、*CYP2D6*7*、*CYP2D6*8*、*CYP2D6*11*、*CYP2D6*12*、*CYP2D6*13*、*CYP2D6*14*、*CYP2D6*15*、*CYP2D6*16*、*CYP2D6*18*、*CYP2D6*19*、*CYP2D6*20*、*CYP2D6*21*、*CYP2D6*38*、*CYP2D6*40*、*CYP2D6*42*、*CYP2D6*44*、*CYP2D6*56* 和 *CYP2D6*62* 等位基因突变体无催化活

性。95%高加索人 PMs 是 *CYP2D6*3*、*CYP2D6*4*、*CYP2D6*5* 和 *CYP2D6*6* 基因贡献的[48]。*CYP2D6*3* 等位基因 2 637 位的 A 碱基的删除而导致的框移。瑞典人 *CYP2D6*3* 等位基因的分布频率约 2%，中国人缺乏 *CYP2D6*3* 等位基因。*CYP2D6*4* 等位基因在内含子 3 与外显子 4 连接处 1 394 位突变（1394G>A），导致拼接缺失。瑞典人 *CYP2D6*4* 等位基因发生突变频率约 22%，占这类人群中 *CYP2D6* 基因突变的 75%。而 *CYP2D6*3* 等位基因在中国人中几乎不存在（0～1%），这可能是中国人 PMs 分布频率低于高加索人的原因。*CYP2D6*5* 为一删除基因，在不同人群的分布频率相似，为 4%~6%。

与瑞典人比较，中国人 EMs 中异喹胍的母药/代谢产物比值（*MR*）分布显著右移，即中国人 EMs 中异喹胍羟化的平均速率比高加索人 EMs 慢。这可能与东方人中存在 *CYP2D6*10* 突变等位基因有关。该基因 188 位上 C 碱基被 T 取代，导致 34 位上脯氨酸（Pro）被丝氨酸（Ser）替换，从而形成低稳定性的酶。这种等位基因分布频率在中国人、日本人和韩国人中相似，约 50%，高于在高加索人中的分布频率。

在津巴布韦人中存在 *CYP2D6*17* 等位基因，即 1111C>T 突变，编码低活性的 CYP2D6 蛋白。即使在非洲黑人中，这种等位基因的分布频率也是不同的。津巴布韦人、坦桑尼亚人、加纳人和埃塞俄比亚人 *CYP2D6*17* 等位基因分布频率分别为 34%、17%、28% 和 9%。有意义的是，以下 3 种等位基因仅存在于特殊人群中。*CYP2D6*4* 等位基因主要存在于高加索人中，*CYP2D6*10* 等位基因主要存在于东方人中，而 *CYP2D6*17* 等位基因主要存在于非洲人中。

EMs 的 CYP2D6 活性变化大，其 *MR* 为 0.01～10，与纯合性 EMs 比较，缺陷基因杂合性个体的 *MR* 增大，即存在基因量效关系。与基因缺陷相反，双功能基因（*CYP2D6*2*）或多功能基因使酶活性增加。瑞士人存在两类高 CYP2D6 活性的人群，其异喹胍的 *MR* 为 0.01～0.1。一类是携带双 *CYP2D6*2* 基因人群，另一类是携带三或多 *CYP2D6*2* 基因人群，其携带双 *CYP2D6*2* 基因/多 *CYP2D6*2* 基因的频率为 1%~2%。这种携带双 *CYP2D6*2* 基因/多 *CYP2D6*2* 基因分布频率存在区域性。例如，德国人分布频率约 3.6%、西班牙人分布频率为 7%~10%、意大利人分布频率为 10%、埃塞俄比亚人分布频率为 29%、沙特阿拉伯人分布频率为 20%。通常，携带双 *CYP2D6*2* 基因的高加索人的 *MR* 为 0.01～0.15，而埃塞俄比亚人的 *MR* 则为 0.1~1。

3. CYP2D6 多态性临床意义

CYP2D6 多态性的临床意义往往与 CYP2D6 介导药物代谢的贡献大小、代谢产物是否有活性及介导代谢的药物的治疗窗有关。

（1）CYP2D6 多态性与去甲替林：阿米替林和去甲替林等三环类抗抑郁药物在肝脏的代谢是由 CYP2D6 介导的[47,49]。其羟化反应与异喹胍代谢表型密切相关。例如，研究 21 名瑞士人[包括 5 名无功能基因（*CYP2D6*4/*4* 基因）携带者、5 名杂合性 EMs（*CYP2D6*1/*4* 基因或 *CYP2D6*1/*5* 基因）、5 名纯合 EMs（*CYP2D6*1/*1* 基因）、5 名双能基因（*CYP2D6*2×2/*1* 基因）携带者和 1 名多功能基因（*CYP2D6*2×13/*4* 基因）携带者]发现，单剂量口服 25 mg 去甲替林后，血浆中去甲替林 *AUC* 随 *CYP2D6* 功能基因拷贝数增加而降低，相反，其代谢 10 -羟基去甲替林的 *AUC* 随 *CYP2D6* 功能基因拷贝数增加而增加（图 2 -7）。

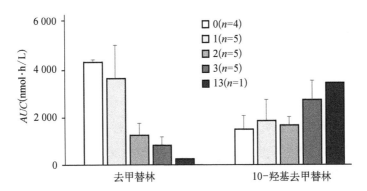

图 2 - 7　携带不同 *CYP2D6* 功能基因的数人服用 25 mg 去甲替林后血浆中去甲替林和 10 -羟基去甲替林的 *AUC*[47]

携带 *CYP2D6* 功能基因数分别为 0、1、2、3 和 13

类似地，去甲替林在携带 *CYP2D6*10/*10* 基因的中国人中的 *AUC* 也高于 *CYP2D6*1/*1* 和 *CYP2D6*1/*10* 基因携带者，而 10 -羟基去甲替林 *AUC* 低于 *CYP2D6*1/*1* 和 *CYP2D6*1/*10* 基因携带者[49]。

（2）CYP2D6 多态性与普罗帕酮：抗心律失常药物普罗帕酮、氟卡尼、美西律、恩卡尼和丙基阿吗灵也是 CYP2D6 的底物。PMs 有出现浓度依赖性不良反应的风险。有文献研究了 13 名每天服用 450 mg 普罗帕酮患者[其中 3 人为野生型基因（*CYP2D6*1/*1*）携带者，4 人为杂合子基因（*CYP2D6*1/*10*）携带者和 6 名为纯合子基因（*CYP2D6*10/*10*）携带者]药代动力学结果显示，

$CYP2D6^*10/^*10$ 基因携带者 C_{max} 显著高于 $CYP2D6^*1/^*1$ 和 $CYP2D6^*1/^*10$ 基因携带者。进一步研究显示，$CYP2D6^*10/^*10$ 基因携带者普罗帕酮的 AUC 是 $CYP2D6^*1/^*10$ 或 $CYP2D6^*1/^*1$ 基因携带者的 1.5 ~ 2 倍，其清除率约为 50%[50,51]。然而，$CYP2D6$ 基因型对普罗帕酮的临床疗效和不良反应的报道往往是矛盾的，需要进一步临床研究加以证实[48]。

六、其他 CYP450s 及其临床意义

1. CYP1A2[31]

CYP1A2 主要在肝脏表达，约占总 CYP450s 的 12%，且个体间变异相差 40 倍以上。CYP1A2 主要介导氯氮平、甲基黄嘌呤、美西律、利多卡因、非拉西丁、安替比林、茶碱和 R-华法林等药物，以及一些环境毒物如芳香胺（包括杂环芳香胺）、黄曲霉素 B1、膳食黄酮等的代谢。非拉西丁的 O-去乙基化代谢、7-乙氧基异吩噁唑的 O-去乙基化和咖啡因的 N-3 去甲基化代谢是 CYP1A2 介导的特征反应，常用来表征 CYP1A2 活性。CYP1A2 也介导芳香胺、多胺和芳香烃等环境毒物的代谢，形成毒性和致癌活性中间体。

一些药物如呋拉茶碱、氟伏沙明、α-萘黄酮、氟喹诺酮类（环丙沙星、伊诺沙星）和一些膳食黄酮可抑制 CYP1A2 活性，其中呋拉茶碱、氟伏沙明和氟喹诺酮类属于 CYP1A2 特异性抑制剂。CYP1A2 活性可以被多种物质包括多芳香烃类化合物、多氯联苯、二氧（杂）芑和吲哚类等诱导，吸烟也可诱导 CYP1A2 活性。

2. CYP2C8[31]

CYP2C8 主要在肝脏表达，约占肝 CYP450s 的 7%。其他组织如肾、心、肾上腺、脑、子宫、卵巢和十二指肠等也均有 CYP2C8 表达。$CYP2C8$ 基因位于染色体 10q24，接近 $CYP2C9$ 基因、$CYP2C19$ 基因和 $CYP2C18$ 基因，因此与这些基因存在一定的联系。CYP2C8 与 CYP2C9 有 74% 的相似度。CYP2C8 可介导罗西格列酮、匹格列酮、曲格列酮、瑞格列奈、西立伐他汀、多西紫杉醇、全反式视黄酸、阿莫地喹、氯喹和胺碘酮等药物代谢。紫杉醇的 6-羟化代谢和阿莫地喹 N-去甲基反应是 CYP2C8 的特征性反应，常用来表征 CYP2C8 活性。CYP2C8 也参与了花生四烯酸等内源性物质代谢，其代谢产物参与血管张力和血压的调节。

3. CYP2E1[31]

CYP2E1 主要在肝中表达，是一个相对保守的 CYP450s。除了参与药物代

谢外,其还参与内源性物质代谢。其生理性底物是丙酮、羟基丙酮和脂肪酸等。CYP2E1 可介导醇类/酮/醛、芳香化合物、卤代烷烃类/烯烃、麻醉剂和一些前致癌物质(如亚硝胺类和含氮致癌物)的代谢。氯唑沙宗的 6 -羟化代谢是 CYP2E1 的特征性反应,常用来表征 CYP2E1 活性。某些底物如乙醇、酮体(丙酮等)、异烟肼、吡啶和吡唑等也是 CYP2E1 的诱导剂。

4. CYP2B6[31]

CYP2B6 主要在肝中表达,占 CYP450s 的 1%~10%,个体间变异达 100 倍以上。CYP2B6 底物通常是亲脂性的、中性或弱碱性非平面分子。CYP2B6 主要介导丙泊酚、安非拉酮、青蒿素、美沙酮、环磷酰胺和哌替啶等药物,以及花生四烯酸、月桂酸、17β-雌二醇、雌酮和睾酮等内源性物质代谢。S-美芬妥因的去甲基化反应、安非拉酮的羟化反应和依法韦仑的羟化反应等是由 CYP2B6 介导的,常用来表征 CYP2B6 活性。一些药物如氯吡格雷、噻氯匹定、米非司酮(RU - 486)、司来吉兰、美沙酮和他莫昔芬可以抑制 CYP2B6 活性。CYP2B6 活性也可以被利福平、苯妥英钠、苯巴比妥、环磷酰胺、贯叶金丝桃素、青蒿素、卡马西平、安乃近、利托那韦和依法韦仑等药物诱导[52]。

CYP2B6 是基因突变最多 CYP450s 之一。最常见的功能缺失等位基因是 *CYP2B6*6*。*CYP2B6*6* 基因上两个碱基被替换(G516T 和 A785G)。*CYP2B6*6* 等位基因的分布频率存在种族差异。G516T 在非裔美国人和非洲人的分布频率为 33%~50%,在亚洲人的分布频率为 10%~21%。A785G 在高加索人中的分布频率为 14%~27%,在巴布亚新几内亚人中的分布频率高达 62%。另一个重要的等位基因是 *CYP2B6*18*(T983C),该等位基因主要存在于非洲人和非裔美国人,分布频率为 4%~12%[51]。依法韦仑常作为治疗获得性免疫缺陷综合征(简称艾滋病)的一线药物,但其治疗窗非常窄,血药浓度高于 4 μg/mL 就会出现中枢神经不良反应,而低于 1 μg/mL 则治疗失败。有研究显示,在依法韦仑(600 mg)治疗的患者中,*CYP2B6 516TT* 基因携带者的血药浓度高于 *CYP2B6 516GT* 基因和 *CYP2B6 516GG* 基因携带者,分别为 9.6 mg/L[四分位距(interquartile range,IQR):7.3~13.3]、3.4 mg/L(IQR:2.1~5.1)和 2.6 mg/L(IQR:1.3 ~ 4.0)[53]。类似研究显示,携带 *CYP2B6 516GT* 基因和 *CYP2B6 516TT* 基因患者平均血药浓度均高于 *CYP2B6 516GG* 基因携带者,其中位数分别为 2.5 mg/L(IQR:2.1 ~ 3.2 mg/L)、7.4 mg/L(IQR:6.6 ~ 10.2 mg/L)和 1.9 mg/L(IQR:1.4~2.5 mg/L)。携带 *CYP2B6 516TT* 基因患者中枢神经系统不良反应发生率为 66%(IQR：56%~75%)，也显著高于 *CYP2B6 516GG* 基因携带者的 50%(IQR：40%~60%)[54]。

5. CYP2A6[31,55]

CYP2A6 主要在肝脏表达。在鼻黏膜、支气管、肺、食管和皮肤等组织也均有表达。CYP2A6 活性个体差异大，如肝中相差 30 倍，在肺中相差达 50 倍。CYP2A6 参与毛果芸香碱、依法韦仑、丙戊酸钠、来曲唑、青蒿素和替加氟等药物的代谢。替加氟在体内转化为氟尿嘧啶主要是由 CYP2A6 介导的。有报道显示，*CYP2A6* 突变基因(如 *CYP2A6*4*)携带者呈现出高替加氟血浆暴露和低氟尿嘧啶暴露。CYP2A6 也参与一些化学物质如 *N*-亚硝胺类的代谢活性，因此，肺和食管高 CYP2A6 活性可能与肺癌和食管癌风险有关。尼古丁的 3-羟化代谢和香豆素 7-羟化反应主要是由 CYP2A6 介导的，常用作评价 CYP2A6 活性。

第三节　Ⅱ 相代谢酶特点及其临床意义

一、尿苷二磷酸-葡萄糖醛酸转移酶及其临床意义[31]

1. UGTs 及葡萄糖醛酸化结合反应

药物葡萄糖醛酸化结合反应是主要的Ⅱ相代谢反应。UGTs 以 UDPGA 作为辅因子催化多种底物葡萄糖醛酸化反应。多数葡萄糖醛酸化结合物是无活性的。但也有例外，如吗啡在体内可转化为 6-葡萄糖醛酸吗啡，其活性强于吗啡 100 倍。一些药物(如胆红素、视黄酸、某些非甾体抗炎药和霉酚酸等)的葡萄糖醛酸化结合物是有活性的，这些活性葡萄糖醛酸苷会引起细胞毒性反应或免疫毒性反应。

目前，发现了 22 种以上的人 UGTs 蛋白。根据基因序列，将人 UGTs 分为 4 个基因家族，即 UGT1、UGT2、UGT3 和 UGT8。不同于 UGT1 和 UGT2，UGT3 家族主要存在于胸腺、睾丸和肾，而在肝和肠中未检出 UGT3。UGT1 和 UGT2 以 UDPGA 作为辅因子，UGT3 以 UDP-葡萄糖、UDP-*N*-乙酰氨基葡萄糖或 UDP-半乳糖作为辅因子，UGT8 以 UDP-半乳糖作为辅因子。UGT1 和 UGT2 是主要的药物葡萄糖醛酸代谢酶，UGT4 似乎不参与药物代谢，UGT3 在药物代谢中的作用有待进一步研究。

　　UGT1 基因有 9 个不同的成员,即 *UGT1A1*、*UGT1A3*、*UGT1A4*、*UGT1A5*、*UGT1A6*、*UGT1A7*、*UGT1A8*、*UGT1A9* 和 *UGT1A10*,其主要差别表现在基因外显子 1 上的不同,但它们共享 4 个外显子。UGT2 分为 UGT2A 和 UGT2B 亚家族。UGT2A 家族有 3 个成员(UGT2A1、UGT2A2 和 UGT2A3),而 UGT2B 家族有 7 个成员(UGT2B4、UGT2B7、UGT2B10、UGT2B11、UGT2B15、UGT2B17 和 UGT2B28)。已证实,UGT1A1、UGT1A3、UGT1A4、UGT1A6、UGT1A9、UGT2B7 和 UGT2B15 等参与药物代谢。

　　2. UGTs 表达

　　UGTs 是肝中重要的代谢酶,UGT2B mRNA 的表达高于 UGT1A 家族,其中 UGT2B4 表达最为丰富(图 2-8)。在肾、卵巢、小肠、结肠、肺、胃、上皮组织、乳腺和前列腺等肝外组织中也有 UGT1A 和 UGT2B 表达,而肾和肠认为是肝外代谢的重要组织。

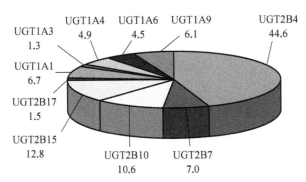

图 2-8　UGT mRNA 在人肝中相对表达量(%)

图数据来自文献[31]

　　胃、小肠和结肠中也有丰富的 UGT 表达,且存在区域差异。胃中主要的 UGTs 是 UGT2B15(50%)、UGT2B17(25%)和 UGT1A6(19%),约占总 UGTs 的 95%。类似肝和肠,胃中 UGT2B 表达高于 UGT1A。然而,肝中高表达的 UGT2B4 在肠中表达则相当低,而肝中缺乏的 UGT1A7、UGT1A8 和 UGT1A10 在肠中均有表达。肾中主要表达 UGTs 是 UGT1A9(45%)、UGT2B7(41%)和 UGT1A6(7%),约占肾总 UGTs 的 95%。

　　3. UGTs 临床意义

　　(1) UGTs 底物[31,55-57]:肝中的 UGTs 主要是 UGT1A1、UGT1A3、UGT1A4、

UGT1A6、UGT1A9 和 UGT2B7。它们各自有相应的底物药物,且底物间有交叉重叠。

UGT1A1 底物主要包括酚类、蒽醌类、黄酮类和甾醇类（表 2 - 6）。UGT1A1 底物更倾向于非平面酚和雌激素三醇类。例如,UGT1A1 主要催化炔雌醇形成 3β -葡萄糖醛酸苷,而不形成 17β -葡萄糖醛酸苷。UGT1A1 也可催化丁丙诺啡和 SN-38 葡萄糖醛酸苷的形成。

表 2-6　常见的 UGT1A 和 UGT2B 底物[57]

UGT	底　　物
UGT1A1	对乙酰氨基酚、贝利司他、卡维地洛、恩他卡朋、炔雌醇、依托泊苷、氟维司琼、雷洛昔芬、辛伐他、SN-38
UGT1A3	伊折麦布、氟维司琼、非甾体抗炎药、血管紧张素受体拮抗剂、他汀类
UGT1A4	阿米替林、阿那曲唑、氯氮平、苯海拉明、二苯胺、氟维司琼、羟基咪达唑仑、丙米嗪、酮替芬、拉莫三嗪、三氟哌嗪、奥氮平
UGT1A6	对乙酰氨基酚、阿司匹林、去铁酮、甲萘氢醌丙戊酸
UGT1A7	13-Cis-视黄酸、大麻酚、Darexaban、SN-38、磺吡酮、三氯卡班
UGT1A8	13-Cis-视黄酸、比卡鲁胺、大麻酚、Darexaban、氟维司琼、羟基华法林、吗啡、霉酚酸、雷洛昔芬、伏立诺他、甲状腺素、曲格列酮
UGT1A9	比卡鲁胺、大麻酚、Darexaban、依达拉奉、夫拉平度、秦皮素、加波沙朵、羟基华法林、霉酚酸、尼古丁、非甾体抗炎药、奥硝唑、奥沙西泮、羟甲唑啉、丙泊酚、普萘洛尔、白藜芦醇、索拉非尼、磺吡酮、伏立诺他
UGT1A10	大麻酚、Darexaban、地氯雷他定、多巴酚丁胺、羟基华法林、甲萘醌、霉酚酸、普萘洛尔、雷洛昔芬、磺吡酮、甲状腺素、曲格列酮、丙戊酸钠
UGT2B4	卡维地洛、可待因、呕吐毒素、艾司利卡西平、羟基咪达唑仑、劳拉西泮
UGT2B7	卡维地洛、氯霉素、可待因、依法韦仑、表柔比星、吉非贝齐、氟哌啶醇、劳拉西泮、洛卡西林、吗啡、霉酚酸、非甾体抗炎药、奥硝唑、丙戊酸钠
UGT2B10	苯海拉明、酮康唑、咪达唑仑、奥氮平、他莫昔芬、三环类抗抑郁药
UGT2B15	19-去甲雄酮、3,4-甲烯二氧甲苯丙胺、3-羟基地氯雷他定、对乙酰氨基酚、丙二酚 A、Cis-4-羟基他莫昔芬、达比加群、伊折麦布、劳拉西泮、洛卡西林、S-奥沙西泮、苯妥英钠、罗非昔布
UGT2B17	17-羟基依西美坦、双氯芬酸、依达拉奉、艾司利卡西平、吉非贝齐、伏立诺他

UGT1A3 催化苯并[α]芘、α-乙酰氨基芴代谢产物、香豆素类、黄酮、酚（除异丙酚外）、蒽醌类、羧酸类、类罂粟碱、初级/三级胺、雌二醇和胆酸等物质的葡萄糖醛酸化结合反应。香豆素类（特别是莨菪亭）、黄酮和蒽醌类是其优良底物。

UGT1A4 催化三级胺和初级胺的葡萄糖醛酸化结合反应。萘胺和 4-氨基联苯是 UGT1A4 优良底物。UGT1A4 介导的 N-葡萄糖醛酸化结合反应效率强于 UGT1A3。

其他如 UGT1A6 底物限于平面酚类化合物。UGT1A7、UGT1A8 和 UGT1A9 更倾向于催化非平面酚类、蒽醌类、黄酮类、芳香酸类和类固醇类。异丙酚是 UGT1A9 优良底物。UGT1A9 也催化托卡朋和安托卡朋葡萄糖醛酸化结合反应。UGT1A8、UGTA9 和 UGT1A10 也催化如霉酚酸等药物的葡萄糖醛酸化结合反应。

UGT2 主要催化类固醇和胆酸的葡萄糖醛酸反应,也催化一些外源性物质的葡萄糖醛酸化结合反应。例如,UGT2B7 参与 S-卡维地洛、可待因、双氯芬酸、表柔比星、吗啡、氟比洛芬、纳洛酮和齐多呋定等葡萄糖醛酸反应,而 UGT2B15 介导劳拉西泮和 S-奥沙西泮等的葡萄糖醛酸反应。

(2) UGT 多态性及其临床意义:已鉴定出多种 *UGTs* 基因多态性等位基因,其中 *UGT1A1* 基因与某些疾病有关。例如,*UGT1A1* 基因缺陷可引起 Crigler-Najjar 综合征,其程度从无临床症状(Gilbert's 综合征)、严重的毒性症状(Ⅱ型 Crigler-Najjar 综合征)到致死性(Ⅰ型 Crigler-Najjar 综合征)均可见。Crigler-Najjar 综合征是一种家族性遗传病,由胆红素葡萄糖醛酸反应功能损伤引起的严重高游离胆红素血症。患者往往缺乏胆红素 UGT 活性。

UGT1A1 基因多态性也影响葡萄糖醛酸化结合反应,从而导致不良反应显著增加。例如,依立替康在体内转化为 SN-38,而 SN-38 的毒性比依立替康强 100 倍。依立替康的主要不良反应是腹泻和嗜中性粒细胞减少症,往往会导致治疗终止。SN-38 主要通过 UGT1A1 介导葡萄糖醛酸化代谢而失活,尽管 UGT1A7 和 UGT1A9 也介导 SN-38 代谢。依立替康诱导的毒性与 *UGT1A1*28* 基因和 *UGT1A1*6* 基因存在关联性。*UGT1A1*28* 基因是在启动子元件 TATAA 中插入额外 2 个碱基(TA)即:A(TA)$_7$TAA,其野生型为 A(TA)$_6$TAA,而 *UGT1A1*6* 基因是在外显子 1 上碱基被替代,形成 GG、GA 和 AA 3 种类型。*UGT1A1*28* 基因在高加索人中频率相对高(29%~45%),在非洲人或非裔美国人中的频率为 42%~51%,而亚洲人频率较低,约 16%。而亚洲人 *UGT1A1*6* 基因的频率高,约 47%,而在高加索人中的频率低[56]。相对于野生型,*UGT1A1*6* 基因使 UGT1A1 的转录活性约降低 70%,因此,*UGT1A1*6* 基因可

以预测伊立替康的毒性风险[58]。例如,在日本人中,*UGT1A1**6/*6 基因携带者伊立替康不良反应显著高于野生型,比值比(*OR*)为 6.59(95%*CI*:2.33~18.6)[59]。

一项研究总结了 12 个临床研究[包括 746 例 *UGT1A1* 基因野生型(G/G)和 394 例 *UGT1A1**6 基因突变型(G/A 和 A/A)]患者服用依立替康嗜中性粒细胞减少症风险与 *UGT1A1* 基因突变关系[60],结果显示,相对于基因野生型(G/G),携带 *UGT1A1**6 突变型基因(G/A 或 A/A)者嗜中性粒细胞减少症风险显著增加(*OR* = 2.03,95%*CI*:1.54~2.68),携带 *UGT1A1**6 纯合子基因(A/A)的风险(*OR* = 2.95,95%*CI*:1.83~4.75)也高于 *UGT1A1**6 杂合子基因(G/A)(*OR* = 1.83,95%*CI*:1.36~2.46)。类似研究显示,依立替康嗜中性粒细胞减少症风险和腹泻风险在 A/A 携带者风险最高,其次是 G/A 携带者[61]。一项源自 18 个关于亚洲肿瘤患者研究中,*UGT1A1**6 基因与伊立替康嗜中性粒细胞减少症风险临床报道的 Meta 分析显示,携带 *UGT1A1**6 基因者服用伊立替康引起嗜中性粒细胞减少症风险显著高于野生型。*UGT1A6**6/*28 基因携带者嗜中性粒细胞减少症风险也显著高于 *UGT1A6**1/*6 基因或 *UGT1A6**1/*28 基因携带者[62]。一项 16 个高加索患者临床研究 Meta 分析显示,*UGT1A1**28/*28 基因携带者嗜中性粒细胞减少症风险显著高于野生型和至少携带一个 *UGT1A1**1 基因者,其 *OR* 分别为 4.79(95%*CI*:3.28~7.01)和 3.44(95%*CI*:2.45~4.82)。携带 *UGT1A1**1/*28 基因的中性粒细胞减少风险也高于野生型,其 *OR* 为 1.90(95%*CI*:1.44~2.51)。*UGT1A1**28/*28 基因携带者腹泻风险也高于野生型(*OR* = 1.84,95%*CI*:1.24~2.72)[63]。同样,临床报道显示在亚洲人群中,携带 *UGT1A1**28 基因型的患者嗜中性粒细胞减少症和腹泻风险高于野生型,其 *OR* 分别为 2.15(95%*CI*:1.71~2.70)和 2.18(95%*CI*:1.68~2.83)[64]。有文献显示,在 44 个转移性结直肠癌的泰国患者中,仅 *UGT1A1**28 基因或 *UGT1A1**6 基因多态性与严重血液毒性关系不大,但 *UGT1A1**28/*6 基因携带者则出现严重嗜中性粒细胞减少症[65]。

UGT1A1 基因多态性(*UGT1A1**6 基因和 *UGT1A1**28 基因)也与伊立替康剂量相关。有研究显示,31 例使用伊立替康治疗的肺癌患者中(12 例野生型、14 例杂合子、4 例纯合子和 1 例 *UGT1A1**6/1*28 基因),尽管治疗失败时间无差异,但整个疗程相对剂量强度为野生型(79%)>杂合子(62%)>纯合子+杂合子(46%)[66]。类似研究结果显示,转移性结直肠癌患者、携带纯合子 *UGT1A1* 基因突变者伊立替康初始剂量降低 20% 时,在降低不良反应同时可以

确保疗效[67]。表 2 - 7 列举了 *UGT1A1* 基因型与伊立替康剂量调整(起始剂量和最大耐受剂量)的临床研究[56]。

表 2 - 7　基于 UGT1A1 基因型的伊立替康剂量调整[56]

研 究 者	治 疗 方 案	*UGT1A1* 基因型	起始剂量 (mg/m²)	确定剂量 (mg/m²)
Toffoli 等	FOLFIRI	*1/*1	215	MTD = 370
		*1/*28	215	MTD = 310
Marcuello 等	FOLFIRI	1/*1	180	MTD = 390
		*1/*28	110	MTD = 340
		*28/*28	90	MTD = 130
Kim 等	FOLFIRI	*1/*1	240	MTD ≥ 330
		*1/*28、*1/*6	240	MTD = 300
		*28/*28、*6/*6、*6/*28	240	MTD ≥ 150
Hazama 等	伊立替康(每 2 周)+ 5 氧氟尿苷	*1/*1	70	MTD > 150;RD = 150
		*1/*28	70	MTD = 100;RD = 70
Lu 等	FOLFIRI+阿瓦斯汀	*1/*1	180	MTD = 260
		*1/*28	180	MTD = 240
		*28/*28	120	MTD = 210

注：MTD,最大耐受剂;RD,推荐剂量;FOLFIRI,氟尿嘧啶+亚叶酸+伊立替康。

二、乙酰基转移酶及其临床意义[31,28]

1. NATs 及乙酰化反应

NATs 介导芳基胺类乙酰化反应。人有两种 NATs 亚型,即 NAT1 和 NAT2。NAT1 和 NAT2 主要在肝脏表达。NAT2 也在肠中表达。NAT1 广泛表达于多种组织中,尽管表达水平低。NAT1 和 NAT2 催化乙酰辅酶上的乙酰基,将其转移至氨基氮上形成乙酰胺产物。芳香胺和肼是其底物。尽管一些化合物无游离氨基,但其在体内代谢可释放出游离氨基。例如,咖啡因和硝西泮等也是 NATs 的底物。NAT1 和 NAT2 也能催化 N-乙酰化和 O-乙酰化反应,其底物是不同的。NAT2 特异性底物是磺胺甲嘧啶、普鲁卡因胺和异烟肼,而 NAT1 的特异性底物是对氨基水杨酸和对氨基苯甲酸。NAT2 活性个体差异大,似乎与乙酰化多态性有关。NAT1 可在人单核细胞中表达,但人单核细胞中未检出 NAT2。

2. *NAT2* 基因多态性的临床意义

经典的异烟肼/磺胺甲嘧啶代谢多态性与 *NAT2* 基因突变有关。*NAT2* 基因位于染色体 8p22。已发现其 20 多个 *NAT2* 等位基因。*NAT2*4* 等位基因是野生型,携带该等位基因者属于 EMs。其他等位基因往往伴随活性降低,携带者属于 PMs。

NAT2 等位基因存在种族差异和区域性。美国高加索人和欧洲高加索人,*NAT2*4* 分布频率为 20%~25%,低于非裔美国人(36%)和西班牙裔美国人(42%)。中国香港人 *NAT2*4* 分布频率约 48%。韩裔美国人和日本人 *NAT2*4* 等位基因分布频率分别为 66% 和 70%。

美洲高加索人和欧洲高加索人携带 *NAT2*5B* 等位基因和 *NAT2*6A* 等位基因的频率为 40% 和 30%,高加索人携带 *NAT2*4*、*NAT2*5B* 和 *NAT2*6A* 等位基因约占所有 *NAT2* 等位基因的 95%。相对于高加索人,非裔美国人携带 *NAT2*5B* 等位基因(30%)和 *NAT2*6A* 等位基因(23%)频率有所降低,但约 10% 的人携带 *NAT2*14 A/*14B* 等位基因,这些等位基因在非非裔人群中是罕见的。相对于非裔美国人,西班牙裔人群携带 *NAT2*5B* 等位基因(23%)和 *NAT2*6A* 等位基因(17%)频率进一步降低,但有 17% 的人携带 *NAT2*7A/*7B* 等位基因。在东方人中,携带 *NAT2*5B* 等位基因是罕见的(中国香港人约 5%,日本人 1%),但携带 *NAT2*6A* 等位基因(20%~30%)和 *NAT2*7A/*7B* 等位基因(7%~16%)较为常见。

NAT2 基因多态性与底物有关。例如,普鲁卡因胺在 EMs 血浆中 *N*-乙酰普鲁卡因胺/普鲁卡因胺的比值要比 PMs 高 3 倍,而 EMs 磺胺甲嘧啶乙酰化能力是 PMs 的 3~8 倍。也有文献显示,膀胱癌的罹患风险与 *NAT2* 基因多态有关。

三、甲基转移酶及其临床意义[31,68]

1. 甲基化反应和甲基转移酶

甲基化反应是许多药物、内源性物质包括一些蛋白质、RNA 和 DNA 重要的代谢反应。甲基转移酶以 *S*-腺苷-*L*-甲硫氨酸为甲基供体,促使底物分子甲基化。

药物甲基化反应包括 *O*-甲基反应、*S*-甲基反应或 *N*-甲基反应,相对应的酶分别为 *O*-甲基转移酶、*S*-甲基转移酶和 *N*-甲基转移酶。

（1）O-甲基转移酶：有几种类型的O-甲基转移酶。常见的是COMTs。COMTs在Mg^{2+}存在下催化儿茶酚O-甲基化，参与单胺神经递质如多巴胺、肾上腺素和去甲基肾上腺素及一些药物如L-多巴和甲基多巴的代谢。一些COMT抑制剂，硝替卡朋和托卡朋与左旋多巴合用可治疗帕金森病。COMTs广泛分布于各组织中，肝和肾的活性最高。COMTs以两种形式存在，即溶解型（S-COMT）和膜结合型（M-COMT）。S-COMT主要分布在胞质中，特别是肝脏，而M-COMT则主要分布在中枢神经系统和嗜铬细胞组织中。

（2）S-甲基转移酶：目前已发现两种S-甲基转移酶，即TPMT和TMT。它们有不同的细胞定位、底物和调控机制等。

TPMT属于胞质酶，主要催化芳香和杂环的硫基化合物的S-甲基化反应如巯嘌呤药物6-巯嘌呤的甲基化代谢。TPMT可以被苯甲酸衍生物如氨基水杨酸抑制。TPMT广泛存在于大多数组织中，尤其是肝、肾和肠。

TMT属于膜结合酶，主要催化脂肪族硫基化合物如巯基乙醇、卡托普利、二甲基半胱氨酸和N-乙酰半胱氨酸等甲基化代谢。TMT可被SKF-525A和芳基烷基胺类（如2,3-二氯-α-甲基苄胺）抑制，但不受苯甲酸衍生物抑制。

（3）N-甲基转移酶：催化胺类和含氮杂环类化合物的N-甲基化反应。有3种类型的N-甲基转移酶：① 苯基乙醇胺N-甲基转移酶（phenylethanolamine N-methyltransferase，PNMT），催化去甲肾上腺素和其他β-羟基苯基乙醇胺的N-甲基化反应。PNMT主要分布在肾上腺细胞的胞质中，在心脏和一些脑核中也有PNMT表达。② HNMT催化组胺及其结构类似物的N-甲基化反应。α-甲基组胺也是其底物，H_1拮抗剂和H_2拮抗剂及抗疟药如阿莫地喹和氯喹是其抑制剂。③ NNMT催化烟酰胺及其类似物的N-甲基化反应。

2. 巯嘌呤甲基转移酶多态性与临床意义

尽管一些甲基转移酶基因多态性已被鉴定，除了TPMT，其他转移酶的代谢表型和临床意义有待进一步验证。

巯嘌呤类药物包括6-巯嘌呤、硫鸟嘌呤和硫唑嘌呤等，常用于淋巴性白血病、炎性肠病、类风湿关节炎和器官移植等。这类药物的代谢主要是由TPMT介导的。临床研究显示，TPMT多态性往往与巯嘌呤类药物疗效和毒性相关。常见的突变基因包括$TPMT^*2$、$TPMT^*3A$、$TPMT^*3B$和$TPMT^*3C$。这4种等位基因占低TPMT活性高加索人基因突变的$80\% \sim 95\%$。$TPMT^*2$基因上一个碱基替换（G238C）可导致相应蛋白质的氨基酸替代（80Ala>Pro），相对于野生型,该等位基因克隆酶活性降低至原来的 1% 以下。*TPMT*3A* 基因的两个碱基被替换(G460A 和 A719G),导致 *TPMT*3A* 基因克隆的蛋白质上的两个氨基酸替换(154Ala>Thr 和 240 Tyr>Cys),其酶活性也只有野生型的 1/200。此外,*TPMT*2* 和 *TPMT*3A* 等位基因不影响 TPMT 的转录,但其蛋白极易被蛋白酶水解。

TPMT 基因突变分布频率存在种族差异。一项研究比较了 200 名中国儿童、200 名马来西亚儿童和 200 名印度儿童中基因突变分布。结果显示,*TPMT*3C* 等位基因在 3 类人群中的分布频率分别是 3%、2.3% 和 0.8%。*TPMT*3A* 等位基因仅出现在印度人群中,分布频率仅为 0.5%。另一项研究显示,在 98 名波兰儿童中,有 87 人(88.8%)为纯合野生型,其余 11 名属于杂合基因[包括 10 名 *TPMT*1/*3A* 基因(10.2%)和 1 名 *TPMT*1/ *2* 基因(1%)]。同时发现,TPMT 活性与其基因表型存在显著关联性。

有临床研究表明,携带一个以上基因突变的淋巴性白血病患者用 6-巯嘌呤的疗效优于野生型患者。然而低 TPMT 活性携带患者出现巯嘌呤类骨髓抑制等毒性不良反应和与巯嘌呤类相关的继发性肿瘤的风险增加。

TPMP 活性可以被苯甲酸衍生物氨基水杨酸等抑制。临床上巯嘌呤往往与苯甲酸衍生物柳氮磺吡啶、奥沙拉嗪合用治疗炎性肠病。有临床报道显示,巯嘌呤与苯甲酸衍生物合用可引起致骨髓显著抑制。

四、其他 II 相代谢酶及其临床意义[31]

1. GSTs

GSTs 是体内一种重要的解毒酶,其功能是清除体内各种亲电子中间产物。人体 GSTs 有两大类:即膜结合型和溶解型。目前,发现了 6 种以上的膜结合型 GSTs。第一个发现的膜结合型 GSTs 是 MGST1。MGST1 主要定位在内质网和线粒体外膜上,占这些膜中总蛋白的 3%~4%。MGST1 是清除内源性和外源性亲电性成分的解毒酶,这种酶能够被亲电性成分激活。其次是 LTC4 合成酶,其功能是合成 LTC4。

目前,已发现 14 种溶解型 GSTs。溶解型 GSTs 是由蛋白亚基构成的二聚体,为同源二聚体或异二聚体。GSTs 活性部位有两个结合点,分别是谷胱甘肽结合点和疏水的结合点。谷胱甘肽结合点氨基酸序列高度保守,但疏水的结合点不同亚型间变化大。

每个组织均有 GSTs 表达,表达量和种类存在组织差异,同一组织内也存在区域性。GSTs 受多种因素诱导。GSTs 诱导是应对氧化应激的一种反应。GSTs 底物往往是 GSTs 强诱导剂。一些药物如苯巴比妥、抗氧化剂、一些蔬菜和水果中成分均能诱导 GSTs 表达。

2. SULTs

SULTs 催化一些神经递质、激素、药物和化合物的硫酸化反应。SULTs 主要存在于胞质中。在人体内发现多种 SULTs,对其中 5 种 SULTs 的底物和稳定性等已深入研究。有 3 种属于酚性 SULTs,其中 2 种是热稳定的,特异性底物是 4-硝基酚。第 3 种是不耐热的,特异性底物是多巴胺。该酶主要催化儿茶酚的硫酸化反应。一种是介导脱氢表雄酮硫酸化的 SULT,其特异性底物是脱氢表雄酮,这种 SULT 也催化雄甾酮、睾酮、雌酮、胆酸和牛磺石胆酸的硫酸化。另一种是介导雌激素硫酸化的 SULT,其特异性底物是雌激素。

(中国药科大学　刘　李)

| 参考文献 |

[1] Almazroo O A, Miah M K, Venkataramanan R. Drug metabolism in the liver. Clin Liver Dis, 2017, 21(1): 1 - 20.

[2] Uehara S, Uno Y, Yamazaki H. The marmoset cytochrome P450 superfamily: sequence/phylogenetic analyses, genomic structure, and catalytic function. Biochem Pharmacol, 2020(171): 113721.

[3] Gloor Y, Schvartz D, Caroline F S. Old problem, new solutions: biomarker discovery for acetaminophen liver toxicity. Expert Opin Drug Metab Toxicol, 2019, 15(8): 659 - 669.

[4] Cashman J R. Role of flavin-containing monooxygenase in drug development. Expert Opin Drug Metab Toxicol, 2008, 4(12): 1507 - 1521.

[5] Grothusen A, Hardt J, Bräutigam L, et al. A convenient method to discriminate between cytochrome P450 enzymes and flavin-containing monooxygenases in human liver microsomes. Arch Toxicol, 1996, 71(1 - 2): 64 - 71.

[6] Harro J, Oreland L. The role of MAO in personality and drug use. Prog Neuropsychopharmacol Biol Psychiatry, 2016(69): 101 - 111.

[7] Kitamura S, Sugihara K, Ohta S. Drug-metabolizing ability of molybdenum hydroxylases. Drug Metab Pharmacokinet, 2006, 21(2): 83 - 98.

[8] Rashidi M R, Nazemiyeh H. Inhibitory effects of flavonoids on molybdenum hydroxylases activity. Expert Opin Drug Metab Toxicol, 2010, 6(2): 133 - 152.

[9] Orywal K, Szmitkowski M. Alcohol dehydrogenase and aldehyde dehydrogenase in malignant neoplasms. Clin Exp Med, 2017, 17(2): 131 – 139.

[10] Rodríguez-Zavala J S, Calleja L F, Moreno-Sánchez R, et al. Role of aldehyde dehydrogenases in physiopathological processes. Chem Res Toxicol, 2019, 32 (3): 405 – 420.

[11] Penning T M. The aldo-keto reductases (AKRs): overview. Chem Biol Interact, 2015(234): 236 – 246.

[12] Ryan A. Azoreductases in drug metabolism. Br J Pharmacol, 2017, 174(14): 2161 – 2173.

[13] Williams E M, Little R F, Mowday A M, et al. Nitroreductase gene-directed enzyme prodrug therapy: insights and advances toward clinical utility. Biochem J, 2015, 471(2): 131 – 153.

[14] Bianchet M A, Erdemli S B, Amzel L M. Structure, function, and mechanism of cytosolic quinone reductases. Vitam Horm, 2008(78): 63 – 84.

[15] Boutin J A. Quinone reductase 2 as a promising target of melatonin therapeutic actions. Expert Opin Ther Targets, 2016, 20(3): 303 – 317.

[16] Kramer J, Proschak E. Phosphatase activity of soluble epoxide hydrolase. Prostaglandins Other Lipid Mediat, 2017(133): 88 – 92.

[17] Zou L W, Jin Q, Wang D D, et al. Carboxylesterase inhibitors: an update. Curr Med Chem, 2018, 25(14): 1627 – 1649.

[18] Imai T, Ohura K. The role of intestinal carboxylesterase in the oral absorption of prodrugs. Curr Drug Metab, 2010, 11(9): 793 – 805.

[19] Hosokawa M. Structure and catalytic properties of carboxylesterase isozymes involved in metabolic activation of prodrugs. Molecules, 2008, 13(2): 412 – 431.

[20] Wang H, Cao G, Wang G, et al. Regulation of mammalian udp-glucuronosyltransferases. Curr Drug Metab, 2018, 19(6): 490 – 501.

[21] Tripathi S P, Bhadauriya A, Patil A, et al. Substrate selectivity of human intestinal UDP-glucuronosyltransferases (UGTs): in silico and in vitro insights. Drug Metab Rev, 2013, 45(2): 231 – 252.

[22] Marto N, Morello J, Monteiro E C, et al. Implications of sulfotransferase activity in interindividual variability in drug response: clinical perspective on current knowledge. Drug Metab Rev, 2017, 49(3): 357 – 371.

[23] Tibbs Z E, Rohn-Glowacki K J, Crittenden F, et al. Structural plasticity in the human cytosolic sulfotransferase dimer and its role in substrate selectivity and catalysis. Drug Metab Pharmacokinet, 2015, 30(1): 3 – 20.

[24] Coughtrie M W H. Function and organization of the human cytosolic sulfotransferase (SULT) family. Chem Biol Interact, 2016, 259(Pt A): 2 – 7.

[25] Bennett M R, Shepherd S A, Cronin V A, et al. Recent advances in methyltransferase biocatalysis. Curr Opin Chem Biol, 2017(37): 97 – 106.

［26］ Pissios P. Nicotinamide N-methyltransferase: more than a vitamin B₃ clearance enzyme. Trends Endocrinol Metab, 2017, 28(5): 340 - 353.

［27］ Espinoza S, Manago F, Leo D, et al. Role of catechol-O-methyltransferase (COMT)-dependent processes in Parkinson's disease and L-DOPA treatment. CNS Neurol Disord Drug Targets, 2012, 11(3): 251 - 263.

［28］ Mitchell S C. N-acetyltransferase: the practical consequences of polymorphic activity in man. Xenobiotica, 2020, 50(1): 77 - 91.

［29］ Mikstacki A, Zakerska-Banaszak O, Skrzypczak-Zielinska M, et al. Glutathione S-transferase as a toxicity indicator in general anesthesia: genetics and biochemical function. J Clin Anesth, 2015, 27(1): 73 - 79.

［30］ Badenhorst C P S, Erasmus E, van der Sluis R, et al. A new perspective on the importance of glycine conjugation in the metabolism of aromatic acids. Drug Metab Rev, 2014, 46(3): 343 - 361.

［31］ 刘晓东,柳晓泉.药物代谢动力学教程.南京：江苏科学技术出版社,2015：292 - 319.

［32］ Li H, Lampe J N. Neonatal cytochrome P450 CYP3A7: a comprehensive review of its role in development, disease, and xenobiotic metabolism. Arch Biochem Biophys, 2019 (673): 108078.

［33］ Chen M, Zhou S Y, Fabriaga E, et al. Food-drug interactions precipitated by fruit juices other than grapefruit juice: an update review. J Food Drug Anal, 2018, 26(2S): S61 - S71.

［34］ Desta Z, Zhao X, Shin J G, et al. Clinical significance of the cytochrome P450 2C19 genetic polymorphism. Clin Pharmacokinet, 2002, 41(12): 913 - 958.

［35］ Shiral N, Furuta T, Moriyama Y, et al. Effects of CYP2C19 genotypic differences in the metabolism of omeprazole and rabeprazole on intragastric pH. Aliment Pharmacol Ther, 2001, 15(12): 1929 - 1937.

［36］ Jiang X L, Samant S, Lesko L J, et al. Clinical pharmacokinetics and pharmacodynamics of clopidogrel. Clin Pharmacokinet, 2015, 54(2), 147 - 166.

［37］ Zhang Y. Zhu X, Zhan Y, et al. Impacts of CYP2C19 genetic polymorphisms on bioavailability and effect on platelet adhesion of vicagrel, a novel thienopyridine P2Y12 inhibitor. Br J Clin Pharmacol, 2020, 86(9): 1860 - 1874.

［38］ Jinnai T, Horiuchi H, Makiyama T, et al. Impact of CYP2C19 polymorphisms on the antiplatelet effect of clopidogrel in an actual clinical setting in Japan. Circ J, 2009, 73 (8): 1498 - 1503.

［39］ Zhang L, Chen Y, Jin Y, et al. Genetic determinants of high on-treatment platelet reactivity in clopidogrel treated Chinese patients. Thromb Res, 2013, 132(1): 81 - 87.

［40］ Tang N, Yin S, Sun Z, et al. The relationship between on-clopidogrel platelet reactivity, genotype, and post-percutaneous coronary intervention outcomes in Chinese patients. Scand J Clin Lab Invest, 2015, 75(3): 223 - 229.

［41］ Xi Z, Fang F, Wang J, et al. CYP2C19 genotype and adverse cardiovascular outcomes after stent implantation in clopidogrel-treated Asian populations: a systematic review and meta-analysis. Platelets, 2019, 30(2): 229 - 240.

[42] Zhou S F, Zhou Z W, Yang L P, et al. Substrates, inducers, inhibitors and structure-activity relationships of human cytochrome P450 2C9 and implications in drug development. Curr Med Chem, 2009, 16(27): 3480 - 3675.

[43] Wang B, Wang J, Huang S Q, et al. Genetic polymorphism of the human cytochrome P450 2C9 gene and its clinical significance. Curr Drug Metab, 2009, 10(7): 781 - 834.

[44] Thijssen H H W, Ritzen B. Acenocoumarol pharmacokinetics in relation to cytochrome P450 2C9 genotype. Clin Pharmacol Ther, 2003, 74(1): 61 - 68.

[45] Lindh J D, Holm L, Andersson M L, et al. Influence of CYP2C9 genotype on warfarin dose requirements: a systematic review and meta-analysis. Eur J Clin Pharmacol, 2009, 65(4): 365 - 375.

[46] Zhang J, Tian L, Huang J, et al. Cytochrome P450 2C9 gene polymorphism and warfarin maintenance dosage in pediatric patients: a systematic review and meta-analysis. Cardiovasc Ther, 2017, 35(1): 26 - 32.

[47] Dalén P, Dahl M L, Bernal Ruiz M L, et al. 10 - Hydroxylation of nortriptyline in white persons with 0, 1, 2, 3, and 13 functional CYP2D6 genes. Clin Pharmacol Ther, 1998, 63(4): 444 - 452.

[48] Zhou S F. Polymorphism of human cytochrome P450 2D6 and its clinical significance: part Ⅰ. Clin Pharmacokinet, 2009, 48(11): 689 - 723.

[49] Yue Q Y, Zhong Z H, Tybring G, et al. Pharmacokinetics of nortriptyline and its 10 - hydroxy metabolite in Chinese subjects of different CYP2D6 genotypes. Clin Pharmacol Ther, 1998, 64(4): 384 - 390.

[50] Cai W M, Xu J, Chen B, et al. Effect of CYP2D6*10 genotype on propafenone pharmacodynamics in Chinese patients with ventricular arrhythmia. Acta Pharmacol Sin, 2002, 23(11): 1040 - 1044.

[51] Chen B, Cai W M. Influence of CYP2D6*10B genotype on pharmacokinetics of propafenone enantiomers in Chinese subjects. Acta Pharmacol Sin, 2003, 24(12): 1277 - 1280.

[52] Zanger U M, Klein K. Pharmacogenetics of cytochrome P450 2B6 (CYP2B6): advances on polymorphisms, mechanisms, and clinical relevance. Front Genet, 2013(4): 24.

[53] Von Braun A, Castelnuovo B, Ledergerber B, et al. High efavirenz serum concentrations in TB/HIV-coinfected Ugandan adults with a CYP2B6 516 TT genotype on anti-TB treatment. J Antimicrob Chemother, 2019, 74(1): 135 - 138.

[54] Gallien S, Journot V, Loriot M A, et al. Cytochrome 2B6 polymorphism and efavirenz-induced central nervous system symptoms: a substudy of the ANRS ALIZE trial. HIV Med, 2017, 18(8): 537 - 545.

[55] Tanner J A, Tyndale R F. Variation in CYP2A6 activity and personalized medicine. J Pers Med, 2017, 7(4): 18.

[56] Takano M, Sugiyama T. UGT1A1 polymorphisms in cancer: impact on irinotecan treatment. Pharmgenomics Pers Med, 2017(10): 61 - 68.

[57] Meech R, Hu D G, McKinnon R A, et al. The UDP-glycosyltransferase (UGT) superfamily: new members, new functions, and novel paradigms. Physiol Rev, 2019, 99 (2): 1153 - 1522.

[58] de Man F M, Goey A K L, van Schaik R H N, et al. Individualization of irinotecan treatment: a review of pharmacokinetics, pharmacodynamics, and pharmacogenetics. Clin Pharmacokinet, 2018, 57(10): 1229 - 1254.

[59] Hikino K, Ozeki T, Koido M, et al. Comparison of effects of UGT1A1*6 and UGT1A1*28 on irinotecan-induced adverse reactions in the Japanese population: analysis of the biobank Japan project. J Hum Genet, 2019, 64(12): 1195 - 1202.

[60] Zhang X, Yin J F, Zhang J, et al. UGT1A1*6 polymorphisms are correlated with irinotecan-induced neutropenia: a systematic review and meta-analysis. Cancer Chemother Pharmacol, 2017, 80(1): 135 - 149.

[61] Yang Y, Zhou M, Hu M, et al. UGT1A1*6 and UGT1A1*28 polymorphisms are correlated with irinotecan-induced toxicity: a meta-analysis. Asia Pac J Clin Oncol, 2018, 14(5): e479 - e489.

[62] Han F F, Guo C L, Yu D, et al. Associations between UGT1A1*6 or UGT1A1*6/*28 polymorphisms and irinotecan-induced neutropenia in Asian cancer patients. Cancer Chemother Pharmacol, 2014, 73(4): 779 - 788.

[63] Liu X, Cheng D, Kuang Q, et al. Association of UGT1A1*28 polymorphisms with irinotecan-induced toxicities in colorectal cancer: a meta-analysis in Caucasians. Pharmacogenomics J, 2014, 14(2): 120 - 129.

[64] Liu X H, Lu J, Duan W, et al. Predictive value of UGT1A1*28 polymorphism in irinotecan-based chemotherapy. J Cancer, 2017, 8(4): 691 - 703.

[65] Atasilp C, Chansriwong P, Sirachainan E, et al. Correlation of UGT1A1(*)28 and (*)6 polymorphisms with irinotecan-induced neutropenia in Thai colorectal cancer patients. Drug Metab Pharmacokinet, 2016, 31(1): 90 - 94.

[66] Konaka K, Sakurada T, Saito T, et al. Study on the optimal dose of irinotecan for patients with heterozygous uridine diphosphate-glucuronosyltransferase 1A1 (UGT1A1). Biol Pharm Bull, 2019, 42(11): 1839 - 1845.

[67] Fujii H, Yamada Y, Watanabe D, et al. Dose adjustment of irinotecan based on UGT1A1 polymorphisms in patients with colorectal cancer. Cancer Chemother Pharmacol, 2019, 83 (1): 123 - 129.

[68] Katara P, Kuntal H. TPMT polymorphism: when shield becomes weakness. Interdiscip Sci, 2016, 8(2): 150 - 155.

药物的转运及其研究方法

第一节　药物跨膜转运特点

除血管内给药外,其他给药途径均需要从给药部位吸收进入体循环,然后随体循环系统分布到各组织器官中,并经肝脏代谢和肾脏排泄而消除。药物在体内经过吸收、分布、代谢与排泄等过程。细胞是组成机体的最基本单位,药物的吸收、分布、代谢与排泄过程均涉及药物跨细胞膜转运。

一、生物膜的结构与性质

生物膜是细胞的重要组成部分,不同的生物膜虽具有不同的生物学功能,但在结构上有共性,即生物膜主要由膜脂、膜蛋白和少量的糖脂及糖蛋白组成。细胞膜是脂质双分子层的结构,膜蛋白镶嵌其中。这种膜蛋白可以是转运体、离子通道、酶或受体等。膜的脂质结构特性决定了脂溶性药物比较容易通过细胞膜。

二、药物跨膜转运机制

药物跨膜转运按其耗能与否分为被动转运(passive transport)、主动转运(active transport)和膜动转运(membrane-mobile transport)。

(一)被动转运

被动转运是指不消耗能量,利用膜两侧的物质差,物质由高浓度侧向低浓度侧转运。根据有无转运体参与,被动转运分为非转运体介导的简单扩散

（simple diffusion）和转运体介导的易化扩散（facilitated diffusion）。

简单扩散又包括基于药物溶解于脂质双分子层的溶解扩散和通过膜上含水孔道转运的限制扩散。这种转运方式有以下特点：① 顺药物浓度、电位或渗透压梯度转运，即药物从膜高浓度侧向低浓度侧转运，其转运速度与浓度差成正比；② 不消耗能量；③ 膜对转运的药物无选择性；④ 无转运体参与；⑤ 膜对转运的药物量无饱和现象；⑥ 无竞争性抑制作用。简单扩散的药物转运过程符合一级速率过程，遵循 Fick 扩散定律。

1. 溶解扩散

大多数药物分子量比较小（$M < 500\,Da$），且具有一定脂溶性，其跨膜转运的方式是溶解扩散，因此，药物的脂溶性是决定药物扩散速度限制的因素。

（1）膜转运速率：可以以 Fick 扩散定律描述药物的膜转运速率（dQ/dt），即：

$$dQ/dt = D \times A \times (C_{out,\,p} - C_{in,\,p})/\Delta X \qquad (3-1)$$

式中，Q、D、A 和 ΔX 分别为药物的渗透量、扩散系数、扩散膜的面积和膜厚度；$C_{in,\,p}$ 和 $C_{out,\,p}$ 分别为细胞膜内膜和外膜上的药物浓度。$C_{in,\,p} = C_{in} \times K_{o/w}$ 和 $C_{out,\,p} = C_{out} \times K_{o/w}$。$K_{o/w}$ 为药物油/水分配系数（oil/water partition coefficint），C_{in} 和 C_{out} 分别为细胞内和细胞外药物浓度。

式 3-1 可改写为

$$dQ/dt = D \times A \times K_{o/w}(C_{out} - C_{in})/\Delta X \qquad (3-2)$$

令 $D \times K_{o/w}/\Delta X = P_m$，$\Delta C = C_{out} - C_{in}$，定义 P_m 为膜渗透系数，则：

$$dQ/dt = P_m \times A \times \Delta C \qquad (3-3)$$

可见，药物跨膜转运速率取决于膜渗透系数（P_m）和膜两侧浓度差（ΔC）。对于特定组织而言，药物的膜渗透系数主要取决于药物的扩散系数 D 和 $K_{o/w}$。通常药物的分子量为 $250 \sim 500\,Da$，其扩散系数 D 对药物的膜渗透性影响远不及 $K_{o/w}$，$K_{o/w}$ 是影响药物膜渗透系数的主要因素。Sugano K 等[1]提出了 P_m 与正辛醇/水分配系数（octand/water partition coefficient，K_{oct}）关系的经验方程，即：

$$P_m = 2.36 \times 10^{-6} \times K_{oct}^{1.1} \qquad (3-4)$$

（2）pH 分配假说（pH-partition hypothesis）：大多数药物是有机酸或有机

碱,在生理环境下存在一定程度的解离。非离子型的药物脂溶性好,易跨膜转运,而解离性药物分子的脂溶性差,难透过细胞膜。因此,药物浓度差也是指非离子型药物,膜两侧 pH 和药物的 pK_a 不仅决定了药物的离子化程度,也会改变药物转运方向。可以用 Henderson - Hasseslbalch 方程描述药物离子化(C_i)和非离子化(C_m)浓度比,即:

弱酸性药物:AH = A⁻ + H⁺ $\qquad \dfrac{C_m}{C_i} = 10^{pK_a - pH}$ (3-5)

弱碱性药物:B + H⁺ = BH⁺ $\qquad \dfrac{C_i}{C_m} = 10^{pK_a - pH}$ (3-6)

图 3-1 比较了不同的 pK_a 酸性药物的非离子型分数与体系中 pH 的关系,这种 pH 变化类似于胃肠道的 pH 变化。可见,药物在胃肠道不同的部位,其非离子型分数不同。

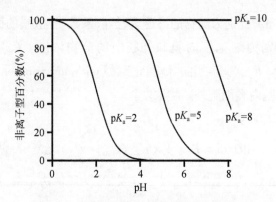

**图 3-1 不同 pK_a 的酸性药物非离子型
百分数与体系中 pH 的关系**

2. 限制扩散

生物膜上存在由通道蛋白构成的水通道,按单纯扩散机制转运相应的物质。毛细血管壁上也存在由细胞间隙构成的孔道。水和某些电解质等可以通过这些孔道跨膜转运。这种转运速率主要取决于相应组织的血流速率和生物膜的性质。脑等特殊组织由于脑微细管内皮细胞紧密连接,缺乏孔道转运。

3. 易化扩散

易化扩散是指在转运体介导下,药物由高浓度侧向低浓度侧跨膜转运,即药物与细胞膜上的转运体结合后,通过转运体的自动旋转或变构,实施药物跨膜转运。易化扩散属于转运体介导的转运(transporter-mediated transport),其转运速率可用米氏方程(Michaelis-Menton equation)描述,即:

$$dC/dt = V_{max} \times C/(K_m + C) \qquad (3-7)$$

式中,C、V_{max} 和 K_m 分别底物浓度、最大转运速率和达到最大转运速率 50% 时底物浓度。

易化扩散是不消耗能量、顺浓度梯度的跨膜转运。与单纯扩散相比,易化扩散的速率快、效率高;需要转运体参与,存在药物的选择性、转运的饱和性、竞争性抑制和部位(组织)特异性等。

(二)主动转运

主动转运是消耗能量的跨膜转运。在转运体作用下,通过消耗能量(如ATP)实现药物从低浓度侧向高浓度侧转运。主动转运也属于转运体介导的转运,也存在药物选择性、转运的饱和性、竞争性抑制和部位(组织)特异性等。

(三)膜动转运

膜动转运包括入胞作用和出胞作用。前者是通过细胞膜的主动变形将物质从胞外摄入细胞内过程,后者指物质从细胞内释放到细胞外的过程。膜动转运是细胞转运物质的一种方式,与生物膜的流动性特征有关。

1. 入胞作用

入胞作用又称胞吞作用。物质通过入胞作用进入细胞后,一部分被溶酶体消化降解,一部分通过各种途径相应的细胞器;还有一部分通过出胞作用排出细胞外。根据入胞物质大小和入胞机制分为吞噬作用、吞饮作用和受体介导的内吞作用(图 3-2)。

(1)吞噬作用:介导直径大于 1 μm 的颗粒物质入胞过程。细胞膜与颗粒物质接触后变形,质膜凹陷或形成伪足,随即将颗粒物质包裹形成吞噬体并摄入细胞内。

(2)吞饮作用:介导溶质或液体物质入胞过程。细胞膜与相应物质接触后,质膜下陷形成一小窝,包围液体物质,然后小窝离开质膜形成小泡,进入细胞内。吞饮作用分为液相内吞和吸附内吞两种方式。前者是非特异性细胞把

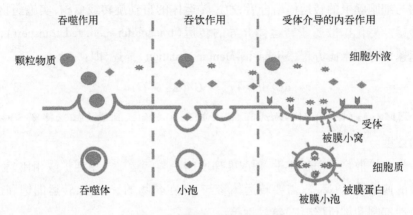

图 3-2　物质入胞过程示意图

细胞外液及其内可溶性物质摄入细胞内。后者细胞外大分子或颗粒物质先以某种方式吸附在细胞表面,随后被摄入细胞内,吸附内吞有一定的特异性。

(3) 受体介导的内吞作用: 在细胞膜上存在一些特异性受体,通过受体-配体的特异性结合介导相应药物的内吞。细胞表面的受体具有高度特异性,与相应配体结合形成复合物,部分质膜凹陷形成被膜小窝,小窝与质膜脱离形成被膜小泡,将细胞外物质摄入细胞内。被膜小泡进入细胞后,脱去外衣,与胞内体的小囊泡结合形成大的内体,使受体与配体分离。带有受体的部分膜结构芽生、脱落,再与质膜融合,受体又回到质膜,完成受体的再循环。

单克隆抗体药物的细胞转运属于这种类型。抗肿瘤的单克隆抗体药物,因不同部位的肿瘤或者不同类型的肿瘤细胞膜特异性受体数量不同,导致药物的内吞速率不同,而出现药物治疗效果差异。

抗体药物往往容易被代谢型细胞吞饮摄入而代谢失活。在细胞膜上存在一种 IgG 受体(FcRn),其可介导 IgG 抗体转运。FcRn 随 IgG 一同经液相-内吞过程进入细胞,形成内吞小体。在生理 pH 下,FcRn 与 IgG 亲和力低,但内吞小体呈酸性,FcRn 与 IgG 的亲和力显著增加,形成 FcRn-IgG 复合物,可以避免 IgG 在溶酶体中被降解。FcRn-IgG 复合物又经出胞作用回到细胞表面,再次释放出 IgG 分子,从而增加抗体药物的体内循环时间,提高这类药物的疗效(图 3-3)[2]。

2. 出胞作用

与入胞作用相反,细胞内的物质通过形成小泡,并移至细胞质膜表面,小

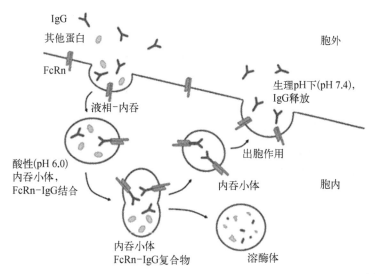

图 3-3　新生 Fc 受体(FcRn)介导的内吞保护 IgG 分子免受溶酶体降解[2]

泡的膜与细胞膜融合,而将物质排出胞外。细胞内不能消化的物质以及合成分泌的蛋白均通过此途径排出细胞外。

三、药物转运体及其分类

转运体是细胞膜上一类镶嵌型膜蛋白,能识别并转运其内源性底物和外源性物质。其作用是维持细胞所需营养物质或保护机体不受外源性物质的损害。药物转运体在机体组织和器官中均有表达。参与药物转运的转运体包括 ABC 转运体和 SLC 转运体。

1. ABC 转运体

ABC 转运体对底物的跨膜转运需要 ATP 水解提供能量。ABC 转运体属于外排转运体(efflux transporters)或分泌型转运体(secretory transporters),主要包括 P-gp、MRPs、BCRP 和胆汁盐外排蛋白(bile salt export protein,BSEP)等。

2. SLC 转运体

SLC 转运体无 ATP 结合域,利用顺电化学势能梯度或离子梯度转运其底物,而这些电化学势能和离子梯度的维持是耗能的。因此,SLC 转运体介导的转运属于继发性主动转运。SLC 转运体多属于摄取转运体或吸收型转运体。已发现的 SLC 转运体包括 OATs、OATPs、OCTs、OCTNs、PEPTs 和 MATEs 等。

第二节　药物吸收及其研究方法

药物的吸收是指药物从给药部位进入体循环的过程。除了血管内给药外,其他途径均存在吸收过程。药物的吸收过程实际上就是一个跨膜转运过程。通常用生物利用度(bioavailability)来表征药物吸收程度,即药物由给药部位到达血液循环中的相对量。

一、口服给药[3]

口服给药是最常用的给药方式。口服给药,药物到达体循环之前,在肠道、肠壁和肝脏会发生代谢,使进入体内的相对药量降低,这种现象称为首过效应(first-pass effect)。吸收部位包括胃、小肠和大肠。因消化道各部位组织结构及相应的 pH 不同,对药物的吸收能力与吸收速度也是不同的,主要吸收部位是小肠。大多数药物在胃肠中吸收是被动扩散的,因此脂溶性的、非离子型药物易吸收。

1. 胃肠道的结构与功能

胃是消化道中最膨大的部分,成人胃的容量一般为 1~2 L,因而具有暂时储存食物的功能。胃表面覆盖着一层黏膜组织,胃液的 pH 为 0.9~1.5。胃液呈强酸性,对于多数酸性药物而言,主要呈非离子型,是可以吸收的。由于胃被一层厚厚的、高电阻的黏膜层覆盖,相对肠而言,胃的吸收表面积又小,仅 1 m²,血流速率也小,只有 150 mL/min,加之药物在胃中停留的时间较短,因此,胃不是药物的主要吸收部位。需要注意的是,胃液由于呈强酸性,某些酸不稳定的药物可能因分解而失活。在这种情况下,应考虑将药物制成肠溶片,以避免胃酸对药物的分解作用。

小肠由十二指肠、空肠和回肠组成,是营养成分及药物的主要吸收部位。人的小肠长约 4 m,它的黏膜具有环状皱褶,并有大量的指状突起绒毛。绒毛是小肠黏膜的微小突出构造,其长度为 0.5~1.5 mm,绒毛内有毛细血管、毛细淋巴管、平滑肌纤维和神经纤维网等结构。每根绒毛外面是一层柱状上皮细胞,其顶端有明显的纵纹突起,称为微绒毛。上皮细胞面向黏膜侧的膜称为顶膜,构成刷状缘膜。上皮细胞刷状缘膜表面有糖萼覆盖,其对水分子有亲和性,因此可使肠道黏膜表面吸收几层水分子,构成非搅动水层(unstirred water layer,UWL)。由于环形皱褶、绒毛和微绒毛的存在,最终小肠的吸收面积比同样长的简单圆筒面积增加约 600 倍,达 200 m^2 左右。小肠除了具有较大的吸收面积外,在小肠内停留时间长、血流丰富速率(1 000 mL/min)也是小肠吸收的有利条件。空腹时,绒毛不活动,进食则可引起绒毛产生节律性伸缩和摆动,这些运动可加速绒毛内血流和淋巴的流动,有助于物质的吸收。一般来说,糖、氨基酸和脂肪及大部分药物是在十二指肠和空肠吸收的。回肠有其独特的功能,即主动吸收胆盐和维生素 B_{12}。对于多数物质,当它们到达回肠时,基本上已吸收完毕。

大肠由盲肠、结肠和直肠组成,主要吸收水分和盐类。一般认为,结肠可吸收进入体内的 80% 的水和 90% 的 Na^+ 和 Cl^-。药物在小肠内的转运时间为 3~4 h,在大肠中则需要 10~12 h。通常,药物通透性与吸收表面积从十二指肠到直肠是逐渐减小的,除某些类型的药物如结肠定位给药、直肠给药外,多数药物在大肠吸收有限。

2. 胃肠道吸收机制

通常认为,弱酸性药物在胃中易吸收,而弱碱性药物在小肠中易吸收。小肠有很大的吸收表面积,因此,药物的吸收以小肠为主,且多数药物主要是以被动扩散方式吸收,其吸收程度取决于药物的分子量大小、离子化程度及脂溶性。但一些与营养成分相似的药物如氨基酸衍生物、嘧啶碱衍生物和嘌呤碱衍生物等,则是通过相对应的载体主动转运吸收的。例如,β-内酰胺类抗生素的吸收是通过 PEPT1 介导的,左旋多巴的吸收是由氨基酸载体介导的。

(1)药物通过非搅动水层转运:肠腔与小肠上皮细胞交界处有一个非搅动水层,其厚度大约 400 nm,它成为药物吸收的一个重要的屏障。药物透过此层的流动速率(J)服从 Fick 扩散定律,即 J 与肠腔内溶质浓度 C_1 与刷状缘膜的水-脂质界面的药物浓度 C_2 差值及扩散系数 R 成正比,而与非搅动水层的厚度 d 成反比:

$$J = \frac{(C_1 - C_2) \times R}{d} = P_{aq} \times \Delta C \qquad (3-8)$$

式中,P_{aq} 为非搅动水层渗透系数(R/d),其中 R 与药物分子量有关[3]。

药物跨膜转运涉及扩散通过非搅动水层和肠道黏膜上皮细胞两个串联的动态过程。脂溶性强的药物膜渗透性往往也较好,此时药物通过非搅动水层扩散成为药物跨胃肠道吸收的主要限制因素。因此,非搅动水层限制了某些脂溶性药物如长链脂肪酸和胆固醇类药物的吸收。增加肠蠕动,特别是绒毛膜的收缩,可以降低非搅动水层的厚度,从而加速药物通过非搅动水层。

（2）药物通过肠黏膜上皮转运：药物通过肠黏膜上皮涉及通过刷状缘膜、细胞间隙及细胞基底膜。若药物透过生物膜是被动扩散的,则转运取决于药物的脂溶性,刷状缘膜是肠道药物吸收的主要屏障,符合 pH 分配学说。但是,有时弱酸性或弱碱性药物在小肠的吸收与计算值不一致。例如,水杨酸（$pK_a = 3$）在空肠的 pH 为 6.5。此时 99.97% 的水杨酸以解离型形式存在,理论上,水杨酸在小肠的吸收应该很差,但实际上其在小肠吸收良好,这可能与离子型药物在含水膜孔和细胞旁路通道吸收以及极大的浓度差有关。

（3）药物透过细胞间隙转运：药物透过细胞间隙的途径包括紧密连接和细胞侧通道。在功能上可以通过水、电解质及某些小分子物质。

（4）通过淋巴吸收转运：在黏膜上皮细胞之下,存在着由细密结缔组织构成,含有较多淋巴细胞、浆细胞、巨噬细胞、嗜酸性粒细胞等细胞形成的固有层。固有层毛细血管多、呈网状,有利于营养成分的吸收。在绒毛中央可见始于盲端的毛细淋巴管,其可收集和运送经上皮细胞吸收转运的脂肪。因毛细淋巴管仅有一层上皮细胞形成的管壁,管壁上有小孔,细胞之间有缺口,因此毛细淋巴管的通透性非常大,透过血管的小分子通常容易转运至淋巴系统中,而难以进入毛细血管的大分子更容易进入淋巴系统转运。口服给药时,大分子脂溶性药物、微粒以淋巴管转运为主,通过小肠上皮,到达小肠上的淋巴集结如派尔集合淋巴结。

药物的肠跨膜转运机制具体见图 3-4。

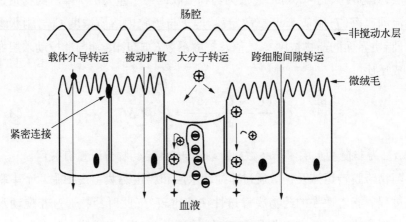

图 3-4 药物肠跨膜转运机制

3. 影响药物吸收的因素

影响药物吸收的因素有药物制剂因素和生理因素两大类型。药物制剂因素主要包括药物理化性质(如解离度、脂溶性、溶出速率、稳定性、粒径大小和药物的晶型等)、制剂处方中赋型剂的性质与种类、制备工艺、药物剂型等。生理因素主要包括患者的生理特点如胃肠 pH、胃排空、肠内运行、胃肠道代谢、胃肠血流灌注情况、胃肠结构和肠道菌群状况、年龄、性别、遗传因素及患者饮食特点等。

(1) 剂型:口服给药的不同剂型由于药物的溶出速率不同,吸收速度与程度也会相差很大。药物经过释放、溶解和跨膜转运 3 个过程。药物制剂的释放速率和在胃肠中的溶解速率影响药物吸收速率和程度。不同的制剂因药物释放速率和溶解速率不同,吸收速率不同。一种情况是,若药物的释放速率和溶解速率大于跨膜转运速率,则药物的跨膜转运速率是吸收的限速因素。例如,新霉素在胃肠道中溶解快,但该药难以透过胃肠壁,吸收差。虽然各种新霉素制剂的释放速率不同,但药物吸收过程没有多大变化。另一种情况是,药物的释放速率和溶解速率慢,释放速率和溶解速率是药物吸收的限制因素。例如,灰黄霉素在胃肠道溶液中很难溶解。当固体给药时,由于没有足够的时间溶解,药物吸收不完全。延长胃肠排空时间可增加该类药的吸收。可以用生物药剂学分类系统(biopharmaceutics classification system, BCS)定量表述药物溶解性-肠通透性与药物吸收关系(图 3-5)。

	高溶解性	低溶解性
高渗透性	1类 高溶解性 高渗透性	2类 低溶解性 高渗透性
低渗透性	3类 高溶解性 低渗透性	4类 低溶解性 低渗透性

图 3-5 生物药剂分类系统

高溶解性:以临床最高给药剂量的药物能够在 250 mL(或更少体积)、pH 1.0~7.5 水中溶解;高通透性:用质量平衡法测定口服药物质量平衡结果,相对于静脉注射的参照剂量而言,其吸收程度≥85%以上,则认为该药物具有高渗透性

（2）胃肠排空作用：延缓胃排空时间,有利于一些碱性药物在胃中溶解时间,因此会促进其进入肠道吸收;某些酸性药物则相反,如普鲁本辛可延缓胃排空,使对乙酰氨基酚吸收减慢。肠蠕动对药物吸收有必要,适当的肠蠕动可促进固体药物制剂的崩解和溶解,尤其是微绒毛的蠕动可使非搅动水层变薄,从而有利于药物的吸收,但是,蠕动加快又会使一些溶解度小的药物或特殊转运的药物反而吸收不完全(因其在肠内停留时间缩短)。

（3）首过效应：口服给药必须经胃肠道(壁)和肝脏后才进入体循环,因胃肠道黏膜内存在各种消化酶和肠道菌群产生的酶,以及其在肝药酶的作用下可发生代谢转化,从而使进入体循环的药量减少。

（4）肠黏膜上皮细胞的外排机制：在肠黏膜细胞上存在 P-gp 和 BCRP 等 ABC 外排转运体,促使进入肠黏膜上皮细胞中的药物外排到肠腔,降低药物吸收。

（5）疾病：有胃肠疾病的人往往药物吸收变异较大,且难以预测。

（6）药物相互作用：当两个或两个以上的药物合用时,可通过以下途径影响药物的吸收。① 改变肠腔 pH,使药物的解离度发生改变;② 改变药物的溶解度;③ 影响胃肠蠕动或胃排空;④ 形成复合物;⑤ 吸附剂作用;⑥ 抑制前药活化;⑦ 竞争同一转运载体。

4. 研究方法

常用的研究药物转运方法有以下几种。

（1）Caco-2 细胞模型(Caco-2 cell model)：Caco-2 细胞来源于人体结肠上皮癌细胞。在形态学和生物学特性上,Caco-2 细胞单细胞层与小肠上皮细胞有许多类似性。Caco-2 细胞是常用的研究药物跨膜转运的细胞(图 3-6)[4],兼具以下优点：① 可同时研究药物在小肠黏膜中的吸收、转运和代谢;② 可研究药物对肠黏膜的毒性;③ 由于 Caco-2 细胞来源于人,不存在种属的差异性。

1) 方法：细胞的培养。取生长旺盛的 Caco-2 细胞,按约 6 000 个细胞/cm² 接种于涂有胶原蛋白的 Transwell® 多聚碳纤维膜上。按常规细胞培养,待致密层形成,经用甘露醇或蔗糖通过性检验或跨膜电阻测定,确认单细胞层形成后,可进行药物跨膜转运试验。也可以将细胞接种于多聚碳纤维膜上培养,用双扩散池装置进行转运试验。

2) 药物的转运试验：根据需要,可将腔侧面室或基底侧室作为供池,另

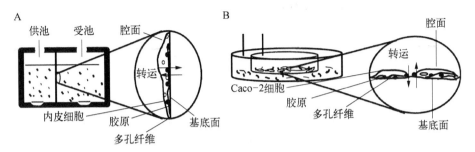

图 3 - 6　Caco - 2 细胞的药物跨膜转运示意图

A,扩散池装置;B,Transwell® 多聚碳纤维膜(装置)

一侧作为受池。药物用转运缓冲液溶解后,加入供池中,受池中加转运缓冲液。不同时间,从受池取样,测定药物浓度。计算表观渗透系数(apparent permeability coefficients,P_{app},cm/s)。

$$P_{app} = (\Delta Q / \Delta t)/(AC_0) \qquad (3-9)$$

式中,ΔQ 为在 Δt 时间内通过单层的药量,A 为扩散面积(cm^2),C_0 为供池中初始药物浓度。

　　一般认为,$P_{app} > 10^{-6}$ cm/s 的药物吸收较好,$P_{app} < 10^{-7}$ cm/s 的药物吸收很差。

　　(2) 外翻肠囊法(everted sacs):将一定长度的小肠置于特制的装置中,通过测定药物透过肠黏膜的速度和程度来研究小肠吸收和外排药物,是一种经典的方法[5]。

　　方法:动物麻醉后,取出一段肠管,用 pH 7.40 生理液冲洗去除内容物;将肠管套于玻璃棒上将其外翻,使黏膜朝外,浆膜朝内;并一端固于聚乙烯管上取样,另一端结扎,内注入一定量的 pH 7.40 生理溶液,置于含有药物的 pH 7.40 生理溶液中,37℃恒温,在 5% O_2 气流下,定时从内、外两侧取样,测定两侧药物浓度变化。

　　(3) 在体肠灌流法:是肠道吸收模型中最接近体内真实吸收状态的,分为小肠单向灌流和小肠循环灌流。

　　方法:在动物麻醉状态下,不切断血管和神经,将待研究的肠段两端结扎,肠管插管,洗净肠内容物,再用恒流泵灌流含药灌流液,按一次性或重复使药物在肠腔内通过或循环。不同时间点通过测定灌流液中药物浓度变化。对于单向灌流按式 3 - 10 计算有效渗透系数 P_{eff}[6]，即：

$$P_{eff} = -Q_{in} \times Ln(C_{out}/C_{in})/A \qquad (3-10)$$

式中，C_{in} 和 C_{out} 分别代表经校正的肠段输入液和输出灌流液中药物的浓度，A 为肠灌流面积。

（4）其他方法：如 MDCK - MDR1 细胞模型、外翻环法、肠袢法、分离肠黏膜法、刷状缘膜囊法和肠道血管灌流法等也常用于研究药物的肠吸收。

二、非口服给药的吸收

1. 注射给药及其影响药物吸收因素

常用的注射给药方式有静脉注射、肌内注射和皮下注射等。多数注射给药会产生全身作用。

静脉注射：药物直接进入血管，无吸收过程，生物利用度设定为 100%。

肌内注射：药物先经结缔组织扩散，再经毛细血管和淋巴进入血液循环。毛细血管壁具有孔道，药物可以通过扩散及滤过两种方式转运。一般认为，脂溶性药物可以直接通过毛细血管的内皮细胞膜吸收，而水溶性药物主要通过毛细血管壁上细孔进入毛细管。

皮下注射：皮下结缔组织间隙多，药物注射后扩散入毛细血管以吸收。因皮下组织血管较少，血流速度亦比肌肉组织慢，所以吸收缓慢，可以维持稳定的效应。例如，胰岛素混悬剂的吸收速率比水溶性制剂慢。血管收缩剂的使用可延缓药物的吸收。皮下植入给药往往可维持数周或数月的疗效。

血管外注射的药物吸收受到药物理化性质、制剂处方的组成及集体的生理因素的影响，主要影响药物的被动扩散速度与注射部位的血流。水溶性药物注入肌肉后，迅速吸收，吸收速率取决于注射部位的血流速率。例如，在大腿肌肉中注射胰岛素的降血糖的作用强于在臂部或臀部肌肉注射胰岛素，因前者运动时使肌肉的血流速率显著增加，从而加速药物的吸收。一般来说，水溶性成分在股外肌吸收的速度比臀大肌快，在男性臀大肌的吸收速度比女性臀大肌快，这主要由于皮下脂肪量差异所致。若注射剂为油剂或混悬液，则会使吸收减慢。有些药物因溶解度低，可在注射部位形成沉淀，再次溶解则成为限制因素，从而造成难以吸收或吸收缓慢，如盐酸氯氮草的肌内注射吸收很慢甚至无效。

2. 肺部给药及其影响的吸收因素

吸入给药能产生局部或者全身作用。呼吸道表面覆盖着黏膜上皮细胞，从气管到支气管上皮细胞主要有纤毛细胞组成。肺泡是进行空气-血液交换的部位，呈薄膜束状，由单上皮细胞构成，细胞间隙中存在致密的毛细血管，肺泡表面至毛细血管间的距离仅为 1 μm，是气体交换及药物吸收的良好场所。巨大的肺泡表面积、丰富的毛细血管和极小的转运距离，决定了肺部给药的迅速吸收，而且吸收后的药物直接进入血液循环，不经肝的首过效应。

呼吸道上皮细胞为类脂膜，药物从肺部吸收是被动扩散过程。呼吸道的气管壁上的纤毛运动、黏膜中存在的多种代谢酶、药物粒子大小，药物的脂溶性和油/水分配系数、药物分子量大小，药物气雾粒子大小、性质及喷出速度等都影响药物的吸收。

3. 皮肤给药及其影响吸收的因素

皮肤作为人体的最外层组织，为保护机体免受外界环境中有害因素的侵入的屏障，也能阻止机体内体液和生理必需成分的损失，同时皮肤也具有汗腺和皮脂的排泄功能。皮肤由表皮、真皮和皮下组织构成。表皮由内向外分为活性表皮（包括基底层、棘层、粒层、透明层）和角质层。其真皮层存在丰富的毛细血管丛、汗腺、皮脂腺和毛囊等。经皮吸收药物的主要屏障是角质层。

药物渗透通过皮肤吸收进入体循环的途径有两条：一是透过角质层和表皮进入真皮，被毛细血管吸收进入血液循环，即表皮途径，是药物经皮吸收主要途径；二是通过皮肤的附属器如毛囊、皮脂腺和汗腺吸收，虽该途径渗透速度比表皮途径快，但其面积所占皮肤面积的比例较小，因此不是药物经皮吸收的主要途径。与在药物角质层中扩散有两种途径：① 通过细胞间隙扩散；② 通过细胞膜扩散。一般认为，脂溶性强的药物，由于可以与角质层中脂质相溶，角质层屏障作用小，而分子量大、极性或水溶性的化合物难以通过。但当皮肤角质层受损时，药物的通透性显著增加，如在湿疹、溃疡或烧伤等创面上，药物的通透可增加数倍至数十倍。不同部位的角质层厚度不同，足底和手掌>腹部>前臂>背部>前额>耳后和阴囊。不同的药物在不同的部位吸收程度是不同的。

经皮吸收的研究方法包括体外经皮渗透研究和透皮吸收的体内研究。体外经皮渗透研究是将皮肤夹在扩散池中，药物应用于皮肤的角质层面，在一定时间间隔测定皮肤另一面接受介质中的药物浓度，计算药物通过单位面积皮肤的速度。而体内研究则是药物应用于皮肤后,按一定的时间取血测定浓度,测得血药浓度-时间曲线,并与静脉注射给药相比,求得经皮吸收的药物量。

4. 鼻腔给药及其影响吸收因素

鼻腔给药多用于局部作用。但近年来也有研究认为,通过鼻腔给药可以获得比口服给药更好的生物利用度。鼻腔给药对于许多分子量小于 1 000 Da 的药物吸收迅速有效,对于一些大分子药物,在吸收促进剂的作用下达到有效的生物利用度。鼻腔给药有以下特点:

(1)鼻黏膜有众多的细微绒毛,可大大地增加药物吸收的有效面积,鼻上皮细胞下有大量的毛细血管,能使药物快速通过血管壁进入血液循环。

(2)药物直接进入血液循环,避免肝、胃、肠的代谢,对于在胃、肠和肝分解代谢药物尤为适用。

(3)鼻腔中黏液纤毛将药物从鼻甲部向鼻咽部传送,这样大大缩短了药物与吸收表面积的接触时间,影响药物的吸收和生物利用度。

鼻黏膜吸收存在经细胞的脂质通道和细胞间的水溶性孔道两种途径,其中以脂质途径为主,但许多亲水性药物和离子型药物从鼻黏膜吸收比从其他部位黏膜好,表明鼻黏膜上水溶性孔道分布比较丰富。不同的药物吸收程度不同,如普萘洛尔和雌二醇等的吸收快而完全;与肌肉给药比较,青霉素和头孢唑林等鼻腔给药的生物利用度仅为50%。麻黄碱、肾上腺素和尼古丁鼻腔给药不吸收。与肌肉和静脉给药相比,多肽类药物的鼻腔给药的生物利用度也非常低。

5. 口腔黏膜给药及其影响吸收因素

口腔黏膜给药可以发挥局部或全身治疗作用。口腔黏膜仅有上皮和固有层。硬腭部为角化的复层扁平上皮,其余部分均为未角化的复层扁平上皮。固有层结缔组织向上皮方向形成乳头,其中有丰富的毛细血管。口腔黏膜薄,面积大,相对皮肤而言,药物容易通过。黏膜下有大量毛细血管汇总至颈内静脉,不经过肝脏而直接进入心脏,避免了肝脏的首过效应。口腔黏膜层扁平上皮是药物吸收的主要屏障,不同部位的角化度不同,一般认为药物的通透性:舌下>颊>硬腭。黏膜细胞间有一些间隙,一些药物可以通过。药物通过口腔黏膜吸收大多属于被动扩散,吸收速度与吸收部位的药物浓度成正比。

6. 直肠黏膜给药及其影响吸收因素

直肠黏膜由上皮、黏膜固有层、黏膜肌层构成。直肠的吸收面积较小,但血流量较为丰富,药物容易吸收。药物被直肠黏膜吸收可进入淋巴系统和直肠上、中、下静脉及肛管静脉。直肠上静脉与肝的门静脉相连,直肠中、下静脉和肛管静脉则通过下腔静脉直接进入体循环,能够避开肝首过效应,因此药物的吸收与给药部位有关。另外,直肠给药吸收不规则,剂量难以控制。与口服给药肠道吸收相似,直肠给药时药物的吸收受到生理条件、剂型等的影响。

7. 眼部给药及其影响吸收的因素

眼部给药主要用于发挥局部治疗作用,所以眼部吸收就是药物在眼内给部位的透过性问题。药物在眼部吸收主要通过角膜吸收和非角膜吸收两个途径。角膜吸收一般是眼局部用药的有效吸收途径,角膜外层上皮细胞是药物的主要转运屏障。非角膜吸收是药物进入血液循环的主要途径。非角膜吸收的途径中药物在角膜-角膜缘被局部毛细血管吸收进入大循环。脂溶性药物一般经角膜渗透吸收,亲水性药物及多肽蛋白质类药物不易通过角膜因而主要通过结膜和巩膜途径吸收。

影响眼部生物利用度的主要因素有:

(1)剂量损失。由于眼部的容量有限,往往会使90%以上的药物流失。

(2)泪水的稀释作用。药物在角膜区被泪水稀释,泪水的流出会造成大量的药物流失。

(3)鼻泪腺的清除作用。药物在眼部的消除途径有泪液、鼻泪腺、角膜吸收和结膜的摄取。除泪水外,鼻泪腺的清除作用是主要的途径。药物滴入眼内($50 \sim 70\ \mu L$),在5 min内通过鼻泪腺的作用,其可恢复到正常泪液的体积,从而导致80%的药物损失。

(4)泪液中物质与药物相互作用。

(5)药物在眼组织中的吸收。

第三节　药物分布及其研究方法

一、药物分布及其影响因素[3]

无论哪种给药途径,药物进入血液后,随血液分布到机体各组织中。药物首先分布于血流速率快的组织,然后分布于肌肉、皮肤或脂肪等血流速率慢的组织。药物的分布类型取决于生理因素和药物的理化性质,包括组织血流速率、生理性屏障、药物与组织的亲和力、药物的脂溶性、药物与血浆蛋白结合情况等。同时,药物转运体在组织器官的分布特异性与其所转运的底物药物在体内的分布密切相关。

1. 组织血流速率

组织血流速率又称灌注速率。药物从血液向组织分布的速率受到血流灌注速率和药物经膜扩散两个因素的影响。若药物是脂溶性小分子,则药物很容易通过组织细胞膜,或通过结构疏松的毛细管壁,此时扩散因素不是药物分布的限制因素,而组织血流灌注速率成为限制因素。相应的组织模型称为血流灌注限制模型(limited perfusion rate model)。定义达到分布平衡时间 T 为

$$T = \frac{K_p}{Q/V_T} \tag{3-11}$$

式中,K_p 为平衡时组织/血液药物浓度值,Q 和 V_T 分别为组织血流速率和组织大小。式 3-11 中可见,分布平衡时间 T 与 K_p 值成正比,而与组织血流速率成反比。

2. 膜扩散速率

许多药物进入血流后,快速分布到各组织,但往往难以进入脑等具有生理性屏障的组织。药物进入这些组织必须通过相应的屏障,体内主要生理性屏障有血脑屏障、胎盘屏障和血睾屏障等。药物透过这些屏障多以被动转运为主,这往往取决于药物的脂溶性和解离度,膜扩散速率是主要限速因素,相应的组织模型称为膜限制模型(membrane permeability-limited model)。

3. 药物与血浆蛋白、红细胞及组织成分结合作用

药物进入血液后,通常与血浆中蛋白质结合,只有游离的药物才能透过生物膜进入相应的组织或靶器官,产生效应或进行代谢与排泄,因此结合型药物起着类似药库的作用。药物进入相应组织后也会与组织中蛋白结合,起到药库的作用。这类药库对于药物作用和维持时间长短有十分重要的意义。

血浆蛋白是体内有效的药物传送载体。许多难溶于水的药物,与血浆蛋白结合后,在血液中被传送,结合型与游离型药物处于动态平衡状态,游离药物不断透过生物膜。通常酸性药物与白蛋白结合,而碱性药物与 α_1-糖蛋白结合。这种结合大多是可逆的,只有极少数是共价结合,如抗肿瘤药物烷化

剂。通常用血浆中结合药物与总药物浓度比值表示血浆蛋白结合力大小,一般为 0~1,比值大于 0.9 表示高血浆蛋白结合,小于 0.2 表示低血浆蛋白结合。在一定的范围内,这种比值是常数,即线性结合。但当浓度超过一定值后,则会出现非线性结合,血药浓度的增加,游离药物浓度剧增。

药物与血浆蛋白结合的特异性差,理化性质相近的药物间可产生相互作用。例如,磺胺类等有机阴离子药物可置换胆红素,血浆中游离胆红素浓度增加可增加中枢神经系统毒性。实际上,药物间的血浆蛋白结合相互作用可导致增加毒性的作用有时被过分夸大,因为血浆蛋白结合率的改变往往伴随药物的分布改变,结合血浆药物游离分数并不发生显著变化。但是对于治疗窗窄的药物,应考虑药物相互作用造成的短暂浓度变化引起的药物作用、毒性改变。

有些药物可与红细胞结合,如水杨酸、苯巴比妥、苯妥英钠、奎尼丁等,不过达到平衡时间很长。也有些药物可与细胞磷脂结合,另一些药物可与细胞内的血红蛋白结合。药物与组织中的特异蛋白结合也可以影响药物的分布。

药物的分布容积 V 与血浆中药物结合率和组织中药物结合率可用式 3-12 表示。

$$V = V_p + V_{WT} \times f_u/f_{uT} \qquad (3-12)$$

式中,V_p 和 V_{WT} 分别为血浆和血浆外体液体积,f_u 和 f_{uT} 分别为血浆和组织中药物浓度游离分数。正常人的血浆体积约为 3 L,细胞外液约 15 L,总的体液体积约为 42 L。

4. 再分布

一般来说,药物的消除取决于代谢与排泄,某些药物如硫喷妥因脂溶性高,因此可造成血药浓度与效应部位浓度快速降低,主要由药物快速进入脂肪组织所致。

二、生理性屏障及其研究方法

(一) 血脑屏障[3]

1. 血脑屏障及其特点

血脑屏障包括血-脑、血-脑脊液和脑脊液-脑屏障,其中脑脊液-脑屏障对药物渗透性的屏障能力较弱,小分子药物基本可以自由扩散,最主要的屏障是脑毛细血管内皮细胞构成的血脑屏障,其对于维持中枢系统的稳定性起着重要作用。脑内的毛细血管内皮细胞存在连续的紧密连接,缺乏孔道转运和胞饮转运。此外,内皮细胞周围存在大量的胶质细胞等,这些细胞进一步构成其屏障作用。一般认为,分子量小、脂溶性大的物质容易通过血脑屏障。

药物透过血脑屏障的过程存在多种转运机制,主要包括以下3种:被动扩散机制、转运体介导的转运机制和受体介导的转运机制等。在血脑屏障上存在多数 ABC 转运体如 P-gp 和 BCRP 等,介导一些底物药物外排,成为一些药物难以通过血脑屏障进入脑内的原因之一。血脑屏障上还存在多种药物代谢酶(如 MAOs、COMTs 和酚磺酸基转移酶等),进一步对药物起着分解代谢作用。因此,血脑屏障不仅是一个简单的机械屏障,还是一个主动屏障。

2. 影响药物通过血脑屏障的因素

(1)药物因素

1)药物的脂溶性:通常用 K_{oct} 反映药物的脂溶性大小,对于被动扩散的药物而言,脂溶性大的药物容易透过血脑屏障。脑摄取指数(brain uptake index,BUI)与 K_{oct} 间呈 Sigma 型关系曲线。药物在血脑屏障的通透性与脂溶性存在一阈值,即在一定的范围内,随脂溶性增加,药物的通透性呈线性增加,最后通透性达极值,即不再随脂溶性增加而增加。

2)分子量大小:除了脂溶性外,分子量大小也是影响药物通过血脑屏障的主要因素。由于细胞间紧密联结,极性大的水溶性药物只能通过水通道或孔转运。脑血管内皮的水孔的直径相当于 15 Å。例如,对 27 个化合物的研究,其分子量范围为 18~1 400 Da,lg K_{oct} 的范围为 -3.67~3.19,研究发现,分子量小于 400 Da 时,血脑屏障的通透性与 lg K_{oct} 和分子量的大小关系是可以预测的。用牛脑微血管内皮细胞作为模型摄取试验显示,通透性与 lg $K_{oct}/M^{1/2}$ 呈直线关系。用牛脑微血管内皮细胞研究葡聚糖、β-受体阻滞剂、非甾体抗炎药物结果进一步证实分子大小和脂溶性均是影响药物透过血脑屏障的主要因素。而一些大分子药物包括多肽、蛋白质和单克隆抗体等是难以通过血脑屏障的。

(2)生理因素和病理因素:许多生理因素和病理因素均会影响药物的通透性。

1)渗透压:高渗透性溶液可显著开放血脑屏障,促进药物进入脑内。常用的高渗性溶液有甘露醇、阿拉伯糖、尿素和蔗糖等。高渗透性溶液通过使血管内皮皱缩破坏紧密连接而开放血脑屏障,这种作用是短暂的。某些疾病如脑卒中、惊厥、脑水肿等也会引起血脑屏障渗透性开放。

2）多种作用于中枢神经系统的药物或毒物通过各方式影响血脑屏障的功能如慢性苯丙胺中毒可引起血脑屏障开放,促进多种物质进入脑内。化学致惊剂可引起不可逆地血脑屏障开放。金属离子铝和铅等也可使血脑屏障的通透性增加。

3）电荷性改变:鱼精蛋白等带正电荷的物质通过中和血脑屏障上的电荷,也可促进血浆蛋白等大分子物质进入脑内。

4）各种原因引起的脑损伤如脑缺血、缺氧和脑外伤等均可不同程度地影响血脑屏障的通透性。

5）炎症及其介质通过各种机制促进血脑屏障开放。

（3）药物相互作用:某些药物可通过作用于同一载体而影响药物的转运。例如,P-gp 抑制剂环孢素 A 通过抑制血脑屏障上的 P-gp 功能,促进多种药物或毒物如阿霉素、罗丹明 123 和尼莫地平等进入脑内。

3. 常用的研究药物透过血脑屏障的方法

（1）在体法

1）快速颈内动脉注射技术(rapid intracarotid injection techniques):常用的动物为大鼠。动物经麻醉后,做右颈动脉插管手术或用一针头穿刺到右颈动脉内,快速注射用同位素标记的受试药物和已知容易通过血脑屏障的参比物（如正丁醇、水等）。5~15 s 后,处死动物,取注射侧脑组织,测定脑组织和注射液中放射活性,按下式计算 BUI。

$$BUI = \frac{(C_T^B/C_R^B)}{C_T^F/C_R^F} \times 100\% \qquad (3-13)$$

式中, C_T^B 和 C_R^B 分别为脑中受试物浓度和参比物浓度, C_T^F 和 C_R^F 分别为注射液中受试物浓度和参比物浓度。

为了消除停留在血管内的物质影响,往往同时用一种已知不能透过血脑屏障的物质如[113m]In - EDTA 作为参比物,以反映脑组织实际摄取情况,得到校正 BUI_m。

$$BUI_m = \left[\frac{C_T^B/C_R^B}{C_T^F/C_R^F} - \frac{C_{EDTA}^B/C_R^B}{C_{EDTA}^F/C_R^F}\right] \times 100\% \qquad (3-14)$$

式中，$C_{\text{EDTA}}^{\text{B}}$ 和 $C_{\text{EDTA}}^{\text{F}}$ 分别为脑和注射液中 EDTA 浓度。

2）静脉注射给药后脑部取样技术（brain sampling techniques after intravenous injection）：常用动物为大鼠。动物麻醉后，做动脉和静脉插管手术，快速静脉注射后，按照一定间隔从动脉取血至预定的时间 T 处死动物[3]。测定脑组织和血液中药物浓度，计算 0~T 时血药浓度-时间 $AUC\displaystyle\int_0^T Cdt$。按下式计算通透性-表面积之积（permeability-surface area product，PS）：

$$PS = C_{\text{br}}(T)/\int_0^T Cdt \qquad (3-15)$$

式中，C_{br} 为 T 时脑组织中的药物浓度，C 为血液中药物浓度。

为了消除血管内药物的影响，可用下述校正公式：

$$C_{\text{br}}(T)/C(T) = K_{\text{in}}\int_0^T Cdt/C(T) + V_{\text{i}} \qquad (3-16)$$

式中，K_{in} 和 V_{i} 分别为单向转运速率常数和受试药物的初始分布容积，$C(T)$ 为 T 时血液中药物浓度。在得到不同时间 T 的结果后，用 $C_{\text{br}}(T)/C(T)$ 对 $\displaystyle\int_0^T Cdt/C(T)$ 作直线，斜率为 K_{in}，截距为 V_{i}。

3）原位脑灌流技术（in situ rat brain perfusion techniques）：以大鼠为例，即动物麻醉后，分离右侧颈动脉，结扎枕动脉、翼突腭动脉和甲状腺动脉。静脉注射 300 U 肝素后，颈外动脉插管，以备逆向灌流。将药物及参比物（如 ^{14}C-蔗糖）溶于灌流液中。在灌流前，灌流液经过滤、O_2 和 CO_2 饱和及 37℃ 预热。灌流液为人工血液或 pH 7.4 碳酸盐生理液。在心脏摘除和结扎颈右总动脉后，即刻用恒流泵以 4.5 mL/min 的速率右脑灌流。1~2 min 后，处死动物，取灌注侧相应的脑组织，称重，测定相应脑区和灌流液中放射活性[7]。

按下式计算表观单向转运速率常数（K_{in}）：

$$K_{\text{in}} = (q_{\text{tot}} - V_{\text{i}}C_{\text{pf}})/(TC_{\text{pf}}) \qquad (3-17)$$

式中，q_{tot} 和 C_{pf} 分别为相应脑区和灌流液中浓度，T 为灌流时间，V_{i} 为血管容积，可通过同时测定已知不能透过血脑屏障的物质（如蔗糖、菊糖等）在脑组织

(q_{tot})和灌流液(C_{pf})中浓度计算得到,即:

$$V_i = q_{tot}/C_{pf} \qquad (3-18)$$

灌流时间的确定十分重要:灌流时间应足够长,以保证有 50% 物质在脑组织中(即$q_{tot}-V_iC_{pf}>0.5q_{tot}$);对灌流时间又应加以限制,脑组织中的浓度应低于灌流液浓度的 20%($q_{tot}-V_iC_{pf}<0.2C_{pf}$),确保单向扩散。

4)原位脑血管灌流/除去毛细血管技术(in situ vascular brain perfusion/capillary depletion techniques):常用的动物是大鼠或豚鼠。动物麻醉后,分离右侧颈动脉,结扎枕动脉、翼突腭动脉和甲状腺动脉。静脉注射 300 U 肝素后,颈外动脉插管,以备逆向灌流。将药物及参比物(如^{14}C-蔗糖)溶于灌流液中。在灌流前,灌流液经过滤、O_2和CO_2饱和及 37℃ 预热。灌流液为人工血液或 pH 7.4 碳酸盐生理液。用恒流泵以 1~1.2 mL/min 速率灌注不同时间。当时间大于 2.5 min 时,应从股动脉按同样的速度放血,以保持动物血容量的恒定。至特定时间,停止灌注,10 s 后,处死动物快速分取同侧相应脑组织。去除脑膜和脉络丛,称重。加 3.5 mL 生理缓溶冲液,用玻璃匀浆器匀浆 8~10 次制成匀浆。加 26% 葡聚糖使终浓度为 13%,再匀浆 3 次。所有过程均在 4℃ 条件下进行,且在 1 min 内完成。

取一部分匀浆用于分析,余下部分于 4℃ 条件下,5 400×g,离心 15 min,分离上清液和沉淀小片。

测定匀浆、上清液、沉淀小片和灌流液中放射活性。按式 3-19 计算分布容积(V_D):

$$V_D = C_B/C_F \qquad (3-19)$$

式中,C_B和C_F分别为组织和灌流液浓度。

V_D是灌流时间的函数,即:

$$V_D = K_{in} \times T + V_i \qquad (3-20)$$

利用V_D与灌注时间作线性回归,得斜率为K_{in},截距为V_i。

除上述方法外,在体脑微透析技术及药代动力学方法均可用药物通过血脑屏障的研究。

(2)**离体法**:离体脑微血管片技术是常用的研究药物通过血脑屏障及其

影响因素的方法(图 3-7)。脑的来源有人脑、猪脑、牛脑和大鼠脑。最常用的是新生牛脑。离体脑微血管片制备有离心法和过滤法等多种。本文仅介绍一种采用过滤制备新生牛离体脑微血管片方法[3]。

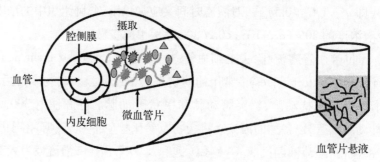

图 3-7　离体脑微血管片技术示意图

1)离体脑微血管片的制备:取新生牛脑灰质,去脑膜后,加冷磷酸盐生理缓冲液制成匀浆,经孔径 450 μm 的滤膜过滤,取滤液,再经孔径 45 μm 滤膜过滤,收集膜上物,用冷磷酸盐生理缓冲液洗下,4℃ 条件下 3 000 r/min 离心 10 min。收取沉淀,加细胞储液(0.28 mol/L 蔗糖,0.02 mmol/L Tris - HCl, 2 mmol/L 二硫苏糖醇),-70℃储存。

2)药物摄取试验:将冷冻储藏的样本于 37℃ 水浴解冻,1 500×g 离心 10 min,将沉淀悬浮于含 0.1% 牛血清白蛋白的摄取缓冲液。通常用 100 ~ 150 μg 蛋白进行摄取试验。将受试药物与蛋白经适当的温度和时间 T 后,测定蛋白结合的药物浓度和介质中的药物浓度,以用蛋白中药物浓度与介质中浓度比值(V_D)为指标进行分析。通过分析各种因素如温度、温孵时间、药物浓度等对结果的影响,从而获得药物转运信息。

(3)原代脑微血管内皮细胞(brain microvessel endothelial cells,BMEC)培养技术[8,9]:通常用新生牛脑或 10 日龄的大鼠脑,按常规方法获得脑微血管内皮细胞后,根据需要进行试验。

1)细胞摄取试验:将分离的脑微血管内皮细胞接种在涂有鼠尾胶原的 24 孔培养板中,在 37℃、95%空气和 5%CO₂ 环境中培养 12~14 天。通常,此时细胞生长旺盛,可用于细胞摄取试验,即培养后的细胞用 1 mL 冷的、pH 7.4 的温孵缓冲液洗 3 次。每孔中加入含试验药物的温孵液和参比物(如 ¹⁴C-蔗糖),在 37℃ 水浴中温孵至规定时间后,摄取细胞,然后终止反应。用适当的方法测定细胞中药物浓度。用计算细胞/介质的药物浓度比作为摄取指标。

2）转运试验：将分离的脑微血管内皮细胞接种于涂有鼠尾胶原多聚碳纤维滤膜上或 Transwell® 多聚碳纤维膜上，培养 10~12 天后，形成单层细胞（可通过测量电阻变化）。参照图 3-6 进行药物转运试验。根据研究目的不同，可采取不同的加样和采样方式，以获得脑侧-血液侧（B-A）和血液侧-脑侧（A-B）转运参数。

（二）胎盘屏障

1. 胎盘屏障及其特点

药物进入胎儿必须由母体经胎盘进入。胎盘屏障是胎盘绒毛组织与子宫血窦间的屏障，胎盘由母体和胎儿两者的组织构成，由绒毛膜、绒毛间隙和基蜕膜构成。绒毛膜内含有脐血管分支，从绒毛膜发出很多大小不同的绒毛，这些绒毛分散在母体血之中，进行营养物质和代谢产物的交换。大部分药物透过胎盘的机制属于被动扩散，少部分属于主动转运。胎盘屏障上存在多种药物转运体，包括 ABC 转运体（如 P-gp 和 BCRP）和 SLC 转运体（如 OATs 和 OCTs 等）。胎盘中也存在参与药物氧化、还原、水解和结合代谢酶，从而介导相应药物的代谢。

2. 影响因素

（1）药物因素：一般来说，脂溶性大的药物易通过，小分子药物、非极性药物较易通过，而大分子药物和极性药物则难通过胎盘屏障。

（2）生理因素和病理因素：人类胎儿血与母体血之间仅有 3 层膜，即合胞体滋养层、结缔组织和胎儿血管内皮组织。人类的胎儿成长分两个主要的时期：早期 2 个月的胚胎期和以后 7 个月的胎儿期。在妊娠头 3 个月，胎盘还没有完全形成，故无屏障可言。因此，在头 3 个月内药物是非常容易进入胎儿的。在胎儿期，胎盘在胎儿的营养供应和维持妊娠及分泌功能调节方面有着十分重要的作用。

3. 常用的研究方法

（1）离体技术：有离体组织或细胞，根据需要不同分为人离体胎盘绒毛叶双面灌流技术、胎盘刷状缘膜囊泡摄取试验。

1）人离体胎盘绒毛叶双面灌流技术：取分娩后的人体胎盘立即（10 min 之内）用肝素化的 Kreb's-Ringer 碳酸盐缓冲液灌流以除去血液。

选择不漏的绒毛叶作灌流用。灌流可用循环式(图3-8)或开放式(图3-9)两种类型[10-12]。

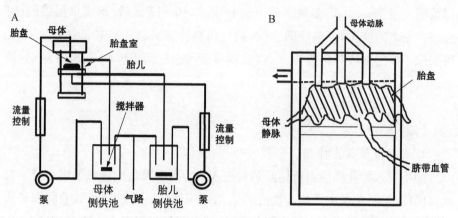

图3-8　循环式人离体胎盘绒毛叶双面灌流示意图(A)和胎盘灌流放大图(B)

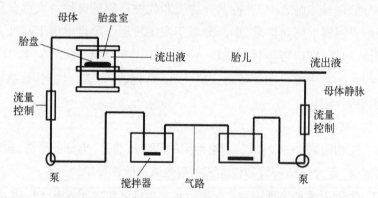

图3-9　开放式人离体胎盘绒毛叶双面灌流示意图

在循环式灌流试验中,母体侧和胎儿侧分别先用250 mL和100 mL灌流液循环30 min后,将药物和氨替比林(10 μg/mL)加到母体侧或胎儿侧的供池中。按给定的时间,从两侧循环液中取样,测定药物、氨替比林、乳酸生成量及糖耗量。灌注时间可达3 h。灌流液为37℃、pH 7.40、Kreb's-Ringer碳酸盐缓冲液,内含2%血清蛋白,并通以混合气体(21%O_2和5%CO_2)。

在开放式灌流试验中,根据加药方向,达到稳态时,可以计算药物从母体向胎儿侧药物的清除率,也可估算胎儿向母体侧药物转运的清除率。胎盘组织致密度和细胞活性可通过流速、分压、乳酸生成量、乳酸脱氢酶释放及耗糖量加以监控。氨替比林作为可以扩散的工具药物。

这种技术可用于研究药物经过胎盘的转运性质、内源性和外源性物质对胎儿灌流压和转运的影响、内源性物质释放。尽管该模型已用于多种药物和营养物质的研究,但这种模型有它的缺陷如结果不能反映妊娠早期的胎盘功能;在标本的制备和灌流过程中的损伤;母体和胎儿血中药物的蛋白结合及母体肝、胎儿肝中药物代谢等。

2) 胎盘刷状缘膜囊泡摄取试验:采用合适的技术分离和制备胎盘的刷状缘膜囊泡和基底膜囊泡[13]。用碱性磷酸化酶和 γ-谷氨酰转肽酶检测刷状缘膜的纯度,用^{3}H-二氢阿普洛尔结合活性检测基底膜纯度。在 1%Triton X 存在条件下,测定核苷焦磷酸酶活性检测膜囊泡的方向比例。将悬浮于摄取缓冲液中的膜蛋白加到试管中,37℃条件下预温孵 4 min,加含药摄取缓冲液,开始摄取反应,37℃温孵不同时间,加 1 mL 冰摄取缓冲液终止反应。快速用 0.45 μm Whatman 滤膜或相应膜过滤,滤膜用冰缓冲液洗涤,用合适的方法测定停留在膜上药物量。另取试管,测定温孵时间为 0 时的摄取作为非特异性摄取。

(2) 在体试验:常用动物是妊娠大鼠或家兔。给药后,分析母体血与胎儿血中药物浓度,计算母体血与胎儿血中药物浓度比作为药物透过胎盘的指标。对人体可分析分娩时母亲和脐带血中药物浓度或羊水中药物浓度为指标,考察药物通过胎盘屏障情况。

(三) 气血屏障

1. 气血屏障及其特点

气血屏障是指肺泡与血液之间进行气体交换所通过的结构,包括肺泡表面液体层、Ⅰ型肺泡细胞及基膜、薄层结缔组织、毛细血管基膜及连续内皮。气血屏障很薄,有利于气体交换,同时防止血管内大分子物质和细胞随意逸出血管。在肺部也有 ABC 转运体和 SLC 转运体及其药物代谢酶。

2. 影响因素

(1) 药物因素和剂型因素:脂溶性药物以被动扩散为主,水溶性药物主要通过细胞旁路途径。药物粒子大小是决定肺沉积与治疗作用的关键因素,最适宜的空气动力学粒径为 0.5~7.5 μm。将药物制成脂质体或微球吸入给药,能增加药物在肺部的滞留时间或延缓药物的释放。

(2) 生理因素和病理因素:呼吸道对外来异物有防御功能,气管壁上的纤毛运动可使停留在该部位的异物在几小时内被排出,呼吸道越往下,纤毛运动越弱,药物到达肺深部的比例越高,被纤毛运动清除的量越小;在病理状态下,纤毛运动减弱,粒子的停留时间越长。呼吸道直径对药物粒子到达的部位亦有影响,支气管病变的患者腔道往往较正常人窄,容易截留药物。覆盖在呼吸道黏膜上的黏液层是药物的吸收屏障之一。呼吸道黏膜中存在巨噬细胞和多种代谢酶,酶代谢也是肺部药物吸收的屏障因素之一。

3. 常用的研究方法

(1) 在体法:活体全动物模型常用小型啮齿类动物如大鼠和豚鼠,给药方式一般采用气管内灌注或借助特定装置。以大鼠为例,采用戊巴比妥或氯胺酮和甲苯噻嗪联合麻醉,将大鼠仰卧于倾斜37°的手术板上,暴露气管后进行气管切开术插管给药;另一种方法不进行气管切开术,经大鼠口腔气管插管将药物直接注射或喷入肺部[14]。测定给药后不同时间血浆中药物浓度,考察药物在肺部的吸收情况。肺部给药的生物利用度(F_{inh})可以用肺部给药后的AUC_{inh}和静脉注射给药后AUC_{iv}之比获得,即:

$$F_{inh} = AUC_{inh}/AUC_{iv} \tag{3-21}$$

(2) 离体法

1) 离体肺灌流模型:该方法最初是在20世纪中期发展起来的,是一种在临床前动物模型中研究肺功能的技术。主要采用大鼠、豚鼠和兔子的离体灌流器官,该技术是通过肺血管进行人工灌流,将肺从体循环中分离出来。图3-10显示离体肺灌流实验示意图蠕动泵和一个管道组件携带灌流液进出肺部,实验中维持肺人工循环和通气,大鼠肺灌流液流量一般为12~15 mL/min,灌流液可为自体全血或缓冲人工培养基,如Krebs-Ringer或K-H缓冲液(pH 7.4),辅以5 mmol/L葡萄糖和(或)4%~5%白蛋白。在整个实验过程中,灌流液采用O_2和CO_2的混合物,灌流一般是再循环[15,16]。灌流开始后,在不同的时间间隔取灌流液样品,计算药物从气道转移到灌流液的累积百分比。

2) 离体肺泡膜模型:哺乳动物由于肺部结构复杂,很难获得肺泡单层上皮进行体外考察,两栖类动物的肺泡为单层结构,形态学和生理学上与哺乳动物相似,肺泡膜较大,易于延展,不易破损且易获取,因此常选用两栖类动物的肺泡膜模拟哺乳动物肺进行药物转运研究。以牛蛙肺泡膜作为药物渗透研究模型[17]:

用破坏脊髓法麻醉牛蛙,剖开胸腔取出蛙肺(肺位于牛蛙心脏后靠近脊椎的两侧),置于Ringer's溶液(0.65% NaCl,0.02% NaHCO$_3$,0.014% KCl,0.2%葡

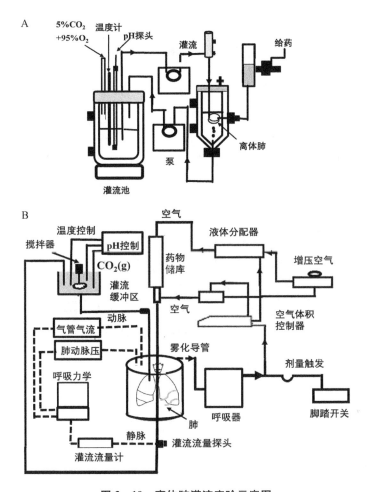

图3-10 离体肺灌流实验示意图

A. 水平放置的离体肺灌流模型溶液灌流给药方案;B. 垂直放置的离体
肺灌流模型导管雾化给药方案[14]

萄糖,0.001%NaH$_2$PO$_4$,0.012%CaCl$_2$,pH 7.4)中冲洗,在 Ringer's 溶液中平衡
5 min。用眼科剪沿肺大动脉的走向剪开即可展开肺囊,肺囊内侧为肺泡面,外
侧为胸腔面,得到肺泡膜的平坦薄片后,置于37℃的 Ringer's 溶液中保温。将
肺泡膜的平坦薄片植入扩散池中。进行转运试验,估算相应的转运参数 P_{app}。

3)体外肺上皮细胞模型:研究肺吸收屏障的体外细胞模型包括支气管上
皮细胞模型和肺泡上皮细胞模型。从动物和人体获得的气管上皮细胞、肺泡上皮
细胞系和原代肺上皮细胞已广泛用于研究药物在肺部的转运[18]。针对不同类型
的肺上皮细胞可采用不同培养条件,如空气界面培养和液体覆盖培养(图3-11)。

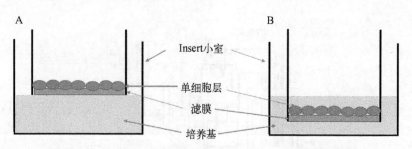

图 3 - 11　气道上皮细胞在气-液(A)和液-液(B)条件下培养

细胞模型的建立:16HBE14o -细胞接种在 12 孔聚酯透明细胞培养支架上培养,细胞接种密度为 2.5×10^5 个$/cm^2$,顶端室加入 0.5 mL 细胞悬液,基底侧室加入 1.5 mL 培养基,放入 37℃、5% CO_2 细胞培养箱中孵育。用含 10% 的胎牛血清培养基培养,2 天后将顶端室培养基吸出,使细胞维持在气-液界面培养 6 天,每 24 h 更换 1 次基底侧腔内的培养基(2 mL)。培养 6 天后的 16HBE14o -细胞模型屏障性能最佳,表现出天然上皮细胞最典型的特征[17]。

转运试验:培养的细胞层用转运缓冲液溶液洗涤两次。随后顶端室加入转运缓冲液溶液 1 mL,基底侧室加入 2 mL 转运缓冲液溶液,37℃下平衡 30 min。顶端室内的溶液替换为含药转运缓冲液溶液 0.6 mL,基底侧室中换用空白转运缓冲液溶液。不同时间测定基底侧室中药物浓度。用式 3 - 9 估算表观渗透系数(P_{app})。细胞层跨膜电阻,考查细胞层的完整性。

三、血浆蛋白结合率及其测定方法[3]

药物在血液中常与血浆蛋白结合,结合和游离药物间形成一个动态平衡,即:

$$D + P \underset{k_2}{\overset{k_1}{\rightleftharpoons}} PD$$

$$K = \frac{k_1}{k_2} = \frac{[PD]}{[D] \times [P]} \qquad (3-22)$$

式中,D、P 和 PD 分别为游离药物浓度、血浆蛋白浓度和结合型药物浓度;k_1 和 k_2 分别表示结合常数和解离常数。K 为平衡时的亲和力常数。在实际工作中,通常用血浆蛋白结合率来反映药物与血浆蛋白亲和力的大小,即:

$$血浆蛋白结合率(\%) = \frac{[PD]}{[D] + [PD]} \times 100 \qquad (3-23)$$

血浆蛋白结合率是反映药物分布的重要参数。因此,药物蛋白结合率的测定是新药研究开发中的常规工作。常用的测定方法有平衡透析法、超滤法、凝胶过滤法、光谱技术和光学生物传感器法等。

平衡透析法是利用与血浆蛋白结合的药物不透过半透膜的特性进行测定的。方法采用半透膜将药物和血浆蛋白分隔在两个小室内,只有游离药物透过半透膜,达到平衡后测定两室内药物的浓度。超滤法选择截留不同分子量的超滤管,将含有药物的血浆蛋白液加入由滤膜分隔的装置中。根据装置要求,离心或加压促使溶液通过滤膜,测定滤液中药物浓度即为游离药物浓度。该法的优点是快速,只要有足够的滤液分析即可停止试验,可用于那些不稳定的药物血浆蛋白结合率测定。采用微量超滤装置,生物样品量将大大减少,故该方法可用于在体的血浆蛋白结合率测定。与平衡透析法一样,采用超滤法时要注意药物与滤膜的结合问题及滤膜的孔径问题。

凝胶过滤法是利用分子筛的原理,将小分子药物和大分子量蛋白和药物-蛋白结合物分离,测定游离药物的浓度。光谱技术是利用药物和蛋白结合后的光吸收改变来测定与蛋白质结合的药物的量。光学生物传感器使用等离子共振技术用于研究生物分子间的相互作用,可以测定药物浓度及药物与蛋白的结合能力。

第四节　药　物　排　泄

排泄是指药物或其代谢产物从机体排出体外的过程。肾脏排泄和胆汁排泄是最重要的排泄途径,其他组织器官如肺、汗腺、乳腺或唾液腺等参与某些药物的排泄。

一、肾排泄及其研究方法[3]

药物及其代谢产物的肾排泄是许多药物的主要消除途径。药物的肾脏排泄分 3 个过程:肾小球滤过、肾小管主动分泌和肾小管重吸收。

(一)药物肾排泄特点及其影响因素

1. 肾小球滤过

肾小球毛细管内皮极薄,并分布着许多小孔(直径 6~8 nm),通透性较高,多数药物以膜孔扩散的方式经肾小球滤过。只有游离药物才能滤过,滤液中药物浓度与血浆中游离药物浓度相等。通常人的肾小球滤过率(glomerular filtration rate,GFR)约为 125 mL/min。若药物仅从肾小球滤过,既无重吸收,也无肾小管的分泌,则其游离药物肾清除率等于 GFR。当游离药物肾清除率大于 GFR 时,提示存在肾小管的主动分泌。

2. 肾小管主动分泌

肾小管主动分泌是将药物经肾小管上皮细胞转运至尿中的过程。该过程是主动转运过程。肾小管上皮细胞中有 ABC 转运体(如 P-gp、BCRP 和 MRPs)和 SLC 转运体(如 OCTs、MATEs 和 OATs)参与肾小管药物分泌。

3. 肾小管重吸收

有些药物到达肾小管后,被肾小管重吸收,肾小管重吸收有主动更吸收和被动更吸收两种类型。

(1)主动重吸收:主要发生在近曲小管,主要为身体必需的物质如糖、氨基酸、维生素和电解质。

(2)被动重吸收:取决于肾小管上皮细胞对所吸收的药物所具有的通透性,大多数药物的重吸收主要是被动过程,其吸收程度取决于药物的脂溶性、pK_a、尿量和尿液的 pH。碱化尿液和酸化尿液均会影响药物的重吸收。

(二)研究药物肾排泄的常用方法

1. 在体法

研究药物从尿中排泄多采用在体法。对象是人或者动物。通常是在给药后,不同时间收集尿量,记录尿量,测定尿浓度,计算累积排泄量,直至排泄完成。利用尿药总排泄量与给予药剂量比为尿药排泄分数,可同时计算尿药排泄速率。

2. 离体法

离体法有离体肾灌流技术、精肾切片技术和膜囊泡试验等。

(1)离体肾灌流技术:动物麻醉后,切开腹部,分离右侧输尿管,插入 PE-10 管,用于收集尿样。分离右侧肾动脉,插入有灌流液的 18 或 19 针头。手术完成后,取出肾脏,去除黏附物,置入离体器官装置体系中,并将灌流液连接,开启恒流泵后,开始灌流。调节流速为 5 mL/min,逐渐增加到 10 mL/min 和 40 mL/min,压力调整到 140 mmHg。整个手术过程控制在 20 min 以内。整个试验应在 2 h 内完成。通常以 10 min 作为时间间隔。稳定 10 min 后,将待研究的药物加到灌流液中,不同时间收集灌流液和尿样。测定灌流液中药物、葡萄糖和电解质水平及尿流量和肾小球率等,以考察肾活性。该技术已广泛用于药物肾排泄,药物相互作用和药物肾代谢研究。该模型也可用作药物的毒性或活性研究,离体肾灌流可以模拟在体情况,为离体和在体提供桥接作用。

(2)精肾切片技术:又称切肾片技术,是研究肾中药物处置的手段之一。过程为取肾脏,用打孔器(直径 6 mm 或 5 mm),快速放入相应为精切片机中,获得厚度 300~400 μm 的肾切片,取出完整的肾切片,植入 1 mL 氧饱和的缓冲液中,进行药物摄取试验。同细胞模型比较,精切肾片模型具有以下优点。

1)生物大分子包括转运体和代谢酶的功能均以完整的形式存在。

2)肾组织结构的保留。

3)保持细胞-细胞和细胞-基质相互作用。

4)操作简单等。

肾切片模型广泛用于研究肾转运体特性和转运体机制研究。

(3)膜囊泡试验:相对于细胞和切片试验,膜囊泡试验中影响因素较为简单,可单个分析相应因素对药物转运及其转运体功能影响。膜囊泡又进一步分为腔侧膜和基底膜,可分别研究腔侧膜和基底膜上转运体特性及其影响因素。

二、胆汁排泄及其研究方法

1. 胆汁中药物排泄的特点及其影响因素

胆汁排泄是药物的另一个重要的排泄系统。一般来说,药物通过门静脉或肝动脉进入肝脏血液循环,经肝细胞窦膜摄取进入肝细胞内,药物在肝细胞内经过一系列的代谢反应后,其最终产物和部分母药经肝细胞的胆管侧膜排入胆汁,最后排入十二指肠。在肝细胞胆管侧膜上有 MRP2、BCRP、BSEP、P-gp 和 MATE1 等药物外排转运体,介导药物胆汁排泄。

胆汁排泄是原型药物的次要排泄途径,但其是多数药物代谢产物,尤其是水溶性代谢产物的主要排泄途径。药物及其代谢产物经胆汁排泄往往是主动过程。

某些药物,尤其是胆汁排泄分数高的药物,经胆汁排泄至十二指肠后,被重吸收；也有一些结合型代谢产物经胆汁排泄到肠道后，在肠道菌的作用下，水解释放出原型药物而被重吸收。这种经胆汁或部分经胆汁排入肠道的药物，在肠道中被重吸收，经门静脉又返回肝脏的现象，称为肠肝循环（enterohepatic circulation）。由于肠肝循环的存在，药物的再次吸收有可能使血药浓度出现双峰或多峰。

2. 研究药物在胆汁中排泄的常用方法

（1）在体法：研究药物胆汁排泄的主要方法是胆汁引流。大鼠无胆囊，肝脏中分泌的胆汁直接进入十二指肠，因此，通常对大鼠进行胆汁排泄研究。大鼠经乙醚麻醉后，做胆管插管术，待动物清醒后给药，按一定的时间间隔收集胆汁至药物排泄完全，记录胆汁体积，并测定胆汁中药物浓度。计算累积排泄量和排泄分数。

（2）离体试验：常用三明治培养原代肝细胞模型和离体肝灌流技术来进行胆汁排泄研究。在三明治培养原代肝细胞模型中，形成类似于胆小管的结构，而广泛用于体外药物代谢和代谢酶的诱导研究，同时由于体外测得的内在胆汁清除率（$CL_{int, bile}$）和体内实验之间具有较好的相关性，可以预测其体内的内在胆汁清除率。

三、粪排泄及其研究方法[3]

1. 粪中药物排泄的特点及其影响因素

对于口服药物而言，粪便中药物主要来源于未吸收部分、由胆汁排入肠及药物自肠排泄。其他途径给药时粪便中的药物则主要来自后两部分。肠道也是许多药物及其代谢产物的主要排泄途径之一。药物自肠道排泄的机制有被动过程，也有主动过程。

药物自肠道排泄，在解毒方面起着十分重要的作用。用不被吸收或消化的物质，在肠道中吸附药物，可以加速药物排出体外，如口服活性炭后，可以使地高辛的清除率增加 78%[19]。类似地，考来烯胺用于治疗杀虫剂十氯酮中毒者，可使粪便排出量增加 3.3～17.8 倍，平均半衰期也由对照的 165 天降低到 80 天[20]。

2. 研究药物粪中排泄的常用方法

药物从粪中排泄多采用在体法研究。常用实验对象是人或者动物。通常是在给药后，不同时间点收集粪便直至排泄完成，将粪便制成匀浆后，测定匀浆中药物浓度,并计算累积排泄量和排泄分数。一些药物在肠道菌群中发生代谢,因此可使得粪便中测定的结果低于实际排泄结果。

四、其他途径排泄

药物也可从乳汁、唾液和泪液等途径排泄,这些途径排泄的量往往是有限的。药物的这种转运往往是被动扩散,为 pH 依赖性的。药物也可进入乳汁中,因乳汁的 pH 呈酸性,碱性药物易进入乳汁中。某些非电解质化合物如乙醇、尿素可快速进入乳汁中,乳汁中浓度可与血浆中药物浓度相当。药物进入唾液,某些药物在唾液中的浓度与血浆中药物浓度相当,在这种情况下,可利用唾液中药物浓度进行药物浓度检测。

药物从汗腺和毛发的排泄量为微量,对于某些有毒物质如有毒金属的检测是有意义的,如微量的汞和砷在毛发中是可以检测的。

药物肺排泄,吸入性的药物如吸入麻醉剂、代谢废气可以随着肺呼气排出,主要是分子量小、沸点低的物质。影响药物肺排泄量的因素有肺部的血流量、呼吸的频率及药物的溶解性等。

(安徽中医药大学　汪电雷　张　敏)

参考文献

[1] Sugano K. Theoretical investigation of passive intestinal membrane permeability using Monte Carlo method to generate drug-like molecule population. Int J Pharm, 2009, 373(1−2): 55−61.

[2] Ryman J T, Meibohm B. Pharmacokinetics of monoclonal antibodies. CPT Pharmacometrics Syst Pharmacol, 2017, 6(9): 576−588.

[3] 刘晓东,柳晓泉.药物代谢动力学教程.南京:江苏凤凰科学技术出版社,2015:3−18.

[4] van Breemen R B, Li Y. Caco−2 cell permeability assays to measure drug absorption. Expert Opin Drug Metab Toxicol, 2005, 1(2): 175−185.

[5] Yaghoobian M, Haeri A, Bolourchian N, et al. An investigation into the role of P-glycoprotein in the intestinal absorption of repaglinide: assessed by everted gut sac and Caco−2 cell line. Iran J Pharm Res, 2019, 18(1): 102−110.

[6] Surampalli G, Satla M, Basavaraj K, et al. In vitro and in vivo effects of morin on the intestinal absorption and pharmacokinetics of olmesartan medoxomil solid dispersions. Drug Dev Ind Pharm, 2017, 43(5): 812−829.

[7] Lockman P R, Mumper R J, Allen D D. Evaluation of blood-brain barrier thiamine efflux

using the in situ rat brain perfusion method. J Neurochem, 2003, 86(3): 627 - 634.

[8] Rosas-Hernandez H, Cuevas E, Lantz S M, et al. Isolation and culture of brain microvascular endothelial cells for in vitro blood-brain barrier studies. Methods Mol Biol, 2018(1727): 315 - 331.

[9] Czupalla C J, Liebner S, Devraj K. In vitro models of the blood-brain barrier. Methods Mol Biol, 2014(1135): 415 - 437.

[10] Mirghani H, Osman N, Dhanasekaran S, et al. Transplacental transfer of 2 - naphthol in human placenta. Toxicol Rep, 2015(2): 957 - 960.

[11] Balakrishnan B, Henare K, Thorstensen E B, et al. Transfer of bisphenol a across the human placenta. Am J Obstet Gynecol, 2010, 202(4): 393, e1 - e7.

[12] Malek A. In vitro studies of ferric carboxymaltose on placental permeability using the dual perfusion model of human placenta. Arzneimittelforschung, 2010, 60 (6a): 354 - 361.

[13] Grassl S M. Ethanolamine transport in human placental brush-border membrane vesicles. J Pharmacol Exp Ther, 2001, 298(2): 695 - 702.

[14] Sakagami M. In vivo, in vitro and ex vivo models to assess pulmonary absorption and disposition of inhaled therapeutics for systemic delivery. Adv Drug Deliv Rev, 2006, 58(9 - 10): 1030 - 1060.

[15] .Bosquillon C, Madlova M, Patel N, et al. A comparison of drug transport in pulmonary absorption models: isolated perfused rat lungs, respiratory epithelial cell lines and primary cell culture. Pharm Res, 2017, 34(12): 2532 - 2540.

[16] Nelson K, Bobba C, Eren E, et al. Method of isolated ex vivo lung perfusion in a rat model: lessons learned from developing a rat EVLP program. J Vis Exp, 2015 (96): 52309.

[17] 方芳,杨硕晔,郑剑恒,等.应用离体牛蛙肺泡模型研究胰岛素的肺吸收特性.中国新药杂志,2011,20(12): 1127 - 1135.

[18] Forbes B, Shah A, Martin G P, et al. The human bronchial epithelial cell line 16HBE14o-as a model system of the airways for studying drug transport. Int J Pharm, 2003, 257(1 - 2): 161 - 167.

[19] Ibañez C, Carcas A J, Frias J, et al. Activated charcoal increases digoxin elimination in patients.Int J Cardiol, 1995, 48(1): 27 - 30.

[20] Cohn W J, Boylan J J, Blanke R V, et al. Treatment of chlordecone (kepone) toxicity with cholestyramine. Results of a controlled clinical trial. N Engl J Med, 1978, 298 (5): 243 - 248.

ABC 转运体及其特点

第一节 概 述

ABC 转运体是现存物种中数量最大、种类最多的蛋白质超家族之一,其存在于不同的生物种群中,包括细菌、植物和哺乳动物。ABC 转运体是一类直接利用 ATP 作为驱动力实施底物跨膜外排的转运体,在细胞内稳态、细胞信号转导、药物代谢和营养吸收等生物学过程中发挥着重要作用,同时也与多种疾病包括癫痫、多发性硬化、阿尔茨海默病和肌萎缩侧索硬化及肿瘤多药耐药、中枢神经系统药物耐药性等密切相关。

最早被鉴定的 ABC 转运体是 P-gp 。在人体内,迄今已发现 49 个 ABC 转运体,根据其基因结构、氨基酸序列、域的构成和进化分析结果,将 ABC 转运体家族分为 7 个亚家族(记为 ABCA ～ ABCG)。至少有 11 种 ABC 转运体(包括 P-gp、MRPs 和 BCRP)参与多药耐药(multiple drug resistance,MDR)的形成。这些 ABC 转运体往往也表达在肝、肾、肠和脑等组织,参与药物的吸收、分布和排泄。而胆酸盐外排泵(bile salt export pump,BESP)参与药物诱导的胆汁淤积性肝损伤。

几种 ABC 转运体的特性具体见表 4-1。

表 4-1 几种 ABC 转运体的特性[1,2]

蛋 白	基 因	氨基酸数	细胞部位	分 布
P-gp	ABCB1	1 280	顶膜	肠、肝、脑、肾、视网膜
BSEP	ABCB11	1 321	顶膜	肝细胞

续　表

蛋　白	基　因	氨基酸数	细胞部位	分　　布
MRP1	*ABCC1*	1 531	基底膜	广泛组织
MRP2	*ABCC2*	1 545	顶膜	肝、肾、肠、脑
MRP3	*ABCC3*	1 527	基底膜	小肠、结肠、胰腺、肾、胎盘、肾上腺
MRP4	*ABCC4*	1 325	顶膜	前列腺、睾丸、卵巢、肺、肝、肠、胰腺
MRP5	*ABCC5*	1 437	基底膜	多数组织
MRP6	*ABCC6*	1 503	基底膜	肝、肾
MRP7	*ABCC10*	1 492	?	多数组织
MRP8	*ABCC11*	1 382	顶膜	睾丸、乳腺
MRP9	*ABCC12*	1 356	?	睾丸、乳腺、卵巢、脑、骨骼肌
BCRP	*ABGG2*	655	顶膜	肠、肝、脑、胎盘、肾旁细胞、视网膜、睾丸

典型的 ABC 转运体含有两个核苷结合域（nucleotide binding domains, NBD）和两个跨膜域（transmembrane domains, TMD）。TMD 是由 6 个跨膜 α-螺旋构成的。NBD 高度保守,位于胞质侧,与 ATP 结合实施物质跨膜转运。NBD 上存在一个生物序列,包括 Walker-A、Walker-B、A-袢、H-袢、D-袢、Q-袢和 LSGGQ 共有序列的识别序列等（图 4-1）。每个 NBD 可以分为两个亚域：催化中心域和 α-螺旋域。催化中心域含有保守 Walker-A 生物序列（或磷结合 P-袢）和结合/水解 ATP 的 Walker-B 生物序列。Walker-A 生物序列富含甘氨酸（其共识结构是 G-X-X-G-X-G-KS/T）,与核苷的磷酸基团相互作用。Walker-B 生物序列含有共有序列 h-h-h-h-D（"h"疏水氨基酸残基）,其谷氨酸残基激活水分子供给 ATP 的 γ-磷。α-螺旋域含有 LSGGQ,为 ABC-识别生物序列（C-袢）,位于 Walker-B 生物序列的上游,参与核苷结合。NBD 按"头-尾"（head-to-tail）形式排列,通过 D-袢构成完整的 ATP-结合和 ATP 水解链。ATP-结合点是由 Walker-A、Walker-B 和 Q-袢构成的,可以结合和水解两分子 ATP。

ABC 转运体分为全转运体（full transporter）（TMD1-NBD1-TMD2-NBD2）或半转运体（half transporter）（TMD-NBD）。半转运体必须形成同型二聚体或异型二聚体后才具有转运活性。根据预测的二级结构,将 ABC 转运体分为 4 类。典型的是 P-gp,有两个 NBD 和两个 TMD。第一个细胞外襻是 N-糖基化结构。具有类似结构的还有 MRP4、MRP5、MRP8 和 MRP9,但其糖基化结构可能在细胞外第 4 个襻上。MRP1、MRP2、MRP3、MRP6 和 MRP7 等在 N 端含有附加的 5 个跨膜 α-螺旋,称为 TMD0,其中间连接称为 L₀襻。BCRP 属于半转运体,只有一个 NBD 和 TMD,N-糖基化在最后一个细胞外襻上(图 4-1)。

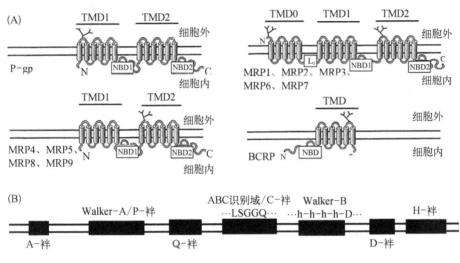

图 4-1　ABC 转运体二级结构模型(A)和 NBD 上相关元素的排列(B)

TMD,跨膜域;NBD,核苷结合域;Y,糖基化;h,疏水残基

可以用"ATP 开关(ATP switch)"解释 ABC 转运体介导底物外排转运机制[1]。即:① 底物与 TMD 结合形成高亲和力的向内构象(high-affinity inward-facing orientation),启动转运。② ATP 结合诱导闭合的 ATP 三明治二聚物结构形成。ATP 将两个 NBD 连在一起,在两个 NBD 界面上形成两个核苷结合点(nucleotide-binding sites,NBS)。将 NBD/NBS 获得的能量传递给 TMD。在膜的另一侧,形成低亲和力的向外构象(low-affinity outward-facing orientation),膜内侧门关闭,而膜外侧门打开。转运体与底物亲和力转向低亲和力。③ ATP 水解导致额外的负电荷形成,打开已闭合的 ATP 三明治结构。ATP 三明治二聚物结构打开,促进 Pi 释放和 ADP 解离,恢复初始状态(图 4-2)。

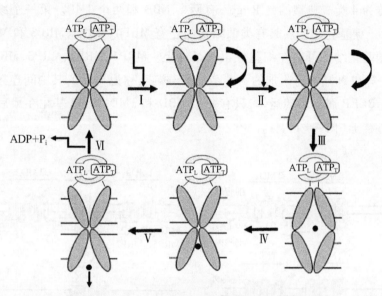

图 4 - 2 "ATP 开关"机制诠释 ATP 结合和水解启动 ABC 转运体介导底物外排转运

　静息状态：在无 ATP 存在下，ATP 结合单体是分开的。步Ⅰ～步Ⅱ：随着 ATP 出现，ATP 结合单体加入。关闭界面，形成三明治二聚物结构（步Ⅲ）。步Ⅳ～步Ⅵ：随 ATP 水解，外侧界面门开放，ADP 和 Pi 释放，回到静息状态。完成转运循环。点(●)，代表底物

第二节　P-gp 及其特点

　　P-gp 首先由 Juliano 和 Ling 于 1976 年在秋水仙碱耐药的中国仓鼠卵巢细胞中发现，随后得到纯化并于 1985 年首次克隆其编码基因 *MDR1*。P-gp 为 170 kDa 的质膜糖蛋白，由 1 280 个氨基酸组成，是一种 ATP 依赖性外向膜转运蛋白，广泛存在于机体各种组织和器官中，在正常组织和肿瘤组织中均有不同程度的表达分布。P-gp 可能是迄今最受关注、研究最为深入的 ABC 药物外排转运蛋白超家族成员之一。

　　P-gp 在防止外源性（毒性）物质及有害代谢物进入机体中发挥重要作用，实现"外排泵"功能，即将已吸收的药物/代谢产物从细胞内泵出，排回循环系统或肠腔等，导致药物吸收减少，生物利用度降低。P-gp 也参与机体生理屏障的形成，从而保护脑、眼、睾丸、胎儿和骨髓等重要机体组织和器官。此功

能既是机体生理状态下的自身防御保护机制,也是产生抗肿瘤治疗的 MDR、抗癫痫治疗的 MDR 及治疗脑部疾病药物不能有效跨越血脑屏障的主要原因之一。

一、P-gp 的特性与表达[1,2]

人 P-gp 是由 *MDR1* 基因(ABCB1)拷贝,而啮齿动物的 P-gp 是由两个 ABCB1 的同源基因拷贝,即 *Mdr1a*(*Abcb1a*)和 *Mdr1b*(*Abcb1b*)。Mdr1a 和 Mdr1b 拷贝蛋白的氨基酸一致性约 85%,与人 P-gp 氨基酸的一致性大于 80%。

P-gp 由两个半转运体构成,每个半转运体含一个 TDM 和 BND,共有 12 个跨膜区。两个半转运体氨基酸一致性约 43%。P-gp 利用 ATP 水解介导底物外排转运,通常转运一个底物分子,P-gp 消耗 0.3~3 个 ATP 分子。

P-gp 的底物广泛。它广泛存在于生物体的正常组织,高表达于具有屏障和分泌功能的器官中,参与机体的分泌和解毒功能。在哺乳动物中,特别是在人类,P-gp 广泛表达于肠、肾、肝、脑、睾丸、胎盘和视网膜等上皮细胞或内皮细胞的顶膜上,成为肠屏障、血脑屏障、血睾屏障、胎盘屏障和血视网膜屏障等重要生理屏障组成部分。P-gp 也表达在造血细胞如 CD34$^+$ 干细胞、c-kit$^+$ 干细胞,CD56$^+$ 自然杀伤细胞和 CD8$^+$ T 细胞,提示 P-gp 也可能参与免疫调节。表达 P-gp 的肿瘤细胞往往对多种结构不相关的细胞毒药物均产生耐药性。除表达在多药耐药细胞膜上外,P-gp 还表达在多药耐药细胞的线粒体膜和核膜上,参与 MDR 形成。

二、P-gp 底物与抑制剂

P-gp 具有非常广泛的底物谱,可调节多种药物的外排,包括抗肿瘤药、HIV 蛋白酶抑制剂、免疫调节剂、抗心律失常药物、钙拮抗剂、镇痛药、抗组胺药、抗生素、天然产物、荧光诊断试剂和杀虫剂等(表 4-2)。P-gp 底物几乎没有共同的结构特征。迄今,在所有 P-gp 底物中唯一鉴定出的共同特征是它们为两性分子。这可能与 P-gp 的药物转运机制有关。

P-gp 介导的底物转运可被某些化合物抑制。这些化合物称为 P-gp 抑制剂或逆转剂。这些抑制剂通过干扰 ATP 水解或改变 P-gp 表达或与底物可逆或不可逆竞争结合底物位点而抑制 P-gp 的活性。大多数抑制剂如维拉帕米、

表 4-2　一些临床相关的 P-gp 转运底物[1,2]

分　类	底　　　　物
镇痛药	阿西马朵林、芬太尼、吗啡、喷他佐辛
抗癌药	氟尿嘧啶、放线菌素 D、比生群、苯丁酸氮芥、阿糖胞苷、柔红霉素、多西他赛、阿霉素、表柔比星、依托泊苷、吉非替尼、羟基脲、伊立替康、甲氨蝶呤、丝裂霉素、米托蒽醌、紫杉醇、他莫昔芬、拓扑替康、长春碱、长春新碱、伊马替尼、拉帕替尼、尼洛替尼
抗生素	头孢哌酮、头孢曲松、克拉霉素、多西环素、红霉素、短杆菌肽 A、短杆菌肽 D、格帕沙星、伊曲康唑、酮康唑、泊沙康唑、左氧氟沙星、利福平、司帕沙星、四环素、缬氨霉素
抗组胺药	西咪替丁、非索非那丁、雷尼替丁、特非那定
钙拮抗剂	苄普地尔、地尔硫䓬、非洛地平、硝苯地平、尼索地平、尼群地平、维拉帕米
HIV 蛋白酶抑制剂	沙奎那韦、利托那韦、奈非那韦、茚地那韦、安瑞那韦、马拉韦罗、洛匹那韦
抗精神病药	氯丙嗪、吩噻嗪、三氟拉嗪
抗心律失常药	洛哌丁胺、胺碘酮、利多卡因、普罗帕酮、奎尼丁
免疫调节剂	环孢素 A、环孢素 H、西罗莫司、他克莫司、依维莫司
糖皮质激素类	地塞米松、氢化可的松、皮质酮、曲安奈德
抗癫痫药	苯妥英钠、苯巴比妥、托吡酯、奥卡西平、卡马西平 10,11-环氧化物、艾司利卡西平醋酸盐
DPP-Ⅳ抑制剂	沙格列汀、西他列汀
降压药	阿利吉仑、安贝生坦、他林洛尔、托伐普坦、依地普利
荧光诊断试剂	钙黄绿素 AM、钙黄绿素乙酰氧甲酯、Hoechst 33342、罗丹明 123、BCECF-AM
其他	硫丹、亮肽素、甲基对硫磷、百草枯、抑肽素 A、伊维菌素、阿维菌素、依米丁、利血平、马兜铃酸、洛哌丁胺、达比加群酯、雷诺嗪、地高辛、洛伐他汀、辛伐他汀、秋水仙碱、多潘立酮、昂丹司琼、姜黄素、黄酮类

奎尼丁和环孢素本身就是 P-gp 底物,这表明它们是竞争性抑制剂。一些抑制剂不能被 P-gp 转运,提示它们可通过其他机制抑制 P-gp 的功能。根据抑制剂特异性、与 P-gp 亲和力和毒性特点,将 P-gp 抑制剂分成三代(表 4-3)。

表 4-3　P-gp 抑制剂分代及常见的 P-gp 抑制剂[1,2]

分　代	常见的 P-gp 抑制剂
第一代	维拉帕米、环孢素 A、长春新碱、利血平、奎尼丁、他莫昔芬、三氟拉嗪、胺碘酮、阿奇霉素、卡托普利、卡维地洛、克拉霉素、考尼伐坦、地尔硫䓬、决奈达隆、红霉素、非洛地平、伊曲康唑、酮康唑、拉帕替尼、洛匹那韦、茚地那韦、槲皮素、雷诺嗪、利托那韦、替卡格雷、特拉匹韦

续　表

分　代	常见的 P-gp 抑制剂
第二代	(*R*)-维拉帕米、伐司扑达(PSC-833)、右尼古地平、依克立达(GF120918)、比立克达(VX-710)、多非奎达
第三代	Tariquidar(XR9576)、Zosuquidar(LY335979)、Laniquidar(R101933)、ONT-093(OC-144-093)、Mitotane(NSC-38721)、Annamycin

第一代 P-gp 抑制剂是 P-gp 弱抑制剂,其本身往往也是 P-gp 底物,且有较强的药理活性。因此,其作为 P-gp 抑制剂使用时,往往会出现严重的不良反应。值得注意的是,临床上这类药物与 P-gp 底物合用时,可能因 P-gp 活性被抑制而改变 P-gp 底物药物药代动力学行为,进而影响相应药物活性和毒性。

第二代 P-gp 抑制剂与 P-gp 的亲和力强于第一代,多数无药理活性或活性弱。例如,伐司扑达是环孢素 A 类似物,但没有环孢素 A 的免疫调节作用,可以高剂量使用。尽管伐司扑达与 P-gp 亲和力高,但其是 P-gp 弱底物。伐司扑达亦是 CYP3A4 抑制剂。因此,伐司扑达具有 P-gp 和 CYP3A4 双重阻断作用。多数抗肿瘤药如阿霉素和紫杉醇往往同时是 P-gp 和 CYP3A4 的底物,合用伐司扑达时,其因双重阻断作用会增加抗肿瘤药物毒性。而依克立达属于 P-gp 和 BCRP 双重阻断剂。

第三代 P-gp 抑制剂是利用组合化学技术和构效关系而设计的。这些化合物特点是与 P-gp 亲和力高、毒性低且选择性强。它们对 P-gp 功能的抑制作用增强,约为前几代抑制剂的 10 倍,而不影响 CYP3A4 活性。例如,LY335979 是 P-gp 强抑制剂而不影响 MRP1 或 MRP2 活性。

许多 P-gp 抑制剂,包括第三代抑制剂,已经在临床试验中进行测试以评估它们的药理潜力,但不幸大多失败。原因可能如下:

(1) 非特异性毒性。

(2) 与 P-gp 抑制剂相关的反应率的高变异性,这与 P-gp 表达水平和其他 ABC 转运蛋白的共表达有关。

(3) P-gp 抑制剂与底物之间的相互作用,从而导致药物毒性的增加。

(4) 通过抑制 P-gp 的基础活性,增加联合用药对健康组织的毒性。

因此,迫切需要寻找新的更有效、无毒、无药物相互作用的 P-gp 抑制剂。

三、P-gp 的生理功能及其临床意义

P-gp 主要存在于机体相应组织的上皮细胞或内皮细胞顶膜,介导底物从基底侧向顶膜侧转运,进而改变药物药代动力学行为和影响药物疗效和毒性。

1. 血脑屏障上 P-gp 功能

脑微血管内皮细胞紧密连接构成血脑屏障。血脑屏障功能是限制外周物质进入脑内及保持脑内环境相对稳定。P-gp 高度表达于脑微血管内皮细胞的顶膜,成为血脑屏障的重要组成部分。血脑屏障上 P-gp 的功能是将由血液进入脑微血管内皮细胞中的 P-gp 底物泵回血液,导致进入脑内药物净转运降低,成为药物脑内递送的障碍。系列研究证实了血脑屏障上 P-gp 的重要性。例如,Abcb1$^{-/-}$ 小鼠脑内伊维菌素的摄取量约是野生型小鼠的 100 倍,导致伊维菌素的毒性显著增加[3]。相对于野生型小鼠阿西马朵林在 Abcb1$^{-/-}$ 小鼠脑的通透性约增加 9 倍,其镇静活性至少增加 8 倍[4]。胺碘酮、奎尼丁、维拉帕米、地高辛和洛哌丁胺等药物在 Abcb1$^{-/-}$ 小鼠脑通透性也高于野生型小鼠[5]。合用 P-gp 抑制剂环孢素 A 可显著增加尼莫地平脑内分布和中枢活性。癫痫、糖尿病、肝损伤和阿尔茨海默病等可以改变血脑屏障上 P-gp 功能与表达,改变药物的中枢活性和毒性[5]。

2. 胎盘屏障上 P-gp 功能[1,2]

胎盘滋养层细胞顶膜具有 P-gp 表达。滋养层细胞形成胎儿与母体间功能性屏障,称为胎盘屏障。类似于血脑屏障,胎盘屏障上 P-gp 功能是阻止母体血液中毒素进入胎儿。例如,在 Abcb1$^{-/-}$ 母小鼠的胎儿中地高辛、沙奎那韦和紫杉醇的渗透性是野生型小鼠的 2.4 倍、7 倍和 16 倍。胎盘屏障上 P-gp 的表达也会成为药物治疗的障碍。例如,HIV 蛋白酶抑制剂通常用于降低母体-胎儿交叉感染 HIV,然而多数 HIV 蛋白酶抑制剂往往是 P-gp 底物,难以透过胎盘屏障在胎儿体内达到期望浓度,此时,可考虑合用 P-gp 抑制剂,增加 HIV 蛋白酶抑制剂进入胎儿,以期达到有效浓度。地高辛治疗胎儿心搏过速,合用 P-gp 抑制剂,可以增加胎儿的地高辛利用度和降低母体的药物暴露。

3. 肝 P-gp 功能[1,2]

P-gp 表达在肝细胞的胆管侧膜上,介导药物胆汁排泄。例如,合用伐司扑达(0.1 mg/kg)可以使地高辛在大鼠中胆汁排泄清除率下降 83%,合用 3 mg/kg 伐司扑达可使长春新碱的胆汁清除率下降 75%。Abcb1a$^{-/-}$ 小鼠阿霉素胆汁排泄量(2.4%剂量)显著低于野生型小鼠(13.3%剂量)。在人体试验

中,合用奎尼丁和奎宁也能使地高辛的胆汁清除率分别下降35%和42%。

4. 肠 P-gp 功能[1,2]

P-gp 表达在肠黏膜上皮细胞的顶膜,其功能是促使进入肠黏膜上皮细胞中的药物外排至肠腔,限制药物肠吸收,也是口服药物生物利用度低的原因之一。例如,紫杉醇在 Abcb1a⁻/⁻ 小鼠中的生物利用度是野生型小鼠的 3 倍。野生型小鼠静脉注射和口服紫杉醇,粪便中回收量分别为40%剂量和87%剂量,而 Abcb1a⁻/⁻ 小鼠不到3%剂量。类似的研究报道,小鼠中,合用依克立达可使紫杉醇口服生物利用度由8.5%增加至40.2%。临床试验显示,合用依克立达也能增加肿瘤患者口服紫杉醇的血浆暴露。

P-gp 介导转运的动力学特征可以用米氏方程描述,存在饱和现象。表4-4列举了几种 P-gp 底物的米氏常数(K_m)。

表4-4 几种 P-gp 底物在肠组织和 Caco-2 细胞中的 K_m 值[1,2]

化合物(P-gp 底物)	标　　　本	K_m(μmol/L)
环孢素 A	Caco-2	3.8
地高辛	Caco-2	58
	人结肠	59
	大鼠空肠段(净-向 A)	81
	大鼠回肠段(净-向 A)	74
	大鼠结肠段(净 B-A)	51
	人结肠段(净 B-A)	59
依托泊苷	Caco-2	213
	大鼠空肠段(净 B-A)	94
	大鼠结肠段(净 B-A)	119
茚地那韦	Caco-2	140
紫杉醇	Caco-2	16.5
维拉帕米	Caco-2	1.01
	大鼠空肠段(净 B-A)	31
	大鼠回肠段(净 B-A)	29
	大鼠结肠段(净 B-A)	4.4
长春碱	Caco-2	19~27
	大鼠回肠段(净 B-A)	48
	大鼠结肠段(净 B-A)	≤100
奎尼丁	Caco-2	1.69

P-gp 介导外排的饱和性可以解释以下问题：

（1）某些药物的肠吸收随剂量增加而增加。图 4－3 显示受试者口服 25 mg、50 mg、100 mg 和 400 mg 他林洛尔消旋体后剂量校正 AUC 与相应对映体剂量关系。可见剂量校正 AUC 随剂量增加而增加。例如，口服 12.5 mg S-他林洛尔后，S-他林洛尔的剂量校正的 AUC 为 18 μg·h/L，而口服 200 mg S-他林洛尔后，S-他林洛尔的剂量校正 AUC 增加到 36 μg·h/L。R-他林洛尔的 AUC 获得类似结果[6]。环孢素 A 在大鼠肠中吸收存在类似现象[7]。例如，灌胃 3.1 mg/kg、6.8 mg/kg 和 12.9 mg/kg 环孢素 A 的生物利用度分别为 45%、67% 和 76%。

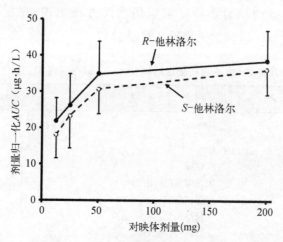

图 4－3　受试者口服不同剂量他林洛尔对映体后，剂量校正 AUC 的改变
均数±SD(n = 12)，数据引自文献[6]

（2）低剂量情况下，P-gp 的贡献大。例如，地高辛临床剂量只有 0.5～1 mg。该剂量下肠腔内药物浓度不到 10 μmol/L，低于地高辛的 K_m（58 μmol/L）。因此，地高辛的低生物利用度和高变异性可能归因于肠 P-gp。然而当药物剂量>50 mg 时，肠腔内药物浓度可能超过其 K_m 值，此时 P-gp 活性可能已到达饱和，P-gp 的作用减弱。又如，P-gp 底物茚地那韦的临床剂量高达 800 mg，肠内药物浓度远高于其 K_m 值（140 μmol/L）。这解释了尽管茚地那韦是 P-gp 底物，但仍然有较高的口服生物利用度（>60%）。

（3）也有一些药物如环孢素 A 和紫杉醇，尽管其剂量分别高达 200～700 mg 和 100～200 mg，但临床报道显示，这两种药物口服生物利用度低和变异性高,这种现象仍然归因于肠 P-gp 的作用。这主要是因为环孢素 A 和紫杉醇的溶解度极差和释放慢,肠内药物浓度低。

肠 P-gp 表达存在肠区域性,P-gp 的贡献也存在区域性。在小肠中,P-gp 表达由近端小肠向远端肠逐渐增加,回肠 P-gp 表达最高。P-gp 底物肠通透性与 P-gp 蛋白水平成反比,如在体大鼠肠灌流显示,P-gp 底物西咪替丁和法莫替丁在近端空肠的表观通透系数显著高于远端回肠,而合用 P-gp 抑制剂维拉帕米时这种通透性差异消失(图 4-4)[8]。与此类似,在 10 名健康受试者中,不同肠段(胃、空肠和结肠)给予 150 mg 环孢素 A[9],结果显示口服环孢素 A 的 *AUC* 顺序是胃(2 980 ng·h/mL)>空肠(1 570 ng·h/mL)>结肠(61 ng·h/mL),环孢素 A 的 *AUC* 与相应肠段的 MDR1 mRNA 表达成反比。

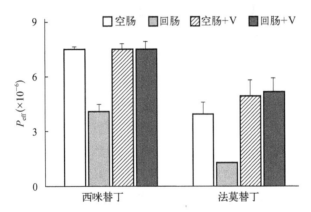

图 4-4 在体肠灌流获得的在有无维拉帕米(100 μmol/L)存在下,西咪替丁和法莫替丁在大鼠空肠和回肠的有效通透系数(P_{eff},cm/s)[8]

均数±SD(*n*=4)。V 表示维拉帕米存在

5. 肾 P-gp 功能[1,2]

P-gp 表达在肾小球系膜、近曲小管、髓袢升支粗段和集合管,参与药物肾脏排泄。例如,在犬肾脏,用单次多指示剂稀释方法研究结果显示,合用环孢素 A 和奎尼丁显著降低[3]H 地高辛尿中回收量,而不影响肾小球滤过[10]。类似,在离体肾灌流试验中,环孢素 A 可减少地高辛肾分泌[11],Abcb1−/− 小鼠肾脏中地高辛浓度显著高于野生型小鼠[12]。但 Abcb1a−/− 小鼠尿中地高辛的排泄增加,而不是降低[13]。这种差异可能是由其他转运体如 Abcb1b P-gp 代偿性增加所致[3]。

环孢素 A 常用于器官移植治疗,防止器官排异和免疫反应,主要不良反应是肾毒性。环孢素 A 肾毒性往往与肾 P-gp 低表达有关。动物模型证实,环孢素 A 在肾细胞中蓄积与 P-gp 表达成反比。临床试验也显示,环孢素 A 肾毒性患者的肾动脉内皮细胞和近曲小管中 P-gp 低表达[14]。体外试验表明,合用 P-gp 抑制剂维拉帕米、伐司扑达和奎尼丁,会增加环孢素 A 的人肾上皮细胞毒性[15]。

6. 免疫系统中 P-gp 作用[1,2]

P-gp 也表达在多种免疫细胞中,如单核细胞、树突细胞、T 细胞和 B 细胞中,参与炎症因子如固醇类激素、PGs 和细胞因子释放。在红斑病患者中,糖皮质激素的敏感性与 CD4+细胞中 P-gp 表达成反比。在正常外周 T 淋巴细胞中,P-gp 抑制剂和单克隆抗体可以抑制血凝素诱导的细胞因子(IL-2、IL-4 和 IFN-γ)释放。维拉帕米可以部分抑制 IL-2 跨 HCT-8 单层细胞转运。Abcb1$^{-/-}$小鼠树突细胞功能严重受损。此外,Abcb1$^{-/-}$小鼠可以降低实验性免疫性脑脊髓炎症状,后者与 T 细胞响应和 T 细胞特异性脑炎症损伤有关[16]。体外试验也显示,细胞分化和树突细胞成熟依赖 P-gp。树突细胞上 P-gp 表达是树突细胞调节的 T 细胞极化和分化所必要的[17]。

P-gp 也参与炎症性肠病形成。*ABCB1* 基因突变与克罗恩病和溃疡性结肠炎相关。Abcb1a$^{-/-}$小鼠可作为自发性结肠炎动物模型。用抗生素治疗可以显著降低 Abcb1a$^{-/-}$小鼠结肠炎发生率,说明肠道菌群参与肠炎过程。在 Abcb1a$^{-/-}$小鼠大肠和肠系膜淋巴结中,细胞因子和趋化因子(如 IFN-γ、IL-6、IL-1β 和 TNF-α)、趋化因子配体-2、巨噬细胞抑制蛋白-1α 和趋化因子配体-5 的表达显著增加。

7. P-gp 抑制剂临床意义[1,2]

肠高表达 P-gp 是一些口服药物生物利用度差的重要原因之一。一些 P-gp 抑制剂可以显著增加口服 P-gp 底物药物的生物利用度。典型案例是伐司扑达和环孢素 A 增加紫杉醇的生物利用度。类似,合用 P-gp 抑制剂也能增加一些 P-gp 底物透过血脑屏障进入脑内。例如,动物实验显示,合用环孢素 A 可以增加脑内尼莫地平的暴露和尼莫地平的中枢保护作用。同样,胎盘屏障在保护胎儿免受母体血液影响的同时,也是治疗胎儿疾病的障碍。动物实验显示,合用伐司扑达和依克立达,可显著促进沙奎那韦进入胎儿,这提示抗 HIV 药与 P-gp 抑制剂合用可以达到防止分娩时母体-胎儿交叉感染的目的。

需要注意的是,P-gp 抑制剂与 P-gp 底物合用时,可能会增加药物的不良反应。例如,有一些临床报道显示,合用 P-gp 抑制剂如决奈达隆、克拉霉素和红霉素等,可增加地高辛毒性。药代动力学研究显示,合用克拉霉素(250 mg)可使地高辛的血浆暴露增加 1.7 倍[18]。猪实验显示,地高辛(0.02 mg/kg)与槲皮苷(50 mg/kg)合用后,3 只实验猪中有 2 只死亡,而单用地高辛的实验猪未出现这种毒性。药代动力学研究显示,地高辛与槲皮苷(40 mg/kg)合用后,地高辛的 C_{max} 和 $AUC_{0~24h}$ 分别增加 413% 和 170%[19]。另一个案例是秋水仙碱,临床报道显示,合用克拉霉素和环孢素可增加秋水仙碱的横纹肌溶解综合征、代谢性酸中毒等不良反应的发生风险。

8. ABCB1 多态性及其临床意义

迄今,已发现 66 个单核苷酸多态性(single nucleotide polymorphisms SNPs) *ABCB1* 基因。其中 22 个属于同义的,44 个属于非同义的。3 个 SNPs (c.2677G>T、c.1236C>T 和 c.3435C>T)最常见。ABCB1 c.2677G>T/A 属于三等位基因突变,2 677 位核苷 G 被 T 或 A 替换,导致 893 位上 Ala 氨基酸残基被 Ser 或 Thr 替代,即 Ala893Ser/Thr。ABCB1 c.3435C>T(p.Ile1145Ile)和 c.1236C>T(p.Gly412 Gly)属于同义的 SNP,其氨基酸残基不变。

有研究显示,携带 c.3435CC 基因型的高加索人肠 P-gp 表达是 c.3435TT 基因型携带者的 2 倍,而 c.3435CT 携带者肠 P-gp 蛋白表达居中[20]。类似,在 100 例日本妇女胎盘中,P-gp 表达也是 CC>CT>TT[21],携带 c.3435TT 基因型人肾 P-gp 表达也比野生型低 1.5 倍[22]。临床报道显示,*ABCB1* 基因多态会引起 P-gp 底物药物处置改变。例如,携带 3435TT 基因型者稳态地高辛的峰浓度和 $AUC_{0~4h}$ 显著高于野生型[23]。单倍型分析显示,相对于野生型,携带 2677G/3435T 基因型者比非携带者显示出更高的地高辛 $AUC_{0~4h}$,而携带 2677G/3435C 基因型者显示出较低的 $AUC_{0~4h}$。与血浆地高辛暴露水平改变一致的是携带纯合突变(c.1236CT、c.2677GT 和 c.3435CT)者应用地高辛后,出现突然死亡风险高于无 T 突变或只有一个 T 突变者[24]。

c.3435C>T SNP 往往与其他 SNPs(如 c.1236C>T 和 c.2677G/T)间存在连锁不平衡。例如,携带 2677GG 和 3435CC 基因型往往呈现出低环孢素 A 和低他克莫司浓度/剂量值[25]。携带野生型(c.1236C>T 和 c.2677G>T)患者服用环孢素 A 和携带野生型(c.2677G>T 和 c.3435C>T)患者服用他克莫司出现移植排斥时间短于携带 *ABCB1* 基因突变者。与此相一致的是携带野生型(c.2677G>T 和 c.3435C>T)患者呈现出低环孢素 A 浓度/剂量值和高移植排斥发生率。Meta 分析显示,携带 3435CC 基因型者比携带 3435TT 基因型者需要更高的环孢素 A 的剂量才能达到肾移植后期望的环孢素 A 的治疗浓度。

ABCB1 SNPs 也会影响他克莫司的肾毒性。例如,以 GFR 降低 30% 为肾功能损伤指标,有研究结果显示,携带 *ABCB1* 突变基因患者往往显示较高的器官移植 6 个月后肾功能不全发生率(1236T 突变 63.3%,而对照 37.5%;2677T 突变 63.3%,对照 35.9%;3435T 突变 60%,而对照 39.1%)。2677T 突变携带者也显示出较高的术后 12 个月肾功能不全发生率。单倍型分析显示,T-T-T 单倍体也呈现出较高的术后 6 个月肾毒性发生率(52.9%,而对照仅为 29.4%)。携带 c.2677G>T、c.3435C>T SNP 和 T-T-T 单倍体患者也显示出较高的他克莫司浓度/剂量值。

第三节　多药耐药相关蛋白及其特点

一、MRP1 及其特点

1. MRP1 分布特性[1,2]

MRP1/Mrp1 是由 ABCC1/Abcc1 拷贝的分子量为 190 kDa 的 ABC 转运体。人 MRP1 含有 1 531 个氨基酸残基。除在肿瘤细胞外,MRP1 广泛表达于机体组织中,如肺、睾丸、肾、骨骼肌、脑和外周单核细胞。MRP1 蛋白主要表达在上皮细胞基底膜和脑血管内皮细胞顶膜,促进底物外排至血液,参与相应组织的保护作用。

2. MRP1 底物和抑制剂[1,2]

人 MRP1 和动物 Mrp1 的底物特异性存在一定差异。例如,3 种蒽环类药物(阿霉素、柔红霉素和表柔比星)不是鼠 Mrp1 的底物。此外,鼠 Mrp1 外排雌二醇-$17\beta-D$-葡萄糖醛酸苷($E_2 17\beta G$)的能力不到人 MRP1 的 10%。

MRP1 底物包括一些抗肿瘤药物(如依托泊苷、替尼泊苷、长春碱、长春新碱、阿霉素、柔红霉素、表柔比星、拓扑替康、伊立替康和米托蒽醌)、一些酪氨酸激酶抑制剂、抗病毒药(如沙奎那韦和利托那韦)、一些荧光探针(钙黄绿素、Fluo-3 和 BCECF)、毒物(黄曲霉素 B1、甲氧氯普胺、杀螟松和氯苯胺灵)及无机重金属含氧阴离子化合物(亚砷酸盐和三价锑)等。一般来说,MRP1

主要转运有机阴离子,多数是谷胱甘肽结合物、葡萄糖醛酸苷和硫酸结合物。而这些结合物往往又是Ⅱ相代谢产物,因此,MRP1(或 MRP2)介导的转运又称为药物的Ⅲ相消除。

MRP1 也转运一些内源性物质及谷胱甘肽结合物、葡萄糖醛酸苷和硫酸酯,如 LTC4、E₂17βG、PGA、15-脱氧的-ΔPGJ、鞘氨醇-1-磷酸、溶血磷脂酰肌醇、4-羟基-壬烯醛-谷胱甘肽结合物、雌酮硫酸酯、胆红素及其葡萄糖醛酸苷、胆酸盐及其硫酸/葡萄糖醛酸苷和脱氢表雄酮-硫酸酯等。MRP1 与底物间相互作用存在以下列 5 种方式(图 4-5):

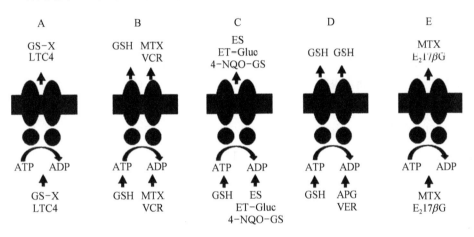

图 4-5　MRP1 介导底物转运类型

A. 谷胱甘肽结合物转运;B. 谷胱甘肽-底物协同转运;C. 谷胱甘肽-刺激底物转运;D. 底物刺激谷胱甘肽转运;E. 独立于谷胱甘肽的底物转运。APG,芹菜素;ES,雌酮硫酸酯;ET-Gluc,依托泊苷葡萄糖醛酸苷;GS-X,谷胱甘肽结合物;MTX,甲氨蝶呤;4-NQO-GS,4-硝基喹啉 1-氧化-SG;VCR,长春新碱;VER,维拉帕米;LTC4,白三烯 C4;GSH,谷胱甘肽;E₂17βG,雌二醇-17β-D-葡萄糖醛酸苷

(1)谷胱甘肽结合物转运:MRP1 外排谷胱甘肽结合物,包括 LTC4 和多数谷胱甘肽结合物。

(2)谷胱甘肽-底物协同转运:MRP1 介导转运需要谷胱甘肽,但不涉及谷胱甘肽结合物形成。只有在谷胱甘肽存在情况下 MRP1 才能介导长春新碱和米托蒽醌的转运,但长春新碱和米托蒽醌也能促进谷胱甘肽转运,即存在协同转运机制。

(3)谷胱甘肽-刺激底物转运:谷胱甘肽显著增加 MRP1 介导的底物转运,但这些底物不能刺激谷胱甘肽转运。这种转运是谷胱甘肽-刺激性机制。底物包括几种葡萄糖醛酸苷(如依托泊苷葡萄糖醛酸苷)、硫酸结合物(如雌酮硫酸酯和脱氢表雄酮硫酸酯)和谷胱甘肽结合物(如4-硝基喹啉1-氧化-SG)等。

(4)底物刺激谷胱甘肽转运:谷胱甘肽本身是MRP1弱底物,一些底物如维拉帕米和芹菜素可增加MRP1介导的谷胱甘肽转运,但维拉帕米和芹菜素不是MRP1底物。

(5)独立于谷胱甘肽的底物转运:MRP1介导的一些有机阴离子(如GSSG、甲氨蝶呤、$E_2 17\beta G$和某些葡萄糖醛酸苷)转运是不依赖谷胱甘肽的。

MRP1介导底物转运的选择性似乎与TM6-Lys332和TM17-Trp1246有关[26,27]。TM6-Lys332突变可选择取消LTC4(和谷胱甘肽)转运,但不影响甲氨蝶呤转运。TM17-Trp1246突变后MRP1不再转运甲氨蝶呤和$E_2 17\beta G$。TM6-Lys332和TM17-Trp1246突变均取消谷胱甘肽-刺激雌酮硫酸酯转运。TM17-Trp1246突变也能取消非谷胱甘肽依赖性雌酮硫酸酯转运,而TM6-Lys332突变无这种作用。在野生型MRP1中,单用芹菜素(10 μmol/L)不影响$E_2 17\beta G$摄取,而单用谷胱甘肽(3 mmol/L)则降低$E_2 17\beta G$摄取约35%。芹菜素和谷胱甘肽合用可使$E_2 17\beta G$摄取降低约70%。而在TM6-Lys332突变后,这种抑制效应不再发生,说明TM6-Lys332突变可导致谷胱甘肽与TM6-Lys332结合丧失。TM6-Lys332和TM17-Trp1246突变后,雌酮硫酸酯与MRP1结合降低到野生型的20%。TM6-Lys332突变因丧失谷胱甘肽结合而损伤谷胱甘肽-刺激雌酮硫酸酯转运,而TM17-Trp1246突变损伤雌酮硫酸酯的转运,这可能与丧失雌酮硫酸酯结合有关,即TM17-Trp1246是MRP1识别甲氨蝶呤、$E_2 17\beta G$和雌酮硫酸酯等物质所必需的,而TM6-Lys332则是MRP1识别谷胱甘肽和谷胱甘肽结合物如LTC4所必须具备的。TM17-Trp1246和TM6-Lys332均不是识别不含谷胱甘肽的MRP1调节剂如MK571、BAY u9773和LY171883等必需的,而TM17-Trp1246则是识别三环异噁唑类衍生物LY465803所必需的。上述结果显示,MRP1至少含有3个底物/调节剂结合位点。第一个为需要TM17-Trp1246结合位点,第二个为需要TM6-Lys332的结合位点,第三个为不需要TM17-Trp1246或TM6-Lys332的结合位点[26]。

一些化合物如LTC4类似物MK571、S-烷基谷胱甘肽、磺吡酮、苯溴马隆和丙磺舒均为MRP1弱抑制剂。一些P-gp抑制剂如环孢素A和PSC 833对MRP1也有一定的抑制作用。

3. MRP1 的生理功能及其临床意义

MRP1 可介导许多抗肿瘤药物如长春新碱、阿霉素和甲氨蝶呤的外排。临床研究显示,一些肿瘤细胞如乳腺癌、非小细胞肺癌、急性髓细胞性白血病和急性淋巴性白血病细胞中过表达 MRP1,提示 MRP1 可能参与 MDR 形成。MRP1 过表达可以作为神经母细胞瘤不良预后疗效评判指标。

MRP1 表达也会改变一些抗肿瘤药物的疗效和毒性。例如,Abcc1$^{-/-}$小鼠对依托泊苷敏感性强于野生型小鼠。MRP1 和其他 ABC 转运体协同防止抗肿瘤药物诱导的毒性。例如与野生型小鼠比较,Abcb1$^{-/-}$:Abcc1$^{-/-}$小鼠对长春新碱的敏感性增加 128 倍,对依托泊苷敏感性增加 3~5 倍。而单独 Abcb1$^{-/-}$和 Abcc1$^{-/-}$小鼠对长春新碱仅分别增加 16 倍和 4 倍[28]。体外试验也显示,Abcb1$^{-/-}$、Abcc1$^{-/-}$和 Abcb1$^{-/-}$:Abcc1$^{-/-}$小鼠骨髓对长春新碱的毒性分别增加 2 倍、5~10 倍和 25 倍[29]。

MRP1 也参与某些病理过程。例如,4-羟基-壬烯醛是不饱和脂肪酸在氧化应激状态下形成的 α-不饱和亲电子代谢产物及 β-不饱和亲电子代谢产物,其谷胱甘肽结合物是 MRP1 底物。阿霉素的心脏毒性往往与氧化应激产物形成过多有关。小鼠实验显示,敲除 Abcc1 可加强阿霉素诱导心脏毒性[30]。MRP1 也高度表达在内皮细胞和造血干细胞中。例如,MRP1 抑制剂 MK571 和敲除 Abcc1 可增加细胞内谷胱甘肽水平,降低细胞内氧化应激,降低血管紧张素 II 的血管效应。信号分子鞘氨醇-1-磷酸和溶血磷脂酰肌醇也是 MRP1 底物。这两种分子参与涉及 G 蛋白偶联受体等信号通路。例如,沉默 MRP1 和 MK571 可降低肥大细胞外排溶血磷脂酰肌醇的能力。前致炎症因子半胱氨酸白三烯(Cys LTs)如 LTC4、LTD4 和 LTE 等是 MRP1 底物。CysLTs 可诱导气管平滑肌收缩,增加血管通透性和黏液分泌,提示 CysLTs 参与过敏性哮喘的病理过程。Abcc1 基因敲除可显著降低鸡卵白蛋白引起的小鼠气管炎症、杯状细胞增生,以及降低气管液中 CysLTs、IgE、IL-4 和 IL-13 等的水平。这提示 MRP1 抑制剂可以作为气管炎症疾病如哮喘和慢性阻塞性肺疾病治疗药物[31]。

二、MRP2 及其特点

1. MRP2 一般特性及其分布[1,2]

MRP2/Mrp2 是由 ABCC2/Abcc2 拷贝的分子量为 190 kDa 的转运蛋白。

不同于 MRP1 和其他 MRPs,MRP2 主要表达在上皮细胞和内皮细胞的顶膜。在肝脏,MRP2 主要表达在肝细胞胆管侧膜。在肾脏,MRP2 主要表达在近曲肾小管 S1、S2 和 S3 的细胞刷状缘膜。在小肠,MRP2 主要表达在肠微绒毛上。肠 MRP2 表达也存在肠段区域性。与肠 P-gp 表达相反,MRP2 的表达由近端肠段向远端肠段逐渐降低。肠 MRP2 与 UGTs 等 II 相代谢酶表达重叠,提示结合代谢与肠外排可协同降低药物及有害物质的肠吸收。

MRP2 也表达在脑微血管内皮细胞顶膜和胎盘合体滋养层细胞顶膜,其功能是限制底物进入脑内和透过胎盘屏障进入胎儿。MRP2 也高表达于多种肿瘤细胞,如肾透明细胞癌、肝癌、卵巢癌、结肠癌、肺癌、乳腺癌和胃癌肿瘤细胞等。一些抗肿瘤药物是 MRP2 底物,表明 MRP2 参与肿瘤 MDR 过程。MRP2/Mrp2 的转运活性存在种属差异,如大鼠肝细胞胆管侧膜转运 2,4-二硝基苯l-S-谷胱甘肽能力比犬强 8 倍。类似,替莫普利在大鼠胆汁中的排泄率是犬的 40 倍。大鼠肝 Mrp2 表达量约是其他种属肝 MRP2 表达的 10 倍。在转染人 MRP2 和小鼠 Mrp2 的 MDCK 细胞中,MDCK-Mrp2 细胞转运沙奎那韦和多西他赛效率强于 MDCK-MRP2 细胞,但转运长春新碱的效率不及 MDCK-MRP2。MRP2 调节剂磺吡酮可促进人 MRP2 介导的 $E_2 17\beta G$ 转运,但抑制小鼠 Mrp2 介导的 $E_2 17\beta G$ 转运。

2. MRP2 底物和抑制剂[1,2]

MRP2 底物与 MRP1 相似,介导一些有机阴离子化合物,尤其是葡萄糖醛酸、硫酸和谷胱甘肽结合物是 MRP2 底物(表 4-5)。不同于 MRP1,顺铂是MRP2 的底物,但不是 MRP1 底物。MRP2 与 P-gp 等其他转运体底物也存在较大的重叠。

表 4-5　常见的 MRP2 底物[1,2]

内源性化合物	LTC4、LTD4、LTE4、$E_2 17\beta G$、胆红素及其葡萄糖醛酸苷、胆汁酸、GSSG
抗肿瘤药	甲氨蝶呤、阿霉素、表柔比星、米托蒽醌、长春碱、长春新碱、伊立替康、SN-38、依托泊苷、苯丁酸氮芥、环磷酰胺、顺铂、奥沙利铂、As_2O_3
HIV 蛋酶抑制剂	阿德福韦、西多福韦、茚地那韦、洛匹那韦、奈非那韦、利托那韦、沙奎那韦
其他	对氨基马尿酸、S-谷胱甘肽-2,4-二硝基苯、普伐他汀、S-谷胱甘肽-磺溴酞、磺吡酮、儿茶酚谷胱甘肽结合物、阿奇霉素、Fluo-3、对乙酰氨基酚-葡萄糖醛酸苷、硫酸酯和谷胱甘肽结合物、奥美沙坦、依普罗沙坦、替莫普利
毒素	丙二酚 A、赭曲霉毒素 A、食源性(前-)致癌物(如 PhIP)、Hg^{2+}

注: PhIP,2-氨基-1-甲基-6-苯基咪唑[4,5-6]吡啶。

一些化合物如 LTC4、MK571、酚酞葡萄糖醛酸苷和甲氨蝶呤荧光素是 MRP2 抑制剂，然而这些化合物难以进入细胞内，不适合在体试验。其他化合物如环孢素 A、磺吡酮、苯溴马隆、丙磺舒、格列本脲、利福平、孟鲁斯特和吲哚美辛或多或少抑制 MRP2 活性，这些化合物也影响其他转运体（如其他 MRP1、P-gp、OATPs 或 BSEP）活性。

3. MRP2 的生理意义及其临床意义[1,2]

杜宾-约翰逊综合征（Dubin-Johnson syndrome）是 *MRP2* 基因突变引起的。该病患者胆汁不能分泌胆红素，从而导致永久的高结合型胆红素血症。两种 *Abcc2* 基因突变大鼠：GY/TR⁻大鼠和埃塞高胆红素血症大鼠（Eisai hyperbilirubinemic rats，EHBR）分别在密码子 401 位和 855 位发生突变，提前终止密码子和缺乏 Mrp2 蛋白，从而导致胆红素胆汁分泌显著受损。这两种动物是理想的杜宾-约翰逊综合征的模型动物。肝 MRP2/Mrp2 也转运谷胱甘肽和胆汁酸。MRP2 介导谷胱甘肽转运，有助于维持胆管内渗透压梯度。这种渗透压梯度是维持胆汁流动所需要的。有研究显示，Abcc2⁻/⁻小鼠的胆汁流量约降低到野生型小鼠的 37%。血浆中胆红素水平增加到野生型小鼠的 2.3 倍[32]。MRP2 与其他转运体底物存在重叠，功能上也存在代偿情况。例如，阿霉素在 Abcb1⁻/⁻：Abcc2⁻/⁻小鼠胆汁排泄分别比 Abcb1⁻/⁻小鼠和 Abcc2⁻/⁻小鼠低 5 倍和 26 倍[32]。类似，单一敲除 Abcc2 或 Abcg2 对甲氨蝶呤血浆暴露的影响不及同时敲除 Abcc2 和 Abcg2。Abcc2⁻/⁻：Abcg2⁻/⁻小鼠显示出更高的甲氨蝶呤血浆暴露[33]。

MRP2 也转运一些药物及其葡糖糖醛酸、硫酸和谷胱甘肽结合物。肠 MRP2 表达也是一些药物口服生物利用度低的原因，同时亦是机体重要的保护机制。例如，肠 MRP2 限制一些毒物如赭曲霉毒素 A 和 2-氨基-1-甲基-6-苯基咪唑[4,5-b]吡啶（PhIP）的肠吸收。又如，Abcc2⁻/⁻小鼠血浆中两种食物致癌物：PhIP 和 2-氨基-3-甲基咪唑[4,5-f]喹诺酮浓度是野生型小鼠的 1.9 倍和 1.7 倍[32]。在大鼠脑微血管内皮细胞和胎盘合体滋养层细胞顶膜也表达 Mrp2，限制底物进入脑和胎儿。MRP2 和 P-gp 表达也存在广泛重合，这两种转运体在药理和毒理保护作用亦存在重合。

类似于 MRP1，MRP2 也与一些 II 相代谢酶间协同介导药物/毒物的消除。例如，MRP2 多态往往增加非酒精性脂肪肝、妊娠肝内胆汁淤积症、胆管癌和双氯芬酸-诱导的肝毒性发生率。MRP2 多态也降低伊立替康毒性代谢产物胆汁排泄[34]和增加甲氨蝶呤毒性和血药浓度[35]。

一些肿瘤细胞也高表达 MRP2，且一些抗肿瘤药物也是 MRP2 底物，这提示 MRP2 参与肿瘤 MDR 形成。有研究报道，MRP2 表达量决定了顺铂基础治疗肝癌的疗效[36]。已有文献报道，在小细胞肺癌患者中，MRP2 阴性患者对铂制剂响应高于 MRP2 阳性者[37]。

MRP2 也参与细胞对无机砷、汞和铂、镉毒性的保护作用。例如，Abcc2$^{-/-}$小鼠肾和肝铂的浓度是野生型小鼠的 2 倍，顺铂的肾毒性增加，Abcc2$^{-/-}$小鼠的这种改变可以被人源化 MRP2 逆转[38]。GY/TR$^-$大鼠和 Abcc2$^{-/-}$小鼠肾皮质显示出高浓度 Hg^{2+}[39]。GY/TR$^-$大鼠显示出显著低尿 Hg^{2+}排泄。给予甲基汞后，在 GY/TR$^-$大鼠的肾、肝、血、羊水、子宫、胎盘和胎儿中 Hg^{2+}显著高于 Wistar 大鼠，而尿和粪中汞排泄率低于 Wistar 大鼠[40]。

三、MRP3 及其特点

1. MRP3 一般特性[1,2]

MRP3/Mrp3 是由 ABCC3/Abcc3 拷贝的分子量为 190~200 kDa 的 ABC 转运体。MRP3 主要表达在极性细胞的基底膜。在人体组织中，MRP3 主要表达在肝、肾上腺、胎盘、睾丸、小肠、结肠和膀胱。在大鼠肠中，结肠 Mrp3 表达量最高，其他肠段表达量基本相同。肝 MRP3 表达与血浆中胆红素或其葡萄糖醛酸苷相关联，表明胆红素可以诱导 MRP3 表达。在正常情况下，脑组织缺乏 MRP3 表达，但多形性胶质母细胞瘤诱导 MRP3，多形性胶质母细胞瘤中 MRP3 mRNA 升高与患者高死亡风险有关[41]。MRP3 也表达在一些肿瘤细胞株，如多形性胶质母细胞瘤、原代非小细胞肺癌细胞、转移原代非小细胞肺癌细胞和肝癌细胞及耐顺铂和卡莫司汀的星形胶质细胞瘤细胞。某些肿瘤细胞分化也能增加 MRP3 表达，提示分化细胞获得耐药与 MRP3 表达有关。

2. MRP3 底物与抑制剂[1,2]

MRP3 具有广泛的底物，其底物也与 MRP1 和 MRP2 有较大的重叠，但也存在差异。葡萄糖醛酸苷是优良的 MRP3 底物，但非结合有机阴离子（如甲氨蝶呤），胆酸盐硫酸酯和胆酸盐谷胱甘肽结合物是 MRP3 弱的底物。与 MRP1 和 MRP2 不同，MRP3 介导的依托泊苷转运不需要谷胱甘肽参与。依托泊苷和替尼泊苷是 MRP3 底物，但长春新碱、阿霉素和顺铂不是 MRP3 底物。MRP3 与底物相互作用呈现出复杂的动力学特征。MRP3 存在底物转运体和 ATP 水解两个亚基。两个亚基对 E$_2$17βG、LTC4 和甲氨蝶呤显示出类似的亲和力，而

$E_2 17\beta G$、LTC4 和甲氨蝶呤刺激 ATP 水解则呈正变构效应,其 Hill 系数接近 2。MRP3 介导 $E_2 17\beta G$、LTC4 和甲氨蝶呤转运也符合正变构特征。MRP3 底物 5(6)-羧酸-2′-7′-双氯荧光素不能刺激 ATP 酶活性,尽管 MRP3 介导的 5(6)-羧酸-2′-7′-双氯荧光素也符合正变构特征[42]。

一些经典的有机阴离子如苯溴马隆、吲哚美辛、丙磺舒和磺吡酮也是 MRP3 抑制剂。胆酸盐和有机阴离子对 MRP3 介导 $E_2 17\beta G$ 转运不同于 MRP2。有机阴离子化合物吲哚美辛、呋塞米和丙磺舒及其结合型胆酸盐显著刺激 MRP2 介导的 $E_2 17\beta G$ 转运,但抑制 MRP3 介导的 $E_2 17\beta G$ 转运[43]。

3. MRP3 的生理作用及其临床意义[1,2]

MRP3 主要表达在肝细胞的窦侧膜,参与胆酸盐的肠肝循环。尽管正常人肝 MRP3 表达很低,但杜宾-约翰逊综合征患者和胆汁性肝硬化患者肝 MRP3 被诱导[44]。高胆红素血症患者往往伴随高结合型胆酸和胆汁酸水平。胆汁淤积显著上调人肝 MRP3 mRNA 和蛋白表达,且人肝 MRP3 mRNA 和蛋白水平与胆红素水平和胆汁淤积指标水平正相关[45]。Abcc2 缺乏[46]和胆汁淤积也能上调大鼠肝 Mrp3 表达。肝 MRP3 参与胆红素从肝外排至血液过程,而 Abcc3$^{-/-}$小鼠不能促使胆红素葡萄糖醛酸苷从肝外排至血液,导致血浆中胆红素葡萄糖醛酸苷水平显著降低。

MRP3 介导对乙酰氨基酚、吗啡和双氯芬酸等药物葡萄糖醛酸苷由肝外排至血液。例如,吗啡有两种葡萄糖醛酸苷代谢产物:吗啡 3-葡萄糖醛酸苷和吗啡 6-葡萄糖醛酸苷。这两种代谢产物有不同的药理活性。吗啡 3-葡萄糖醛酸苷是吗啡主要代谢产物,呈现拮抗吗啡药理活性特性。吗啡 6-葡萄糖醛酸苷是吗啡活性代谢产物。在小鼠中,吗啡不能形成吗啡 6-葡萄糖醛酸苷。相对于野生型小鼠,在 Abcc3$^{-/-}$小鼠血和尿中吗啡 3-葡萄糖醛酸苷水平显著降低,而肝和胆汁中吗啡 3-葡萄糖醛酸苷增加[47]。向小鼠腹腔注射吗啡 6-葡萄糖醛酸苷,Abcc3$^{-/-}$小鼠血浆中吗啡 6-葡萄糖醛酸苷浓度和镇痛活性显著低于野生型小鼠。非酒精性脂肪性肝炎可上调肝脏 MRP3 和改变 MRP2 定位。在非酒精性脂肪性肝炎大鼠中,吗啡血浆暴露降低到对照鼠的 74%,而吗啡 3-葡萄糖醛酸苷暴露增加到对照鼠的 150%,而肝吗啡 3-葡萄糖醛酸苷水平降低到对照鼠的 37%。类似,非酒精性脂肪性肝炎大鼠显示出高的吗啡 6-葡萄糖醛酸苷响应[48]。临床报道显示,相对于正常人,静脉注射吗啡后,非酒精性脂肪性肝炎患者吗啡葡萄糖醛酸苷血浆暴露显著增加,C_{max} 和 AUC 分别增加 52%和 58%[49]。同样,非酒精性脂肪性肝炎程度与吗啡葡萄糖醛酸苷血浆暴露增加和空腹状态下胆酸盐(甘氨胆酸、牛磺胆酸和总胆汁酸)水平增加相关,这与非酒精性脂肪性肝炎患者肝 MRP3 改变是一致的[50]。非酒精性脂肪性肝炎患者血和尿对乙酰氨基葡萄糖醛酸苷浓度增加也可能与 MRP3 诱导有关[50]。有文献报道,相对于野生型小鼠,灌胃吗啡后,Abcc3$^{-/-}$小鼠血浆中甲氨蝶呤浓度也低于野生型小鼠,其 C_{max} 只有野生型小鼠的 48%,其总清除率和胆汁清除率增加到野生型小鼠的 1.6 倍。甲氨蝶呤在 Abcc3$^{-/-}$小鼠肠浆膜的外排清除率降低至野生型小鼠的 24%,而肠中甲氨蝶呤的浓度增加到野生型小鼠的 1.9 倍[51]。

肠 Mrp3 亦介导叶酸类物质在肠浆膜的外排[52]。与野生型小鼠比较,口服叶酸后 Abcc3$^{-/-}$小鼠 C_{max} 和 AUC 分别比野生型小鼠低 33%和 44%。叶酸和亚叶酸在十二指肠浆膜转运通透系数分别降低至野生型小鼠的 6.3%和 22%。类似,Abcc3$^{-/-}$小鼠血浆中双氯芬酸酰基葡萄糖醛酸苷的浓度比野生型小鼠低90%[53]。高剂量双氯芬酸会引起肠损伤,Abcc3$^{-/-}$小鼠双氯芬酸引起肠损伤程度显著强于野生型小鼠,这可能与肠双氯芬酸酰基葡萄糖醛酸苷外排损伤有关。一般认为,肠 OATPs(人 OATP2B1 和鼠 Oatp2b1)介导双氯芬酸酰基葡萄糖醛酸苷从肠腔摄取进入肠黏膜上皮细胞,随即被表达在肠黏膜上皮细胞基底膜的 MRP3/Mrp3 外排至血液。Abcc3$^{-/-}$小鼠肠基底膜上双氯芬酸酰基葡萄糖醛酸苷外排损伤,导致肠黏膜细胞内双氯芬酸酰基葡萄糖醛酸苷蓄积。

四、MRP4 及其特点

1. MRP4 的一般特性

MRP4/Mrp4 是由 ABCC4/Abcc4 拷贝的 ABC 转运体。MRP4 广泛分布于大多数组织,表达量最高的是前列腺,其次依次是肺、骨骼肌、胰腺、脾、睾丸、卵巢和小肠。MRP4 可以表达在极性细胞的双侧膜,这取决于组织和细胞特性。例如,MRP4 表达于前列腺小管腺泡细胞、肝细胞和胰腺导管上皮细胞基底膜上,而表达在肾小管细胞顶膜上。在脑内,MRP4 表达在蛛网膜上皮细胞基底膜和脑微血管内皮细胞的顶膜。在原代培养的牛脑血管内皮细胞的基底膜/顶膜和肠黏膜上皮细胞的顶膜/基底膜上均有 MRP4 表达。

2. MRP4 的底物

MRP4 是最早鉴定的抗病毒药物阿德福韦和 AMP 类似物 9 -(2 -磷酰基甲氧基)腺嘌呤(PMEA)的转运体。随后有研究发现,耐 PMEA 细胞对 GMP

类似物 9 -（2 -磷酰基甲氧基）鸟嘌呤（PMEG）、齐多夫定和 $2',3'$-双脱氧 - $3'$-硫胞苷也产生耐药。MRP4 底物广泛,包括抗病毒药（阿德福韦、替诺福韦、更昔洛韦）、抗生素（头孢类）、心血管系统药物（髓袢利尿药、噻嗪类和血管紧张素 II 受体拮抗剂）和细胞毒药物（甲氨蝶呤、6 -硫鸟嘌呤、6 -巯嘌呤和拓扑替康）。硫唑嘌呤类似物的磷酸化代谢产物和大多数基于核苷的抗病毒药物也是 MRP4 底物。MRP4 还介导一些内源性分子如环核苷酸类（如 cAMP 和 cGMP）、ADP、类花生酸类物质、尿酸、结合型固醇激素、胆酸盐、叶酸和谷胱甘肽等的转运,这些内源性分子往往是信号分子,提示 MRP4 通过外排这些信号分子,参与一些病理生理过程。

3. MRP4 生理功能及其临床意义

（1）MRP4 与肿瘤：MRP4 介导 cAMP 和 PGE_2 等信号分子转运,影响细胞增殖、分化和细胞凋亡,提示 MRP4 可通过影响细胞中 cAMP 和 PGE_2 水平参与肿瘤生长。一些未经药物治疗的肿瘤如成神经细胞瘤、前列腺癌、胰腺癌和急性髓细胞性白血病等均有 MRP4 的表达,且 MRP4 表达与不良预后密切相关。有文献显示[54],MRP4 表达是非小细胞肺癌癌变和细胞增殖的必备条件。肺癌组织和肺癌细胞株高度表达 MRP4。敲除 MRP4 可以抑制细胞生长和使细胞停留在 G_1 期。同样,MRP4 表达与急性髓细胞性白血病的分化相关,分化差的亚型显示最高 MRP4 表达[55]。在人淋巴细胞 U937 中,沉默 MRP4 或合用 MRP4 抑制剂丙磺舒可以增加细胞内 cAMP 蓄积,促进细胞分化和成熟[56]。同样,在淋巴干细胞中,弗斯可林和 MK571 均可诱导 CD38 表达,弗斯可林和 MK571 合用显示出更强的诱导作用。在体试验显示,PDE_4 抑制剂咯利普兰、MRP 抑制剂丙磺舒或沉默 MRP4 均可抑制异种移植小鼠模型中肿瘤生长[57]。

一些肿瘤往往伴随 COX2 - PGE_2 通路的激活,COX - 2 和 PGE_2 水平升高可以作为乳腺癌等肿瘤不良预后的指标。临床试验显示,抑制 PG 形成可以阻止家族性腺瘤性息肉病患者腺瘤发育。在成神经细胞瘤株中,PGE_2 类似物（16,16 -二甲基 PGE_2）可以增加细胞活性和使细胞增殖,完全消除塞来昔布介导的细胞毒性[58]。

（2）MRP4 与血小板聚集：MRP4 高表达在血小板致密 δ -颗粒膜上。在正常 δ -颗粒膜上,MRP4 介导 ADP 和环核苷酸摄取。这些环核苷酸分泌诱导血小板聚集。临床报道[59],血小板 δ -储存池缺乏的患者往往血小板内腺核苷酸水平降低,患者血小板致密 δ -颗粒膜 MRP4 表达几乎消失或 MRP4 定位发生改变,导致 ADP 诱导的血小板聚集损伤。

阿司匹林在血小板致密 δ-颗粒上转运也是由 MRP4 介导的,提示 MRP4 可能参与阿司匹林抵抗。有文献报道,阿司匹林治疗患者血小板中 MRP4 表达高于正常人,且阿司匹林抗血小板聚集效应也较正常人降低[60]。另有报道显示,接受 15 天阿司匹林治疗的血小板 MRP4 的表达高于接受 1 天阿司匹林治疗者[61]。在人巨核细胞中,阿司匹林(50 μmol/L) 也能诱导 MRP4 mRNA 和蛋白表达[61],导致细胞内阿司匹林浓度降低。其他非甾体抗炎药如塞来昔布、双氯芬酸和萘普生也能诱导人巨核细胞中 MRP4 mRNA 和蛋白表达。临床报道,非甾体抗炎药治疗的骨关节炎患者血小板中 MRP4 表达增加和 ADP 诱导血小板聚集作用加强[62]。

(3) MRP4 和肺动脉高压:MRP4 底物 cAMP 和 cGMP 参与多种心血管过程,如心脏肥大、心肌收缩能力、心肌纤维化、内皮屏障功能、血管平滑肌细胞增殖和舒张等。MRP4 也高度表达于血管平滑肌细胞中。一些病理因素也可以上调 MRP4 表达。例如,原发性肺动脉高压患者肺动脉血管中 MRP4 表达上调。小鼠实验显示,缺氧可以诱导肺动脉血管细胞 MRP4 表达[63]。在野生型小鼠中,缺氧可以显著增加右心室收缩压和远端肺动脉重构,而合用 MK571 可以逆转上述缺氧引起的改变。在人冠状动脉平滑肌细胞中,敲除 MRP4 可以增加细胞内而降低细胞外 cAMP 和 cGMP[63]的量。在体试验显示,沉默 Abcc4 可剂量依赖性地降低野百合碱诱导右心室收缩压,改善心室肥大、远端肺动脉重构和心钠素的表达[64]。

(4) MRP4 与药物毒性/活性:MRP4 可以通过调节细胞内环核苷酸水平而影响药物的活性和毒性。例如,肠 MRP4 表达与药源性腹泻有关。腹泻往往是肠液体分泌损伤所致,而肠内液体平衡主要受囊性纤维化跨膜传导调节蛋白(CFTR) 调控。MRP4 通过影响 cAMP 水平而影响 CFTR 介导的离子分泌。MRP4 抑制剂 MK571 可以加强腺苷刺激的 CFTR 介导的氯电流[65]。伊立替康诱导腹泻与肠 MRP4 有关。Abcc4$^{-/-}$小鼠不易发生伊立替康诱导液体分泌[66]。在野生型小鼠中,CFTR 抑制剂 CFTRinh-172 或 MK571 可以完全抑制伊立替康诱导液体分泌。肠易激综合征伴有便秘的患者往往表现低肠 MRP4 表达。鸟苷酸环化酶 C 激动剂利那洛肽常用于治疗肠易激综合征伴便秘。MRP4 抑制剂 MK571 可增加利那洛肽诱导的电解质分泌和利那洛肽诱导的细胞内 cGMP 蓄积。

HIV 蛋白酶抑制剂奈非那韦和利托那韦是 MRP4 底物。奈非那韦可以增加细胞内 PMEA 水平和降低 MRP4 介导的甲氨蝶呤抵抗。Abcc4$^{-/-}$小鼠细胞对奈非那韦敏感性强于野生型小鼠,相反,增加 MRP4 表达可降低奈非那韦蓄积和毒性[67]。富马酸替诺福韦酯是替诺福韦前药。临床报道,某些服用富马酸替诺福韦酯患者因肾毒性而终止治疗。有报道显示,Abcc4$^{-/-}$小鼠肾中^{3}H的替诺福韦量高于野生型小鼠,尽管血浆中替诺福韦量是相当的[68],进一步分析,在 Abcc4$^{-/-}$小鼠中富马酸替诺福韦酯显著增加近曲肾小管中 mtDNA 水平,Abcc4$^{-/-}$小鼠对替诺福韦引起的线粒体损伤更敏感。

免疫调节剂和抗肿瘤药物别嘌呤硫醇,其活性代谢产物 6-硫鸟嘌呤核苷蓄积可引起严重的造血系统毒性。有研究显示[69],向野生型小鼠和 Abcc4$^{-/-}$小鼠腹腔每天注射 6-巯嘌呤(50 mg/kg、100 mg/kg 和 150 mg/kg),连续 15 天。结果显示,所有 Abcc4$^{-/-}$小鼠在给药 13 天内均死亡,而野生型小鼠在给药 15 天后,仍然有 75% 以上存活。进一步研究显示,在给予 6-巯嘌呤(100 mg/kg)5 天后,Abcc4$^{-/-}$小鼠粒细胞和单核细胞-巨噬细胞祖细胞数目分别下降 71% 和 74%,而野生型小鼠仅下降 20%。临床报道显示,MRP4 SNPs(c.2269G>A,rs3765534)与日本炎性肠病患者中 6-巯嘌呤毒性增加有关[70]。

五、其他 MRP 及其特点[1,2]

1. MRP5

MRP5 的主要功能是转运环化核苷酸及其类似物,因此 MRP5、MRP4 和 MRP8 又称为环化核苷酸外排泵。尽管 MRP5、MRP4 和 MRP8 转运 cAMP 和 cGMP,但它们对 cGMP 和 cAMP 亲和力存在差异。MRP5 对 cGMP 亲和力高,而对 cAMP 则亲和力弱。MRP8 对 cAMP 和 cGMP 显示中等至弱的亲和力,即 MRP5 对 cGMP 转运贡献大于 MRP4 和 MRP8。

MRP5 mRNA 在正常组织中低表达,主要存在于骨骼肌、心脏和脑等。MRP5 蛋白表达于极性细胞基底膜,但在脑微血管内皮细胞则表达于顶膜。在胎盘中,MRP5 表达随妊娠时间增加而降低。在早产胎盘中,MRP5 主要表达于滋养层细胞基底膜,但在足月胎盘中,除表达在滋养层细胞基底膜外,在其顶膜也有 MRP5 表达。

MRP5 功能是外排环化核苷酸,特别是 cGMP,提示 MRP5 通过调节 cGMP 水平参与多种生理过程。MRP5 也转导其他有机阴离子、谷胱甘肽、阿昔洛韦和阿德福韦等。体外试验也证实,MRP5 表达对某些抗肿瘤药物产生耐药,如顺铂、嘌呤类似物(6-巯嘌呤和 6-硫鸟嘌呤)、嘧啶类似物(吉西他滨、阿糖胞苷和氟尿嘧啶)、阿霉素和抗叶酸药。

2. MRP6

MRP6/Mrp6 是由 ABCC6/Abcc6 拷贝的分子量为 190 kDa 的转运体。MRP6 mRNA 和 MRP6 主要表达于肝脏和肾脏。MRP6 主要表达于极性细胞的基底膜上。MRP6 也是 OATs,但葡萄糖醛酸苷不是 MRP6 底物。*ABCC6* 基因突变与一种罕见的人类弹力纤维性假黄瘤有关。

3. MRP7

MRP7 是由 ABCC10 拷贝的 1 492 个氨基酸残基组成的 ABC 转运体。MRP7 主要表达于胰腺、结肠、皮肤和睾丸。MRP7 也介导一些生理性底物如葡萄糖醛酸苷(如 $E_2 17\beta G$)和 GSH 结合物(如 LTC4)。MRP7 还介导一些抗有丝分裂的药物(长春新碱和多西他赛)转运。

4. MRP8

MRP8 是由 ABCC11 拷贝的 1 382 个氨基酸残基组成的 ABC 转运体。类似 MRP4 和 MRP5,MRP8 是一个短链 MRP,主要表达在极性细胞的顶膜上。其内源性底物包括脱氧表雄酮硫酸酯、cGMP、cAMP、胆酸盐、固醇硫酸酯、固醇葡萄糖醛酸苷和其他结合阴离子如 LTC4。MRP8 也转运一些药物,如抗肿瘤药(氟尿嘧啶、5-氟-2-脱氧尿苷、5-氟-5-脱氧尿苷和甲氨蝶呤)、抗 HIV 病毒药(2′,3′-双脱氧胞苷)和抗肝炎病毒药(PMEA)等。

第四节 乳腺癌耐药蛋白及其特点

一、BCRP 的一般性质[1,2]

BCRP 是由 ABCG2/Abcg2 拷贝的转运体。BCRP 属于半载体,形成同型二聚体后才能呈现出转运活性。BCRP 最早是在耐阿霉素的 MCF7 乳腺癌细胞株(MCF-7/AdrVp)中发现的。人 BCRP 是由 655 个氨基酸残基构成的 ABC 蛋白,而鼠 Bcrp 有 657 个氨基酸残基,与人 BCRP 氨基酸一致性约为 81%。BCRP 主要表达在胎盘合体滋养层细胞的顶膜、肝细胞胆侧膜、肠黏膜上皮细胞的顶膜、乳腺导管和小叶的顶膜。BCRP 的表达与 P-gp 定位存在重合。BCRP 表达与其药理和生理学意义密切相关。BCRP 也高表达于原始造血干细胞和其他干细胞(包括肿瘤干细胞)。

二、BCRP 底物与抑制剂[1,2]

BCRP 具有广泛的底物,包括抗肿瘤药(米托蒽醌、拓扑替康、阿霉素和 SN-38 等)、光敏剂(脱镁叶绿酸 A、原卟啉Ⅸ和相关化合物)、某些抗生素(如呋喃妥因、环丙沙星和氧氟沙星)、一些化学致癌剂(2-氨基-1-甲基-6-苯基咪唑[4,5-b]吡啶)等。其他如哌唑嗪、格列本脲、西咪替丁、柳氮磺吡啶、瑞舒伐他汀、齐多夫定、拉米夫定、维生素 B_2 和维生素 K_3 也是 BCRP 底物。BCRP 也转运一些内源性阴离子的结合物(如雌酮硫酸酯、脱氢表雄酮硫酸酯和 $E_2 17\beta G$ 等)。一些核苷酸及其单磷酸代谢产物(如 5′磷酸齐多夫定)通常也是 BCRP 底物。雌酮硫酸酯和脱氢表雄酮硫酸酯是 BCRP 的生理性底物。BCRP 也是高容量的尿酸外排转运体,BCRP 功能异常也是痛风的主要诱因。BCRP 底物与其他转运体(如 P-gp 和 MRP)间存在重合,但长春新碱、紫杉醇、顺铂不是 BCRP 底物。

不同诱导可使 BCRP 对底物的敏感性不同。有文献报道,9 株过表达 BCRP 细胞均对米托蒽醌、拓扑替康和 SN-38 产生耐药,而只有 2 种(MCF-7 AdVp3000 和 S1-M1-80)对罗丹明 123 耐药[71]。进一步分析显示,表达在 MCF-7 AdVp3000 细胞和 S1-M1-80 细胞中的 BCRP 是 BCRP 突变体,482 位上氨基酸分别为苏氨酸(R482T)和甘氨酸(R482G),而野生型 BCRP 的 482 位氨基酸为精氨酸(R482)。MCF-7 AdVp3000 细胞(R482T)和 S1-M180 (R482G)细胞对阿霉素抵抗作用强于 MCF-7 MX100(R482)。表达野生型和突变型 BCRP 的 HeLa 细胞均对米托蒽醌产生抵抗,而只有表达 R482T 或 R482G 的细胞才能对罗丹明 123 和阿霉素产生抵抗。类似的研究表明,表达野生型和突变型 BCRP 的 HEK293 细胞均能外排米托蒽醌、拓扑替康、SN-38、Hoechst 33342 和 BODIPY-哌唑嗪。只有表达 R482G 和 R482T 的突变体才能对阿霉素、柔红霉素、表柔比星、比生群、罗丹明 123 和 lysotracker green 产生抵抗[72]。同样,只有野生型 BCRP 才能转运甲氨蝶呤及其衍生物、叶酸和 $E_2 17\beta G$。

依克立达是 BCRP 和 P-gp 抑制剂,其他 P-gp 抑制剂如利血平、环孢素 A、tariquidar 和伐司扑达也能抑制 BCRP 活性。烟曲霉毒素 C(FTC)属于 BCRP

特异性抑制剂,但该化合物具有强烈的神经毒性。其类似物 Ko132 和 Ko134 对 BCRP 抑制作用与 FTC 相当或强于 FTC,且细胞毒性低。其中,小鼠实验可以高剂量给予 Ko134。

一些酪氨酸激酶抑制剂如吉非替尼、伊马替尼、尼洛替尼、厄洛替尼、拉帕替尼和舒尼替尼等也是 BCRP 的抑制剂及底物。其他 BCRP 抑制剂包括新生霉素、UCN-01 和某些黄酮类(水飞蓟宾、橙皮素、槲皮苷和黄豆苷元)。其中,新生霉素只能抑制野生型 BCRP 活性。HIV 蛋白酶抑制剂利托那韦、沙奎那韦和奈非那伟也能抑制 BCRP,对野生型 BCRP 抑制作用强于突变型 BCRP,其对野生型 BCRP 抑制作用的 IC_{50} 值不及对突变型 BCRP 抑制作用的 $1/2$ [73]。

三、BCRP 的生理作用及其临床意义

1. BCRP 在药物处置、药物活性和毒性中的作用

参与药物吸收、分布和排泄的组织均高度表达 BCRP,表明 BCRP 参与药物体内处置过程,进而影响药物的毒性和活性。例如,合用依克立达可以显著增加 $Abcb1^{-/-}$ 小鼠灌胃给予拓扑替康的血浆浓度,这可能与增加拓扑替康肠摄取及减少其胆汁排泄有关[74]。在妊娠 $Abcb1^{-/-}$ 小鼠中,依克立达也能增加拓扑替康在胎儿中的分布[74]。$Abcg2^{-/-}$ 小鼠拓扑替康的口服生物利用度和胎儿中药物分布分别是野生型小鼠的 6 倍和 2 倍[75]。类似,$Abcg2^{-/-}$ 小鼠血浆中环丙沙星和呋喃妥因暴露水平高于野生型,而乳汁中环丙沙星和呋喃妥因暴露分泌低于野生型小鼠。

肠 BCRP 通过限制外源性毒素吸收而减少对机体的伤害。有研究[76]比较了口服或静脉注射同位素标记 3 种食源性致癌物 2-氨基-3-甲基咪唑[4,5-f]喹啉、3-氨基-1,4-二甲基-5H-吡啶并[4,3-b]吲哚和黄曲霉素 B1 在 $Abcg2^{-/-}$ 和野生型小鼠中的处置,结果显示,在 $Abcg2^{-/-}$ 小鼠血浆中 3 种物质浓度显著高于野生型,而乳汁/血浆浓度比值显著降低。类似,口服或静脉注射 PhIP 后,$Abcg2^{-/-}$ 小鼠血浆中 PhIP 的 AUC 显著高于野生型小鼠[77]。粪便中 $^{14}C-PhIP$ 回收率(剂量的 26.6%)低于野生型小鼠(剂量的 70.4%),而尿中 $^{14}C-PhIP$ 回收率(剂量的 79.3%)显著高于野生型小鼠(剂量的 33.0%)。

$Abcg2^{-/-}$ 小鼠也显示一种原卟啉病[74],类似人体因细胞内卟啉增加而出现皮肤光敏。该小鼠对食源性叶绿素降解产物脱镁叶绿酸 A 高度敏感,导致

严重的甚至是致死性的光毒性损伤。例如,给 Abcg2⁻/⁻ 小鼠食用含 10%～20% 紫花苜蓿叶食物,出现严重的光毒性损伤,而野生型未出现这种现象。食用含 20% 紫花苜蓿叶食物后,Abcg2⁻/⁻ 小鼠血浆中脱镁叶绿酸 A 浓度是正常饮食鼠的 24 倍,而野生型小鼠血浆中脱镁叶绿酸 A 在检测限以下,表明 Abcg2⁻/⁻ 小鼠对脱镁叶绿酸 A 引起的光毒性的敏感性比野生型小鼠的强 100 倍[74]。

　　BCRP 与 P-gp 共表达在血脑屏障上,且两种转运体底物也存在较大重合,提示两种转运体共同调节底物在血脑屏障上的转运。有文献显示[78],同时敲除 Abcb1 和 Abcg2 对脑组织中拓扑替康的暴露水平影响强于单敲除 Abcb1 或 Abcg2。例如,Abcb1⁻/⁻ 或 Abcg2⁻/⁻ 小鼠脑组织中拓扑替康的 AUC 仅是野生型小鼠的 1.5 倍,但 Mdr1a/b⁻/⁻:Abcg2⁻/⁻ 小鼠脑中拓扑替康的 AUC 则增加到野生型小鼠的 12 倍,提示 BCRP 和 P-gp 对底物转运存在协同效应。这种协同效应也存在于其他底物(表 4-6)。

表 4-6　单敲除 Abcb1(Abcb1⁻/⁻)、Abcg2(Abcg2⁻/⁻)及共敲除 Abcb1 和 Abcg2(Abcb1⁻/⁻:Abcg2⁻/⁻)后,P-gp/BCRP 双底物在小鼠脑内分布(脑/血浆药物浓度比值增加倍数)[79]

药　　物	Abcb1⁻/⁻	Abcg2⁻/⁻	Abcb1⁻/⁻:Abcg2⁻/⁻
CYT387	2.4	2.5	10.5
达沙替尼	4.0	1.0	9.0
依克立达	3.5	6.6	15.0
厄洛替尼	2.9	1.3	8.5
夫拉平度	1.7	1.3	7.4
吉非替尼	31.1	13.7	108.0
色瑞替尼	47.0	0.6	96.0
伊马替尼	4.5	1.0	29.0
拉帕替尼	3.0	1.3	40.0
米托蒽醌	1.7	1.4	8.05
哌唑嗪	1.8	1.3	6.2
瑞戈非尼	1.4	3.7	7.9
芦卡帕尼	2.3	1.3	9.1
索拉非尼	1.2	3.8	9.7
舒尼替尼	4.6	1.4	34.4
坦度替尼	2.0	1.0	13.0
威罗菲尼	2.9	0.8	83.3
拓扑替康	2.0	0.7	3.2
伊立替康	1.5	1.5	12.0

2. BCRP 和侧群细胞

BCRP 高度表达于侧群细胞中。由于高表达 BCRP,侧群细胞显示低 Hoechst 33342 蓄积。BCRP 也高度表达在造血祖(干)细胞中,但分化造血细胞中的 BCRP 处于沉默状态,从而显示了 BCRP 在早期造血中的作用。除造血系统外,侧群细胞也存在于其他组织,如脾、脐血细胞、脑、肾、心、肠、皮肤和肺等。高 BCRP 表达是各种侧群细胞的特征,BCRP 可以作为干细胞的标志物。有文献显示[80],BCRP 基因缺陷引起骨髓和骨骼肌中侧群细胞数目减少,源自 Abcg2$^{-/-}$ 小鼠的造血细胞对米托蒽醌敏感性增加,提示 BCRP 对毒性底物的抵抗作用。小鼠实验也显示出 BCRP 对缺氧的保护作用。例如,在缺氧状态下,源自 Abcg2$^{-/-}$ 小鼠的祖细胞形成克隆的能力低于野生型小鼠,Abcg2$^{-/-}$ 小鼠红细胞内血红素前体和原卟啉是野生型小鼠的 10 倍[81]。阻断 BCRP 也能显著降低野生型小鼠祖细胞在缺氧条件下的生存能力。

3. BCRP 和高尿酸血症

BCRP 是高容量的尿酸转运体,提示 BCRP 参与尿酸平衡调节。BCRP 突变体 ABCG2 c.421C>A(Q141K,rs2231142)和 Q126X(rs72552713)与高痛风风险显著相关。Q141K 的功能约为野生型的一半,而 Q126X 是无功能的 ABCG2 突变体。有研究分析了高尿酸血症与 BCRP 功能关系[82],结果显示,在调查的 5 005 例高尿酸血症的患者中,53.3%患者显示 BCRP 功能失常。与 BCRP 相关的高尿酸血症风险约为 30%,高于其他环境因素。研究根据 Q126X 与 Q141K 的组合,将参与者分为 4 组:全功能(Q126X:Q/Q;Q141K:Q/Q);3/4 功能(Q126X:Q/Q;Q141K:Q/K);1/2 功能(Q126X:Q/X;Q141K:Q/Q 或 Q126X:Q/Q;Q141K:K/K)和 ≤ 1/4 功能(Q126X:X/X;Q141K:Q/Q 或 Q126X:Q/X;Q141K:Q/K)。

另有文献显示[83],BCRP 功能异常是增加而不是降低尿中尿酸排泄。有研究结果表明,尿中尿酸排泄由全 BCRP 功能的 24.0 mg/(h·1.73 m^2)增加到 ≤ 1/4 BCRP 功能的 34.3 mg/(h·1.73 m^2),约增加 42.9%。高尿酸血症过度产生的发生率[尿酸排泄>25 mg/(h·1.73 m^2)]随 BCRP 功能降低而增加。相对于全 BCRP 功能,估算的 BCRP 功能异常导致高尿酸血症过度产生的风险分别为 1.36(3/4 BCRP 功能)、1.66(1/2 BCRP 功能)和 2.35(≤1/4 BCRP 功能)。

肠 BCRP 在尿酸排泄中发挥重要作用。例如,急性胃肠炎血清中尿酸水平(8.8 mg/dL)高于恢复期(4.7 mg/dL),说明肠尿酸分泌受损[84]。Abcg2$^{-/-}$ 小鼠也显示高的血清尿酸水平和尿液中尿酸/肌酐值,但尿酸从肠排泄显著减少,约只有野生型小鼠的一半[83]。在野生型小鼠中,经尿和肠分泌尿酸的贡献分别占尿酸排泄的 2/3 和 1/3,显示出肠 BCRP 在肠尿酸分泌中的作用[85],BCRP 功能损伤引起血清尿酸增加部分归结于肠尿酸分泌降低。

4. BCRP 和肿瘤

BCRP 表达往往与肿瘤患者药物治疗结果不佳相关联,提示 BCRP 表达可作为影响预后的因素进行评测。例如,高 BCRP 活性的急性髓细胞性白血病患者的无病生存时间和总生存期短于低 BCRP 的急性髓细胞性白血病患者。在检验的 106 个胰腺导管腺癌中发现,在分化差的肿瘤、淋巴结转移和受侵犯的组织/器官、TNM 分级为 Ⅱ/Ⅳ 的患者中,BCRP 的表达高于分化好、非淋巴结转移、非受侵犯的组织/器官和 TNM 分级为 Ⅰ/Ⅱ 的患者。研究还发现,高表达 BCRP 患者的无病生存时间也相对较短[86]。有研究发现,在 156 位 Ⅳ 级非小细胞肺癌患者中,接受顺铂基础治疗前约 51% 患者高 BCRP 表达,这些患者生存时间相对较短。类似,72 例 ⅢB 或 Ⅳ 等级的非小细胞肺癌患者在治疗前,其 BCRP 的阳性率约 46%。BCRP 阴性患者对化疗药物的响应率(44%)高于 BCRP 阳性患者(24%)[87]。BCRP 阳性肿瘤患者无进展生存期和总生存期也短于 BCRP 阴性患者。

BCRP 的 SNP 影响化疗药物的毒性和疗效。伊马替尼常被推荐作为胃肠间质瘤的标准治疗药物。有文献报道,BCRP 421C>A 与伊马替尼治疗的无进展生存期有关[88]。ABCG2 421AA 基因型携带者伊马替尼 5 年治疗无进展生存期优于 421CC/CA 携带者。舒尼替尼是晚期肾细胞癌的一线治疗药物,主要不良反应是血小板减少症。有文献研究显示,BCRP c.421C>A 与舒尼替尼诱导的严重血小板减少症显著相关[89]。皮疹和腹泻是吉非替尼主要不良反应,发生率约 50%。有文献研究显示,16 名携带 421CA 基因型患者中有 7 人(44%)出现腹泻,而携带野生型 108 名患者中只有 13 人(12%)出现腹泻[90]。ABCG2 c.34G>A 突变与吉非替尼皮疹发生率有关联[91]。例如,32 例携带 34GA 或 AA 者中有 13 例发生 2 级或以上皮疹,而 51 例携带野生型者中只有 13 例发生皮疹。类似,携带 15622TT 或在 ABCG2(1143C>T,15622C>T)单倍体中至少携带一个 TT 者有 50% 患者出现 2/3 级腹泻,提示 ABCG2 c.15622C/T 和 ABCG2(1143C/T,-15622C/T)单倍体在吉非替尼引起中度至严重腹泻中作用[92]。

第五节　胆酸盐外排泵及其特点

一、BSEP 的特性与表达[1]

BSEP/Bsep 是由 ABCB11/Abcb11 拷贝的分子量为 160 kDa 的 ABC 转运体。BSEP/Bsep 主要表达于肝细胞的胆管侧膜,主要功能是介导胆酸盐的胆汁排泄,对某些 P-gp 底物药物也有低亲和力。BSEP 功能异常或基因缺陷可引起肝内胆汁分泌受阻,导致系列胆汁淤积性肝病,如 2 型进行性家族性肝内胆汁淤积症(progressive familial intrahepatic cholestasis type 2,PFIC2)、2 型良性复发性肝内胆汁淤积症(benign recurrent intrahepatic cholestasis type 2,BRIC2)、妊娠肝内胆汁淤积症(intrahepatic cholestasis of pregnancy,ICP)和药物诱导胆汁淤积等。

二、BSEP 底物与抑制剂[93,94]

人 BSEP 主要转运单价胆酸,包括初级胆酸和次级胆酸的牛磺酸结合物和甘氨酸结合物,如牛磺胆酸盐、甘氨胆酸、牛磺熊脱氧胆酸、甘氨鹅脱氧胆酸、牛磺石胆酸、牛磺鹅脱氧胆酸、牛磺石胆酸-3-硫酸酯和熊脱氧胆酸等。但大鼠 Bsep 不能转运牛磺石胆酸-3-硫酸酯。人 BSEP 和大鼠 Bsep 还可以转运普伐他汀。

一些药物是 BSEP 的抑制剂,如氯法齐明、氯唑西林、CI-724、环孢素、依法韦仑、炔雌醇、依托红霉素、芬地林、氟伐他汀、格列本脲、洛伐他汀、奈法唑酮、尼卡地平、尼非地平、波生坦、马西替坦、普伐他汀、普尼拉明、利血平、利福平、沙奎那韦、利托那韦、缬氨霉素和长春碱等。

三、BSEP 的生理作用及其临床意义

BSEP 的功能是介导胆酸盐胆汁排泄。BSEP 功能损伤导致肝内胆酸盐蓄积,进而引起胆汁淤积型肝损伤。

1. *BSEP* 基因突变引起的胆汁淤积症[1,95]

BSEP 作为肝细胞胆管侧膜上主要的胆酸盐外排转运体,其基因突变会引

起轻至严重的肝内胆汁淤积,包括 PFIC2(又称 BSEP 缺乏综合征)和 BRIC2。胆管侧 BSEP 表达降低或缺乏是 PFIC2 的主要特征,可作为诊断依据。PFIC2 患者通常在出生后的前 6 个月内发病,主要临床特征是黄疸、瘙痒和生长障碍。BSEP 基因突变也会导致肝癌和胆管癌的发病风险增高。

微小 ABCB11 基因突变引起的胆汁淤积型肝病属于 BRIC2。BRIC2 患者的胆结石风险高,有些患者的肝硬化可以推迟到成人。反复的自限性胆汁淤积和低 γ-谷氨酰转肽酶水平可作为 BRIC2 的诊断指标。

小鼠实验显示,敲除 Abcb11 只能轻微诱导胆汁淤积,伴随 P-gp 表达增加,若这 3 个基因同时敲除(Abcb11:Abcb1)则会导致严重的症状,表现为黄疸、胆囊松弛和死亡率增加。而同时敲除 Abcb11 和 Abcb1 的动物可以作为肝内胆汁淤积模型动物。研究结果还提示,P-gp 的补偿作用,降低了敲除 Abcb11 引起胆汁淤积的严重程度[96]。

2. 妊娠肝内胆汁淤积症

瘙痒是妊娠肝内胆汁淤积症主要特征,约有 10% 患者出现黄疸,大多数出现于妊娠晚期。血清胆酸水平增加可以作为妊娠肝内胆汁淤积症诊断指标。大多数妊娠肝内胆汁淤积症患者在产后 2 周可自愈。Meta 分析显示,妊娠肝内胆汁淤积症与不良围产儿结局相关,血清中总胆汁酸水平大于 100 μmol/L,出现死胎风险显著增加[97]。

妊娠肝内胆汁淤积症主要由激素水平紊乱所致。雌二醇的葡萄糖醛酸苷可以抑制 BSEP,小鼠实验显示,炔雌醇和雌二醇可以显著下调小鼠肝 Bsep 表达[98,99]。妊娠肝内胆汁淤积症患者血清中表异孕烷醇酮硫酸酯等孕酮硫酸酯代谢产物浓度显著增加[100,101],升高的表异孕烷醇酮硫酸酯通过抑制 FXR 介导的 BSEP 表达,而抑制 BSEP 介导的胆酸分泌[101]。

3. 药物诱导胆汁淤积[102]

药物可影响 BSEP 活性与表达,引起药物诱导性胆汁淤积。某些药物是 BSEP 强抑制剂,如环孢素 A、格列本脲、曲格列酮(及其硫酸酯代谢产物)、波生坦(及其代谢产物)、奈法唑酮、利托那韦、罗格列酮、沙奎那韦、酮康唑、吡咯列酮、洛伐他汀、氟哌啶醇、阿托伐他汀和氯丙嗪等。有文献用膜囊泡试验测定了 200 个模型药物对 BSEP 抑制作用的 IC_{50},结果显示,有 16% 的化合物属于强 BSEP 抑制剂,抑制 BSEP 介导的牛磺胆酸转运,其 IC_{50} 低于 25 μmol/L,且这些化合物的抑制 BSEP 强度与肝损伤相关[103]。类似,用三明治培养原代肝细胞模型调查了 26 个化合物抑制 BSEP 与肝毒性关系。在研究的 26 个化合物中,有 11 个化合物增加胆酸盐诱导的肝毒性,其中 9 个化合物(如环孢素 A、利托那韦和辛伐他汀等)是 BSEP/Bsep 抑制剂[104],提示这些化合物诱导胆汁淤积是通过直接抑制 BSEP 功能实现的。而另一些化合物(如炔雌二醇和雌二醇)引起的药物诱导性胆汁淤积可能与抑制 BSEP 表达有关[98,99]。在研究文献[103]报道的 30 个 IC_{50} 小于 25 μmol/L 的化合物中,发现有 5 个化合物(曲格列酮、苯溴马隆、波生坦、格列美脲和洛匹那韦)也能降低 BSEP 的蛋白表达和 mRNA 表达,提示这几个化合物具有双重抑制作用,显示出更强的临床药物诱导肝损伤作用[105]。类似的研究报道显示,二甲双胍可以通过抑制 BSEP 表达干扰胆汁酸的外排[106]。是否存在药物诱导的胆汁淤积是药源性肝损伤的重要部分,也是一些药物撤出市场的重要原因。因此,尽早在新药研发阶段判断候选药物是否具有抑制 BSEP 活性作用是十分重要和必要的。

(中国医学科学院药用植物研究所　杨志宏)

参考文献

[1] Liu X. ABC family transporters. Adv Exp Med Biol, 2019(1141): 13 - 100.

[2] 刘晓东,柳晓泉.药物代谢动力学教程.南京:江苏凤凰科学技术出版社,2015: 263 - 291.

[3] Schinkel A H, Smit J J, van Tellingen O, et al. Disruption of the mouse Mdr1a P-glycoprotein gene leads to a deficiency in the blood-brain-barrier and to increased sensitivity to drugs. Cell, 1994, 77(4): 491 - 502.

[4] Jonker J W, Wagenaar E, van Deemter L, et al. Role of blood-brain barrier P-glycoprotein in limiting brain accumulation and sedative side-effects of asimadoline, aperipherally acting analgaesic drug. Br J Pharmacol, 1999, 127(1): 43 - 50.

[5] Liu L, Liu X. Contributions of drug transporters to blood-brain barriers. Adv Exp Med Biol, 2019(1141): 407 - 466.

[6] Wetterich U, Spahn-Langguth H, Mutschler E, et al. Evidence for intestinal secretion as an additional clearance pathway of talinolol enantiomers: concentration- and dose-dependent vitro and in vivo. Pharm Res, 1996, 13(4): 514 - 522.

[7] Lindberg-Freijs A, Karlsson M O. Dose dependent absorption and linear disposition of cyclosporine A in rat. Biopharm Drug Dispos, 1994, 15(1): 75 - 86.

[8] Dahan A, Amidon G L. Segmental dependent transport of low permeability compounds along the small intestine due to P-glycoprotein: the role of efflux transport in the oral

absorption of BCS class III drugs. Mol Pharm, 2009, 6(1): 19 – 28.

[9] Fricker G, Drewe J, Huwyler J, et al. Relevance of p-glycoprotein for the enteral absorption of cyclosporin A: in vitro-in vivo correlation. Br J Pharmacol, 1996, 118(7): 1841 – 1847.

[10] De Lannoy I A, Koren G, Klein J, et al. Cyclosporin and quinidine inhibition of renal digoxin excretion: evidence for luminal secretion of digoxin. Am J Physiol, 1992, 263(4 Pt 2): F613 – F622.

[11] Okamura N, Hirai M, Tanigawara Y, et al. Digoxin-cyclosporin A interaction: modulation of the multidrug transporter P-glycoprotein in the kidney. J Pharmacol Exp Ther, 1993, 266(3): 1614 – 1619.

[12] Tsuruoka S, Sugimoto K I, Fujimura A, et al. P-glycoprotein-mediated drug secretion in mouse proximal tubule perfused in vitro. J Am Soc Nephrol, 2001, 12(1): 177 – 181.

[13] Mayer U, Wagenaar E, Beijnen J H, et al. Substantial excretion of digoxin via the intestinal mucosa and prevention of long-term digoxin accumulation in the brain by the Mdr1a P-glycoprotein. Br J Pharmacol, 1996, 119(5): 1038 – 1044.

[14] Koziolek M J, Riess R, Geiger H, et al. Expression of multidrug resistance P-glycoprotein in kidney allografts from cyclosporine A-treated patients. Kidney Int, 2001, 60(1): 156 – 166.

[15] Anglicheau D, Pallet N, Rabant M, et al. Role of P-glycoprotein in cyclosporine cytotoxicity in the cyclosporine-sirolimus interaction. Kidney Int, 2006, 70 (6): 1019 – 1025.

[16] Kooij G, Backer R, Koning J J, et al. P-glycoprotein acts as an immunomodulator during neuroinflammation. PLoS One, 2009, 4(12): e8212.

[17] Lee J S, Jung I D, Lee C M, et al. Venlafaxine inhibits the development and differentiation of dendritic cells through the regulation of P-glycoprotein. Int Immunopharmacol, 2001, 11 (9): 1348 – 1357.

[18] Rengelshausen J, Göggelmann C, Burhenne J, et al. Contribution of increased oral bioavailability and reduced nonglomerular renal clearance of digoxin to the digoxin-clarithromycin interaction. Br J Clin Pharmacol, 2003, 56(1): 32 – 38.

[19] Wang Y H, Chao P D, HsiuS L, et al. Lethal quercetin-digoxin interaction in pig. Life Sci, 2004, 74(10): 1191 – 1197.

[20] Hoffmeyer S, Burk O, von Richter O, et al. Functional polymorphisms of the human multidrug-resistance gene: multiple sequence variations and correlation of one allele with P-glycoprotein expression and activity in vivo. Proc Natl Acad Sci USA, 2000, 97 (7): 3473 – 3478.

[21] Tanabe M, Ieiri I, Nagata N, et al. Expression of P- glycoprotein in human placenta: relation to genetic polymorphism of the multidrug resistance(MDR) – 1 gene. J Pharmacol Exp Ther, 2001, 297(3): 1137 – 1143.

[22] Siegsmund M, Rothenpieler U, Kerb R, et al. Association of the P-glycoprotein transporter

MDR1(C3435T) polymorphism with the susceptibility to renal epithelial tumors. J Am Soc Nephrol, 2002, 13(7): 1847 - 1854.

[23] Johne A, Köpke K, Gerloff T, et al. Modulation of steady-state kinetics of digoxin by haplotypes of the P-glycoprotein MDR1 gene. Clin Pharmacol Ther, 2002, 72(5): 584 - 594.

[24] Niemeijer M N, van den Berg M E, Deckers J W, et al. ABCB1 gene variants, digoxin and risk of sudden cardiac death in a general population. Heart, 2015, 101(24): 1973 - 1979.

[25] Singh R, Srivastava A, Kapoor R, et al. Do drug transporter(ABCB1) SNPs influence cyclosporine and tacrolimus doserequirements and renal allograft outcome in the posttransplantation period? J Clin Pharmacol, 2011, 51(4) : 603 - 615.

[26] Maeno K, Nakajima A, Conseil G, et al. Molecular basis for reduced estrone sulfate transport and altered modulator sensitivity of transmembrane helix (TM) 6 and TM17 mutants of multidrug resistance protein 1(ABCC1). Drug Metabo Dispo, 2009, 37(7): 1411 - 1420.

[27] Ito K, Olsen S L, Qiu W, et al. Mutation of a single conserved tryptophan in multidrug resistance protein 1(MRP1/ABCC1) results in loss of drug resistance and selective loss of organic anion transport. J Biol Chem, 2001, 276(19): 15616 - 15624.

[28] Johnson D R, Finch R A, Lin Z P, et al. The pharmacological phenotype of combined multidrug-resistance Mdr1a/1b- and Mrp1 - deficient mice. Cancer Res, 2001, 61(4): 1469 - 1476.

[29] van Tellingen O, Buckle T, Jonker J W, et al. P-glycoprotein and Mrp1 collectively protect the bone marrow from vincristine-induced toxicity in vivo. Br J Cancer, 2003, 89(9): 1776 - 1782.

[30] Zhang W, Deng J, Sunkara M, et al. Loss of multidrug resistance-associated protein 1 potentiates chronic doxorubicin-induced cardiac dysfunction in mice. J Pharmacol Exp Ther, 2015, 355(2): 280 - 287.

[31] Yoshioka M, Sagara H, Takahashi F, et al. Role of multidrug resistance-associated protein 1 in the pathogenesis of allergic airway inflammation. Am J Physiol Lung Cell Mol Physiol, 2009, 296(1): L30 - L36.

[32] Vlaming M L, Mohrmann K, Wagenaar E, et al. Carcinogen and anticancer drug transport by Mrp2 in vivo: study using Mrp2(Abcc2) knockout mice. J Pharmacol Exp Ther, 2006, 318(1): 319 - 327.

[33] Vlaming M L, van Esch A, van de Steeg E, et al. Impact of ABCC2 [multidrug resistance-associated protein (MRP) 2], ABCC3(MRP3), and ABCG2(breast cancer resistance protein) on the oral pharmacokinetics of methotrexate and its main metabolite 7 - hydroxymethotrexate. Drug Metabo Dispos, 2011, 39(8): 1338 - 1344.

[34] de Jong F A, Scott-Horton T J, Kroetz D L, et al. Irinotecan-induced diarrhea: functional significance of the polymorphic ABCC2 transporter protein. Clin Pharmacol Ther, 2007, 81 (1): 42 - 49.

［35］ Liu Y, Yin Y, Sheng Q, et al. Association of ABCC2 224C>T polymorphism with high-dose methotrexate plasma concentrations and toxicities in childhood acute lymphoblastic leukemia. PLoS ONE, 2014, 9(1): e82681.

［36］ Korita P V, Wakai T, Shirai Y, et al. Multidrug resistance-associated protein 2 determines the efficacy of cisplatin in patients with hepatocellular carcinoma. Oncol Rep, 2010, 23 (4): 965 – 972.

［37］ Ushijima R, Takayama K, Izumi M, et al. Immunohistochemical expression of MRP2 and clinical resistance to platinum-based chemotherapy in small cell lung cancer. Anticancer Res, 2007, 27(6C): 4351 – 4358.

［38］ Wen X, Buckley B, McCandlish E, et al Transgenic expression of the human MRP2 transporter reduces cisplatin accumulation and nephrotoxicity in Mrp2 – null mice. Am J Pathol, 2014, 184(5): 1299 – 1308.

［39］ Bridges C C, Joshee L, van den Heuvel J J, et al. Glutathione status and the renal elimination of inorganic mercury in the Mrp2$^{-/-}$ mouse. PLoS One, 2013, 8(9): e73559.

［40］ Bridges C C, Joshee L, Zalups R K. Placental and fetal disposition of mercuric ions in rats exposed to methylmercury: role of Mrp2. Reprod Toxicol, 2012, 34(4): 628 – 634.

［41］ Kuan C T, Wakiya K, Herndon J E 2nd, et al. MRP3: a molecular target for human glioblastoma multiforme immunotherapy. BMC Cancer, 2010(10): 468.

［42］ Seelheim P, Wüllner A, Galla H J. Substrate translocation and stimulated ATP hydrolysis of human ABC transporter MRP3 show positive cooperativity and are half-coupled. Biophys Chem, 2013(171): 3 – 37.

［43］ Bodo A, Bakos E, Szeri F, et al. Differential modulation of the human liver conjugate transporters MRP2 and MRP3 by bile acids and organic anions. J Biol Chem, 2003, 278 (26): 23529 – 23537.

［44］ König J, Rost D, Cui Y, et al. Characterization of the human multidrug resistance protein isoform MRP3 localized to the basolateral hepatocyte membrane. Hepatology, 1999, 29 (4): 1156 – 1163.

［45］ Vanwijngaerden Y M, Wauters J, Langouche L, et al. Critical illness evokes elevated circulating bile acids related to altered hepatic transporter and nuclear receptor expression. Hepatology, 2011, 54(5): 1741 – 1752.

［46］ Akita H, Suzuki H, Sugiyama Y. Sinusoidal efflux of taurocholate correlates with the hepatic expression level of Mrp3. Biochem Biophys Res Commun, 2002, 299(5): 681 – 687.

［47］ Zelcer N, van de Wetering K, Hillebrand M, et al. Mice lacking multidrug resistance protein 3 show altered morphine pharmacokinetics and morphine – 6 – glucuronide antinociception. Proc Natl Acad Sci U S A, 2005, 102(20): 7274 – 7279.

［48］ Dzierlenga A L, Clarke J D, Hargraves T L, et al. Mechanistic basis of altered morphine disposition in nonalcoholic steatohepatitis. J Pharmacol Exp Ther, 2015, 352(3): 462 – 470.

［49］Ferslew B C, Johnston C K, Tsakalozou E, et al. Altered morphine glucuronide and bile acid disposition in patients with non-alcoholic steatohepatitis. Clin Pharmacol Ther, 2015, 97(4): 419 – 427.

［50］Canet M J, Merrell M D, Hardwick R N, et al. Altered regulation of hepatic efflux transporters disrupts acetaminophen disposition in pediatric nonalcoholic steatohepatitis. Drug Metab Dispos, 2015, 43(6): 829 – 835.

［51］Kitamura Y, Hirouchi M, Kusuhara H, et al. Increasing systemic exposure of methotrexate by active efflux mediated by multidrug resistance-associated protein 3 (Mrp3/Abcc3). J Pharmacol Exp Ther, 2008, 327(2): 465 – 473.

［52］Kitamura Y, Kusuhara H, Sugiyama Y. Basolateral efflux mediated by multidrug resistance-associated protein 3 (Mrp3/Abcc3) facilitates intestinal absorption of folates in mouse. Pharm Res, 2010, 27(4): 665 – 672.

［53］Scialis R J, Csanaky I L, Goedken M J, et al. Multidrug resistance- associated protein 3 plays an important role in protection against acute toxicity of diclofenac. Drug Metab Dispos, 2015, 43(7): 944 – 950.

［54］Zhao X, Guo Y, Yue W, et al. ABCC4 is required for cell proliferation and tumorigenesis in non-small cell lung cancer. OncoTargets Ther, 2014(7): 343 – 351.

［55］Guo Y, Köck K, Ritter C A, et al. Expression of ABCC-type nucleotide exporters in blasts of adult acute myeloid leukemia: relation to long-term survival. Clin Cancer Res, 2009, 15 (5): 1762 – 1769.

［56］Copsel S, Garcia C, Diez F, et al. Multidrug resistance protein 4 (MRP4/ABCC4) regulates cAMP cellular levels and controls human leukemia cell proliferation and differentiation. J Biol Chem, 2011, 286(9): 6979 – 6988.

［57］Copsel S, Bruzzone A, May M, et al. Multidrug resistance protein 4/ ATP binding cassette transporter 4: a new potential therapeutic target for acute myeloid leukemia. Oncotarget, 2014, 5(19): 9308 – 9321.

［58］Rasmuson A, Kock A, Fuskevåg O M, et al. Autocrine prostaglandin E2 signaling promotes tumor cell survival and proliferation in childhood neuroblastoma. PLoS One, 2012, 7(1): e29331.

［59］Jedlitschky G, Cattaneo M, Lubenow L E, et al. Role of MRP4(ABCC4) in platelet adenine nucleotide-storage: evidence from patients with delta-storage pool deficiencies. Am J Pathol, 2010, 176(3): 1097 – 1103.

［60］Mattiello T, Guerriero R, Lotti L V, et al. Aspirin extrusion from human platelets through multidrug resistance protein – 4 – mediated transport: evidence of a reduced drug action in patients after coronary artery bypass grafting. J Am Coll Cardiol, 2011, 58(7): 752 – 761.

［61］Massimi I, Guerriero R, Lotti L V, et al. Aspirin influences megakaryocytic gene expression leading to up-regulation of multidrug resistance protein – 4 in human platelets. Br J Clin Pharmacol, 2014, 78(6): 1343 – 1353.

［62］Temperilli F, Di Franco M, Massimi I, et al. Nonsteroidal anti-inflammatory drugs in-vitro and in-vivo treatment and multidrug resistance protein 4 expression in human platelets. Vascul Pharmacol, 2016(76): 11 – 17.

[63] Hara Y, Sassi Y, Guibert C, et al. Inhibition of MRP4 prevents and reverses pulmonary hypertension in mice. J Clin Invest, 2011, 121(7): 2888 – 2897.

[64] Claude C, Mougenot N, Bechaux J, et al. Inhalable delivery of AAV-based MRP4/ABCC4 silencing RNA prevents monocrotaline-induced pulmonary hypertension. Mol Ther Methods Clin Dev, 2015(2): 14065.

[65] Li C, Krishnamurthy P C, Penmatsa H, et al. Spatiotemporal coupling of cAMP transporter to CFTR chloride channel function in the gut epithelia. Cell, 2007, 131(5): 940 – 951.

[66] Moon C, Zhang W, Ren A, et al. Compartmentalized accumulation of cAMP near complexes of multidrug resistance protein 4 (MRP4) and cystic fibrosis transmembrane conductance regulator (CFTR) contributes to drug-induced diarrhea. J Biol Chem, 2015, 290(18): 11246 – 11257.

[67] Fukuda Y, Takenaka K, Sparreboom A, et al. Human immunodeficiency virus protease inhibitors interact with ATP binding cassette transporter 4/multidrug resistance protein 4: a basis for unanticipated enhanced cytotoxicity. Mol Pharmacol, 2013, 84(3): 361 – 337.

[68] Imaoka T, Kusuhara H, Adachi M, et al. Functional involvement of multidrug resistance-associated protein 4(MRP4/ABCC4) in the renal elimination of the antiviral drugs adefovir and tenofovir. Mol Pharmacol, 2007, 71(2): 619 – 627.

[69] Krishnamurthy P, Schwab M, Takenaka K, et al. Transporter-mediated protection against thiopurine-induced hematopoietic toxicity. Cancer Res, 2008, 68(13): 4983 – 4989.

[70] Ban H, Andoh A, Imaeda H, et al. The multidrug-resistance protein 4 polymorphism is a new factor accounting for thiopurine sensitivity in Japanese patients with inflammatory bowel disease. J Gastroenterol, 2010, 45(10): 1014 – 1021.

[71] Honjo Y, Hrycyna C A, Yan Q W, et al Acquired Mutations in the MXR/BCRP/ABCP gene alter substrate specificity in MXR/BCRP/ABCP-overexpressing cells. Cancer Res, 2001, 61(18): 6635 – 6639.

[72] Robey R W, Honjo Y, Morisaki K, et al. Mutations at amino-acid 482 in the ABCG2 gene affect substrate and antagonist specificity. Br J Cancer, 2003, 89(10): 1971 – 1978.

[73] Gupta A, Zhang Y, Unadkat J D, et al. HIV protease inhibitors are inhibitors but not substrates of the human breast cancer resistance protein(BCRP/ABCG2). J Pharmacol Exp Ther, 2004, 310(1): 334 – 341.

[74] Jonker J W, Buitelaar M, Wagenaar E, et al. The breast cancer resistance protein protects against a major chlorophyll-derived dietary phototoxin and protoporphyria. Proc Natl Acad Sci U S A, 2002, 99(24): 15649 – 15654.

[75] Jonker J W, Smit J W, Brinkhuis R F, et al. Role of breast cancer resistance protein in the bioavailability and fetal penetration of topotecan. J Natl Cancer Inst, 2002, 92(20): 1651 – 1656.

[76] Van Herwaarden A E, Wagenaar E, Karnekamp B, et al. Breast cancer resistance protein

(Bcrp1/Abcg2) reduces systemic exposure of the dietary carcinogens aflatoxin B1, IQ and Trp-P - 1 but also mediates their secretion into breast milk. Carcinogenesis, 2006, 27(1): 123 - 130.

[77] van Herwaarden A E, Jonker J W, Wagenaar E, et al. The breast cancer resistance protein (Bcrp1/Abcg2) restricts exposure to the dietary carcinogen 2 - amino - 1 - methyl - 6 - phenylimidazo[4, 5 - b]pyridine. Cancer Res, 2003, 63(19): 6447 - 6452.

[78] de Vries N A, Zhao J, Kroon E, et al. P-glycoprotein and breast cancer resistance protein: two dominant transporters working together in limiting the brain penetration of topotecan. Clin Cancer Res, 2007, 13(21): 6440 - 6449.

[79] Liu L, Liu X. Contributions of drug transporters to blood-brain barriers. Adv Exp Med Biol, 2019(1141): 407 - 466.

[80] Zhou S, Morris J J, Barnes Y, et al. Bcrp1 gene expression is required for normal numbers of side population stem cells in mice, and confers relative protection to mitoxantrone in hematopoietic cells in vivo. Proc Natl Acad Sci U S A, 2002, 99(19): 12339 - 12344.

[81] Krishnamurthy P, Ross D D, Nakanishi T, et al. The stem cell marker Bcrp/ABCG2 enhances hypoxic cell survival through interactions with heme. J Bio Chem, 2004, 279 (23): 24218 - 24225.

[82] Nakayama A, Matsuo H, Nakaoka H, et al. Common dysfunctional variants of ABCG2 have stronger impact on hyperuricemia progression than typical environmental risk factors. Sci Rep, 2014(4): 5227.

[83] Ichida K, Matsuo H, Takada T, et al. Decreased extra-renal urate excretion is a common cause of hyperuricemia. Nat Commun, 2012(3): 764.

[84] Matsuo H, Tsunoda T, Ooyama K, et al. Hyperuricemia in acute gastroenteritis is caused by decreased urate excretion via ABCG2. Sci Rep, 2016(6): 31003.

[85] Takada T, Ichida K, Matsuo H, et al. ABCG2 dysfunction increases serum uric acid by decreased intestinal urate excretion. Nucleosides Nucleotides Nucleic Acids, 2014, 33(4 - 6): 275 - 281.

[86] Yuan Y, Yang Z, Miao X, et al. The clinical significance of FRAT1 and ABCG2 expression in pancreatic ductal adenocarcinoma. Tumor Biol, 2015, 36(12): 9961 - 9968.

[87] Yoh K, Ishii G, Yokose T, et al. Breast cancer resistance protein impacts clinical outcome in platinum-based chemotherapy for advanced non-small cell lung cancer. Clin Cancer Res, 2004, 10(5): 1691 - 1697.

[88] Koo D H, Ryu M H, Ryoo B Y, et al. Association of ABCG2 polymorphism with clinical efficacy of imatinib in patients with gastrointestinal stromal tumor. Cancer Chemother Pharmacol, 2015, 75(1): 173 - 182.

[89] Low S K, Fukunaga K, Takahashi A, et al. Association study of a functional variant on ABCG2 gene with sunitinib-induced severe adverse drug reaction. PLoS ONE, 2016, 11 (2): e0148177.

[90] Cusatis G, Gregorc V, Li J, et al. Pharmacogenetics of ABCG2 and adverse reactions to gefi tinib. J Natl Cancer Inst, 2006, 98(23): 1739 − 1742.

[91] Tamura M, Kondo M, Horio M, et al. Genetic polymorphisms of the adenosine triphosphate-binding cassette transporters (ABCG2, ABCB1) and gefitinib toxicity. Nagoya J Med Sci, 2012, 74(1 − 2): 133 − 140.

[92] Lemos C, Giovannetti E, Zucali P A, et al. Impact of ABCG2 polymorphisms on the clinical outcome and toxicity of genfitinib in non-small-cell lung cancer patients. Pharmacogenomics, 2011, 12(2): 159 − 170.

[93] Lu X, Liu L, Shan W, et al. The Role of the sodium-taurocholate co-transporting polypeptide (NTCP) and bile salt export pump(BSEP) in related liver disease. Curr Drug Metab, 2019, 20(5): 377 − 389.

[94] Stieger B. The role of the sodium-taurocholate cotransporting polypeptide (NTCP) and of the bile salt export pump(BSEP) in physiology and pathophysiology of bile formation. Handb Exp Pharmacol, 2011, (201): 205 − 259.

[95] Kubitz R, Dröge C, Stindt J, et al. The bile salt export pump(BSEP) in health and disease. Clin Res Hepatol Gastroenterol, 2012, 36(6): 536 − 553.

[96] Wang R, Chen H L, Liu L, et al. Compensatory role of P-glycoproteins in knockout mice lacking the bile salt export pump. Hepatology, 2009, 50(3): 948 − 956.

[97] Ovadia C, Seed P T, Sklavounos A, et al. Association of adverse perinatal outcomes of intrahepatic cholestasis of pregnancy with biochemical markers: results of aggregate and individual patient data meta-analyses. Lancet, 2019, 393(10174): 899 − 909.

[98] Yamamoto Y, Moore R, Hess H A, et al. Estrogen receptor alpha mediates 17 alpha-ethynylestradiol causing hepatotoxicity. J Biol Chem, 2006, 281(24): 16625 − 16631.

[99] Chen Y, Vasilenko A, Song X, et al. Estrogen and estrogen receptor-α-mediated transrepression of bile salt export pump. Mol Endocrinol, 2015, 29(4): 613 − 626.

[100] Abu-Hayyeh S, Ovadia C, Lieu T, et al. Prognostic and mechanistic potential of progesterone sulfates in intrahepatic cholestasis of pregnancy and pruritus gravidarum. Hepatology, 2016, 63(4): 1287 − 1298.

[101] Abu-Hayyeh S, Papacleovoulou G, Lövgren-Sandblom A, et al. Intrahepatic cholestasis of pregnancy levels of sulfated progesterone metabolites inhibit farnesoid X receptor resulting in a cholestatic phenotype. Hepatology, 2013, 57(2): 716 − 726.

[102] Pan G. Roles of hepatic drug transporters in drug disposition and liver toxicity. Adv Exp Med Biol, 2019(1141): 293 − 340.

[103] Morgan R E, Trauner M, van Staden C J, et al. Interference with bile salt export pump function is a susceptibility factor for human liver injury in drug development. Toxicol Sci, 2010, 118(2): 485 − 500.

[104] Ogimura E, Sekine S, Horie T. Bile salt export pump inhibitors are associated with bile acid-dependent drug-induced toxicity in sandwich-cultured hepatocytes. Biochem Biophys Res Commun, 2011, 416(3 − 4): 313 − 317.

[105] Garzel B, Yang H, Zhang L, et al. The role of bile salt export pump gene repression in drug-induced cholestatic liver toxicity. Drug Metab Dispos, 2014, 42(3): 318 – 322.

[106] Garzel B, Hu T, Li L, et al. Metformin disrupts bile acid efflux by repressing bile salt export pump expression. Pharm Res, 2020, 37(2): 26.

溶质型转运体及其特点

溶质型转运体(即 SLC 转运体)利用电化学电位差或离子梯度实施物质跨膜转运,而这种电位差和离子梯度的维持需要消耗 ATP,因此 SLC 转运体归类为易化转运体或次级主动转运体[1]。目前,已经鉴定出 300 多种 SLC 转运体。其中 OATPs/Oatps(大写表示人,小写表示动物,下同)、OATs/Oats、OCTs/Octs、OCTNs/Octns、PEPTs/Pepts 和 MATEs/Mates 等主要分布在肝、肾、肠和脑等组织中,参与内源性底物和药物在这些组织中的处置。SLC 转运体可介导底物的双向转运,但多数情况下以摄取为主,介导底物从细胞外摄取入细胞内,而 MATEs 主要以介导底物外排为主。本章主要论述 SLC 转运体特点及其临床意义。

第一节　有机阴离子转运肽及其特点

一、有机阴离子转运肽特性与表达[1-6]

有机阴离子转运肽(OATPs)主要是由 SLC21 家族基因拷贝的,按国际人类基因组命名法则属于 SLCO 家族。在动物中已鉴定 150 个 SCLOs,将其命名为 Oatps,而在人中已鉴定到 11 个 OATPs,分属 6 个亚家族,即 OATP1A2、OATP1B1、OATP1B3、OATP1C1、OATP2A1、OATP2B1、OATP3A1、OATP4A1、OATP4C1、OATP5A1 和 OATP6A1[1,2](表 5 - 1)。动物中存在多个人的直系同源 Oatps,特别是啮齿动物。例如,OATP1A2 有 5 个直系同源,分别为 Oatp1a1、Oatp1a3(只在大鼠中)、Oatp1a4、Oatp1a5 和 Oatp1a6。在啮齿动物中,人 OATP1B1 和 OATP1B3 的直系同源是 Oatp1b2。其他 OATPs 直系同源分别是

OATP1C1（Oatp1c1）、OATP2A1（Oatp2a1）、OATP2B1（Oatp2b1）、OATP3A1
（Oatp3a1）、OATP4A1（Oatp4a1）、OATP4C1（Oatp4c1）、OATP5A1 和 OATP6A1
（Oatp6b1、Oatp6c1 及 Oatp6d1）。动物和人 OATPs 的功能与表达也存在差异。
例如，大鼠 Oatp1b2 主要表达在肝，与人 OATP1B1 和 OATP1B3 氨基酸序列相
似性分别为 64% 和 66%。在大鼠肝中介导 β-内酰胺类抗生素转运的主要转
运体主要是 Oatp1a4，而在人肝中主要是 OATP1B3，尽管 Oatp1a4 与 OATP1B3
氨基酸序列一致性仅为 45%。一般来说 OATPs 的保守性差，一些人类的
OATPs 在其他种属也不存在。例如，Oatp1a1 和 Oatp1a4 表达在肝脏，介导其
底物肝摄取，但它们直系同源在人中未发现。OATP1B1 和 OATP1B3 是人肝
主要药物摄取转运体，但它们的特性完全不同于 Oatp1a1 和 Oatp1a4。小鼠
Oatp1a4 表达在脑微血管内皮细胞的顶膜和脑侧膜上，而人 OATP1A2 只表达
于脑微血管内皮细胞顶膜，因此利用动物结果对人体进行预测往往是困难的。

表 5-1　人 OATPs 类别、基因名称、基因位点和主要组织分布[1,4-6]

OATPs 类别	基　因	基因位点	主要组织分布
OATP1A2	SLCO1A2	12p12	脑、肾、肝、肠
OATP1B1	SLCO1B1	12p12	肝
OATP1B3	SLCO1B2	12p12	肝
OATP1C1	SLCO1C1	12p12	脑、睾丸
OATP2A1	SLCO2A1	3q21	广泛分布
OATP2B1	SLCO2B1	11q13	肝、胎盘、肠、心、皮肤、肺
OATP3A1	SLCO3A1	15q26	广泛分布
OATP4A1	SLCO4A1	20q13.1	广泛分布
OATP4C1	SLCO4C1	5q21	肾
OATP5A1	SLCO5A1	8q13.1	?
OATP6A1	SLCO6A1	5q21	睾丸

　　介导药物转运的 OATPs 主要是 OATP1B1、OATP1B3、OATP1A2 和
OATP1C1 等。人 OATP1B1 和 OATP1B3 特异性分布于肝，介导底物由血液经
肝细胞窦膜摄取入肝，而 OATP2B1 分布于肠和肝，主要调节小肠的吸收和肝
摄取。OATP1A2 主要表达于肠黏膜上皮细胞顶膜，参与药物的肠吸收。在脑
微血管内皮细胞的顶膜也有 OATP1A2 表达，参与药物在血脑屏障上的转
运[7,8]。OATPs 介导的物质转运是电中性的，不依赖 Na^+、K^+ 和 Cl^- 梯度，也不

依赖膜电位和 ATP，但受 pH 影响。例如，在酸性环境中，OATP2B1 转运活性增加[9]。OATPs 是以一种所谓跷板开关(rocker-switch)方式介导底物药物跨膜转运的(图 5-1)。OATPs 通过与细胞内的 HCO_3^- 或谷胱甘肽结合物进行物质交换，这种交换是双向性的[9]，然而不同的 OATPs/Oatps 有不同转运机制，如 OATP1B1 和 OATP1B3 介导的转运不受谷胱甘肽影响[10]。

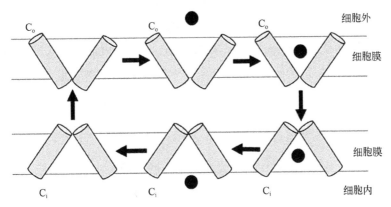

图 5-1　跷板开关机制描述 OATPs 介导底物由胞外摄取入胞内转运过程中转运体构象改变

C_o，面向胞外构象；C_i，面向胞内构象；点(●)，底物

OATPs(如 OATP1B1)二级结构为 12 个 TMD 和一个额外的细胞外环(图 5-2)，在第 2 和第 5 个细胞外袢上存在糖化点。

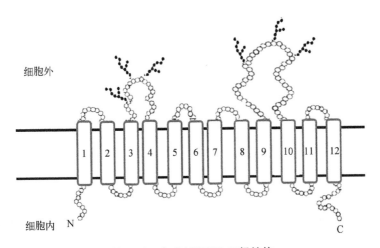

图 5-2　人 OATP1B1 二级结构

12 个 TMD，"Y"形分叉表示糖基化位点

目前,已经发现多个 *SLCO* 突变基因,表现为 SNPs,这些基因多态性会引起 OATPs 表达和功能的改变,进而影响药物的药代动力学及药效学[11,12]。

1. OATP1B1

OATP1B1 又称 OATP2、OATP−C 或 LST−1,是 *SLCO1B1* 基因克隆的由 691 个氨基酸构成的蛋白,分子量为 84 kDa,去糖化支链后,分子量降至 58 kDa。OATP1B1 主要分布在人肝细胞窦膜,调节底物由血液摄取入肝。OATP1B1 的内源性底物包括胆红素、胆汁酸、甾类激素结合物如 $E_2 17\beta G$、雌酮硫酸酯、脱氢表雄酮硫酸酯、类花生酸类(LTC_4、LTE_4、PGE_2 和 TXB_2)和甲状腺激素等。底物药物包括他汀类、血管紧张素转化酶抑制剂和血管紧张素 II 受体拮抗剂等。利福平、吉非贝齐和环孢素 A 等药物是强 OATP1B1 抑制剂,是常用在体和离体评价候选化合物是否是 OATP1B1 底物的工具药[13]。

2. OATP1A2

OATP1A2 又称 OATP−A,主要表达于小肠黏膜上皮细胞顶膜、肝细胞胆侧膜和肾远曲小管上皮细胞顶膜上,参与药物肠吸收、胆汁药物重吸收和肾小管中药物重吸收。在脑微血管内皮细胞的顶膜上有 OATP1A2 表达,为血脑屏障的组成部分。体外试验证实,一些药物如沙奎那韦、洛伐他汀、维拉帕米和地塞米松等能够抑制 OATP1A2 介导的药物转运[14]。果汁中黄酮类化合物如柚皮苷和橙皮苷等可抑制 OATP1A2 介导的非索非那定摄取。在体试验显示,饮用柚子汁和橘子汁等均可显著降低口服非索非那定血浆暴露水平[15]。

3. OATP1B3

OATP1B3 又称 OATP8 和 IST−2,与 OATP1B1 的氨基酸相似度约 80%,主要分布于肝细胞的窦膜。介导底物由血液摄取入肝。不同于 OATP1B1 广泛分布于肝小叶,OATP1B3 主要分布在静脉周围。OATP1B3 底物与 OATP1B1 底物有较大的重叠性,但胆囊收缩素是由 OATP1B3 介导转运的。地高辛、多西他赛和紫杉醇也是 OATP1B3 底物。

4. OATP2B1

OATP2B1 又称 OATP−B,分布于肝、肠、胎盘、心和皮肤等组织中。内源性底物包括脱氢表雄酮硫酸酯、雌酮硫酸酯和 PGE_2。OATP2B1 也介导非索非那定、溴磺酞钠和格列本脲等药物转运。在酸性条件下也转运普伐他汀和牛磺胆酸。肾素抑制剂阿力吉仑是 OATP2B1 的底物,合用 OATPs 抑制剂环孢素 A,因肝摄取被抑制,可导致阿力吉仑 *AUC* 和 C_{max} 分别增加 4~5 倍和 2.5

倍[16],葡萄柚汁通过抑制 OATP2B1 介导的肠吸收,可使阿力吉仑的 AUC 和 C_{max} 分别降低 61% 和 81%[17]。格列苯脲也是 OATP2B1 底物,单剂量静脉注射利福平也能显著增加格列苯脲及其代谢产物的 AUC 和格列苯脲的降血糖作用[18]。

胺碘酮也是 OATP2B1 的底物。胺碘酮易于在多个组织中蓄积而造成较大的表观分布容积、较长的半衰期及药物不良反应,其在肺上皮细胞的蓄积能造成胺碘酮诱导的肺毒性。他汀类药物也是 OATP2B1 底物。骨骼肌中存在 OATP2B1 表达,说明 OATP2B1 介导阿托伐他汀等他汀类药物骨骼肌摄取决定了他汀类药物的肌毒性[19]。

5. 其他 OATPs

OATP1C1(OATP-F)分布于人脑和睾丸,对于甲状腺激素显示出极高的亲和力。OATP2A1(HPGT)作为 PGs 转运体,具有广泛的组织分布。OATP3A1(OATP-D)转运 PGs、甲状腺激素和青霉素等。OATP3A1 有两种基因型,较短的基因型只分布在睾丸和大脑,另一个则分布广泛。OATP4A1(OATP-E)分布广泛并可转运 PGs、甲状腺激素、青霉素和牛磺酸等。OATP4C1(OATP-H)分布于人近曲肾小管上皮细胞的基底膜,介导底物由血液入肾,其转运底物包括甲状腺素、甲氨蝶呤、地高辛和西他列汀等[20]。OATP5A1 可能是雌二醇代谢产物转运体[21],是由 848 个氨基酸组成的分子量为 92 kDa 的蛋白。其 OATP5A1 mRNA 主要表达在甲状腺、心脏、骨骼肌、前列腺和胎儿脑、耐药细胞株,其底物可能是雌二醇-葡萄糖醛酸苷。在一些肿瘤组织如小细胞肺癌细胞、肺癌组织,尤其是转移肺癌细胞中有 OATP5A1 表达[22]。OATP5A1 也表达在卵巢癌中,OATP5A1 可作为高度严重卵巢癌总生存期潜在阳性预后因素[21]。有文献显示,耐药小细胞肺癌细胞株和转染 OATP5A1 的 HEK293 对沙铂显示高耐药性[23]。

二、OATPs 底物与抑制剂[1,4-6]

表 5-2 列举了常见的 OATPs 底物和抑制剂。

表 5-2　常见的 OATPs 底物和抑制剂[1,4-6]

OATP	底　　物	抑　制　剂
OATP1A2	红霉素、非索非那定、左氧氟沙星、加替沙星、环丙沙星、普伐他汀、匹伐他汀、瑞舒伐他汀、甲氨蝶呤、罗库溴铵、沙奎那韦、伊马替尼、哇巴因、甲状腺素	葡萄柚汁、柚皮苷、橙皮苷、利福平、沙奎那韦、洛伐他汀、维拉帕米、地塞米松、纳洛酮

续　表

OATP	底　　物	抑　　制　　剂
OATP1B1	阿曲生坦、依折麦布、阿托伐他汀、西立伐他汀、瑞舒伐他汀、氟伐他汀、匹伐他汀、普伐他汀、青霉素、波生坦、依那普利、非索非那定、甲氨蝶呤、奥美沙坦、利福平、缬沙坦、伊立替康、瑞格列奈、辛伐他汀酸、西罗莫司、沙奎那韦、头孢托仑、头孢哌酮、头孢唑林、托拉塞米、格列本脲、SN-38	阿托伐他汀酸、阿托伐他汀酮、克拉霉素、洛伐他汀酸、紫杉醇、瑞格列奈、替米沙坦、他克莫司、环孢素A、吉非贝齐、利福平、罗红霉素、泰利霉素、茚地那韦、利托那韦、沙奎那韦、阿扎那韦、艾曲波帕、罗平拉韦、利托那韦、替拉那韦
OATP1B3	波生坦、地高辛、紫杉醇、依那普利、红霉素、非索非那定、氟伐他汀、匹伐他汀、普伐他汀、瑞舒伐他汀、利福平、奥美沙坦、替米沙坦、缬沙坦、伊马替尼、甲氨蝶呤、多西他赛	环孢素、利福平、克拉霉素、红霉素、罗红霉素、泰利霉素
OATP2B1	阿托伐他汀、青霉素、波生坦、非索非那定、氟伐他汀、格列本脲、普伐他汀、瑞舒伐他汀、匹伐他汀、塞利洛尔、孟鲁斯特、阿力吉仑、胺碘酮	环孢素、吉非贝齐

三、OATPs 的临床意义[1,4-6]

OATPs 表达具有明显的种属差异,因此用临床前动物实验结果预测人体内 OATPs 在肝脏药物处置的作用遭到一定的质疑。例如,在人体内,OATP1B 亚家族包含 OATP1B1 和 OATP1B3,而啮齿类动物中只含有一种直系同源 Oatp1b2,尽管 Oatp1b2 具有与 OATP1B1 和 OATP1B3 相似的转运特性。同样,人 OATP2B1 与大鼠中直系同源 Oatp2b1 氨基酸序列有 77% 的一致性,但大鼠 Oatp2b1 具有更广泛的底物。

鉴于 Oatp1b2 与人体 OATP1B1 和 OATP1B3 具有相似的底物特性,Oatp1b2$^{-/-}$小鼠仍然是常用的预测 OATP1B1 和 OATP1B3 在人体内药物处置中作用的动物模型。例如,给 Oatp1b2$^{-/-}$小鼠静脉注射利福平(OATPs 底物)后,血浆中利福平的 AUC 比野生型小鼠高 1.7 倍,而肝/血药物浓度比值降低[24]。相反,人源化 OATP1B1 小鼠显示低甲氨蝶呤 AUC 和高肝/血药物浓度比值[25]。

目前,已鉴定多种 OATP1B1 的 SNPs。常见的两种 SLCO1B1 SNPs [c.521T>C(p.Val174Ala)和 c.388A>G(p.Asn130Asp)]构成了 4 个功能不同单倍体,即 SLCO1B1*1A(c.388A-c.521T,野生型)、SLCO1B1*1B(c.388G-c.521T)、SLCO1B1*5(c.388A-c.521C)和 SLCO1B1*15(c.388G-c.521C)。再考虑两个启动子的 SNPs(g.-11187G>A 和 g.-10499A>C)的贡献,与 SLCO1B1*15 的单倍型可进一步构成 SLCO1B1*15(GAGC)、SLCO1B1*16(GCGC)和

SLCO1B1*17（AAGC）单倍体。相对野生型，SLCO1B1*5 的活性降低，而 SLCO1B1*1B 的活性增加。在 SLCO1B1*15 突变体中，c.521T>C 的贡献强于 c.388A>G，因此，SLCO1B1*15 仍然呈现低 OATP1B1 活性。SCLO1B1 基因突变影响他汀类和瑞格列奈等药物的代谢动力学行为。有研究显示，SLCO1B1c.521CC 携带者中瑞格列奈的 AUC 比 SLCO1B1*1A/*1A 携带者中高88%，而 SLCO1B1*1B/*1B 携带者中瑞格列奈的 AUC 比 SLCO1B1*1A/*1A 携带者中低30%，同时发现，SLCO1B1c.521CC 基因携带者显示出了较强的降血糖作用，相反 SLCO1B1*1B/*1B 基因携带者则呈现出弱降血糖作用[26]。在 SLCO1B1c.521CC 携带者中，辛伐他汀酸的 C_{max} 和 AUC 约是 SLCO1B1c.521TT 携带者的 3.0 倍和 3.2 倍。与他汀类血浆暴露水平升高相一致的是相对于 SLCO1B1c.521TT，辛伐他汀在 SLCO1B1c.521CC、SLCO1B1c.521TC 和 SLCO1B1c.521CC+TC 携带者中诱发肌病风险的 OR 分别为 2.31（95%CI：1.15~4.63）、1.34（95%CI：1.02~1.76）和 1.82（95%CI：1.32~2.51）。C 等位基因携带者诱发肌病风险（OR：1.89；95%CI：1.36~2.62）也显著高于 T 等位基因携带者[27]。另一个例子是普伐他汀和匹伐他汀。相对于 SLCO1B1*1A/*1A 携带者，SLCO1B1*15/*15 携带者显示高的普伐他汀和匹伐他汀血浆暴露，估算的普伐他汀在 SLCO1B1*15/*15 携带者中 C_{max} 和 AUC 分别是 SLCO1B1*1A/*1A 携带者的 2.2 倍和 2.0 倍[28]。匹伐他汀在 SLCO1B1*15/*15 携带者中的 C_{max} 和 AUC 分别为 SLCO1B1*1A/*1A 携带者的 3.1 倍和 2.6 倍。类似，辛伐他汀酸、匹伐他汀、阿托伐他汀和瑞舒伐他汀在 SLCO1B1c.521CC 纯合子携带者中 AUC 分别比 SLCO1B1c.521TT 纯合子高 221%、162%、144% 和 65%。SLCO1B1c.521TC 等位基因与他汀类诱发肌病的风险增加密切相关[29]。SLCO1B1c.521C 等位基因携带者出现肌病风险是 SLCO1B1c.521TT 携带者的4.5 倍，纯 SLCO1B1c.521CC 携带者肌病的风险是 SLCO1B1c.521TT 携带者的16.9 倍，因此 SLCO1B1c.521T>C 可作为辛伐他汀诱发肌病的标志物[30]。考虑到 OATP1B1 在他汀类药物肝脏摄取和清除中的重要性，FDA 颁布了基于 OATP1B1 基因型的他汀类药物剂量建议。

体外试验显示，几种 SLCO1B3 突变体如 SLCO1B3c.699G>A、SLCO1B3c.1559A>C、SLCO1B3c.1679T>C 及含 SLCO1B3c.334T>G 和 SLCO1B3c.699G>A 的单体型，会影响多西他赛的转运。但在体试验结果往往是矛盾的[31]。例如，有作者研究了由 c.IVS4+76G>A、c.699G>A（Met233Ile）、c.IVS12-5676A>G 和 c.*347-*348insA

构成的单倍体对多西他赛药代动力学的影响。结果显示,相对于野生型,携带GAG*347insA 单倍体患者多西他赛的清除率降低 30%,而 AUC 增加 40%。相反,携带 GAG*347wt 单倍体患者多西他赛清除率约增加 50%[32]。然而也有文献报道,多西他赛的药代动力学行为与 SLCO1B3c.699G>A、SLCO1B3c.1559A>C、SLCO1B3c.1679T>C、SLCO1B3c.334T>G、SLCO1B3c.439A>G 或 SLCO1B3c.767G>C 无关[33]。也有研究显示,携带 SLCO1B3c.1599-5676A>G 患者显示出高多西他赛 AUC 和低的清除率[34],但其他突变体包括 SLCO1B3c.334T>G、SLCO1B3c.1559A>C、SLCO1B3c.1679T > C、SLCO1B3c.699G > A、SLCO1B3c.1599 - 5676A > G 和 SLCO1B3c.699G>A 不影响多西他赛的药代动力学[34,35]。但也有临床报道,SLCO1B3c.1599-5676A>G 突变与多西他赛诱导的白细胞减少和中性粒细胞减少[31]有关。因此,SLCO1B3 基因多态性在多西他赛中的作用需要进一步研究。

一些药物也是 OATP1B1 抑制剂,当与 OATP1B1 底物合用后,可以引起药物相互作用。例如,吉非贝齐及其代谢产物吉非贝齐-葡萄糖醛酸苷是 OATP1B1 和CYP2C8 的抑制剂。西立伐他汀是 OATP1B1 和 CYP2C8 的底物。有文献报道[36],西立伐他汀与吉非贝齐合用,西立伐他汀、西立伐他汀内酯和其代谢产物 M1 的 AUC 分别增加 559%、440% 和 435%。而 CYP2C8 介导的代谢产物 M23 的 AUC 下降78%,说明吉非贝齐及其代谢产物同时抑制 OATP1B1 介导的西立伐他汀肝摄取和CYP2C8 介导的代谢,导致西立伐他汀暴露显著增加和横纹肌溶解综合征的发生率增加。瑞格列奈是 CYP2C8、CYP3A4 和 OATP1B1 的底物,合用吉非贝齐后也因肝摄取和代谢被抑制,从而导致瑞格列奈 AUC 增加 8 倍。其他他汀类药物如普伐他汀、瑞舒伐他汀和辛伐他汀等,同样也因 OATP1B1 介导的肝摄取被抑制而产生严重的药物相互作用。例如,合用吉非贝齐可使辛伐他汀、辛伐他汀酸、瑞舒伐他汀、普伐他汀和阿托伐他汀的 AUC 分别提高 35%、185%、221%、180% 和 130%。

环孢素 A 也是 OATP1B1 的抑制剂。合用环孢素 A 也能使瑞格列奈的 AUC和 C_{max} 分别提高至对照组的 224% 和 175%。同样,合用环孢素 A 也提高他汀类药物的 AUC 值,如合用辛伐他汀可提高 6~8 倍、合用洛伐他汀可提高 5~20 倍、合用阿托伐他汀可提高 6~15 倍、合用西立伐他汀可提高 4 倍。尽管瑞舒伐他汀、普伐他汀和匹伐他汀在体内不代谢,但合用环孢素 A 仍然可以显著增加瑞舒伐他汀(5~10 倍)、普伐他汀(5~10 倍)和匹伐他汀(约 5 倍)的 AUC 值。因此,环孢素 A 与他汀类药物合用会增加患横纹肌溶解综合征的风险。环孢素 A 也能增加其他 OATP1B1 底物药物如卡泊芬净、波生坦和甲氨蝶呤等药物的血浆暴露。除了抑制 OATP1B1 活性外,环孢素 A 也抑制 OATP2B1 和 OATP1B3 及 P-gp、BCRP 和 CYP3A4 等的活性。

利福平既是 CYP3A4 诱导剂,又是 OATP1B1 抑制剂。有文献报道,单次静脉注射利福平可以使阿托伐他汀的 AUC 增加 7 倍[37],而口服利福平连续 5 天,可导致阿托伐他汀的 AUC 下降 80%[38]。利福平对波生坦血药浓度的影响也存在时间依赖性,单次合用可增加波生坦的血药浓度,而多剂量给药则可显著降低波生坦血药浓度[39]。前者可能与抑制 OATP1B1 活性有关,而后者则可能与诱导 CYP3A4 等 CYP450s 活性有关。利福平与阿托伐他汀的相互作用程度取决于 OATP1B1 的基因型。口服 600 mg 利福平使阿托伐他汀在 SLCO1B1c.521TT、SLCO1B1c.521TC 和 SLCO1B1c.521CC 基因携带者的 AUC 分别增加 833%、468% 和 330%[40]。

第二节 有机阴离子转运体及其特点

一、有机阴离子转运体的特性与表达[1,41-46]

有机阴离子转运体(OATs)和尿酸转运体 1(urate transporter 1,URAT1)是由 *SLC22As* 基因拷贝的。OATs 也有 12 个 TMD,N 端和 C 端在胞内,TMD1 和 TMD2 有一大的细胞外袢,内含糖化点,在 TMD6 和 TMD7 间有一细胞内袢,内含磷酸化点(图 5-3)。已鉴定 10 个 OATs(OAT1~OAT10)。几乎在所有上皮细胞和内皮细胞中均有 OATs 表达,介导小分子有机阴离子化合物的跨膜转运。

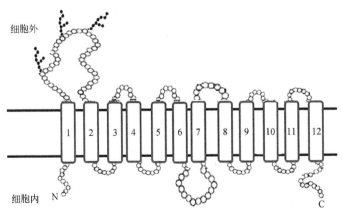

图 5-3　人 OATs 二级结构

"Y"形分叉表示糖基化位点

OATs 是借助于二羧酸交换实施多种阴离子化合物转运的。OAT1 和 OAT3 交换的二羧酸是 α-酮戊二酸,而 OAT2 交换的二羧酸是琥珀酸或延胡索酸。OAT7 交换的是短链脂肪酸如丁酸。而这些羧酸梯度的维持最终需要 Na^+/K^+-ATP 酶,OATs 介导的转运被认为是三级主动过程(tertiary active)(图 5-4)。

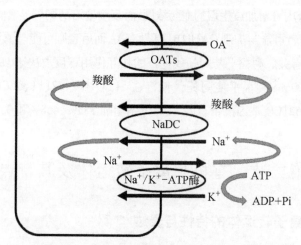

图 5-4 OAT1 和 OAT2 介导有机阴离子转运的三级主动转运机制

初级主动过程利用 Na^+/K^+-ATP 酶维持 Na^+ 梯度,次级主动过程利用 Na^+-羧酸协同转运体(NaDC)维持细胞内高浓度羧酸。第三级主动过程利用 OATs 实施有机阴离子(OA^-)与羧酸交换

1. OAT1

OAT1/Oat1 是由 SLC22A6/Slc22a6 拷贝的转运体。人 OAT1 的氨基酸数为 546,而大鼠和小鼠 Oat1 氨基酸数分别为 551 和 546。OAT1/Oat1 蛋白主要表达在肾近曲小管上皮细胞的基底膜,介导底物肾小管主动分泌。

2. OAT2

OAT2/Oat2 是由 SLC22A7/Slc22a7 拷贝的转运体。人 OAT2 的氨基酸数为 546 或 548,前者为突变体,是在野生型 OAT2 大环内环袢上删除丝氨酸和谷氨酰胺残基形成的无功能的 OAT2。大鼠和小鼠的 Oat2 的氨基酸数分别为 535 和 540。人 OAT2 蛋白主要表达在肾近曲小管上皮细胞的基底膜上,而鼠 Oat2 主要表达在近曲小管 S3 段,Henle's 袢皮质升支和集合管上皮细胞顶膜。

3. OAT3

OAT3/Oat3 是由 SLC22A8/Slc22a8 拷贝的转运体。OAT3/Oat3 蛋白主要

表达在肾近曲小管上皮细胞的基底膜,参与底物的肾小管主动分泌。在脑毛细血管内皮细胞脑侧膜和蛛网膜上均有 OAT3 表达,提示 OAT3 参与底物从脑内和脑脊液中清除。OAT3 也表达在视网膜血管内皮细胞的基底侧膜,介导底物从玻璃体中向血液侧转运。

4. OAT4

OAT4 是由 SLC22A11 拷贝的。在啮齿类动物中未发现 OAT4 直系同源。OAT4 蛋白主要表达在近曲肾小管上皮细胞刷状缘膜上,介导底物从尿液中重吸收或底物从肾小管细胞释放入尿液。OAT4 也表达在合体滋养细胞的基底膜上,介导从胎儿血中摄取固醇硫酸酯。

5. 其他 OATs

人 OAT5 是由 SLC22A10 拷贝的转运体,只在肝中检测到 mRNA 的表达。鼠的 Oat5 是由 Slc22a19 拷贝的转运体。鼠 Oat5 局限于远端近曲肾小管上皮细胞刷状缘膜。人 OAT7 是由 SLC22A9 拷贝的转运体,主要局限于肝细胞的窦膜。人 OAT10 是由 SLC22A13 拷贝的转运体。OAT10 蛋白主要表达于近曲肾小管上皮细胞刷状缘膜,介导烟酸的重吸收。人 URAT1 是由 SLC22A12 拷贝的转运体,URAT1 蛋白主要表达于近曲肾小管上皮细胞刷状缘膜,介导尿酸的重吸收。

二、OATs 底物与抑制剂[1,41-46]

OATs/Oats 底物广泛,且底物间有较大的重叠性。

1. OAT1

OAT1 介导多种内源性和外源性阴离子物质转运。OAT1 的内源性底物包括单羧酸类(如乳酸、丁酸、丙酸)、PGs(PGE_2 和 $PGF_{2\alpha}$)、cAMP、cGMP、尿酸、叶酸、烟酸、神经单胺类代谢产物、色胺代谢产物和嘌呤类代谢产物等。外源性底物包括血管紧张素转换酶抑制剂(如卡托普利)、血管紧张素 II 受体拮抗剂(如坎替沙坦)、利尿药(如布美他尼)、β-内酰胺类抗生素(如头孢布烯)、抗病毒药物(如阿昔洛韦)、H_2 受体拮抗剂(如西咪替丁)和非甾体抗炎药(如布洛芬)等。OAT1/Oat1 也转运螯合物 2,3-二巯基-1-丙基磺酸和汞的巯基结合物如 N-乙酰半胱氨酸巯基结合汞,高半胱氨酸结合汞和半胱氨酸结合汞,这可能是机体清除甲基汞的一种机制。大多数底物也是 OAT1 抑制剂。一些化合物如苯溴马隆、双氯芬酸、二氟尼柳、氟比洛芬、霉酚酸、甲芬那酸和丙磺舒不是 OAT1 底物,但是强的 OAT1 抑制剂。

2. OAT2

OAT2 的内源性底物包括抗坏血酸、谷氨酸、戊二酸、脱氢表雄酮硫酸酯、雌酮硫酸酯、核酸碱基、核苷、核苷酸、乳清酸、PGE_2、$PGF_{2\alpha}$、肌酐和尿酸等。外源性底物包括抗病毒药物(如阿昔洛韦和更昔洛韦等)、抗肿瘤药(苯达莫司汀、氟尿嘧啶、伊立替康、甲氨蝶呤和紫杉醇等)、抗痛风药物(别嘌醇)和利尿药(布美他尼)等。一些药物包括非甾体抗炎药(双氯芬酸、布洛芬、酮替芬、吲哚美辛、甲芬那酸、萘普生、吡罗昔康和舒林酸)和利尿药(布美他尼、氢氯噻嗪和三氯噻嗪)是 OAT2 抑制剂。

3. OAT3

OAT3 内源性底物包括 cAMP、cGMP、胆汁酸盐(胆酸盐和胆酸牛磺胆酸)、固醇类激素(可的松、6β-羟基可的松、脱氢表雄酮硫酸酯和雌酮硫酸酯)、PGs(PGE_2 和 $PGF_{2\alpha}$)、尿酸和犬尿酸等。外源性底物包括血管紧张素 Ⅱ 受体拮抗剂(如奥美沙坦)、利尿药(如布美他尼、依他尼酸和呋塞米等)、β-内酰胺类抗生素(如盘尼西林 G、头孢克洛、头孢唑啉、头孢地尼、头孢噻利、头孢替安、头孢唑肟及头孢噻啶等)和其他(如甲氨蝶呤)等。一些药物如血管紧张素 Ⅱ 受体拮抗剂(如坎地沙坦、氯沙坦、奥美沙坦、普拉沙坦、替米沙坦和缬沙坦等)、利尿药(如布美他尼、依他尼酸和呋塞米等)和非甾体抗炎药(如双氯芬酸、布洛芬、吲哚美辛、酮替芬洛、索洛芬、甲芬那酸、萘普生、保泰松和吡罗昔康等)等是强的人 OAT3 抑制剂。

三、OATs 的临床意义[1,42~46]

1. 肾 OATs 的作用

肾 OAT1 和 OAT3 主要表达在近曲小管细胞的基底膜上,介导其底物药物从血液摄取入肾小管细胞,而 OAT4、OAT10 和 URAT1 主要表达在肾小管细胞刷状缘膜上,介导其底物从尿液重吸收入肾小管细胞。

肌酐也是 OATs 底物,尽管其他转运体如 OCTs 和 MATEs 也介导肌酐肾小管主动分泌[47]。一些药物如血管紧张素 Ⅱ 受体拮抗剂、利尿药和非甾体抗炎药是强 OATs 抑制剂,抑制 OATs 介导的肌酐肾小管主动分泌,这可以解释一些临床现象如非甾体抗炎药和坎地沙坦等增加血浆肌酐浓度和降低肌酐清除率。尿酸是 OATs 底物。临床上患者在使用一些髓袢类利尿药(如呋塞米和布美他尼)、噻嗪类利尿药和血管紧张素 Ⅱ 受体拮抗剂(如坎地沙坦和替米沙坦)后,出现血浆尿酸升高和痛风风险增加,这可能与 OATs 介导的尿酸肾小管主动分泌被抑制有关。

一些药物可通过抑制 OATs 介导的肾小管主动分泌而引起药物相互作用,这种相互作用有时是有益的。例如,青霉素等 β-内酰胺类抗生素的肾排泄主要是由 OATs 介导的,合用丙磺舒因抑制 OAT3 介导的青霉素肾排泄而增加青霉素血浆暴露和延长疗效。一些 OATs 底物(如头孢噻啶、阿昔洛韦、阿德福韦和西多福韦)的肾毒性与 OATs 介导肾摄取引起肾小管细胞内药物蓄积有关。合用丙磺舒等 OAT 抑制剂,可以通过抑制 OATs 介导的药物肾摄取,防止药物在肾小管上皮细胞内蓄积,从而缓解西多福韦、阿昔洛韦等药物肾毒性。丙磺舒和西多福韦合用已推荐作为临床治疗的标准。类似,丙磺舒和非甾体抗炎药也能抑制 OAT3 介导的甲氨蝶呤的肾摄取,从而缓解甲氨蝶呤引起的肾毒性,但会增加甲氨蝶呤血浆水平升高和系统毒性。呋塞米或髓袢利尿药是 OATs 底物,其作用靶点是肾小管细胞。合用丙磺舒等 OATs 抑制剂,抑制 OATs 介导的利尿药肾摄取,而损伤其利尿效果。肾 OATs 介导一些肾毒性化合物如 Hg^{2+}-有机阴离子结合物和马兜铃酸 I 的肾摄取,抑制肾 OATs 也可以降低这些毒物的肾毒性。

2. 脑 OATs 的作用

在血脑屏障和蛛网膜上也有 OATs 表达,其功能是介导底物从脑脊液和脑中排出,参与血脑屏障和血脑脊液屏障功能的维护。脑 OATs 的表达也是一些药物如抗病毒药物(阿昔洛韦、拉米夫定、泰诺福韦和齐多夫定)难以进入脑内的原因。体外布美他尼可抑制 Na^+-K^+-Cl^- 协同转运,提示该药应具有抗惊厥和癫痫等中枢活性,但布美他尼是 OAT3 底物,在体难以达到应有的疗效。其与丙磺舒合用可以增加脑内布美他尼浓度,从而有可能增加布美他尼的中枢作用。OAT1 和 OAT3 也介导脑内一些神经递质和氨基酸的酸性代谢如喹啉酸、犬尿酸、5-羟吲哚乙酸和高香草酸等从脑内排出,防止这些酸性代谢产物脑内蓄积。一些中枢性疾病如亨廷顿病、阿尔茨海默病和帕金森病等可增加这些毒素脑内蓄积,进而参与中枢神经系统紊乱。OAT3 也介导 PGE_2 和 PGD_2 在血脑屏障上的外排,而 PGE_2 和 PGD_2 参与多种脑疾病过程如突触可塑性、神经性炎症和促进睡眠等。β-内酰胺类抗生素(如头孢唑啉和头孢曲松)可以抑制 OAT3 介导的 PGE_2 从脑脊液中消除,这可能与 β-内酰胺类抗生素引起的发热现象有关。慢性肾病往往伴随尿毒症脑病(uremic encephalopathy),表现为记忆紊乱和精神错乱等。尿毒素(如硫酸吲哚酚、马尿酸和吲哚乙酸等)蓄积可能是其主要诱因。这些尿毒素也是 OAT1 和 OAT2 底物或抑制剂。临床研究显示,慢性肾病患者血液和脑脊液中马尿酸、3-羧基-4-甲基-5-丙基-2-呋喃丙酸、5-羟基吲哚乙酸和高香草酸的浓度显著增加。这些尿毒素蓄积通过抑制血脑屏障上 OAT3 介导的转运,导致脑内神经递质代谢产物蓄积,反过来影响神经递质代谢,这可能是引起尿毒症脑病的原因。

第三节　有机阳离子转运体及其特点

一、有机阳离子转运体的特性与表达[1,41,48,49]

有机阳离子转运体(OCTs)、OCTNs 和 CT2/OCT6 也属于 SLC22As 家族转运体。OCTs 蛋白的氨基酸数为 543~557。类似于 OATs,OCTs 均含有 12 个 TMD,N 端和 C 端位于细胞内。TMD1 和 TMD2 间有一大的细胞外袢,内含有糖化点。TMD6 和 TMD7 间有一大的细胞内袢,内含多个磷酸化位点。OCT1 与 OCT2 的氨基酸系列一致性达 70%,与 OCT3 氨基酸系列一致性约为 70%。OCTN1 与 OCTN2 的氨基酸系列一致性达 77%,OCTN1~2 与 OCT1~3 的氨基酸系列一致性为 31%~37%。OCTs 属于非 Na^+ 依赖性生电型转运体,其驱动力是跨膜电位差。但也有例外,OCTN2 介导肉毒碱和 γ-丁酰甜菜碱转运是 Na^+-依赖性的。

1. OCT1/Oct1

OCT1/Oct1 是由 *SLC22A1/Slc22a1* 基因拷贝的转运体。人 OCT1 主要表达于肝脏。其他组织如心、骨骼肌、肾、脑和胎盘等也有弱表达。鼠在肾和小肠也高表达 Oct1。在人和鼠肝细胞的窦膜上有 OCT1/Oct1,其介导底物从血液侧摄入肝脏。在鼠小肠黏膜上皮细胞基底膜,近曲小管的 S1 和 S2 段细胞的基底膜及气管和支气管上皮细胞顶膜有 Oct1 表达。

2. OCT2/Oct2

OCT2/Oct2 是由 *SLC22A2/Slc22a2* 基因拷贝的转运体。OCT2/Oct2 主要表达于肾,一般认为,OCT2 是肾特异性的转运体。其他组织如脾、胎盘、小肠、脑和蛛网膜也有 OCT2 表达。OCT2 蛋白主要定位在近曲小管上皮细胞基底膜和小肠黏膜上皮细胞基底膜、脑微血管内皮细胞顶膜、蛛网膜上皮细胞顶膜和肺上皮细胞顶膜。

3. OCT3/Oct3

OCT3/Oct3 是由 *SLC22A3/Slc22a3* 基因拷贝的转运体。作为神经元外单胺转运体,OCT3/Oct3 分布广泛。人 OCT3 主要表达于肌肉、肝脏、胎盘和心。其他组织如脑、肺、肠和某些肿瘤组织也有 OCT3 表达。OCT3 蛋白主要定位在胎盘滋养体的基底膜、肝细胞窦膜、肾近曲小管上皮小细胞基底膜、支气管上皮细胞和肠上皮顶膜。在鼠脑的海马、穹窿下器官、内侧下丘脑和第三脑室等组织中也有 OCT3 表达[50]。

4. OCTN1/Octn1

OCTN1/Octn1 是由 *SLC22A4/Slc22a4* 基因拷贝的转运体。人的 OCTN1 mRNA主要表达于肾、气管和骨髓。在骨骼肌、前列腺、肺、胰腺、胎盘、心、子宫、脾和一些肿瘤细胞株也有弱表达。在骨髓中,OCTN1 mRNA 主要表达在 CD68+巨噬细胞、CD43+T 细胞和 CD14+ 单核细胞中。人线粒体也有 OCTN1 表达。小鼠的 Octn1 主要表达在肾皮质近曲小管上皮细胞顶膜。

5. OCTN2/Octn2

人 OCTN2 是由 *SLC22A5* 基因拷贝的转运体。人 OCTN2 的 mRNA 主要表达于心、胎盘、骨骼肌、肾和胰腺,在脑、肝、肺和某些肿瘤细胞株中也有一定的OCTN2 mRNA 表达。在肾脏中发现两种不同大小 OCTN2 的 mRNA(3.5 kb 和4.0 kb)。OCTN2 蛋白主要表达在近曲小管上皮细胞和胎盘合胞体滋养层顶膜。在鼠的附属组织、血管和星形(胶质)细胞也有 Octn2 表达。大鼠和小鼠肾中 Octn2 蛋白主要表达在近曲小管上皮细胞的顶膜上。在小鼠附睾管中Octn2 则表达在主细胞顶膜。

6. OCT6/CT2

OCT6/CT2 是由 *SLCA16* 基因拷贝的转运体,最早在人睾丸中被克隆,主要表达于支持细胞和附睾上皮细胞。在肝、造血细胞和某些肿瘤细胞中也有OCT6 mRNA 表达。OCT6 是高 *L*-肉毒碱亲和转运体,也介导一些药物如亚精胺、阿霉素和博来霉素 A5 的转运。

表 5-3 归纳了 OCTs 和 MATEs 的特性及其分布。

表 5-3 人 OCTs 和 MATEs 转运体特性[1]

转 运 体	氨基酸数	TMD 数	组织分布	膜 定 位
OCT1/SLC22A1	554	12	肝	窦膜
OCT2/SLC22A2	555	12	肾	肾小管基底膜

续　表

转　运　体	氨基酸数	TMD 数	组 织 分 布	膜　定　位
OCT3/SLC22A3	556	12	胎盘、睾丸、脑	胎盘、肺基底膜、肠顶膜
OCTN1/SLC22A4	551	12	肾、骨骼肌等	肾小管肾刷状缘
OCTN2/SLC22A5	557	12	肾、肝、心等	肾小管刷状缘、肝细胞的胆管侧膜
MATE1/SLC47A1	570	13	肾、肝、肌肉	肾小管刷状缘、肝细胞的胆管侧膜
MATE2 - K/SLC47A2	566	13	肾	肾小管刷状缘

二、OCTs 底物与抑制剂[1,41,48,49]

OCT1、OCT2 和 OCT3 基本转运特性相似,介导多种有机阳离子药物顺电位差跨膜转运,且这种转运是双向性的,不依赖 Na^+ 和 pH。OCT1 和 OCT2 转运物质的分子量通常小于 500 Da,分子最小直径小于 4 Å。尽管 OCTs 介导的物质转运不依赖 pH,但一些底物与 OCTs 的亲和力大小取决于离子化程度,因此 pH 降低会加强跨膜转运。OCTs 底物多数是有机阳离子,在生理 pH 条件下带正电荷。然而,OCTs 也介导一些不带电荷的化合物如西咪替丁的转运。

1-甲基-4-苯基吡啶(MPP)常作为模型药物评价 OCT1、OCT2 和 OCT3 的活性。OCTs 活性可以被一些阳离子物质(如四丙基胺)、非电荷化合物(如皮质酮、雌二醇)和阴离子物质(如丙磺舒和 α-酮戊二酸)抑制,尽管有些化合物本身不是 OCTs 的底物。OCTs 底物存在 OCTs 种类和动物种属差异性。例如,四丁胺是人和兔 OCTs 的底物,但却是大鼠 Oct1、小鼠 Oct1 和大鼠 Oct2 的抑制剂。

1. OCT1

OCT1 底物包括模型药物 MPP、四乙胺、四丙胺、四丁胺和 N-甲基喹啉。内源性物质如胆碱、乙酰胆碱和胍丁胺,以及药物如奎宁、奎尼丁、阿昔洛韦、更昔洛韦、二甲双胍、苯环己哌啶、苯海拉明、雷尼替丁、阿托品、地昔帕明、哌唑嗪与 OCT 亲和力高。而肾上腺素、去甲肾上腺素和组胺是 OCT2 和 OCT3 的底物,但不是 OCT1 的底物。

表 5-4 列举了几种 OCTs 和 MATEs 底物和抑制剂。

表 5-4　人 OCTs 和 MATEs 底物和抑制剂[1]

转运体	底　　　物	抑　制　剂
OCT1	乙酰胆碱、阿昔洛韦、西咪替丁、胆碱、多巴胺、法莫替丁、更昔洛韦、拉米夫定、二甲双胍、甲基烟酰胺、MPP、奎宁、雷尼替丁、5-羟色胺、精胺、亚精胺、四乙胺、扎西他滨	金刚烷胺、西咪替丁、咪达唑仑、苯乙双胍、奎宁等

转运体	底　　　　　物	抑　制　剂
OCT2	乙酰胆碱、金刚烷胺、西咪替丁、顺铂、胆碱、多巴胺、肾上腺素、组胺、拉米夫定、美金刚、二甲双胍、MPP、甲基烟酰胺、去甲肾上腺素、百草枯、PGE_2、PGF_2、奎宁、雷尼替丁、5-羟色胺、四乙胺、扎西他滨	西咪替丁、可卡因、奥美拉唑、甲氧苄啶、维拉帕米等
OCT3	阿托品、多巴胺、肾上腺素、依替福林、胍乙啶、组胺、MPP、四乙胺	普鲁卡因胺、奥美拉唑、苯乙双胍、地昔帕明、可卡因、金刚烷胺等
OCTN1	L-肉毒碱、麦角硫因、吡拉明、奎宁、奎尼丁、四乙胺、维拉帕米	四乙胺、赖氨酸、尼古丁、精氨酸、阿米洛利、四丁基铵等
OCTN2	L-肉毒碱、头孢噻啶、米屈肼、吡拉明、奎尼丁、螺内酯、四乙胺、丙戊酸钠、维拉帕米	5-羟色胺、尼古丁、皮质酮、头孢磺啶、肌肽、齐夫多定、醛固酮、精氨酸等

2. OCT2

OCT2 的底物往往也是 OCT1 的底物,如 OCT2 也能转运 MPP、四乙胺、奎宁和二甲双胍,其 K_m 值与 OCT1 类似,但转运乙酰胆碱的 K_m 值约为 OCT1 的 20%。OCT2 也能转运胆碱、多巴胺、去甲肾上腺素、肾上腺素、5-羟色胺、组胺、哌唑嗪、金刚烷胺、美金刚、西咪替丁、法莫替丁、雷尼替丁、顺铂和异喹胍等。

3. OCT3

尽管 OCT1、OCT2 和 OCT3 转运 MPP 的 K_m 值相似,但相对于 OCT1 和 OCT2 而言,OCT3 转运四乙胺的 K_m 值要大些。MPP 和组胺与 OCT3 显示出较高的亲和力。尽管四乙胺可用作 OCT1 和 OCT2 探针,但不适合作为 OCT3 的探针。

可以用一些抑制剂对 OCT1、OCT2 和 OCT3 活性抑制作用的差异,来区分这些转运体的作用(表 5-5)。例如,用金刚烷胺、苯环己哌啶、苯海拉明和阿托品抑制 MPP 摄取的强弱来区分人 OCT1、OCT2 和 OCT3 的贡献。用美金刚来区分大鼠的 Oct1、Oct2 和 Oct3 介导的阳离子物质的摄取。用多巴胺和皮质酮来区分大鼠 Oct1 与 Oct2 或 Oct3 介导的阳离子物质的摄取。用雌二醇来区分大鼠 Oct2 和 Oct3 介导的阳离子物质的摄取。用 O-甲基异丙肾上腺素来区分大鼠 Oct1 和 Oct2 介导的阳离子物质的摄取。用 O-甲基异丙肾上腺素来区分小鼠 Oct1、Oct2 和 Oct3 介导的阳离子物质的摄取,用普罗卡因胺或西咪替丁区分小鼠的 Oct1 或 Oct3 与 Oct2 介导的阳离子物质的摄取,用奎宁来区分小鼠 Oct1 与 Oct2 或 Oct3 介导的阳离子物质的摄取。

表 5-5　人、大鼠和小鼠几种 OCTs 抑制剂作用比较[1]

种　属	化　合　物	$IC_{50}(\mu mol/L)$		
		OCT1/Oct1	OCT2/Oct2	OCT3/Oct3
人	金刚烷胺	236	20~28	1 000
	苯环己哌啶	4.4	25	330
	苯海拉明	3.4	15	695
	阿托品	1.2	29	466
	Decynium 22	2.7~4.7	0.10~1.1	0.09~0.1
	Disprocynium 24	–	–	0.015
	可的松	7~22	34	0.12~0.29
大鼠	可的松	151	4.0,4.2	4.9
	多巴胺	19~51	2 100~3 600	620
	雌二醇	35	85	1.1
	美金刚	1.7	73	295
	O-甲基异丙肾上腺素	37	2 600	
	5-羟色胺	38	3 600	970
小鼠	西咪替丁	0.59	8.0	1.3
	O-甲基异丙肾上腺素	8.4	>100	1.4
	普鲁卡因胺	3.9	312	11
	奎宁	0.28	2.8	3.0

4. OCTN1

OCTN1 可以转运两性化合物麦角硫因、L-肉毒碱和水苏碱及有机阳离子物质如四乙胺、奎尼丁、吡拉明和维拉帕米等。OCTN1 介导的四乙胺摄取可以被胆碱、L-肉毒碱、头孢噻啶、西咪替丁、可乐定、左氧氟沙星、利多卡因、氧氟沙星、普鲁卡因胺、奎宁、奎尼丁、四丁胺、四戊胺、尼古丁和维拉帕米所抑制。肉毒碱、维拉帕米和利多卡因是强效的 OCTN1 抑制剂。不同的底物,OCTN1 介导物质转运的机制不同。例如,用膜囊泡摄取结果显示,在质子梯度存在下,囊泡内四乙胺的浓度短暂升高,超过平衡值,即存在"超射"(over shoot)现象。这种现象源于电荷偶联性质子外排和四乙胺摄取,属于一种逆向转运机制。细胞外 Na^+ 刺激 OCTN1 介导的麦角硫因摄取,相反抑制 OCTN1 介导的水苏碱摄取。鼠 Octn1 存在于近曲小管上皮细胞的顶膜,人的 OCTN1 存在于肾近曲小管上皮细胞和小肠上皮细胞。因此,OCTN1 参与阳离子物质在肾和肠的分泌过程,此外 OCTN1 调节麦角硫因在肠和肾的吸收。

5. OCTN2

OCTN2 介导的转运是 Na^+ 依赖性的,属于 Na^+ 依赖性的多功能阳离子转运体。其底物包括 L -肉毒碱、乙酰 L -肉毒碱、头孢噻啶、四乙胺、可乐定、维拉帕米和吡拉明等。OCTN2 介导的摄取也可以被西咪替丁、可乐定、普鲁卡因胺、放线菌素 D、奎宁、依米丁、尼古丁和 MPP 等抑制。OCTN2 介导的 Na^+ 依赖性 L -肉毒碱转运是电荷性和存在立体选择性。Na^+ 增加 OCTN2 与 L -肉毒碱亲和力。用膜囊泡结果显示,在 Na^+ 梯度存在下,囊泡内 L -肉毒碱的浓度也存在"超射"现象,即 OCTN2 可被认为是一种 $Na^+ - L$ -肉毒碱协同转运体。OCTN2 主要负责将 L -肉毒碱摄取进入肠上皮细胞、肾小管上皮细胞和骨骼肌细胞中。

6. Octn3

这种类型转运体只在小鼠中克隆得到。不同于 Octn2,小鼠 Octn3 转运肉毒碱是非 Na^+ 依赖性的,对肉毒碱的亲和力显著高于小鼠 Octn2。其介导的肉毒碱摄取也不被胆碱所抑制。这提示小鼠 Octn3 对阳离子转运的重要性不及小鼠 Octn1 和 Octn2。

7. OCT6/CT2

OCT6 是一种高亲和性的肉毒碱转运体,尽管也转运其他阳离子物质如四乙胺和多柔比星,但 OCT6 介导的 L -肉毒碱摄取是部分 Na^+ 依赖性的,而介导多柔比星摄取是非 Na^+ 依赖性的,OCT6 介导四乙胺摄取也被其他阳离子物质抑制。

三、OCTs 的临床意义[1,48,49]

1. 肝 OCTs 的作用

OCT1 表达在肝细胞的窦膜上,介导二甲双胍、硫胺素和 5 -羟色胺等药物和内源性底物从血液摄取入肝细胞。肝 OCT1 表达受肝细胞因子 4α（HNF4α）调控。胆酸盐通过激活 FXR 受体而抑制 HNF4α 介导的 OCT1 转录。胆汁淤积患者和动物肝 OCT1/Oct1 的表达显著降低。已鉴定多种功能丧失的 OCT1 突变如 Arg61Cys、Cys88Arg、Gly401Ser、Gly465Arg 和 Met420 删除等。这些突变可能影响二甲双胍等药物在肝内的处置和疗效。例如,携带两种 OCT1 突变者出现二甲双胍抵抗风险约是只携带一种或未携带者的 2 倍以上。二甲双胍在携带 1 种 OCT1 突变患者中降血糖作用显著低于未携带突变者。合用 OCT1 抑制剂如维拉帕米和雷诺嗪也能损伤二甲双胍降血糖作用,这可能与抑制 OCT1 介导的二甲双胍肝摄取,导致肝药物浓度降低有关。O-去甲基曲马多也是 OCT1 底物,临床研究显示,携带 OCT 功能丧失突变者的 O-去甲基曲马多暴露程度高和瞳孔缩小程度强。O-去甲基曲马多 AUC 值与 OCT1 活性等位基因数成反比。携带 OCT1 功能缺陷者曲马多外科手术中的消耗量也低于未突变者。OCT1 通过调节硫胺素摄取,参与肝脂质代谢和脂肪肝形成。有报道显示,OCT1 非同义突变如 OCT1 - R61C(rs12208357)、OCT1 - G401S(rs34130495)、OCT1 - 420Del(rs662138)和 OCT1 - G465R(rs34059508)往往与高总胆固醇、高低密度胆固醇和高甘油三酯高度相关[51]。类似,Oct1$^{-/-}$小鼠显示出高 AMP/ATP 值和低肝甘油三酯水平,这可能与硫胺素水平不足有关。与 Oct1$^{-/-}$小鼠比较,人源化 OCT1 小鼠更容易脂肪变性,相反,Oct1$^{-/-}$可以缓解瘦素缺陷小鼠的脂肪肝。二甲双胍缓解脂肪肝也可能与抑制 OCT1 介导的硫胺素摄取有关[52]。肝细胞窦膜表达 OCT3,介导一些单胺递质如去甲肾上腺素、肾上腺素和组胺的肝摄取。OCTN2 是肉毒碱转运体,介导肉毒碱的肝摄取。肉毒碱缺乏也导致肝细胞质中脂肪酸蓄积,提示 OCTN2 水平与脂质平衡密切相关。

2. 肾 OCTs 的作用

OCT2 和 OCT3 主要表达于近曲小管上皮细胞基底膜,介导底物药物由血液摄取入肾小管上皮细胞,随即被顶膜上 MATEs 外排至尿液。$OCT2$ 基因突变也会影响二甲双胍的肾清除率,进而影响二甲双胍的疗效。例如,在 $rs316019(OCT2\ c.808G>T)$ 基因携带者中二甲双胍的肾清除率 GG>GT>TT。合用西咪替丁也能降低二甲双胍的肾清除率,对 TT 携带者的降低作用不及 GG 携带者。二甲双胍在 GT 携带者中降血糖作用强于野生型,且 TT 携带者出现高乳酸血症的风险高于 GG 携带者。但也有相反的结论。例如,在高加索人和非裔美国人中,GT 携带者中二甲双胍的肾分泌清除率和肾清除率显著高于 GG 携带者。除 OCT2 外,其他转运体如 OCT1 和 MATEs 也参与二甲双胍的肾排泄。有文献报道,单独 c.808G>T 多态不影响二甲双胍的肾清除率和肾分泌清除率,但携带 c.808G>T 多态兼有 MATE1 突变(g.-66T>C)则显示低的二甲双胍的肾清除率和肾分泌清除率。

尽管肌酐肾排泄主要是肾小球滤过,但 10% ~ 40% 是肾小管主动分泌的。OCT2 和 OAT2 介导肌酐由血液摄取入肾小管细胞的转运体,随即被表达在顶膜上的 MATE1 和 MATE2 - K 外排至尿液。一些药物如西咪替丁、艾沙康唑、雷诺嗪、甲氧苄啶、凡德他尼、丙磺舒、乙胺嘧啶和抗病毒药（如杜鲁特韦、利匹韦林和可比司他）尽管可以升高血清肌酐水平，但肾功能未见病理性改变，这部分归结于肾 OCT2 活性抑制[53]。Oct1/2−/− 小鼠肌酐清除率也显著降低。*rs2504954 G* 等位基因携带者也显示出高的肌酐水平。

OCTs 与顺铂等药物肾毒性有关。在小鼠中，敲除 Oct1/Oct2 或合用 OCTs 抑制剂（西咪替丁和伊马替尼）也能预防顺铂的肾毒性，降低顺铂肾清除率，但不影响顺铂血浆暴露。同样，OCT2 突变体 rs316019（c.808G>T）或合用 OCT2 抑制剂（如西咪替丁和维拉帕米）也可缓解顺铂的肾毒性，但不影响顺铂血浆暴露。动物实验显示，一些药物如庆大霉素、雷公藤甲素和赭曲霉毒素 A 等肾毒性也与 Oct2 表达有关。体外试验显示，抗病毒药物（阿德福韦、西多福韦和泰诺福韦）和抗肿瘤药异环磷酰胺的肾毒性也与 OCT2 表达有关。在肾小管上皮细胞刷状缘膜上表达 OCTN2 和 OCTN1，参与肉毒碱的重吸收。OCTN2 功能丧失，导致肉毒碱缺乏。

3. 脑 OCTs 的作用

在脑微血管内细胞表达有 OCT1 和 OCT2，介导一些底物在血脑屏障上双向转运。动物实验显示，老年鼠脑内 Oct1 和 Oct2 的表达降低。神经毒素 *N* -甲基-4-苯-1,2,3,6-四氢吡啶（MPTP）在血脑屏障上转运是由 OCT2 和 OCT1 介导的。沉默 Oct1/Oct2，或合用 OCT1/OCT2 抑制剂金刚烷胺可以降低 MPTP 诱导的小鼠神经毒性，伴随脑内 MPTP 和 MPP^+ 水平降低。给老年鼠或 Oct1/Oct2−/− 小鼠纹状体内滴注 MPTP 也会出现更强的神经毒性，这与血脑屏障上 $MPTP/MPP^+$ 外排损伤有关。Swiss 小鼠脑内缺乏 Oct1/Oct2，这似乎可以解释为什么 Swiss 小鼠对 MPTP 不敏感。

脑内 OCT2 和 OCT3 属于单胺递质摄取 2 转运体，参与生物胺清除。OCT3 广泛分布于脑，参与单胺递质如多巴胺、5-羟色胺和去甲肾上腺素转运，维持脑内环境稳定。例如，Oct3 缺乏小鼠往往与脑内某些区域单胺递质水平低相关联。*OCT3* 基因突变往往与精神兴奋剂敏感性增加和焦虑等行为有关。临床研究显示，*OCT3* 基因突变往往与强迫症有关。

在脑边缘系统表达有 OCT2，后者参与焦虑和抑郁等行为调节。例如，Oct2 缺乏显著降低小鼠脑组织中去甲肾上腺素和 5-羟色胺浓度，以及减少在去甲肾上腺素和 5-羟色胺双摄取抑制剂文拉法辛存在情况下脑组织对去甲肾上腺素和 5-羟色胺的摄取。在文拉法辛存在情况下，Oct2−/− 小鼠海马对去甲肾上腺素和 5 -羟色胺的摄取消失,导致突触后神经元活动改变。不同于野生型小鼠,在 Oct2 缺陷情况下,可的松诱导的抑郁小鼠对文拉法辛不再敏感。OCT2 也表达在与应激和下丘脑-垂体-肾上腺皮质轴相关的区域。例如,敲除 Oct2 也能增加小鼠对急性应激相关的激素响应和损伤下丘脑-垂体-肾上腺皮质功能,提示 OCT2 基因突变或阻断 OCT2 可能干扰下丘脑-垂体-肾上腺皮质轴功能,导致应激相关的紊乱。OCT2 和 OCT3 可作为治疗心理障碍的药理靶点。

第四节　多药/毒物外排泵及其特点

一、多药/毒物外排泵的特性和表达[1,54,55]

多药/毒物外排泵(MATEs/Mates)是由 SLC47As/Slc47as 基因拷贝的转运体,其通过与 H^+ 交换实施有机阳离子外排转运。MATE 属于电中性 H^+/转运体,其驱动力是 H^+ 梯度($[H^+]_{in} > [H^+]_{out}$),而 H^+ 梯度维持依赖 Na^+/H^+ 交换或 $ATP - H^+$ 泵。MATE1 与 MATE2 的氨基酸相似性约为 48%,MATE2 - K 和 MATE2 - B 是 MATE2 的两种突变体。人 MATE2 和 MATE2 - K 共享 94%的氨基酸系列,MATE2 - K 与 MATE1 氨基酸系列相似度为 51%。人 MATE1 和鼠 Mate1 有高度相似性,但人 MATE2 与鼠 Mate2 的相似度仅为 38.1%。鼠中未发现人 MATE2 - K 直系同源。兔 Mate1 和 Mate2 - K 与人的 MATE1 和 MATE2 - K 的氨基酸的相似度分别为 75%和 74%。

MATE 的表达存在显著种属差异。人 MATE1 主要表达在肾小管上皮细胞刷状缘膜和肝细胞的胆管侧膜上,而人 MATE2 - K 主要表达在肾小管上皮细胞的刷状缘膜上,是肾特有的转运体。MATE1 和 MATE2 - K 共表达于肾小管上皮细胞刷状缘膜,介导有机阳离子药物由肾小管上皮细胞分泌到尿液的过程。大鼠的 MATE1 mRNA 主要表达于肾和胎盘。小鼠 Mate2 mRNA 主要表达于睾丸。小鼠 Mate1 的分布特性与人体相似,主要表达于肾、肝、心等。小鼠缺乏 Mate2 - K 的表达,因此 Mate1 缺陷小鼠可以作为一种研究人 MATE1 和 MATE2 - K 缺陷的动物模型。

MATE 有 13 个 TMD,C 端面向胞外。其中,半胱氨酸(Cys)、组氨酸(His)和谷氨酸(Glu)残基是维护活性所必需的(图 5 - 5)。若人 MATE1(His386、

Cys63 和 Cys127)和人 MATE2－K(His382、Cys59 和 Cys123)被替代,则其会失去转运活性。

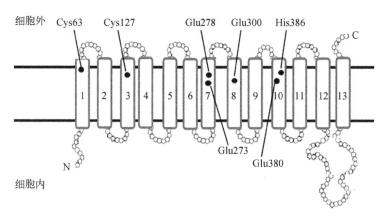

图 5－5　人 MATE1 的二级结构示意图
点(●)代表维持活性的必需氨基酸

二、MATEs 的底物与抑制剂[1,41,54,55]

MATE1 和 MATE2－K 有广泛底物,包括一些阳离子化合物如模型底物(如 6 -二脒基－2 -苯基吲哚、4′,6 -二脒基－2 -苯基吲哚、四乙胺和 MPP)、临床治疗药物(如胺碘酮、阿替洛尔、西咪替丁、二甲双胍、胍乙啶、普罗卡因胺和拓扑替康等)、毒物(如百草枯和镉化合物)和内源性底物(如肌酐、多巴胺、胍乙啶、硫胺素和 N -甲基烟酰胺等),这些物质往往也是 OCTs 的底物。MATEs 也转运一些两性化合物和阴离子化合物,如卡托普利、阿昔洛韦和更昔洛韦等。MATE1 和 MATE2－K 的底物存在相似性,但也存在一定差异性,如头孢氨苄、头孢拉定和非索非那丁是 MATE1 的底物,但不是 MATE2－K 的底物。奥沙利铂是MATE2－K 底物,顺铂是 MATE1 底物。

一些 OCTs 抑制剂往往也是 MATEs 抑制剂。但西咪替丁、法莫替丁、西替利嗪、头孢氨苄、头孢拉定、伊马替尼、茚地那韦、利托那韦、昂丹司琼、乙胺嘧啶、米托蒽醌和拓扑替康对 MATEs 抑制作用强于 OCTs。例如,在 OCT1－HEK293 和 OCT2－HEK293 细胞中,西咪替丁对 5 种底物如四乙胺、二甲双胍、4 -[4 -(二甲氨基)苯乙烯基]－N -甲基吡啶、间-碘苄胍的摄取抑制作用显示出西咪替丁是弱的 OCTs 抑制剂,其 OCT1 和 OCT2 的 K_i 值分别为 101～223 μmol/L 和 95～146 μmol/L,而在 MATE1－HEK293 和 MATE2－K－

155

HEK293 中,西咪替丁是强 MATE1 和 MATE2 - K 抑制剂,其 K_i 值分别为 1.1 ~ 3.8 μmol/L 和 2.1 ~ 6.9 μmol/L。西咪替丁对 MATEs 抑制作用的 K_i 值低于西咪替丁的临床血浆中游离药物峰浓度,说明治疗剂量的西咪替丁主要抑制 MATEs。例如,1 μmol/L 西咪替丁轻度抑制和 1 mmol/L 西咪替丁完全抑制二甲双胍跨 OCT2 - MATE1 - MDCK 单细胞层。但是,1 μmol/L 西咪替丁增加细胞内二甲双胍蓄积,而 1 mmol/L 西咪替丁则降低细胞内二甲双胍蓄积,这是由低浓度西咪替丁优先抑制顶膜二甲双胍外排所致。

也有一些化合物如四乙胺、1 -甲基- 4 -苯基吡啶、二甲双胍、丙吡胺、普鲁卡因胺、奎尼丁、金刚烷胺和普拉克索等对 OCT2 的亲和力强于 MATEs。MATEs 抑制剂对 MATEs 和 OCT2 抑制作用存在底物依赖性。西咪替丁对 MATE1/MATE2 - K 介导的二甲双胍转运抑制作用强于 OCT2,但对 MATE1/MATE2 - K 介导的阿替洛尔转运的抑制强度与对 OCT2 介导阿替洛尔转运的抑制强度相当。多数酪氨酸激酶抑制剂如伊马替尼、达沙替尼、尼洛替尼、吉非替尼和舒尼替尼也是强 MATE 抑制剂。其血浆游离药物浓度[I]有可能达到[I]/IC_{50}≥0.1。

MATE 抑制剂对 MATE1 和 MTAE2 - K 抑制作用也存在差异。例如,在 MATE1 - HEK293 和 MATE2 - K - HEK293 细胞中,以 4 -[4 -(二甲氨基)苯乙烯基]- N - N -甲基吡啶为底物显示,茚地那韦、法莫替丁、利托那韦和伊马替尼优先抑制 MATE1,其 IC_{50} 比 MATE2 - K 的 IC_{50} 低 10 倍。但昂丹司琼、米托蒽醌和拓扑替康对 MATE1 和 MATE2 - K 的抑制作用相当。类似,奎尼丁、维拉帕米、普鲁卡因胺和雷尼替丁与 MATE1 和 MATE2 - K 亲和力相近,金刚烷胺、西替利嗪、氯苯那敏、西咪替丁、去甲丙米嗪、地尔硫䓬、苯海拉明、丙吡胺、法莫替丁、丙米嗪、二甲双胍和他利克索对 MATE1 的亲和力强于对 MATE2 - K 的亲和力,但普拉克索对 MATE1 的亲和力不及对 MATE2 - K 的亲和力。

三、MATEs 的临床意义[1,41,55,56]

MATEs 主要表达于肾小管上皮细胞的刷状缘膜和肝细胞的胆管侧膜,介导药物的肾分泌和胆汁排泄。

1. 对药代动力学贡献

MATEs 主要表达在肾小管上皮细胞刷状缘膜上,与表达在基底膜上的 OCTs 和 OATs 协同介导底物药物由血液经肾小管上皮细胞分泌到尿液中的过程(图 5 - 6)。

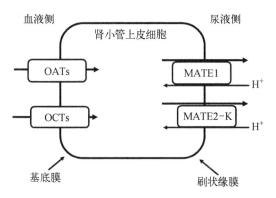

图 5-6 人 MATE1、MATE2-K、OATs 和 OCTs 在肾近曲小管上皮细胞中定位及其协同介导底物药物肾排泄

动物实验显示,Mate1$^{-/-}$小鼠中,血、肝和肾中二甲双胍的浓度显著增加,而尿中二甲双胍的排泄显著减少。与野生型小鼠比较,7 天二甲双胍治疗后,Mate1$^{-/-}$小鼠显示出高血乳酸水平、低 pH 和低 HCO_3^- 水平。MATEs 也介导头孢氨苄肾排泄。Mate1$^{-/-}$小鼠肾和血浆中头孢氨苄的浓度更高,其总清除率和肾清除率分别降低到野生型小鼠的 68% 和 59%。

肾小管上皮细胞刷状缘膜上 MATEs 介导的外排也是药物相互作用的靶点之一。一些药物如西咪替丁、甲氧苄啶、乙胺嘧啶和昂丹司琼是强 MATEs 抑制剂,尽管这些化合物对 OCT 也有一定的抑制作用。例如,西咪替丁对 MATE1 和 MATE2-K 抑制作用的 K_i 值分别为 1.1~3.8 μmol/L 和 2.7~6.9 μmol/L,接近临床治疗剂量下血浆中西咪替丁游离峰浓度(2.03~5.20 μmol/L),而对 OCT1 和 OCT2 抑制作用的 K_i 值分别为 101~275 μmol/L 和 95~207 μmol/L,大于临床剂量下血浆中西咪替丁浓度,说明西咪替丁与一些药物如(二甲双胍、普鲁卡因胺、氨苯蝶啶、吡西卡尼和伐尼克兰)等的相互作用主要归因于肾 MATEs 抑制。小鼠实验显示,西咪替丁可显著升高肾脏中头孢氨苄、二甲双胍和四乙胺的浓度,降低肾清除率,进一步证明西咪替丁抑制 MATEs 而不抑制 OCT2。甲氧苄啶是强 MATEs 抑制剂(MATE1,K_i = 2.64 μmol/L;MATE2,K_i = 0.35 μmol/L)和弱 OCTs 抑制剂(OCT1,K_i = 27.7 μmol/L;OCT2,K_i = 137 μmol/L)。抑制 MATEs 作用的 K_i 值低于临床治疗剂量下血浆中甲氧苄啶的游离峰浓度($C_{max,u}$ = 7.84~4.26 μmol/L)。类似,乙胺嘧啶对 MATE1 和 MATE2-K 抑制作用的 K_i 分别为 0.083~0.131 μmol/L 和 0.056 μmol/L,也低于治疗剂量(50 mg)

下血浆中游离峰浓度（0.298 μmol/L），而对 OCTs 抑制的 K_i 值（OCT1：4.46 μmol/L 和 OCT2：4.55 μmol/L）显示出高于临床治疗血浆中游离峰浓度。临床报道,合用乙胺嘧啶或甲氧苄啶可显著降低二甲双胍的肾清除率和系统清除率,增加其 C_{max} 和 AUC。昂丹司琼对 MATE1 的抑制作用（K_i = 0.035 μmol/L）和对 MATE2 - K 的抑制作用（K_i = 0.015 μmol/L）分别是对 OCT2 抑制作用（K_i = 3.85 μmol/L）的 110 倍和 257 倍。

MATEs 也介导一些内源性底物如肌酐、硫胺素和 N-甲基烟酰胺等的肾清除。其中,硫胺素和 N-甲基烟酰胺可以用作在体 MATEs 药物相互作用的探针。一些 MATEs 和 OCTs 抑制剂因抑制 MATEs 和 OCTs 介导的肌酐肾清除,可导致肾清除率降低和血浆肌酐浓度升高。

2. MATEs 与顺铂肾毒性

在临床使用的铂制剂中,只有顺铂有强的肾毒性。顺铂在肾脏中的转运是由 OCT2 和 MATE1 介导的。肾 OCT2 和 MATE1 介导的顺铂转运是顺铂诱导肾毒性的决定因素。顺铂和奥沙利铂是 OCT2 底物,OCT2 介导这两种铂制剂进入肾小管上皮细胞。奥沙利铂又是强 MATEs 的底物,能有效通过顶膜排入尿液。而顺铂是弱 MATEs 底物,可导致顺铂在肾小管蓄积,从而引起肾毒性。卡铂和奈达铂既不是 OCT2 底物,又不是 MATEs 底物。这些转运体特性似乎可以解释这些铂制剂肾毒性的差异（图 5 - 7）。

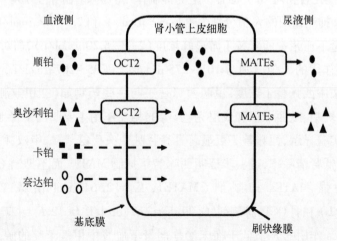

图 5 - 7　MATEs 和 OCT2 对顺铂、奥沙利铂、卡铂和奈达铂肾处置中的贡献

顺铂是 OCT2 底物、弱 MATEs 底物,奥沙利铂是 OCT2 和 MATEs 底物;卡铂和奈达铂不是 OCT2 和 MATEs 底物

一些动物实验验证了 MATE1 在顺铂肾毒性中的作用。例如,顺铂在 Mate1$^{-/-}$小鼠中肾毒性和肾蓄积显著高于在野生型小鼠中的肾毒性和肾蓄积。合用乙胺嘧啶和昂丹司琼均可增加顺铂肾毒性。一些抗肿瘤药物如米托蒽醌、伊立替康、伊马替尼、达沙替尼、尼洛替尼、吉非替尼和舒尼替尼也是强 MATEs 抑制剂,合用这些药物也会增加顺铂肾毒性。多数 MATEs 抑制剂也是 OCTs 抑制剂,因此,合用这些抑制剂对顺铂肾蓄积及其肾毒性的贡献应该是对 MATE2 和 OCT2 的抑制整合效应。抑制 OCT2 或 OCT2 缺陷降低顺铂肾蓄积,增加系统毒性和缓解肾毒性,而抑制 MATEs 则增加顺铂肾蓄积和肾毒性,可见,顺铂肾毒性应该是 OCT2 和 MATEs 抑制的整合效应。

第五节　类肽转运体及其特点

一、类肽转运体的特性与表达[1,56,57]

PEPT1/Pept1 和 PEPT2/Pept2 分别是由 *SLC15A1/Slc15a1* 基因和 *SLC15A2/Slc15a2* 基因拷贝的肽类转运体,分子量分别为 78 kDa 和 85 kDa。PEPTs 含有 12 个 TMD,在 TMD9 和 TMD10 有一大的细胞外袢,N 端和 C 端在胞内。PEPTs 是质子驱动的转运体,利用质子电化学梯度实施肽类物质跨膜转运,而质子梯度的维持依赖顶膜的 Na$^+$/H$^+$ 交换器和基底膜上 Na$^+$/K$^+$ - ATP 酶。PEPT1 主要表达于肠黏膜上皮细胞,容量高,亲和力低;而 PEPT2 主要表达于肾脏,容量低,亲和力高,它们分别参与药物肠吸收和肾小管更吸收。

1. PEPT1

PEPT1 主要表达于十二指肠至回肠的黏膜上皮细胞顶膜。在结肠,PEPT1 蛋白分布在近端与远端存在差异,远端结肠有 PEPT1 表达,而近端结肠无 PEPT1 表达。近曲肾小管的 S1 段上皮细胞刷状缘膜也有 PEPT1 表达,且其表达随向皮质区深入而逐渐降低,提示其参与药物的肾小管重吸收。胶质细胞、胆管上皮细胞、鼻上皮细胞、单核细胞、肥大细胞、胰腺和胎盘等组织也有 PEPT1 表达。

2. PEPT2

PEPT2 蛋白主要表达于近曲肾小管 S3 段上皮细胞刷状缘膜,也分布于神经胶质细胞、室管膜下细胞、室管膜细胞、蛛网膜上皮细胞、肺、乳腺、脾、肥大细胞和淋巴细胞等。在脑内,PEPT2 主要表达于蛛网膜上皮细胞的顶膜。

二、PEPTs 底物与抑制剂

PEPTs 具有广泛的底物,包括三肽、二肽和类肽类药物如 β-类抗生素(如头孢羟氨苄)、抗病毒药(伐昔洛韦和更昔洛韦)、L-多巴前体($L-\alpha$-甲基-多巴-L-苯丙氨酸、L-多巴-L-苯丙氨酸和 D-苯基甘氨酸-L-多巴)、多黏菌素类(黏菌素和多黏菌素 B)、5-氨基乙酰丙酸、抗肿瘤药物乌苯美司和某些血管紧张素转换酶抑制剂(如佐芬普利和福辛普利)等。PEPTs 也介导细菌寡肽代谢产物如胞壁酰二肽 N-甲酰-蛋氨酰-亮氨酰-苯丙氨酸、L-丙氨酰-γ-D-谷氨酰-内消旋-二氨基庚二酸和 γ-D-谷氨酰-内消旋-二氨基庚二酸等。L-甘氨酰-L-肌氨酸为不容易被酶水解的二肽,常用作特异性的 PEPEs 探针。关于 PEPTs 的亲和力参数,不同文献报道结果相差加大,这种差异与细胞类型、试验条件和探针有关。例如,伐昔洛韦在Caco-2细胞、表达 PEPT1 的爪蟾卵母细胞、MDCK-PEPT1 细胞和 CHO-PEPT1 细胞中的亲和力相差 24 倍,其 K_m 为 0.3~7.4 mmol/L。PEPT1 介导的转运是质子依赖性的,因此 pH 也影响 PEPT1 活性。例如,在 pH 6.0 时,Gly-Sar 的转运活性比 pH 7.5 时高 5 倍。

尽管 PEPT1 和 PEPT2 有共同底物,但 PEPT2 与底物亲和力大于 PEPT1 与底物的亲和力。例如,Gly-Sar、甘氨酰-脯氨酸(Gly-Pro)和丙氨酰-丙氨酰-丙氨酸(Ala-Ala-Ala)对 Caco-2 细胞中(人 PEPT1)^{3}H-Gly-Sar 摄取抑制的 K_i 与 SKPT 细胞(鼠 Pept2)中 ^{3}H-Gly-Sar 摄取抑制的 K_i 的比分别为 7.2、10 和 10。一般来说,PEPTs 底物本身也是 PEPTs 抑制剂。但也有例外,如缬沙坦和氯沙坦是强 PEPT 抑制剂,但不是 PEPTs 底物。

三、PEPTs 的临床意义[1]

PEPT1 主要表达于小肠,而 PEPT2 主要表达于肾脏和脑,提示 PEPT1 和 PEPT2 可能参与类肽药物的肠吸收、肾排泄和脑内分布。

1. 肠 PEPT1 与药物吸收

PETP1 表达于肠黏膜上皮细胞顶膜,介导类肽药物的肠吸收。Gly-Sar、伐昔洛韦和头孢羟氨苄等常用作模型药物来评价 PETPs 的功能。在体肠灌流试验显示,小鼠十二指肠中 Gly - Sar 通透系数(P_{eff})与空肠相当,但高于回肠。结肠中 Gly - Sar 的 P_{eff} 不到空肠的 6%。进一步分析显示,Gly - Sar 的 P_{eff} 与肠 Hept1 表达呈正相关。PEPT1 抑制剂如 Gly - Sar、Gly - Pro、肌肽、头孢羟氨苄、伐昔洛韦和卡托普利可显著降低空肠中 Gly - Sar 通透性。在 Scl15a1$^{-/-}$ 小鼠十二指肠、空肠和回肠中,头孢羟氨苄和 Gly - Sar 的有效通透系数 P_{eff} 显著降低。Scl15a1 敲除可显著降低灌胃 Gly - Sar、伐昔洛韦的 AUC 和 C_{max},但不影响静脉注射药物的 AUC。类似,Scl15a1 敲除可显著降低小鼠血浆伐昔洛韦暴露。抗感冒病毒药 Ro 64 - 0802 的前药奥司他韦也是 PEPT1 底物。在健康受试者中的研究显示,与水比较[58],用 400 mL 牛奶服药可显著降低奥司他韦和 Ro 64 - 0802 血浆暴露水平,其 C_{max} 分别降低 31.1% 和 30.5%,$AUC_{0~2h}$ 分别降低 65.5% 和 85.8%。尿中奥司他韦+Ro 64 - 0802 回收量降低 22.5%。类似,牛奶也能显著降低大鼠灌胃奥司他韦的血浆暴露,其 C_{max} 和 $AUC_{0~6h}$ 分别下降 82% 和 63%[59]。基于肠 PEPT1 转运特性,在药物分子中引入肽链也可以作为改进药物口服吸收的一种策略。典型案例是伐昔洛韦和 pomaglumetad methionil,其经肠 PEPT1 吸收后,快速水解成相应活性代谢产物阿昔洛韦和 LY404039。

一些疾病和其他因素均可以影响肠 PEPT1 活性与表达。有文献报道,血糖控制不良的糖尿病患者体内氨苄西林的血药浓度低于正常人,这种作用与氨苄西林口服吸收降低有关[60]。类似,给糖尿病大鼠灌胃头孢氨苄和伐昔洛韦后,大鼠血浆中头孢氨苄和阿昔洛韦的浓度显著降低(图 5 - 8),这种作用与大鼠肠 Pept1 的蛋白表达受损,从而导致头孢氨苄和伐昔洛韦肠吸收减少有关[61]。

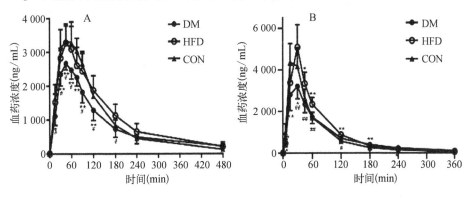

图 5 - 8　糖尿病(DM)大鼠、高脂饲养(HFD)大鼠和对照(CON)大鼠
分别灌胃给予头孢氨苄(5 mg/kg)或伐昔洛韦(18.4 mg/kg)
后的血浆中头孢氨苄(A)和阿昔洛韦(B)浓度-时间曲线[61]

2. 肾 PEPT2 和肾药物分泌

PEPT2 主要表达于近曲肾小管上皮细胞刷状缘膜,介导类肽药物肾小管重吸收。与野生型小鼠比较,Scl15a2$^{-/-}$小鼠显示 3 倍的头孢羟氨苄清除率,但其血浆中的头孢羟氨苄暴露水平也只有野生型小鼠的 1/3。Scl15a2$^{-/-}$小鼠的 Gly – Sar 清除率也比野生型小鼠高 2 倍。Scl15a2$^{-/-}$小鼠中头孢羟氨苄和 Gly – Sar 的肾小管重吸收基本消失。肌肽也是 PEPT2 底物。Scl15a2$^{-/-}$小鼠中肌肽清除率比野生型小鼠高 2 倍,肾清除率高 8 倍。肌肽肾小管重吸收只有野生型小鼠的 1/5。PEPT2 介导的转运依赖于 pH。临床报道显示,合用氯化铵后头孢氨苄肾清除率高于合用碳酸氢钠的肾清除率,但不影响头孢氨苄血浆暴露。

3. 脑 PEPT2 和药物脑分布

PEPT2 主要表达于蛛网膜上皮顶膜,参与脑脊液-脑屏障,促使肽样药物从脑侧向血液侧转运,降低脑脊液中药物浓度,在维持脑内神经肽内环境稳定性和脑内神经毒物清除方面发挥重要作用。有文献显示,在 Scl15a2$^{-/-}$小鼠脉络丛组织中,Gly – Sar、头孢氨苄和肌肽显著降低,而脑脊液中其浓度显著升高。类似,Gly – Sar 从 Scl15a2$^{-/-}$小鼠脑脊液中清除率降低到野生型小鼠的 28%。5 –氨基乙酰丙酸是卟啉类化合物前体,也是 PEPTs 底物。5 –氨基乙酰丙酸往往会引起急性卟啉病。Scl15a2$^{-/-}$小鼠脉络丛组织、皮层、肾、眼和血中的 5 –氨基乙酰丙酸浓度低于野生型小鼠;而在脑脊液中,Scl15a2$^{-/-}$小鼠 5 –氨基乙酰丙酸浓度比野生型小鼠高 5 倍。Scl15a2$^{-/-}$小鼠脑脊液与血 5 –氨基乙酰丙酸浓度比野生型小鼠高 8 倍。药效动力学研究也显示,Scl15a2$^{-/-}$小鼠中 5 –氨基乙酰丙酸往往表现出高的神经毒性。药代动力学研究显示,皮下注射 5 –氨基乙酰丙酸 30 min 和 240 min 后,Scl15a2$^{-/-}$小鼠中脑脊液 5 –氨基乙酰丙酸分别比野生型小鼠高 8 倍和 30 倍,这证实了脑 Hept2 的神经保护作用。临床试验显示,与携带其他 PETP2 突变型(SCL15A2*2/1 和 SCL15A2*1/1)比较,携带 SCL15A2*2/2 纯合子儿童伴有更弱的运动灵巧性和记忆能力。

（中国药科大学　刘　李）

------------------------------- **参考文献** -------------------------------

[1] Liu X. SLC family transporters. Adv Exp Med Biol, 2019(1141): 101 – 202.

[2] Hagenbuch B, Stieger B. The SLCO (former SLC21) superfamily of transporters. Mol Asp

Med, 2013, 34(2−3): 396−412.

[3] Zhou F, Zhu L, Wang K, et al. Recent advance in the pharmacogenomics of human solute carrier 2 transporters (SLCs) in drug disposition. Adv Drug Deliv Rev, 2017(116): 21−36.

[4] Kalliokoski A, Niemi M. Impact of OATP transporters on pharmacokinetics. Br J Pharmacol, 2009, 158(3): 693−705.

[5] Shitara Y, Maeda K, Ikejiri K, et al. Clinical significance of organic anion transporting polypeptides (OATPs) in drug disposition: their roles in hepatic clearance and intestinal absorption. Biopharm Drug Dispos, 2013, 34(1): 45−78.

[6] 徐丹,李峰,张基,等.有机阴离子转运肽在药代动力学中的作用.中国药科大学学报, 2013,44(5): 482−486.

[7] Tournier N, Saba W, Cisternino S, et al. Effects of selected OATP and/or ABC transporter inhibitors on the brain and whole-body distribution of glyburide. AAPS J, 2013, 15(4): 1082−1090.

[8] Abdullahi W, Davis T P, Ronaldson P T. Functional expression of P-glycoprotein and organic anion transporting polypeptides at the blood-brain barrier: understanding transport mechanisms for improved CNS drug delivery? AAPS J, 2017, 19(4): 931−939.

[9] Visentin M, Chang M H, Romero M F, et al. Substrate and pH-specific antifolate transport mediated by organic anion-transporting polypeptide 2B1 (OATP2B1 − SLCO2B1). Mol Pharmacol, 2012, 81(2): 134−142.

[10] Mahagita C, Grassl S M, Piyachaturawat P, et al. Human organic anion transporter 1B1 and 1B3 function as bidirectional carriers and do not mediate GSH-bile acid cotransport. Am J Physiol Gastrointest Liver Physiol, 2007, 293(1): G271−G278.

[11] Zhang B, Lauschke V M. Genetic variability and population diversity of the human SLCO (OATP) transporter family. Pharmacol Res, 2019(139): 550−559.

[12] Zhou Y, Yuan J, Li Z, et al. Genetic polymorphisms and function of the organic anion-transporting polypeptide 1A2 and its clinical relevance in drug disposition. Pharmacology, 2015, 95(3−4): 201−208.

[13] Danielson M L, Sawada G A, Raub T J, et al. In silico and in vitro assessment of OATP1B1 inhibition in drug discovery. Mol Pharm, 2018, 15(8): 3060−3068.

[14] Kovacsics D, Patik I, Özvegy-Laczka C. The role of organic anion transporting polypeptides in drug absorption, distribution, excretion and drug-drug interactions. Expert Opin Drug Metab Toxicol, 2017, 13(4): 409−424.

[15] Bailey D G, Dresser G K, Leake B F, et al. Naringin is a major and selective clinical inhibitor of organic anion-transporting polypeptide 1A2 (OATP1A2) in grapefruit juice. Clin Pharmacol Ther, 2007, 81(4): 495−502.

[16] Rebello S, Compain S, Feng A, et al. Effect of cyclosporine on the pharmacokinetics of aliskiren in healthy subjects. J Clin Pharmacol, 2011, 51(11): 1549−1560.

[17] Tapaninen T, Neuvonen P J, Niemi M. Grapefruit juice greatly reduces the plasma concentrations of the OATP2B1 and CYP3A4 substrate aliskiren. Clin Pharmacol Ther,

2010, 88(3): 339 - 342.

[18] Zheng H X, Huang Y, Frassetto L A, et al. Elucidating rifampin's inducing and inhibiting effects on glyburide pharmacokinetics and blood glucose in healthy volunteers: unmasking the differential effects of enzyme induction and transporter inhibition for a drug and its primary metabolite. Clin Pharmacol Ther, 2009, 85(1): 78 - 85.

[19] Knauer M J, Urquhart B L, Meyer zu Schwabedissen H E, et al. Human skeletal muscle drug transporters determine local exposure and toxicity of statins. Circ Res, 2010, 106(2): 297 - 306.

[20] Sato T, Mishima E, Mano N, et al. Potential drug interactions mediated by renal organic anion transporter OATP4C1. J Pharmacol Exp Ther, 2017, 362(2): 271 - 277.

[21] Svoboda M, Mungenast F, Gleiss A, et al. Clinical significance of organic anion transporting polypeptide gene expression in high-grade serous ovarian cancer. Front Pharmacol, 2018(9): 842.

[22] Brenner S, Klameth L, Riha J, et al. Specific expression of OATPs in primary small cell lung cancer (SCLC) cells as novel biomarkers for diagnosis and therapy. Cancer Lett, 2015, 356(2 Pt B): 517 - 524.

[23] Olszewski-Hamilton U, Svoboda M, Thalhammer T, et al. Organic anion transporting polypeptide 5A1 (OATP5A1) in small cell lung cancer (SCLC) cells: possible involvement in chemoresistance to satraplatin. Biomark Cancer, 2011(3): 31 - 40.

[24] Chen C, Stock J L, Liu X, et al. Utility of a novel Oatp1b2 knockout mouse model for evaluating the role of Oatp1b2 in the hepatic uptake of model compounds. Drug Metab Dispos, 2008, 36(9): 1840 - 1845.

[25] van de Steeg E, van Esch A, Wagenaar E, et al. Influence of human OATP1B1, OATP1B3 and OATP1A2 on the pharmacokinetics of methotrexate and paclitaxel in humanized transgenic mice. Clin Cancer Res, 2013, 19(4): 821 - 832.

[26] Kalliokoski A, Neuvonen P J, Niemi M. SLCO1B1 polymorphism and oral antidiabetic drugs. Basic Clin Pharmacol Toxicol, 2010, 107(4): 775 - 781.

[27] Pasanen M K, Neuvonen M, Neuvonen P J, et al. SLCO1B1 polymorphism markedly affects the pharmacokinetics of simvastatin acid. Pharmacogenet Genomics, 2006, 16(12): 873 - 879.

[28] Deng J W, Song I S, Shin H J, et al. The effect of SLCO1B1*15 on the disposition of pravastatin and pitavastatin is substrate dependent: the contribution of transporting activity changes by SLCO1B1*15. Pharmacogenet Genomics, 2008, 18(5): 424 - 433.

[29] Xiang Q, Chen S Q, Ma L Y, et al. Association between SLCO1B1 T521C polymorphism and risk of statin-induced myopathy: a meta-analys. Pharmacogenomics J, 2018, 18(6): 721 - 729.

[30] Romaine S P, Bailey K M, Hall A S, et al. The influence of SLCO1B1 (OATP1B1) gene polymorphisms on response to statin therapy. Pharmacogenomics J, 2010, 10(1): 1 - 11.

[31] Schulte R R, Ho R H. Organic anion transporting polypeptides: emerging roles in cancer

pharmacology. Mol Pharmacol, 2019, 95(5): 490-506.

[32] Chew S C, Sandanaraj E, Singh O, et al. Influence of SLCO1B3 haplotype-tag SNPs on docetaxel disposition in Chinese nasopharyngeal cancer patients. Br J Clin Pharmacol, 2012, 73(4): 606-618.

[33] Baker S D, Verweij J, Cusatis G A, et al. Pharmacogenetic pathway analysis of docetaxel elimination. Clin Pharmacol Ther, 2009, 85(2): 155-163.

[34] Chew S C, Singh O, Chen X, et al. The effects of CYP3A4, CYP3A5, ABCB1, ABCC2, ABCG2 and SLCO1B3 single nucleotide polymorphisms on the pharmacokinetics and pharmacodynamics of docetaxel in nasopharyngeal carcinoma patients. Cancer Chemother Pharmacol, 2011, 67(6): 1471-1478.

[35] de Graan A J, Lancaster C S, Obaidat A, et al. Influence of polymorphic OATP1B-type carriers on the disposition of docetaxel. Clin Cancer Res, 2012, 18(16): 4433-4440.

[36] Backman J T, Kyrklund C, Neuvonen M, et al. Gemfibrozil greatly increases plasma concentrations of cerivastatin. Clin Pharmacol Ther, 2002, 72(6): 685-691.

[37] Lau Y Y, Huang Y, Frassetto L, et al. Effect of OATP1B transporter inhibition on the pharmacokinetics of atorvastatin in healthy volunteers. Clin Pharmacol Ther, 2007, 81(2): 194-204.

[38] Backman J T, Luurila H, Neuvonen M, et al. Rifampin markedly decreases and gemfibrozil increases the plasma concentrations of atorvastatin and its metabolites. Clin Pharmacol Ther, 2005, 78(2): 154-167.

[39] van Giersbergen P L, Treiber A, Schneiter R, et al. Inhibitory and inductive effects of rifampin on the pharmacokinetics of bosentan in healthy subjects. Clin Pharmacol Ther, 2007, 81(3): 414-419.

[40] He Y J, Zhang W, Chen Y, et al. Rifampicin alters atorvastatin plasma concentration on the basis of SLCO1B1 521T>C polymorphism. Clin Chim Acta, 2009, 405(1-2): 49-52.

[41] Liu X. Transporter-mediated drug-drug interactions and their significance. Adv Exp Med Biol, 2019(1141): 241-291.

[42] Nigam S K, Bush K T, Martovetsky G, et al. The organic anion transporter (OAT) family: a systems biology perspective. Physiol Rev, 2015, 95(1): 83-123.

[43] Shen H, Lai Y, Rodrigues A D. Organic anion transporter 2: an enigmatic human solute carrier. Drug Metab Dispos. 2017; 45(2): 228-236.

[44] Wada S, Tsuda M, Sekine T, et al. Rat multispecific organic anion transporter 1 (rOat1) transports zidovudine, acyclovir, and other antiviral nucleoside analogs. J Pharmacol Exp Ther, 2000, 294(3): 844-849.

[45] Zalups R K, Aslamkhan A G, Ahmad S. Human organic anion transporter 1 mediates cellular uptake of cysteine-S conjugates of inorganic mercury. Kidney Int, 2004, 66(1): 251-261.

[46] Burckhardt G. Drug transport by organic anion transporters (OATs). Pharmacol Ther, 2012, 136(1): 106-130.

[47] Vallon V, Eraly S A, Rao S R, et al. A role for the organic anion transporter OAT3 in renal creatinine secretion in mice. Am J Physiol Renal Physiol, 2012, 302(10): F1293 - F1299.

[48] Nigam S K. The SLC22 transporter family: a paradigm for the impact of drug transporters on metabolic pathways, signaling and disease. Annu Rev Pharmacol Toxicol, 2018 (58): 663 - 687.

[49] Motohashi H, Inui K. Organic cation transporter OCTs (SLC22) and MATEs (SLC47) in the human kidney. AAPS J, 2013, 15(2): 581 - 588.

[50] Farthing C A, Sweet D H. Expression and function of organic cation and anion transporters (SLC22 family) in the CNS. Curr Pharm Des, 2014, 20(10): 1472 - 1486.

[51] Liang X, Yee S W, Chien H C, et al. Organic cation transporter 1 (OCT1) modulates multiple cardiometabolic traits through effects on hepatic thiamine content. PLoS Biol, 2018, 16(4): e2002907.

[52] Chen L, Shu Y, Liang X, et al. OCT1 is a high-capacity thiamine transporter that regulates hepatic steatosis and is a target of metformin. Proc Natl Acad Sci U S A, 2014, 111(27): 9983 - 9988.

[53] Nakada T, Kudo T, Kume T, et al. Estimation of changes in serum creatinine and creatinine clearance caused by renal transporter inhibition in healthy subjects. Drug Metab Pharmacokinet, 2019, 34(4): 233 - 238.

[54] Damme K, Nies A T, Schaeffeler E, et al. Mammalian MATE (SLC47A) transport proteins: impact on efflux of endogenous substrates and xenobiotics. Drug Metab Rev, 2011, 43(4): 499 - 523.

[55] Yonezawa A, Inui K. Importance of the multidrug and toxin extrusion MATE/SLC47A family to pharmacokinetics, pharmacodynamics/toxicodynamics and pharmacogenomics. Br J Pharmacol, 2011, 164(7): 1817 - 1825.

[56] Spanier B, Rohm F. Proton coupled oligopeptide transporter 1 (Pept1) function, regulation, and influence on the intestinal homeostasis. Compr Physiol, 2018, 8(2): 843 - 869.

[57] Zhao D, Lu K. Substrates of the human oligopeptide transporter hPEPT2. Biosci Trends, 2015, 9(4): 207 - 213.

[58] Morimoto K, Kishimura K, Nagami T, et al, Effect of milk on the pharmacokinetics of oseltamivir in healthy volunteers. J Pharm Sci, 2011, 100(9): 3854 - 3861.

[59] Ogihara T, Kano T, Wagatsuma T, et al. Oseltamivir (tamiflu) is a substrate of peptide transporter 1. Drug Metab Dispos, 2009, 37(8): 1676 - 1681.

[60] Adithan C, Sriram G, Swaminathan R P, et al. Differential effect of type I and type II diabetes mellitus on serum ampicillin levels. Int J Clin Pharmacol Ther Toxicol, 1989, 27 (10): 493 - 498.

[61] Liang L M, Zhou J J, Xu F, et al. Diabetes downregulates peptide transporter 1 in the rat jejunum: possible involvement of cholate-induced FXR activation. Acta Pharmacol Sin, 2020, 41(11): 1465 - 1475.

第六章

常见的药物转运体研究方法

　　药物转运体广泛表达于机体的相应组织中,参与药物的吸收、分布和排泄。因此,了解药物转运体的功能及其对药物的代谢动力学、药效学和毒理学及药物相互作用具有重要意义。

　　在药物研发过程中,需要用合适离体或在体方法充分研究药物与转运体的相互作用。已建立的离体方法有基于膜的体外技术(如 ATP 酶活性测定法和膜囊泡试验)、原代细胞(肝细胞、人支气管上皮细胞、脑微血管内皮细胞)培养技术、三明治培养原代肝细胞和永生化细胞系培养等。在体模型包括器官或组织原位/离体灌注技术、在体转运体基因敲除动物模型、天然突变动物模型和人源化动物模型等。

　　常见转运体包括 SCL 转运体和 ABC 转运体。SLC 转运体主要包括OATPs、OATs、OCTs、OCTNs、PEPTs 和 MATEs。ABC 转运体主要包括 P-gp、MRPs 和 BCRP。本章将重点介绍常见的研究药物转运体在体和离体研究技术特点、应用及其局限性。

第一节　体　外　模　型

一、基于膜的 ABC 转运体研究方法

　　用表达有 ABC 转运体的细胞或组织制备相应的膜囊泡,研究 ABC 转运体的功能,筛选和鉴定其底物或抑制剂。主要有 ATP 酶活性测定法和外翻膜囊泡转运技术(图 6-1)。

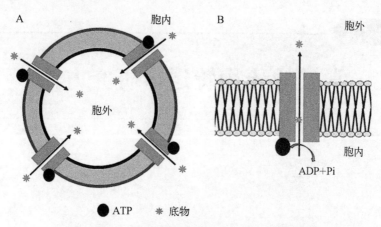

图 6 - 1　外翻膜囊泡转运和 ATP 酶分析示意图

A. 外翻膜囊泡转运分析,利用 ATP 水解获得能量促使底物从胞内(缓冲液)外
排至胞外(囊泡内);B. ATP 酶活性分析,底物转运需要消耗 ATP,释放 Pi

1. ATP 酶活性测定法

利用 ABC 转运体介导药物转运过程中,消耗 ATP,释放 Pi 的特性,将表达相应转运体的膜囊泡与一定浓度的待测药物共温孵一段时间,用定磷法测定 Pi 释放量,反映 ATP 酶活性,间接评价转运体的功能[1],进而筛选和鉴定 ABC 转运体底物或抑制剂。

ATP 酶活性测定法存在一定的局限性。首先,由于其是对转运过程的间接测量的,该方法无法直接区分转运底物或抑制剂,并不适用于测定转运体的具体功能。其次,某些底物和抑制剂对 ATP 酶活性与转运速率往往不一致。一些底物如维拉帕米浓度-酶活性曲线呈现"钟罩形":低浓度增加 ATP 酶活性,而高浓度则抑制酶活性。也有一些底物转运很慢,产生的 Pi 达不到定量要求[2]。另有一些底物似乎对 ATP 酶活性存在抑制作用如环孢素 A 和 Hoechst 33342 则抑制 ATP 酶活性[3]。

2. 外翻膜囊泡转运技术

表达 ABC 转运体的细胞或组织,经匀浆和离心等操作后,获得相应的外翻膜囊泡并悬浮于蔗糖或甘油缓冲溶液中,与一定浓度待测药物共温孵一段时间,用玻璃纤维或硝化纤维膜进行快速过滤,并在4℃下洗涤。用合适的方法测定驻留在膜上的药物摄取量,表征相应转运体活性。通过测定不同浓度的待测药物在外翻膜囊泡中的摄取,从而获得摄取动力学参数(如 K_m 和 V_{max})。测定在转运体抑制剂存在条件下,药物摄取量的变化,考察待测药物是否是转运体底物。或测定在待测药物存在条件下,相应转运体探针摄取量的变化,分析待测药物是否是该转运体抑制剂,从而可进一步测定相应的抑制参数 K_i。

例如,用表达有野生型 BCRP(Arg482)和突变型 BCRP(Gly482)的 MCF7 细胞外翻膜囊泡研究显示,野生型 BCRP 可以 ATP 依赖性地摄取甲氨蝶呤,这种摄取可以被 BCRP 抑制剂烟曲霉毒素 C 抑制,而突变型 BCRP 不能介导甲氨蝶呤的摄取[4]。需要注意的是,在进行 ATP 参与的膜囊泡摄取时,要用无 ATP 介质作为阴性对照[5]。

外翻膜囊泡转运技术具有以下优点:

(1)以多孔板形式进行高通量筛选。

(2)可以大量制备,且可以在低温下保存而不会失活,可以商业化。

(3)与转染细胞模型相比,该模型具有操作简便、不受化合物渗透性的影响等优点等。

然而,外翻膜囊泡转运技术的主要局限性是因非特异性结合或底物从囊泡中的泄漏导致结果假阳性或假阴性。当然,这可以通过合理的实验设计和严格实验条件控制,将其局限性降到最小。

二、细胞模型

体外细胞模型是研究药物转运体特性的重要手段,这些细胞包括原代细胞、永生化细胞和转染细胞等。永生化细胞或原代分离的细胞具有许多优点,包括完整的细胞结构、功能性细胞膜和共转运离子等,可以获得转运体功能的表征方面确切的结果,但永生化细胞和原代细胞往往缺乏某些特殊转运体的表达。可以用 MDCK Ⅱ、LLC - PK1(Lilly Laboratories Culture-Pig Kidney Type)、中国仓鼠卵巢细胞(CHO)、HEK293 和 HeLa 细胞等作为细胞平台,从而获得表达期望转运体的细胞株。

（一）方法

1. 转运功能测定

将靶细胞接种于渗透性滤膜上培养,待具有致密的和极化的单层细胞形成后,植入相应装置中(如 Transwell 小室,图 6 - 2),构成腔侧室和基底侧室。

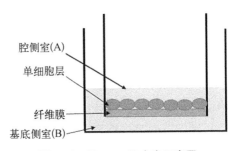

腔侧室(A)
单细胞层
纤维膜
基底侧室(B)

图 6 - 2　Transwell 小室示意图

用甘露醇、蔗糖和荧光素等低渗透化合物验证单细胞层的致密性。根据需要进行药物跨单细胞层单向或双向转运,即将药物加到腔侧室或基底侧室(供室),从另一室(受室)取样,测定药物浓度,计算药物从腔侧(A)向基底侧(B)转运(A—B)和基底侧向腔侧转运(B—A)的表观渗透系数(P_{app})及外排比(efflux ratio, ER)。

$$P_{app} = \frac{\Delta Q}{\Delta t \times A \times C_0} \qquad (6-1)$$

$$ER = P_{app,\,B—A} / P_{app,\,A—B} \qquad (6-2)$$

式中,ΔQ、A 和 C_0 分别是药物在变化时间(Δt)的药物转运量、膜面积和初始浓度。$P_{app,\,B—A}$ 和 $P_{app,\,A—B}$ 分别为药物从基底侧向腔侧转运和从腔侧向基底侧转运的渗透系数。

同样,可以测定在相应转运体抑制剂存在条件下待测药物的 P_{app} 的变化,分析该待测药物是否是该转运体底物或测定转运体探针 P_{app} 变化,分析该待测药物是否是转运体抑制剂。

2. 细胞摄取试验

将细胞接种于 24 孔、48 或 96 孔孔培养板中培养,待单细胞层形成后,除去培养基,用含药物摄取缓冲液培养一定时间,吸去含药缓冲液,并洗涤以终止摄取反应。用合适的方法测定细胞中药物摄取量。常用转运体特异性抑制剂来识别待测药物是否是转运体底物,可以用荧光或放射性标记的转运体特异性探针,实现高通量地筛选转运体抑制剂。有文献采用单胺转运体荧光探针 4-(4-二乙氨基苯乙烯基)-N-甲基碘化吡啶,分别在高表达人多巴胺转运体的 HEK 细胞、人去甲肾上腺素转运体 CHO 细胞和人 5-HT 转运体的 HEK 细胞中高通量地筛选相应单胺转运体抑制剂[6]。

3. 外排试验

可以采用细胞悬浮液和细胞单分子层进行外排试验。先将细胞与底物或待测药物预温孵一段时间,除去含药摄取液,洗涤后,用不含药的摄取液温孵不同时间后,测定细胞中相应药物的残留量。可考虑在外排转运体抑制剂存在条件下,测定待测药物的外排情况,分析该药物是否是外排转运体底物。也可以测定待测药物是否延缓探针的外排,确认该待测药物是否是相应转运体抑制剂。该方法常分析待测药物是否是外排转运体的抑制剂、诱导物或激活剂。常用的 P-gp 底物包括罗丹明 123、多柔吡星、柔红霉素和钙黄绿素。有文献在构建的高表达 *MDR1* 基因转染的类风湿关节炎患者成纤维样滑膜细胞中,用外排试验验证了高表达 MDR1 细胞中罗丹明 123 外排功能增加,且细胞对甲氨蝶呤产生耐药[7]。

(二)常用细胞模型

主要常用的细胞模型包括原代细胞模型、永生化细胞模型和转染细胞株等。

1. Caco-2 细胞模型

Caco-2 是一种人结肠腺癌细胞系,与人小肠上皮细胞相似。特定条件下将培养的细胞分化和极化,从而使其表型、形态和功能与小肠内壁的肠上皮细胞相似:Caco-2 细胞形成紧密连接和微绒毛,表达多种酶和转运体,是研究跨膜过程的良好模型。该模型已被广泛用于研究肠道的通透性、吸收特征和转运体的研究,并在制药行业得到了充分验证和应用。

虽然使用 Caco-2 细胞模型建立了多种药物与转运体介导的药物吸收之间的相关性,但 Caco-2 细胞模型有局限性,如分化时间长(约 3 周)、不同实验室的 Caco-2 细胞模型渗透性和转运体表达水平具有一定差异。因此,在试验中需要以一些特殊的渗透性标志物作为质控,以评价不同实验室中转运体的表达水平;此外,由于 Caco-2 细胞中表达多种转运体,不适合研究特定转运体的功能,为了克服这一局限性,已经有报道利用锌指技术、小干扰 RNA 和单发夹 RNA 等特异性基因敲除技术,形成单或双功能转运体的 Caco-2 亚系来研究特定的转运体[8]。

2. 原代肝细胞模型

从大鼠或人类供体的肝脏中注入胶原酶分离新鲜的肝细胞,并将其分散于特殊培养基或缓冲液中,进行应用或冷冻保存。原代肝细胞可用于研究药物的摄取、代谢和肝清除。因原代肝细胞的活力会随着时间的推移而下降,悬浮的肝细胞应在制备后立即或短时间内使用以保持其转运和代谢活性。通过使用探针底物和抑制剂,原代肝细胞可用于摄取或抑制研究,测定其摄取动力学或者确定转运体在肝脏摄取中的作用。

虽然悬浮的原代肝细胞具有模拟肝脏摄取功能的能力,但却无法模拟体内胆汁外排功能[9]。鉴于这个原因,目前研发了三明治培养原代肝细胞

（sandwich-culture hepatocytes, SCH）模型：原代肝细胞被置于两层胶原之间，呈夹层结构。当新鲜分离或冷冻保存的肝细胞在 SCH 培养系统中培养 4 天（大鼠 SCH）或 6~7 天（人 SCH）时，肝细胞的极化和管状网络得以再生，在 SCH 模型中，肝细胞的结构，包括紧密的连接、完整的管状网络的形成和极化的外排功能可以在较长一段时间内保持接近生理状态[10]。由于这些特性，SCH 不但是一个用来评估摄取和外排的肝胆转运体的有价值工具，而且其因在体外与体内良好的相关性，在评估体外胆汁转运方面具有重要的价值。

SCH 除了表达功能活跃的基底外侧和顶端转运体外，还表达一些代谢酶[11]。SCH 模型重构了肝脏的代谢酶和转运体，因此它可以用来评估外源性物质对转运体和酶的诱导作用，并了解肝胆转运体和酶的物种间差异。此外，由于 FXR（Farnesoid X receptor）和 PXR（Pregnane X receptor）等对转运体具有调控机制，SCH 模型常被用于研究转运体的诱导试验[12]；通过药代动力学模型评估 SCH 的摄取和外排速率等动力学参数[13]；获得的参数，利用生理药代动力学（PBPK）模型，用于体内人体药代动力学和药物相互作用的预测。

因悬浮液或 SCH 中肝细胞中的转运体和代谢酶依赖不同的培养条件，并受批次不同的影响较大，所以永生化肝细胞被广泛应用，如 HepaRG 细胞被用来研究核受体表达，其可同时表达肝脏特异性的糖酵解酶和主要的 CYP 450 酶[14]。与此同时，SCH 系统经持续不断的改进，出现三维培养的人原代肝细胞球体模型（3D PHH 球体模型）[15]，3D PHH 球体模型在至少 5 周的培养周期内保持表型稳定和形态、生存能力和肝细胞特异性功能；3D PHH 球体模型可表达 I 相药物代谢酶（如 CYP2C8、CYP2C9、CYP3A4 和 CYP2D6）、II 相药物代谢酶（如 GST1 和 UGT1A1）、药物和胆汁转运体（ABCB11 和 MRP1），其表达水平与新鲜分离肝细胞中表达水平相接近。同时，3D PHH 球体模型还高度表达一些生理上重要的转运体，如 BSEP、牛磺酸钠协同转运体多肽（NTCP）、OATP1B1、OATP1B3 和磷脂酰胆碱转运蛋白（ABCB4）。因此，3D PHH 球体模型可能是一种很有前景的药物转运体体外研究模型。

3. MDCK II 细胞模型

MDCK II 细胞是一个极化细胞，具有紧密的连接。MDCK II 细胞本身缺乏某些药物转运体的表达，MDCK II 细胞为药物转运体研究提供了细胞平台。目前已开发出表达多种转运体的 MDCK II 细胞如 MDCK II - OATP1B1、MDCK II -

MRP2、MDCKⅡ-MDR1、MDCKⅡ-BCRP 和 MDCKⅡ-OATP1B3 等,或转染双转运体的 MDCKⅡ细胞如 MDCKⅡ-OCT2-MATE2 等。利用转染 MDR1、MRP1 或 MRP2 转运体的 MDCKⅡ细胞来表征药物依托泊苷的转运,表明 P-gp 和 MRP2 参与了依托泊苷的肠分泌转运[16]。MDCKⅡ-BCRP 细胞模型研究显示,BCRP 参与达泊西汀的跨膜转运[17]。

MDCKⅡ细胞在转染的同时,可能存在转染导致内在自身转运体表达增强的情况,所以在转染的 MDCKⅡ细胞系进行转运研究时,有必要与野生型 MDCKⅡ细胞系进行比较,从而评估内在转运体在药物转运中的作用[18]。有研究显示,BCRP 转染会显著上调 MDCKⅡ细胞中 OCT2 的表达,导致一些有机阳离子的摄取增强[19]。

4. HEK293 细胞模型

HEK293 细胞是利用 5'DNA 腺病毒的剪切片段转化人类胚胎肾细胞培养产生的,优点是内在转运体和代谢酶的表达量极低,这使它们成为表达外源性转运体的良好宿主[20]。

利用稳定转染 OAT1、OAT3 和 OCT1/2 转运体基因的 HEK293 细胞研究 22 种抗结核药物对 OATs 和 OCTs 底物摄取的影响。结果显示,几种抗结核药对 OAT1 和 OAT3 介导的对氨基马尿酸盐和 OCT2 介导的 N-甲基-4-苯基吡啶乙酸酯及 OATs 介导的齐多夫定的肝脏摄取均有明显的抑制作用[21]。有研究显示,构建的稳定高表达人 OAT1 的 HEK293 细胞可明显升高对氨基马尿酸摄取能力,而丙磺舒对人 OAT1 活性有显著抑制作用,提示用构建的高表达人 OAT1 的 HEK293 细胞可评判抗病毒苷(核酸类药物)是否引起肾毒性或鉴定人 OAT1 底物或抑制剂[22]。有研究用 HEK293 细胞稳定转染的 OCT1 基因、OCT2 基因或其等位基因变异,研究 OCT1 和 OCT2 基因多态性对雷尼替丁摄取及抑制其他药物摄取能力的影响。结果表明,OCTs 基因多态性显著影响对雷尼替丁的摄取,提示雷尼替丁与 OCT1 底物合用时,可能引起药物相互作用[23]。

5. HeLa 细胞模型

HeLa 细胞是最古老的永生化细胞系,是最常用于药物研究的细胞系。有研究者用 CRISPR-Cas9 技术成功建立了稳定表达 Cas9 蛋白的 HeLa 细胞系,其可用于 CRISPR 敲除文库的转导,建立基因敲除细胞文库,为筛选特定功能的未知蛋白提供平台[24]。有文献在瞬时转染的人 OCT1 HeLa 细胞中研究一些有机阳离子及其他化合物对[^{14}C]-四乙胺(TEA)摄取的抑制作用。结果显示,可乐定、奎宁、奎尼丁和维拉帕米显著抑制[^{14}C]-TEA 的摄取;皮质酮和咪达唑仑对[^{14}C]-TEA 的摄取也有明显的抑制作用[25]。在表达 *OATP1B3* 等位基因变体的 HeLa 细胞中,与野生型 OATP1B3 相比,OATP1B3 的突变体Met233Ile、His520Pro 和 Val560Ala 对缩胆囊素 8 摄取显著降低。突变体His520Pro 和 Val560Ala 对缩胆囊素 8 摄取清除率仅为野生型的 20%,突变Met233Ile 对缩胆囊素 8 的摄取清除率约为野生型的 65%[26]。

6. CHO 细胞模型

CHO 细胞被用于转染摄取和外排转运体。有研究者通过 CRISPR-Cas9 技术成功建立了能稳定表达人白蛋白的 CHO 细胞系,解决了位点效应带来的CHO 表达细胞系的长期表达不稳定的问题,提示将外源基因定点整合于 CHO 细胞基因组内的可行性[27]。例如,用转染 OATP1B1、OATP1B3 的 CHO 细胞和转染 OATP2B1 的 HEK293 细胞研究吉非贝齐与他汀类药物在肝脏摄取上的相互作用。结果显示,只有高亲和力的他汀类药物的肝脏摄取才能被吉非贝齐抑制,吉非贝齐分别对转运体 OATP1B1、OATP2B1 和 OATP1B3 介导的氟伐他汀摄取抑制率达 97%、70% 和 62%[28]。体外细胞摄取试验结果显示,CHO-人 PEPT1 细胞和 CHO 细胞对奥司他韦及其羧酸代谢产物的摄取相似。奥司他韦和奥司他韦羧酸盐也不能抑制 CHO-人 PEPT1 细胞对 Gly-Sar 的摄取,说明奥司他韦和奥司他韦羧酸盐均不是人 PEPT1 的底物[29]。

7. LLC-PK1 细胞模型

LLC-PK1 细胞系来源于猪肾近端小管上皮细胞,也广泛用于转染摄取和外排转运体。在 LLC-PK1 细胞中,降低细胞外 pH 或增加细胞内 pH 可显著降低奎尼丁的摄取,进一步研究显示,奎尼丁从细胞顶侧膜摄取远大于从基底膜侧的摄取,酸化细胞外 pH 可以增加奎尼丁从 LLC-PK1 细胞的顶侧膜外排。吡拉明、奎尼丁、苯海拉明等亲脂性阳离子药物可以显著抑制比索洛尔在LLC-PK1 细胞中的摄取。在体试验也显示,大鼠碱化尿液可显著降低比索洛尔肾清除率。即在肾小管上皮细胞顶侧膜上表达有 H$^+$/亲脂性阳离子反向转运系统。该系统介导比索洛尔等一些阳离子药物在肾小管主动分泌[30]。

8. 脑微血管内皮细胞模型

脑微血管内皮细胞是构成血脑屏障的主要单元。分离或培养的原代脑微血管内皮细胞可以保留在体内血脑屏障细胞特点,将分离的原代脑微血管内皮细胞接种于培养板或多孔滤膜上,形成单层细胞。脑微血管内皮细胞模型作为体外血脑屏障模型,被广泛用于研究药物在血脑屏障的转运及其转运体功能。

OCT1 和 OCT2 主要表达在脑微血管内皮细胞的腔侧膜上,介导相应底物的经血脑屏障转运。原代培养大鼠脑微血管内皮细胞研究显示,Oct1 和 Oct2 介导 MPTP 在血脑屏障中的转运,可以被金刚烷胺抑制。同样,沉默 Oct1、Oct2 或同时沉默 Oct1 和 Oct2,则可使细胞对 MPTP 的摄取分别降低 53%、60%或 91%[31]。

脑微血管内皮细胞可用于研究一些疾病对药物转运体功能和表达的影响。有研究显示,原代大鼠脑微血管内皮细胞与胰岛素(50 mU/L)共培养 72 h 后,可显著提高 P-gp 功能和表达,这种诱导作用可被胰岛素受体抗体、胰岛素受体酪氨酸激酶抑制剂 I-OMe-AG538、PKC 抑制剂白屈菜红碱和 NF-κB 抑制剂吡咯烷二硫代氨基甲酸铵所阻断,表明胰岛素可通过 PKC/NF-κB 信号通路调节 P-gp 功能和表达[32]。癫痫患者往往也会出现对癫痫药物的抵抗,这可能是由 P-gp 过表达所致。有研究者用原代培养的大鼠脑微血管内皮细胞研究了苯巴比妥、苯妥英钠、卡马西平和丙戊酸钠对 P-gp 功能与表达影响,结果显示,以梯度浓度方式培养 60 天,可显著增加脑微血管内皮细胞中 P-gp 的表达和功能[33]。癫痫患者脑内大量释放的高迁移率族蛋白 B1(HMGB1),可加重癫痫发作的易感性及脑组织损伤。有研究显示,HMGB1 可通过激活 TLR4/NF-κB 信号通路促进小鼠脑微血管内皮细胞上 P-gp 的表达,参与抗癫痫药物耐药性的形成[34]。

永生化人脑微血管内皮细胞(hCMEC/D3)是由人脑微血管内皮细胞通过含端粒酶逆转录 SV40T 慢病毒转染得到的。hCMEC/D3 细胞保留人血脑屏障上多种转运体和受体,如 MDR1、BCRP、MRP4、转铁蛋白受体、胰岛素受体和 GLUT1 等,也表达一些代谢酶、紧密连接蛋白和黏附连接蛋白等及脑微血管内皮细胞相应的标志物。该细胞株已广泛用于研究药物在血脑屏障上转运和研究脑血管内皮细胞对各种致病因素和对血脑屏障功能的影响等[35]。

9. 人支气管上皮细胞模型

16HBE14o 细胞是人支气管上皮细胞株。当 16HBE14o 细胞培养在一个气-液界面渗透性支持物上形成单层膜时,它也形成了在体外具有代表性的上气道吸收屏障,其形态因接近天然支气管上皮而表现出类似的渗透性[36]。与人肺支气管上皮相类似,16HBE14o 细胞中表达多种 ABC 转运体如 P-gp、

MRP1~9 和 BCRP。肺 MRPs 的功能可能是通过外排有毒化合物来保护细胞免受损伤[37]。有研究显示,香烟烟雾提取物可以损伤 16HBE14o 细胞,这种作用可以被 MRPs 抑制剂 MK571 所加强。烟雾提取物可以抑制羧二氯荧光素的细胞外排,说明 MRP1 功能受损[38]。有研究者比较了几种治疗慢性阻塞性肺疾病药物(布地奈德、福莫特罗、异丙托溴铵和 N-乙酰半胱氨酸)对 16HBE14o 中 MRPs 功能的影响。结果显示,这几种药物对羧二氯荧光素外排转运的影响是不同的:布地奈德可抑制羧二氯荧光素外排,福莫特罗的作用则微弱,低浓度异丙托溴铵可抑制羧二氯荧光素外排而高浓度的异丙托溴铵则促进羧二氯荧光素外排,N-乙酰半胱氨酸可浓度依赖性地增加 MRP1 介导的羧二氯荧光素外排[39]。

异硫氰酸烯丙酯是芥子苷的水解产物,具有显著的抗菌活性和潜在的抗癌活性。有研究显示,异硫氰酸烯丙酯可以浓度依赖性地增加 16HBE14o 细胞中 MRP1 蛋白和 mRNA 的表达和羧二氯荧光素的外排,其机制可能与激活 JNK 通路信号有关[40,41]。

10. 酵母模型

酵母是单细胞真核生物,其生物学和遗传学背景已被研究得很清楚。表达外源基因的酵母系统不仅具有原核生物易于培养、快速繁殖和遗传操作简单的特点,而且具有真核生物蛋白加工、折叠和翻译后修饰的功能。酵母是研究新的转运体和评估转运体基因多态性的理想模型。

使用表达人平衡型核苷转运体(ENT1)的两个突变体 ENT1-I216t 和 ENT1-E391k 的酵母,以结核菌素和氟尿嘧啶为探针研究,结果显示,野生型或变异体的酵母均能介导结核菌素和氟尿嘧啶的摄取。膜摄取试验也表明,在核苷类似物摄取方面,突变的转运体的表现与野生型 ENT1 相似,上述结果提示,ENT1 的两个突变体与野生型 ENT1 在功能表征上没有显著差异[42]。

利用酵母菌株开发了一种新的哺乳动物葡萄糖转运体异种表达系统。即在酵母菌株中完全删除内源性己糖转运体后,将外源葡萄糖转运体转染到酵母菌株中,结果显示转染的 GLUT1 和 GLUT4 均能介导葡萄糖、甘露糖和半乳糖的摄取,但不能介导果糖的摄取,测定的 GLUT1 和 GLUT4 转运葡萄糖 K_m 值分别为 3.2 mmol/L 和 12.6 mmol/L[43]。以果糖摄取缺乏的酵母株为基础,构建的酵母全细胞系统,可以用来识别和表征人 GLUT5 抑制剂和激活剂,并进行相应的转运动力学研究[44]。

第二节　原位/离体模型

原位/离体模型(如离体灌流肠、肺、肝、脑和肾)常被用来研究药物在组织中的转运。与体外模型相比,原位/离体模型更接近生理状态。相比在体模型,原位/离体模型又避免了其他器官对药物处置的影响。

灌流法是在保证动物的神经、内分泌、淋巴系统和生物转运功能等正常的状态下,通过直接向组织器官灌注含有待测药物的生理缓冲液,测定流出液或相应组织中药物或代谢产物的浓度,从而考察药物在相应组织中转运情况。

一、肠灌流法

1. 在体肠灌流法

常用大鼠和小鼠小肠进行原位在体肠灌流。动物禁食后,胆管结扎并分离肠段,相应肠两端插管结扎,输入端(上端)连接恒流泵。随后用含药灌流液灌流,不同时间从输出端收集灌流液或采集肝门静脉,测定相应的介质中药物和代谢产物浓度。在体肠灌流可保持血液供应、肠道药物代谢酶的活性、神经及内分泌的完整性,可较好反映生理条件下药物在肠道的吸收。主要包括循环灌流和单向灌流,根据需要选择相应肠段进行灌流。

在体单向肠灌流技术(single-pass intestinal perfusion,SPIP)是生物药剂学分类系统研究化合物渗透性常用的技术手段。例如,用 SPIP 技术获得肠中槲皮苷、大豆苷元、芒柄花素、染料木素和甘草次酸等中药单体成分在大鼠肠中转运参数,结合 PBPK 模型成功地预测其在人体内的吸收[45]。有研究显示,拉米夫定在 SPIP 模型、平行人工膜渗透模型(PAMPA)、离体大鼠肠扩散模型、Caco-2 细胞模型和 MDCK 模型中转运参数存在差异,其渗透系数 $P_{\text{eff, ex vivo, A—B}} > P_{\text{eff, SPIP}} > P_{\text{eff, ex vivo, B—A}} > P_{\text{eff, Caco-2}} \approx P_{\text{eff, MDCK}} \approx P_{\text{eff, PAMPA}}$,说明拉米夫定在大鼠肠上皮细胞中转运是由载体介导的[46]。用 SPIP 模型研究也显示,尽管冬凌草乙素在大鼠全肠道均有吸收,但回肠为最佳吸收部位。冬凌草乙素在肠道的吸收符合被动扩散动力学特征[47]。PEPT1 底物 ^{3}H -糖基肌氨酸(Glysar)在野生型小鼠肠道中的通透性存在明显的区域依赖性,十二指肠和空肠的通透性相似,但显著高于回肠。在 *Pept1* 敲除小鼠中,肠道^{3}H – Glysar 通透性显著降低,这种区域性现象消失[48]。

2. 离体外翻肠囊模型

将大鼠麻醉后取出受试肠段,用冰的 Krebs – Ringer 缓冲液将肠段洗净,外翻,使肠黏膜暴露在外侧,结扎末端,形成外翻肠囊。用乳酸脱氢酶法或锥虫蓝法对肠黏膜细胞活性进行评价。在肠囊内加入空白缓冲液,将肠囊放入氧饱和的含有药物的缓冲液,温孵一定时间后,测定肠囊内和外缓冲液中药物浓度,以肠囊内外药物浓度变化评价药物跨肠壁转运情况。该方法操作条件易控、操作简单、经济实用且重复性好,被广泛应用于药物的肠吸收机制和代谢机制研究。其由于缺乏体内肠蠕动状态、血液供应和消化道细胞代谢特性,且随着实验时间的延长,肠段的活性减低及肠黏膜的通透性增加等因素的影响,所得的结果与体内生理状态仍存在一定偏差。

二、离体肝灌流技术

离体肝灌流技术是将肝脏的血液循环与全身分离,通过肝血管灌流药物,分析肝内药物转运和代谢,常用的动物有大鼠和犬。其实验方法是将门静脉作为灌流液入口,肝静脉作为灌流液出口,与泵相连,构成环路。将药物加入灌流液,开始灌流,不同时间测定灌流液和胆汁等药物和代谢产物浓度以评价药物在肝脏中转运和代谢情况。

例如,用离体大鼠肝灌流技术研究显示,OATPs 抑制剂利福平可浓度依赖性地增大肝灌流液中阿托伐他汀的 $AUC_{0~60\,min}$。在 5 μmol/L、10 μmol/L 和 50 μmol/L 利福平存在情况下,估算的阿托伐他汀 $AUC_{0~60\,min}$ 分别增大至对照组(不含利福平)的 1.6 倍、2.1 倍和 2.5 倍,而胆汁分泌清除率降至对照组的 48%、16% 和 5%,这与利福平抑制 OATPs 介导的阿托伐他汀肝脏摄取有关。利福平也增加灌流液中阿托伐他汀羟基代谢产物浓度和降低肝脏中阿托伐他汀羟基代谢产物浓度,提示利福平也可能抑制 OATPs 介导的羟基阿托伐他汀的肝脏摄取[49]。

三、其他模型

脑灌流模型用于研究药物经血脑屏障的转运机制。该技术通过直接向通往脑部的颈动脉灌流,待测物质以已知浓度加入灌流液中,测定进入脑内药量,计算相关参数,分析药物脑部转运特征。利用离体肾灌流研究药物的清除,以及药物转运体在药物肾脏清除中发挥的作用。也可以利用精切片技术研究转运体介导的药物转运。

第三节 在 体 模 型

前面所述的体外模型和原位/离体模型,通常用于评估与摄取和外排转运体相互作用的潜在化合物,也用于确定基础的动力学参数。这些方法已经成功地鉴定了许多转运体的底物和抑制剂。虽然通过 PBPK 模型或体内体外外推(in vitro to in vivo extrapolation,IVIVE)技术,利用体外的数据,可以预测人体转运体抑制剂引起的药物相互作用,但其仍存在一定的局限性:体外或原位/离体模型的数据无法准确预测转运体对药代动力学和潜在药物相互作用的影响,因此需要在体模型准确阐明在体器官中转运体功能的差异及其体内其他过程中存在的相互作用,以便于与临床更好衔接。在新药研发中,临床前动物实验数据可为了解药物的代谢动力学参数,组织分布情况,药效学和安全性提供重要信息。转运体基因敲除模型和自然突变动物模型已成为了解药物转运体作用和药物处置的得力工具。随着基因编辑技术的发展,转运体基因敲除及修饰的动物模型目前已经商品化成熟。同时,人源化动物模型因携带相应的人类基因,替代原有的特定的动物转运体基因而作为一种新型的在体模型也日益得到普及。

一、抑制剂敲除转运体动物模型

抑制剂敲除转运体动物模型是常见的在体模型,可提供有关转运体在药物吸收、分布、排泄和代谢作用中的相关信息。用特异性抑制剂抑制动物体内转运体功能,达到敲除转运体的目的。

例如,在体外,BCRP 抑制剂 GF120918 和 Ko143 可以逆转 BCRP 介导的依托泊苷耐药,但在体试验显示,合用 GF120918 可使野生型小鼠血浆中的依托泊苷浓度增加 4~5 倍,不能改善 P-gp 基因敲除小鼠依托泊苷的口服吸收,说明 P-gp 影响依托泊苷的口服吸收[50]。

^{11}C-维拉帕米和环孢素 A 经常分别被选作 P-gp 底物和 P-gp 抑制剂来

研究人血脑屏障上 P-gp 介导的转运。据报道,(2.8±0.4) μmol/L 的环孢素 A 可使 ^{11}C-维拉帕米的 $AUC_{脑}/AUC_{血}$ 值增加约 88%,但不影响 ^{11}C-维拉帕米代谢或血浆蛋白结合[51]。

在狒狒体内,用正电子发射断层扫描显像技术,结合 OATPs 抑制剂利福平或 OATPs/P-gp 双重抑制剂环孢素 A 研究 OATPs 和 P-gp 在 ^{11}C-格列本脲组织分布和处置动力学中作用。结果显示,OATPs 介导肝、心肌和肾中 ^{11}C-格列本脲的摄取,但不参与格列本脲在血脑屏障中的转运。P-gp 和 BCRP 协同限制 ^{11}C-格列本脲的脑摄取[52]。

二、转运体自然突变动物模型

自然突变动物是转运体基因发生自发性突变的亚群,通常用于表征转运体的特殊功能及其对底物药物分布的作用。例如,在肠黏膜上皮细胞和脑微血管内皮中,P-gp 蛋白缺失的 CF-1 小鼠显示出对阿维菌素和伊维菌素的高度敏感性,阿维菌素和伊维菌素的神经毒性是其他物种和品系小鼠的 100 倍。类似,*P-gp* 基因敲除小鼠血浆和组织中伊维菌素浓度水平明显高于不敏感小鼠,尤其是脑内浓度明显升高[53]。

目前,已发现两种 *Mrp2/Abcc2* 基因的遗传突变大鼠:Wistar-TR 大鼠和 SD-EHBR 大鼠。这两种大鼠因胆红素的分泌障碍而出现高胆红素血症。同时,它们对吲哚菁绿和四溴磺酞的胆汁排泄功能严重受损,是研究 Mrp2 介导的药物胆汁排泄及其致毒机制的重要动物模型。在 EHBR 大鼠中,替尼酸诱导 HO-1 表达,增加肝内胆红素的合成,上调肝 Mrp3 表达,促进胆红素从肝脏到血液的转运,加重高胆红素血症症状,这可能是其诱发肝衰竭的机制[54]。

三、转运体基因敲除模型

由于自然突变动物模型存在可持续性低和代偿机制等局限性,基因敲除模型通过敲除特定的转运体基因而产生。随着基因编辑技术的发展,已经产生了一系列与药物转运体相关的基因敲除小鼠,如 Abcb1a$^{-/-}$小鼠、Abcb1a/b$^{-/-}$小鼠、Bcrp1$^{-/-}$小鼠、Mrp1$^{-/-}$小鼠、Mrp2$^{-/-}$小鼠、Mrp3$^{-/-}$小鼠、Mrp4$^{-/-}$小鼠、Oatp1b2$^{-/-}$小鼠、Pept1$^{-/-}$小鼠、Pept2$^{-/-}$小鼠、Oct1$^{-/-}$小鼠、Oct2$^{-/-}$小鼠和 Oct1/2$^{-/-}$小鼠等。重组多转运体基因敲除模型也已产生,如 Mdr1a$^{-/-}$:Mar1b$^{-/-}$:Bcrp1$^{-/-}$小鼠、Abcb1a/b$^{-/-}$:Mrp2$^{-/-}$:Bcrp1$^{-/-}$小鼠和 Mrp2$^{-/-}$:Mrp3$^{-/-}$:

Bcrp1$^{-/-}$小鼠等。现在,大多数上述动物模型都可以从特定供应商处购得,并已成为评估药物吸收、组织分布、肝胆清除率和药物相互作用的重要工具。

有研究也已证明,P-gp 和 BCRP 参与底物药物的吸收、分布和排泄。与野生型小鼠相比,灌胃给药后 Abcb1a/1b$^{-/-}$小鼠中伊维菌素在血浆和脑中的暴露量更高[55]。类似,给 Bcrp1$^{-/-}$小鼠灌胃 20 mg/kg 柳氮磺吡啶后,其 AUC 大约是野生型小鼠的 111 倍。给 Bcrp1$^{-/-}$小鼠的静脉注射 5 mg/kg 柳氮磺吡啶,其 AUC 也比野生型小鼠高约 13 倍。同样,合用 BCRP 抑制剂吉非替尼也可使野生型小鼠中柳氮磺吡啶的 AUC 增加 13 倍[56]。

食源性致癌物 PhIP 在体内的转运是由 BCRP、P-gp 和 MRPs 介导的。有研究显示,与野生型小鼠比较,在 Bcrp1$^{-/-}$:Abcb1a/b$^{-/-}$:Mrp2$^{-/-}$小鼠和 Bcrp1$^{-/-}$:Mrp2$^{-/-}$:Mrp3$^{-/-}$小鼠小肠(包括肠内容物)的 PhIP 水平降低到野生型小鼠的 16%~25%,PhIP 的粪便排泄量降低到野生型小鼠的 5%~12%;在 Bcrp1$^{-/-}$:Abcb1a/1b$^{-/-}$:Mrp2$^{-/-}$小鼠中,胆汁 PhIP 排泄量也低于野生型小鼠的 2.5%。与 Bcrp1$^{-/-}$:Abcb1a/1b$^{-/-}$:Mrp2$^{-/-}$小鼠比较,在 Bcrp1$^{-/-}$:Mrp2$^{-/-}$:Mrp3$^{-/-}$小鼠肝中致癌性代谢产物 N$_2$-OH-PhIP 和 PhIP-5-硫酸盐(基因毒性标志物)蓄积增加,说明 Mrp3 参与这些代谢性产物的分泌。上述结果证实了 BCRP、P-gp、Mrp2 和 Mrp3 在 PhIP 及其致癌代谢产物的组织分布及胆汁和粪便排泄中的作用[57]。

有研究显示,与野生型小鼠相比,P-gp 或 Bcrp1 单个基因敲除均显著增加脑内帕纳替尼暴露水平。与单个基因敲除小鼠相比,Abcb1a/1b$^{-/-}$:Bcrp1$^{-/-}$基因敲小鼠脑内帕纳替尼暴露水平增加得更为显著。估算的帕纳替尼在野生型小鼠、Bcrp1$^{-/-}$小鼠、Abcb1a/1b$^{-/-}$小鼠和 Abcb1a/1b$^{-/-}$:Bcrp1$^{-/-}$小鼠脑 AUC 与血浆 AUC 的比分别为 8.8、13.7、46.4 和 163.6。可见,P-gp 和 BCRP 间存在功能代偿作用[58]。

四、人源化的转运体模型

在早期新药研发中,根据临床前动物模型的数据预测药物或候选药物的人体药代动力学,并评估药物相互作用的风险是非常重要的。然而,动物和人在底物特异性、组织分布和转运体的相对丰度方面存在显著差异,因此往往限制了其对人的预测能力。人源化小鼠模型是指带有功能性的人类基因、细胞或组织的小鼠模型,是人类疾病体内研究的活体替代模型,在人类各种疾病的研究中发挥重要作用。人源化的小鼠模型克服了动物和人类之间的显著差异。制备人源化小鼠模型的方法有两种：一种是将人类基因导入小鼠基因组中，以生成基因人源化的小鼠模型；另一种是将人类细胞移植到合适的动物中，形成组织(如肝脏)人源化小鼠模型。这些人源化的转运体小鼠模型可以克服由于物种间转运体表达和底物特异性的差异引起的限制。已有一系列药物转运体人源化小鼠，如人源化 OATP1A2、OATP1B1、OATO1B3、P-gp、MRP2、BCRP 和 PEPT1 小鼠等。

有文献用人源化 OATP1B1、OATP1B3 和 OATP1A2 小鼠模型，研究 OATP 在甲氨蝶呤和紫杉醇处置中的作用。与 Slco1a$^{-/-}$/1b$^{-/-}$ 小鼠相比，在人源化的 OATP1B1、OATP1B3、OATP1A2 小鼠中，甲氨蝶呤的血药浓度显著降低，而在肝脏和小肠中甲氨蝶呤和 7-羟基甲氨蝶呤的蓄积显著增加。人源化的 OATP1B3 和 OATP1A2 小鼠也增加了紫杉醇在肝脏和小肠的蓄积，而人源化 OATP1B1 小鼠则无这种作用[59]。类似，人源化 OATP1B1 或 OATP1B3 可以部分恢复由 Slco1a/1b 缺乏引起普伐他汀、阿托伐他汀和辛伐他汀等清除率的降低，也可部分恢复分布体积的改变和生物利用度的改变。根据动物数据和人源化小鼠肝脏相关蛋白表达因子估算人源化 OATP1B1 对普伐他汀、阿托伐他汀和辛伐他汀口服清除率的贡献分数分别为 0.50、0.46 和 0.85。人源化 OATP1B1 介导的普伐他汀和普伐他汀肝摄取分数分别为 0.77 和 0.31，所有这些预测值均在基于人体药代动力学估计值的 1.5 倍之内[60]。但也有文献报道，人源化的 OATP1B3 和人源化的 OATP1A2 都不会显著改变 Slco1a$^{-/-}$/1b$^{-/-}$ 小鼠的肝脏或血浆中瑞舒伐他汀和匹伐他汀的浓度[61]。因此，需要进一步确定人源化小鼠模型在预测人类药物处置方面的用途和局限性。

人源化 PEPT1 也可以逆转 Pept1 缺乏引起的 ^{3}H-头孢氨苄和 ^{3}H-GlySar 的肠 P_{eff} 值的降低。与野生型小鼠相比，人源化 PEPT1 小鼠空肠对头孢氨苄和 Glysar 的亲和力约增加 2 倍，这表明肠道 PEPT1 介导的转运存在显著种属差异。更重要的是，在灌胃给药之后，头孢氨苄在人源化 PEPT1 小鼠中血浆暴露显著低于野生型小鼠，而 Glysar 在两种小鼠中的药代动力学行为相似。在野生型小鼠中，头孢氨苄 AUC 和 C_{max} 与剂量呈线性动力学特征，但在人源化 PEPT1 小鼠中，AUC 和 C_{max} 与剂量呈非线性动力学特征，这与人体受试者观察到的数据相似。说明用人源化 PEPT1 小鼠可更好地预测人类 PEPT1 底物的口服药代动力学特征[62,63]。

BCRP 在肠、肝、肾和脑等组织中均有表达,显著影响其底物在肠中的吸收、血脑屏障上的转运和组织中的分布。与野生型小鼠相比,静脉注射或灌胃柳氮磺吡啶,Bcrp1$^{-/-}$小鼠血浆中柳氮磺吡啶的血液暴露是野生型小鼠的 8.3 倍(静脉)或 117 倍(口服)。人源化 BCRP 小鼠血浆中柳氮磺吡啶的血液暴露介于野生型小鼠和 Bcrp1$^{-/-}$小鼠之间。合用 BCRP 抑制剂 Ko143 能显著增加野生型小鼠和人源化 BCRP 小鼠血浆中柳氮磺吡啶浓度、AUC 和 C_{max},而对 Bcrp1$^{-/-}$小鼠无明显影响。Ko143 也能显著提高野生型小鼠和人源化 BCRP 小鼠中他立喹达的脑/血浓度比值[64]。

五、在体动物模型的局限性

尽管转运体基因敲除、转运体自然突变和人源化的动物模型已被广泛用于研究转运体在 ADME 和药物相互作用中的作用,但需要注意的是,药物在人类和基因敲除/人源化物种之间的转运体介导的途径和其他药代动力学特性上是否具有相似性。同时,也应考虑啮齿动物和人类转运体之间的定位、表达、亲和力和对抑制剂的敏感性可能存在物种差异。此外,在使用转运体基因敲除/人源化动物时,需要考虑转运体基因敲除或转染是否引起其他药物转运体和代谢酶的表达改变。在此种情况下,基因敲除/转染引起代偿性变化的实验数据会混淆对药物转运体和药物相互作用的合理解释。

第四节　药物转运体的成像技术新方法

前述方法往往不适合研究转运体在组织,特别是在人体组织中药物处置中的作用。一些新技术如正电子发射断层显像(positron emission tomography,PET),单光子发射计算机断层显像(single photon emission computed tomography,SPECT)和磁共振成像(magnetic resonance imaging,MRI)等技术,结合相应探针,可以无创地实时研究相应组织中转运体功能。

一、体外成像技术

共聚焦显微镜或荧光显微镜已成功地用于监测转运体荧光底物在亚细胞水平的分布。共聚焦显微镜与荧光探针相结合能够获得活的细胞和组织的图像。它不仅提供了转运体本身的位置分布信息,还提供了它们转运的分子或药物的位置信息。

用共聚焦显微镜和 P-gp 探针底物 fluo-3/AM 研究 L1210/VCR 细胞中的分布。结果显示,L1210/VCR 不容易被 fluo-3/AM 着色,但经 P-gp 抑制剂环孢素 A 或维拉帕米处理后,L1210/VCR 细胞被广泛染色,说明可以用 fluo-3/AM 在细胞中蓄积检测其 P-gp 活性[65]。类似,可以用激光扫描显微镜和共聚焦显微镜测定荧光探针罗丹明 123 在细胞内水平表征 P-gp 活性,也可检测柔红霉素和阿霉素在表达 P-gp 的细胞中的分布,结果显示,罗丹明 123、柔红霉素和阿霉素同时定位于细胞膜和细胞内。P-gp 抑制剂维拉帕米不改变阿霉素和柔红霉素在细胞表面和细胞内结构之间的相对分布,但增加罗丹明 123 细胞内的分布[66]。

用定量延时成像技术(quantitative time-lapse imaging)定量评估在大鼠 SCH 肝细胞中药物与 Mrp2 相互作用,用羧二氯荧光素表征 Mrp2 活性。结果显示,利福平、环孢素 A 和 MK571 浓度依赖性地抑制胆小管中羧二氯荧光素的蓄积[67]。尽管雌二醇和胆红素不是 MRP2 底物,两者在肝中均代谢,其代谢产物雌二醇-17β-葡萄糖醛酸和胆红素葡萄糖醛酸都是 MRP2 底物。结果显示,雌二醇和胆红素预处理也能显著降低大鼠 SCH 细胞胆小管中羧二氯荧光素蓄积[68]。

二、体内成像技术

目前,用于在体评价转运体活性的成像技术主要包括 PET、SPECT 和 MRI 等。

1. PET

PET 可以测定正电子(β^+)标记的转运体探针在体内的分布。用于 PET 的放射性正电子同位素包括^{11}C、^{13}N、^{15}O、^{18}F、^{64}Cu 和^{68}Ga 等。例如,用^{11}C-秋水仙碱、^{11}C-柔红霉素、^{18}F-紫杉醇、^{11}C-维拉帕米、R-^{11}C-维拉帕米、S-^{11}C-卡拉洛尔、S-^{18}F-1'-氟咔唑、^{11}C-卡维地洛和^{11}C-洛哌丁胺等探针评估体内 P-gp 的功能[69]。

R-^{11}C-维拉帕米和^{11}C-维拉帕米已广泛用于在体(包括人)评价血脑屏障的 P-gp。常用双室(2T4k)或单室(1T2k)模型表征^{11}C-维拉帕米在脑组织处置(图 6-3)[70]。

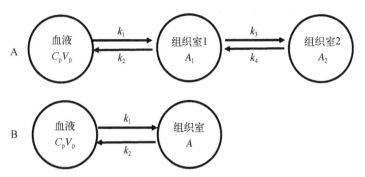

图 6 - 3　^{11}C -维拉帕米在大脑中分布的动力学模型

A. 2T4k 模型，C_p 是动脉血中药物浓度，A_1 和 A_2 表示组织室 1 和组织室 2 药量，k_1、k_2、k_3 和 k_4 为室间药物转运速率常数，V_p 为血液室体积；B. 1T2k 房室模型，A 是脑组织室中约量

对于 2T4k 模型，组织室 1 和组织室 2 中药量变化：

$$dA_1/dt = k_1 \times C_p \times V_p - k_2 \times A_1 - k_3 \times A_1 + k_4 \times A_2 \qquad (6-3)$$

$$dA_2/dt = k_3 \times A_1 - k_4 \times A_2 \qquad (6-4)$$

脑组织总药物摄取量（A_t）为

$$A_t = (A_1 + A_2 + C_p \times V_B) \times \rho \qquad (6-5)$$

式中，ρ 是以 g/mL 为单位的组织密度，V_B 是脑组织中血液体积（mL/g 组织）。

总分配量（V_T）计算为

$$V_T = (1 + k_3/k_4) \times V_p \times k_1/k_2 \qquad (6-6)$$

式中，V_T 相当于稳态时脑/血浆药物浓度值。定义 $k_1 \times V_p$ 为组织摄取清除率（CL_{uptake}）。

对于 1T2k 模型，组织中的放射性示踪剂量为

$$dA/dt = k_1 \times C_p \times V_p - k_2 \times A_1 \qquad (6-7)$$

假定初始阶段 ^{11}C -维拉帕米代谢产物忽略量不计，脑组织 ^{11}C -维拉帕米的脑摄取率可以式 6 - 8 描述：

$$\frac{A_t}{C_{t,p}} = (1 - V_E) \times CL_{uptake} \times \frac{AUC_t}{C_{t,p}} + V_E \qquad (6-8)$$

式中，A_t、$C_{t,p}$、AUC_t 和 V_E 分别为时间 t 时的脑组织中药量、t 时刻的血药浓度、从 0 到 t 的 AUC 和初始（0 时）脑内分布体积。可以利用 $A_t/C_{t,p}$ 对 $AUC_t/C_{t,p}$ 作图，获得 V_E 和摄取清除率（CL_{uptake}）。通常用 20 s~3 min 的数据进行分析。

有研究者通过比较 R-^{11}C-维拉帕米在给予他立喹达前后人脑中的分布参数，评估在 P-gp 人血脑屏障上的功能。结果表明，合用他立喹达可显著增加脑的放射性，使 V_T 和 CL_{uptake} 分别增加了 25% 和 49%[71]。同样，合用环孢素 A 也显著增加脑中 ^{11}C-维拉帕米的 V_T 和 CL_{uptake}[70]。类似，用 PET 和 P-gp 底物 R-^{11}C-维拉帕米评估了 7 名年轻人和 6 名老年人的健康志愿者血脑屏障中 P-gp 功能与年龄关系。结果显示，老年受试者杏仁核、岛叶和小脑中 R-^{11}C-维拉帕米的 V_T 值分别比年轻受试者高 30%、26% 和 25%。其药物转运速率常数 k_2 与年龄呈负相关，提示脑部 P-gp 功能随着年龄的增长而降低[72]。另有研究也显示，尽管老年人和年轻人全脑灰质中 R-^{11}C-维拉帕米的 V_T 没有显著差异，但合用他立喹达（3 mg/kg）后，老年人的 V_T 值明显高于年轻人。抑制 P-gp 后，R-^{11}C-维拉帕米在老年人中 V_T 增加百分比（40%）也显著高于年轻人（2%），尽管他立喹达血浆浓度在年轻人和老年人之间没有显著差异[73]。有研究用 ^{11}C-维拉帕米评价了在几种 *MDR1* 基因的突变体（1236TT、2677TT、3435TT、1236CC、2677GG、3435CC）携带者的血脑屏障上的 P-gp 功能。结果显示，^{11}C-维拉帕米在大脑皮层中分布参数如 C_{max}、T_{max}、AUC_{3min} 和 CL_{uptake} 在这些突变体间没有差异[74]。

PET 分析显示，在人小细胞肺癌细胞（GLC4）构建的荷瘤裸鼠的瘤体中，^{11}C-维拉帕米和 ^{11}C-柔红霉素的量分别比肺癌细胞（GLC4/ P-gp）荷瘤裸鼠瘤体中高 184% 和 159%。合用环孢素 A（50 mg/kg）可使 GLC4/ P-gp 瘤体中 ^{11}C-维拉帕米和 ^{11}C-柔红霉素量达到 GLC4 瘤体中的水平[75]。环孢素 A 也使 ^{11}C-维拉帕米的脑分布增加约 13 倍[75]。PET 结果也显示，^{11}C-维拉帕米在肿瘤患者肺、心脏和肿瘤中的蓄积分别占总注射剂量的 43.0%、1.3% 和 0.9%。估算的 ^{11}C-维拉帕米在肺、心脏和肿瘤中的半衰期分别为 46.2 min、73.8 min 和 23.7 min，可见，^{11}C-维拉帕米在肿瘤组织清除速率较快[76]。

PET 结果显示，在 Abcb1a/1b$^{-/-}$：Abcg2$^{-/-}$ 小鼠的脑内，^{11}C-吉非替尼的放射活性比野生型小鼠高约 8 倍。类似的结果显示，合用 GF12091，脑内 ^{11}C-吉非替尼的放射性比野生型小鼠增加 3~5 倍，提示 P-gp 和 BCRP 可介导吉非替尼在血脑屏障上转运[77]。$15R-16-m-^{11}C$-甲苯基-$17,18,19,20$-四正异卡巴环素甲酯($15R-^{11}C$-TIC-Me)常用于表征肝胆转运功能。$15R-^{11}C$-TIC-Me 在 10 s 内被快速转化成其酸化形式 $15R-^{11}C$-TIC,后者进一步转化为至少 3 种代谢产物,其中两种代谢产物为 MRP2 底物。鉴于在给药后 10 s 就能检测到 $15R-^{11}C$-TIC,组织摄取清除是由 $15R-^{11}C$-TIC 引起的。PET 数据显示,在注射后 2 min 内 $15R-^{11}C$-TIC 主要定位在肝脏中。EHBR 大鼠中总活性胆汁清除率仅为正常大鼠的 14%,两个代谢产物的胆汁清除率值也分别降至正常大鼠的 12%和 54%[78]。^{11}C-SC-62807(塞来昔布的主要代谢产物)是小鼠和人 BCRP 的底物,也可用于体内评估肝和肾 BCRP 的功能。与野生型小鼠相比,Bcrp1$^{-/-}$小鼠的胆汁和尿液排泄放射性显著降低,其胆汁清除率和肾清除率分别仅为野生型小鼠的 26%和 0.9%[79]。

2. SPECT

SPECT 是使用来自同位素的单个伽马射线来研究转运体与药物的相互作用,SPECT 常用同位素包括^{99m}Tc、^{131}I、^{123}I 和^{67}Ga 等。

常以^{99m}Tc-甲溴菲宁作为探针,用 SPECT 研究肝功能。^{99m}Tc-甲溴菲宁经 OATPs 介导摄取,摄入肝细胞,然后通过 MRP2 转运入胆汁,最后通过胆总管进入小肠。实验表明与野生型小鼠相比,静脉给药后,^{99m}Tc-甲溴菲宁在 Oatp1a/1b$^{-/-}$小鼠的肝 AUC 明显降低,而血液 AUC 升高,而在胆囊和肠中未检测到放射性。^{99m}Tc-甲溴菲宁放射性主要分布于血液和膀胱中。而野生型小鼠中,^{99m}Tc-甲溴菲宁主要分布在胆囊和肠道。同样,相对于野生型小鼠,Mrp2$^{-/-}$小鼠肝脏显示出高的^{99m}Tc-甲溴菲宁 AUC,而胆囊和肠道则显示出低的^{99m}Tc-甲溴菲宁 AUC[80]。体外试验显示,^{99m}Tc-二乙烯三胺五乙酸鹅脱氧胆酸(^{99m}Tc-DTPA-CDCA)和^{99m}Tc-二乙烯三胺五乙酸鹅脱氧胆酸(^{99m}Tc-DTPA-CA)的转运是由 OATP1B1、OATP1B3 和 MRP2 介导的。小鼠体内 SPECT 成像显示,肝脏、胆囊、肠和膀胱均摄取这两种示踪剂。开始,^{99m}Tc-DTPA-CDCA 主要集中在肝脏、胆囊和膀胱,而^{99m}Tc-DTPA-CA 主要集中在肝和膀胱,随后两种示踪剂主要分布在肠和膀胱中。OATPs 抑制剂利福平显著降低肝脏、胆囊和肠中的放射性[81]。^{99m}Tc-N-吡啶氧基-5-甲基色氨酸(^{99m}Tc-PMT)也是一种临床上常用的评估肝胆功能示踪剂。^{99m}Tc-PMT 经 OATP1B1 和 OATP1B3 介导摄取进入肝细胞,随后经 P-gp 和 MRP2 分泌到胆汁。在体 SPECT 成像显示,与 SD 正常大鼠相比,EHBR 大鼠肝脏中^{99m}Tc-

PMT 的 AUC 显著增加。合用维拉帕米可进一步增加在 EHBR 大鼠肝脏中 ^{99m}Tc - PMT 的 AUC，表明肝 P-gp 和 MRP2 共同介导 ^{99m}Tc - PMT 的胆汁排泄[82]。[^{67}Ga -（3 -乙氧基-2 -羟基苄叉基）- N,N -双（2,2 -二甲基-3 -氨基-丙基）-乙二胺]（^{67}Ga - 3 -乙氧基 ENBDMPI）也是 P-gp 底物。与不表达 P-gp 的肿瘤组织相比，在表达 P-gp 的肿瘤组织中 ^{67}Ga - 3 -乙氧基 ENBDMPI 积累更少。相对于野生型小鼠，Mdr1a/1b$^{-/-}$ 小鼠中脑实质中 ^{67}Ga - 3 -乙氧基 ENBDMPI 水平约高 10 倍。Abcb1a/1b$^{-/-}$ 小鼠脑中 ^{67}Ga - 3 -乙氧基 ENBDMPI 的 $AUC_{5\sim120\,min}$ 是野生型小鼠的 17 倍，尽管血液中 ^{67}Ga - 3 -乙氧基 ENBDMPI 的 $AUC_{5\sim120\,min}$ 仅是野生型小鼠的 1.2 倍[83]。

由于 SPECT 图像空间分辨率稍差，使用 SPECT 进行定量分析的性能仍然比 PET 稍低，尤其是在小体积区域。但是，多模态 SPECT/CT 及其他技术（如图像重建算法）和先进的补偿技术的进步，已经使定量 SPECT 的可行性与定量 PET 相似[84]。

3. MRI

MRI 是一种非电离成像技术，广泛用于临床医学。它通过使用磁场和无线电波来形成图像。^1H 是用于 MRI 的主要核，因为它在组织中含量很高，但是其他核（如 ^{13}C 和 ^{19}F）也用于 MRI。另外，可以通过诸如顺磁性金属离子（如钆和锰）或超顺磁性氧化铁等造影剂来改善腹部器官（肝脏、肾脏和胃肠道等）的 MRI 成像能力。顺磁性离子钆（Gd^{3+}）螯合物是临床上批准用于 MRI 的大多数磁共振造影剂，其中 Gd - BOPTA 和 Gd - EOB - DTPA（钆塞酸二钠）分别于 2004 年获得美国 FDA 和 EMA 的批准在欧洲使用。

总之，体内成像技术对研究参与药物处置的转运体、评估药物-转运体的相互作用、测定转运体的表达和功能具有重要的意义，同时，体内成像技术更助于理解药物进入组织器官及其药物消除的机制，并凸显有可能产生的药物相互作用。

（安徽中医药大学　汪电雷　李妮妮　陶福林）

参考文献

[1] Sarkadi B, Price E M, Boucher R C, et al. Expression of the human multidrug resistance cDNA in insect cells generates a high activity drug-stimulated membrane ATPase. J Biol

Chem, 1992, 267(7): 4854 - 4858.

[2] Glavinas H, Méhn D, Jani M, et al. Utilization of membrane vesicle preparations to study drug-ABC transporter interactions. Opin Drug Metab Toxicol, 2008, 4(6): 721 - 732.

[3] Loo T W, Bartlett M C, Clarke D M. Drug binding in human P-glycoprotein causes conformational changes in both nucleotide-binding domains. J Biol Chem, 2003, 278(3): 1575 - 1578.

[4] Volk E L, Schneider E. Wild-type breast cancer resistance protein (BCRP/ABCG2) is a methotrexate polyglutamate transporter. Cancer Res, 2003, 63(17): 5538 - 5543.

[5] Doige C A, Sharom F J. Transport properties of P-glycoprotein in plasma membrane vesicles from multidrug-resistant Chinese hamster ovary cells. Biochim Biophys Acta, 1992, 1109(2): 161 - 171.

[6] Jørgensen S, Nielsen E Ø, Peters D, et al. Validation of a fluorescence-based high-throughput assay for the measurement of neurotransmitter transporter uptake activity. J Neurosci Methods, 2008, 169(1): 168 - 176.

[7] 王佳,毛妮,谢希,等.多药耐药基因-1高表达可加剧类风湿关节炎患者对甲氨蝶呤的耐药.中国医学科学院学报,2019,41(5):595 - 600.

[8] Sampson K E, Brinker A, Pratt J, et al. Zinc finger nuclease-mediated gene knockout results in loss of transport activity for P-glycoprotein, BCRP, and MRP2 in Caco - 2 cells. Drug Metab Dispos, 2015, 43(2): 199 - 207.

[9] Bow D A, Perry J L, Miller D S, et al. Localization of P-gp (Abcb1) and Mrp2 (Abcc2) in freshly isolated rat hepatocytes. Drug Metab Dispos, 2008, 36(1): 198 - 202.

[10] Swift B, Pfeifer N D, Brouwer K L. Sandwich-cultured hepatocytes: an in vitro model to evaluate hepatobiliary transporter-based drug interactions and hepatotoxicity. Drug Metab Rev, 2010, 42(3): 446 - 471.

[11] de Bruyn T, Chatterjee S, Fattah S, et al. Sandwich-cultured hepatocytes: utility for in vitro exploration of hepatobiliary drug disposition and drug-induced hepatotoxicity. Expert Opin Drug Metab Toxicol, 2013, 9(5): 589 - 616.

[12] Guo C, LaCerte C, Edwards J E, et al. Farnesoid X receptor agonists obeticholic acid and chenodeoxycholic acid increase bile acid efflux in sandwich-cultured human hepatocytes: functional evidence and mechanisms. J Pharmacol Exp Ther, 2018, 365(2): 413 - 421.

[13] Guo C, Yang K, Brouwer K R, et al. Prediction of altered bile acid disposition due to inhibition of multiple transporters: An integrated approach using sandwich-cultured hepatocytes, mechanistic modeling and simulation. J Pharmacol Exp Ther, 2016, 358(2): 324 - 333.

[14] Guguenguillouzo C, Guillouzo A. General review on in vitro hepatocyte models and their applications. Methods Mol Biol, 2010(640): 1 - 40.

[15] Bell C C, Hendriks D F, Moro S M, et al. Characterization of primary human hepatocyte spheroids as a model system for drug-induced liver injury, liver function and disease. Sci Rep, 2016(6): 25187.

［16］Guo A, Marinaro W, Hu P, et al. Delineating the contribution of secretory transporters in the efflux of etoposide using madin-darby canine kidney (MDCK) cells overexpressing P–glycoprotein (P–gp), multidrug resistance-associated protein (MRP1), and canalicular multispecific organic anion transporter (cMOAT). Drug Metab Dispos, 2002, 30(4)：457–463.

［17］李瑞娜,张晞倩,李蓉,等.达泊西汀在 MDCKII/MDCKII–BCRP 细胞模型上的跨膜转运机制.华西药学杂志,2018,33(5)：507–510.

［18］Gartzke D, Fricker G. Establishment of optimized optimized MDCK cell cell lines lines for reliable reliable efflux efflux transport transport studies. J Pharm Sci, 2014, 103(4)：1298–1304.

［19］Pan G, Winter T N, Roberts J C, et al. Organic cation uptake is enhanced in bcrp1–transfected MDCKII cells. Mol Pharm, 2010, 7(1)：138–145.

［20］Hilgendorf C, Ahlin G, Seithel A, et al. Expression of thirty-six drug transporter genes in human intestine, liver, kidney, and organotypic cell lines. Drug Metab Dispos, 2007, 35(8)：1333–1340.

［21］Parvez M M, Jung J A, Kim J E, et al. Characterization of 22 anti-tuberculosis drugs for the inhibitory effect on OAT and OCT transporters mediated uptake; possibility of drug-drug interactions. Drug Metab Pharmacokinet, 2017(32)：S98–S99.

［22］李静,杨洋,肖涛,等.稳定表达 hOAT1 的 HEK293 细胞系的建立及鉴定.中国药理学通报,2018,34(10)：1471–1476.

［23］Meyer M J, Seitz T, Brockmöller J, et al. Effects of genetic polymorphisms on the OCT1 and OCT2–mediated uptake of ranitidine. PLos One, 2017, 12(12)：e0189521.

［24］刘燕飞,那雷,王晓钧.稳定表达 Cas9 蛋白的 HeLa 细胞系的建立.中国预防兽医学报,2020,42(9)：1–7.

［25］Zhang L, Schaner M E, Giacomini K M. Functional characterization of an organic cation transporter (hOCT1) in a transiently transfected human cell line (HeLa). J Pharmacol Exp Ther, 1998, 286(1)：354–361.

［26］Schwarz U I, Meyer zu Schwabedissen H E, Tirona R G, et al. Identification of novel functional organic anion-transporting polypeptide 1B3 polymorphisms and assessment of substrate specificity. Pharmacogenet Genomics, 2011, 21(3)：103–114.

［27］周松涛,陈蕴,龚笑海,等.利用 CRISPR/Cas9 技术构建稳定表达人白蛋白基因的中国仓鼠卵巢细胞系.中国生物工程杂志,2019,39(4)：52–59.

［28］Noé J, Portmann R, Brun M E, et al. Substrate-dependent drug-drug interactions between gemfibrozil, fluvastatin and other organic anion-transporting peptide (OATP) substrates on OATP1B1, OATP2B1, and OATP1B3. Drug Metab Dispos, 2007, 35(8)：1308–1314.

［29］Poirier A, Belli S, Funk C, et al. Role of the intestinal peptide transporter PEPT1 in oseltamivir absorption：in vitro and in vivo studies. Drug Metab Dispos, 2012, 40(8)：1556–1565.

［30］ Matsui R, Hattori R, Usami Y, et al. Functional characteristics of a renal H$^+$/lipophilic cation antiport system in porcine LLC-PK1 cells and rats. Drug Metab Pharmacokinet, 2018, 33(1): 96－102.

［31］ Lin C J, Tai Y, Huang M T, et al. Cellular localization of the organic cation transporters, OCT1 and OCT2, in brain microvessel endothelial cells and its implication for MPTP transport across the blood-brain barrier and MPTP-induced dopaminergic toxicity in rodents. J Neurochem, 2010, 114(3): 717－727.

［32］ Liu H, Yang H, Wang D, et al. Insulin regulates P-glycoprotein in rat brain microvessel endothelial cells via an insulin receptor-mediated PKC/NF-κB pathway but not a PI3K/Akt pathway. Eur J Pharmacol, 2009, 602(2－3): 277－282.

［33］ Yang H W, Liu H Y, Liu X, et al. Increased P-glycoprotein function and level after long-term exposure of four antiepileptic drugs to rat brain microvascular endothelial cells in vitro. Neurosci Lett, 2008, 434(3): 299－303.

［34］ Chen Y, Huang X J, Yu N, et al. HMGB1 contributes to the expression of P-glycoprotein in mouse epileptic brain through toll-like receptor 4 and receptor for advanced glycation end products. PLoS One, 2015, 10(10): e0140918.

［35］ Weksler B, Romero I A, Couraud P O, et al. The hCMEC/D3 cell line as a model of the human blood brain barrier. Fluids Barriers CNS, 2013, 10(1): 16.

［36］ Lin H, Li H, Cho H J, et al. Air-liquid interface (ALI) culture of human bronchial epithelial cell monolayers as an in vitro model for airway drug transport studies. J Pharm Sci, 2007, 96(2): 341－350.

［37］ van der Deen M, Marks H, Willemse B W, et al. Diminished expression of multidrug resistance-associated protein 1 (MRP1) in bronchial epithelium of COPD patients. Virchows Arch, 2006, 449(6): 682－688.

［38］ van der Deen M, de Vries E G, Visserman H, et al. Cigarette smoke extract affects functional activity of MRP1 in bronchial epithelial cells. J Biochem Mol Toxicol, 2007, 21(5): 243－251.

［39］ van der Deen M, Homan S, Timmer-Bosscha H, et al. Effect of COPD treatments on MRP1－mediated transport in bronchial epithelial cells. Int J Chron Obstruct Pulmon Dis, 2008, 3(3): 469－475.

［40］ Wang D L, Wang C Y, Cao Y, et al. Allyl isothiocyanate increases MRP1 function and expression in a human bronchial epithelial cell line. Oxid Med Cell Longev, 2014(2014): 547379.

［41］ Wang S, Wang S, Wang C, et al. Upregulation of multidrug resistance-associated protein 1 by allyl isothiocyanate in human bronchial epithelial cell: involvement of c-Jun N-terminal kinase signaling pathway. Oxid Med Cell Longev, 2015(2015): 90378.

［42］ Osato D H, Huang C C, Kawamoto M, et al. Functional characterization in yeast of genetic variants in the human equilibrative nucleoside transporter, ENT1. Pharmacogenetics, 2003, 13(5): 297－301.

［43］Wieczorke R, Dlugai S, Krampe S, et al. Characterisation of mammalian GLUT glucose transporters in a heterologous yeast expression system. Cell Physiol Biochem, 2003, 3(3): 123 – 134.

［44］Tripp J, Essl C, Iancu C V, et al. Establishing a yeast-based screening system for discovery of human GLUT5 inhibitors and activators. Sci Rep, 2017, 7(1): 6197.

［45］刘洋,张鑫,石秀佳,等.基于 PBPK 模型的在体单向肠灌流技术对苷元成分的适用性分析评价.中国中药杂志,2019(17): 3645 – 3652.

［46］Reis J M, Dezani A B, Pereira T M, et al. Lamivudine permeability study: a comparison between PAMPA, ex vivo and in situ Single-Pass Intestinal Perfusion (SPIP) in rat jejunum. Eur J Pharm Sci, 2013, 48(4 – 5): 781 – 789.

［47］吴干斌,褚延乐.大鼠在体单向肠灌流模型研究冬凌草乙素的吸收动力学.中国中药杂志,2018(15): 500 – 503.

［48］Jappar D, Wu S P, Hu Y, et al. Significance and regional dependency of peptide transporter (PEPT) 1 in the intestinal permeability of glycylsarcosine: in situ single-pass perfusion studies in wild-type and pept1 knockout mice. Drug Metab Dispos, 2010, 38 (10): 1740 – 1746.

［49］Lau Y Y, Okochi H, Huang Y, et al. Multiple transporters affect the disposition of atorvastatin and its two active hydroxy metabolites: application of in vitro and ex situ systems. J Pharmacol Exp Ther, 2006, 316(2): 762 – 771.

［50］Allen J D, Van Dort S C, Buitelaar M, et al. Mouse breast cancer resistance protein (Bcrp1/Abcg2) mediates etoposide resistance and transport, but etoposide oral availability is limited primarily by P-glycoprotein. Cancer Res, 2003, 63(6): 1339 – 1344.

［51］Sasongko L, Link J M, Muzi M, et al. Imaging P-glycoprotein transport activity at the human blood-brain barrier with positron emission tomography. Clin Pharmacol Ther, 2005, 77(6): 503 – 514.

［52］Tournier N, Saba W, Cisternino S, et al. Effects of selected OATP and/or ABC transporter inhibitors on the brain and whole-body distribution of glyburide. AAPS J, 2013, 15(4): 1082 – 1090.

［53］Lankas G R, Cartwright M E, Umbenhauer D. P-glycoprotein deficiency in a subpopulation of CF – 1 mice enhances avermectin-induced neurotoxicity. Toxicol Appl Pharmacol, 1997, 43(2): 357 – 365.

［54］Nishiya T, Kataoka H, Mori K, et al. Tienilic acid enhances hyperbilirubinemia in Eisai hyperbilirubinuria rats through hepatic multidrug resistance-associated protein 3 and heme oxygenase – 1 induction. Toxicol Sci, 2006, 91(2): 651 – 659.

［55］Geyer J, Gavrilova O, Petzinger E. Brain penetration of ivermectin and selamectin in mdr1a, b P-glycoprotein- and bcrp-deficient knockout mice. J Vet Pharmacol Ther, 2009, 32(1): 87 – 96.

［56］Zaher H, Khan A A, Palandra J, et al. Breast cancer resistance protein (Bcrp/abcg2) is a major determinant of sulfasalazine absorption and elimination in the mouse. Mol Pharm,

2006, 3(1): 55-61.

[57] Vlaming M L, Teunissen S F, van de Steeg E, et al. Bcrp1;Mdr1a/b;Mrp2 combination knockout mice: altered disposition of the dietary carcinogen PhIP (2-amino-1-methyl-6-phenylimidazo[4,5-b]pyridine) and its genotoxic metabolites. Mol Pharmacol, 2014, 85(3): 520-530.

[58] Laramy J K, Kim M, Parrish K E, et al. Pharmacokinetic assessment of cooperative efflux of the multi-targeted kinase inhibitor ponatinib across the blood-brain barrier. J Pharmacol Exp Ther, 2018, 365(2): 249-261.

[59] van de Steeg E, van Esch A, Wagenaar E, et al. Influence of human OATP1B1, OATP1B3, and OATP1A2 on the pharmacokinetics of methotrexate and paclitaxel in humanized transgenic mice. Clin Cancer Res, 2013, 19(4): 821-832.

[60] Higgins J W, Bao J Q, Ke A B, et al. Utility of Oatp1a/1b-knockout and OATP1B1/3-humanized mice in the study of OATP-mediated pharmacokinetics and tissue distribution: case studies with pravastatin, atorvastatin, simvastatin, and carboxydichlorofluorescein. Drug Metab Dispos, 2014, 42(1): 182-192.

[61] Salphati L, Chu X, Chen L, et al. Evaluation of organic anion transporting polypeptide 1B1 and 1B3 humanized mice as a translational model to study the pharmacokinetics of statins. Drug Metab Dispos, 2014, 42(8): 1301-1313.

[62] Hu Y, Xie Y, Wang Y, et al. Development and characterization of a novel mouse line humanized for the intestinal peptide transporter PEPT1. Mol Pharm, 2014, 11(10): 3737-3746.

[63] Hu Y, Smith D E. Species differences in the pharmacokinetics of cefadroxil as determined in wild type and humanized Pept1 mice. Biochem Pharmacol, 2016(107): 81-90.

[64] Dallas S, Salphati L, Gomez-Zepeda D, et al. Generation and characterization of a breast cancer resistance protein humanized mouse model. Mol Pharmacol, 2016, 89(5): 492-504.

[65] Orlický J, Sulová Z, Dovinová I, et al. Functional fluo-3/AM assay on P-glycoprotein transport activity in L1210/VCR cells by confocal microscopy. Gen Physiol Biophys, 2004, 23(3): 357-366.

[66] Weaver J L, Pine P S, Aszalos A, et al. Laser scanning and confocal microscopy of daunorubicin, doxorubicin, and rhodamine 123 in multidrug-resistant cells. Exp Cell Res, 1991, 196(2): 323-329.

[67] Nakanishi T, Shibue Y, Fukuyama Y, et al. Quantitative time-lapse imaging-based analysis of drug-drug interaction mediated by hepatobiliary transporter, multidrug resistance-associated protein 2, in sandwich-cultured rat hepatocytes. Drug Metab Dispos, 2011, 39(6): 984-991.

[68] Nakanishi T, Ikenaga M, Fukuda H, et al. Application of quantitative time-lapse imaging (QTLI) for evaluation of Mrp2-based drug-drug interaction induced by liver metabolites. Toxicol Appl Pharmacol, 2012, 263(2): 244-250.

[69] Delacroix D, Guerre J P, Leblanc P, et al. Radionuclide and radiation protection handbook 2nd edition(2002). Radiat Prot Dosimetry, 2002, 98(1): 9−168.

[70] Muzi M, Mankoff D A, Link J M, et al. Imaging of cyclosporine inhibition of P-glycoprotein activity using 11C-verapamil in the brain: studies of healthy humans. J Nucl Med, 2009, 50(8): 1267−1275.

[71] Wagner C C, Bauer M, Karch R, et al. A pilot study to assess the efficacy of tariquidar to inhibit P-glycoprotein at the human blood-brain barrier with (R)−11C-verapamil and PET. J Nucl Med, 2009, 50(12): 1954−1961.

[72] Bauer M, Karch R, Neumann F, et al. Age dependency of cerebral P-gp function measured with (R)-[11C]verapamil and PET. Eur J Clin Pharmacol, 2009, 65(9): 941−946.

[73] Bauer M, Wulkersdorfer B, Karch R, et al. Effect of P-glycoprotein inhibition at the blood-brain barrier on brain distribution of (R)-[11C]verapamil in elderly vs. young subjects. Br J Clin Pharmacol, 2017, 83(9): 1991−1999.

[74] Takano A, Kusuhara H, Suhara T, et al. Evaluation of in vivo P-glycoprotein function at the blood-brain barrier among MDR1 gene polymorphisms by using 11C-verapamil. J Nucl Med, 2006, 47(9): 1427−1433.

[75] Hendrikse N H, de Vries E G, Eriks-Fluks L, et al. A new in vivo method to study P-glycoprotein transport in tumors and the blood-brain barrier. Cancer Res, 1999, 59(10): 2411−2416.

[76] Hendrikse N H, Vaalburg W. Dynamics of multidrug resistance: P-glycoprotein analyses with positron emission tomography. Methods, 2002, 27(3): 228−233.

[77] Kawamura K, Yamasaki T, Yui J, et al. In vivo evaluation of P-glycoprotein and breast cancer resistance protein modulation in the brain using [11C]gefitinib. Nucl Med Biol, 2009, 36(3): 239−346.

[78] Takashima T, Nagata H, Nakae T, et al. Positron emission tomography studies using (15R)−16−m−[11C]tolyl−17, 18, 19, 20−tetranorisocarbacyclin methyl ester for the evaluation of hepatobiliary transport. J Pharmacol Exp Ther, 2010, 335(2): 314−323.

[79] Takashima T, Wu C, Takashima-Hirano M, et al. Evaluation of breast cancer resistance protein function in hepatobiliary and renal excretion using PET with 11C-SC-62807. J Nucl Med, 2013, 54(2): 267−276.

[80] Neyt S, Huisman M T, Vanhove C, et al. In vivo visualization and quantification of (disturbed) Oatp-mediated hepatic uptake and Mrp2−mediated biliary excretion of 99mTc-mebrofenin in mice. J Nucl Med, 2013, 54(4): 624−630.

[81] Neyt S, Vliegen M, Verreet B, et al. Synthesis, in vitro and in vivo small-animal SPECT evaluation of novel technetium labeled bile acid analogues to study (altered) hepatic transporter function. Nucl Med Biol, 2016, 43(10): 642−649.

[82] Kobayashi M, Nakanishi T, Nishi K, et al. Transport mechanisms of hepatic uptake and bile excretion in clinical hepatobiliary scintigraphy with 99mTc-N-pyridoxyl−5−methyltryptophan. Nucl Med Biol, 2014, 41(4): 338−342.

[83] Sharma V, Prior J L, Belinsky M G, et al. Characterization of a 67Ga/68Ga radiopharmaceutical for SPECT and PET of MDR1 P-plycoprotein transport activity in vivo: validation in multidrug-resistant tumors and at the blood-brain barrier. J Nucl Med, 2005, 46(2): 354-364.

[84] Bailey D L, Willowson K P. An evidence-based review of quantitative SPECT imaging and potential clinical applications. J Nucl Med, 2013, 54(1): 83-89.

药物代谢抑制

多数药物在体内主要以代谢形式消除，介导体内药物代谢的酶主要是 CYP450s 和 UGTs 等。一些药物对这些代谢酶活性往往呈现一定抑制作用，抑制自身或其他药物代谢。当它们与其他药物合用时，可能因药物代谢被抑制，引起严重的药物相互作用。例如，酮康唑和伊曲康唑是典型的强 CYP3A 抑制剂，与长春新碱[1]和秋水仙碱[2]等药物合用后，因药物代谢被抑制，可增加长春新碱[1]和秋水仙碱[2]等的毒性。另一个例子是米贝拉地尔，停药后，药物代谢酶仍然被抑制，此时，若用维拉帕米、尼非地平、尼索地平和非洛地平等，因药物代谢被抑制，会出现严重的低血压和心动过缓等不良反应，有死亡病例报道[3]。此外，米贝拉地尔与辛伐他汀[4]合用会导致严重的横纹肌溶解综合征。这些严重的药物相互作用使得米贝拉地尔撤市。其他药物如辛伐他汀的代谢也是由 CYP3A4 介导的。辛伐他汀的主要不良反应是横纹肌溶解综合征，与血浆暴露水平正相关。临床报道，合用环孢素 A 会增加辛伐他汀横纹肌溶解综合征不良反应[5,6]，这可能归结于环孢素 A 抑制 CYP3A4 介导辛伐他汀代谢，从而导致辛伐他汀血浆暴露增加。因此，药物研发与评价以及临床药物使用过程中，均需要研究相应药物是否是药物代谢酶抑制剂，以评价与其他临床药物合用时是否存在药物相互作用及其程度。本章节重点论述药物代谢酶抑制、抑制剂类型及其临床意义。

第一节　药物代谢酶抑制和抑制剂

一些药物可以抑制药物代谢酶活性，称为药物代谢抑制，相应的药物称为药物代谢酶抑制剂。根据药物代谢酶的抑制特性将抑制剂分成快速可逆性药物代谢酶抑制剂、机制性抑制剂和其他三类。

一、快速可逆性药物代谢酶抑制剂[7]

这类药物代谢酶抑制剂能够快速可逆性地与酶结合,表现出竞争性或非竞争性酶抑制特性。其抑制程度取决于抑制剂的抑制常数(inhibition index, K_i)和抑制剂游离浓度($f_u \times I$)。酮康唑、伊曲康唑、利托那韦和茚地那韦等药物属于这种类型抑制剂,其 K_i 往往小于 1 μmol/L。常用抑制剂合用(又称施害药)后相应药物(又称受害药物)的 AUC 或 C_{max} 与单用受害药物的 $AUCR$(或 $C_{max}R$),表征药物相互作用程度,即:

$$AUCR = 1 + f_u \times I/K_i \qquad (7-1)$$

式中,I 和 f_u 分别为抑制剂的浓度和其血浆中药物游离分数。K_i 可以用 IC_{50}(活性抑制 50% 时抑制剂浓度)估算,通常假定 K_i 约为 IC_{50} 的 50%。

二、机制性抑制剂[7]

红霉素、米贝拉地尔、地尔硫䓬和维拉帕米等 CYP3A 抑制剂经 CYP450s 代谢形成活性中间产物(MI),后者与 CYP450s 牢固结合,导致短暂性酶失活;而另一些药物如孕二烯酮、左炔诺孕酮、米非司酮和呋喃嘧啶等药的中间代谢产物可以与 CYP450s 共价结合,导致酶永久失活。因此,这类抑制称自杀性抑制(suicide inhibition)或机制性抑制(mechanism-based inhibition,MBI)(图 7-1)。

这种酶抑制的特点是在体外肝微粒体代谢抑制实验中,其酶活性抑制程度取决于抑制剂浓度及肝微粒体与 NADPH 预温孵时间,即呈现抑制剂浓度和微粒体-NADPH 共温孵时间依赖性。因此,这类抑制又称为时间依赖性抑制(time-dependent inhibition,TDI)(图 7-2A)。这类抑制的另一特点是其在体对酶的抑制作用随用药次数增加而加强(图 7-2B)。这种酶活性抑制类型可以解释一些药酶抑制剂如维拉帕米在肝微粒体中属于中等程度的抑制剂,其 K_i 值为 24~82 μmol/L。口服 120~240 mg 维拉帕米后,血浆中维拉帕米的峰浓度低于 1 μmol/L。该药物属于高血浆蛋白结合药物,其血浆蛋白结合率高达 90%。如取 $K_i = 24$ μmol/L,[I] = 1 μmol/L 和 $f_u = 0.1$,用式 7-1 算得

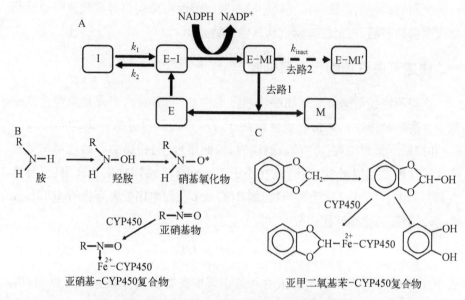

**图 7 - 1　(A) 抑制剂(I)与酶(E)结合后的两种去路,胺类化合物中间产物-
CYP 复合物(B)和亚甲二氧基苯- CYP450s 复合物(C)**

去路 1:抑制剂 I 与酶结合形成复合物(E-I),其代谢中间产物(MI)与酶形成可逆性复合物
(E-MI),随即中间产物与酶解离,释放代谢产物(M)和酶,恢复酶的活性(可逆性抑制)。去路 2:中
间代谢物-酶(E-MI′)的结合比较牢固,使酶永久失活(机制性抑制)。k_{inact} 为抑制剂引起的酶失活
最大速率常数。k_1 和 k_2 分别为抑制剂与酶结合速率常数和抑制剂-酶复合物解离常数

$AUCR = 1.004$,说明维拉帕米与 CYP3A 底物相互作用非常微弱。但在体多剂
量口服维拉帕米后,可导致咪达唑仑、辛伐他汀和环孢素 A 等的血浆暴露显著
增加[8]。例如,每天 3 次,每次口服 80 mg 的维拉帕米,连续 2 天后,口服咪达
唑仑的 $AUCR$ 和 $C_{max}R$ 分别为 5.4 和 3.7,中枢镇静作用显著加强[9]。受试者
连续 4 天每天口服 480 mg 维拉帕米缓释制剂,血浆中辛伐他汀的 AUC 和 C_{max}
分别增加 315% 和 400%,辛伐他汀酸的 AUC 和 C_{max} 分别增加 310% 和
194%[9]。类似,克拉霉素体外肝微粒对 CYP3A 抑制作用的 K_i 值为 5.5 ~
30 μmol/L,该药的血浆蛋白结合率约为 72%。每天 2 次,每次 500 mg 口服克
拉霉素,达稳态时的峰浓度约为 5 μmol/L。若取 $K_i = 5.5$ μmol/L,利用式 7 - 1
算得 $AUCR = 1.25$。但在体多剂量口服克拉霉素后,测得的口服辛伐他汀、阿托
伐他汀、辛伐他汀酸[10] 和咪达唑仑[11] 的 $AUCR$ 分别为 7、11、4.4 和 7~8。静脉
注射咪达唑仑的 $AUCR$ 为 2.1~2.7[11]。这也可以解释为何米贝拉地尔尽管体
内浓度已经消失,但药物代谢酶仍然被抑制的事实[3]。

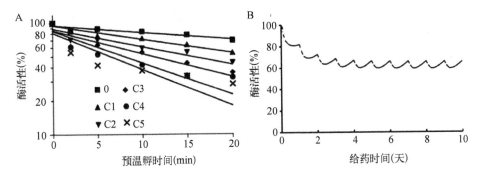

图 7-2　（A）不同浓度抑制剂和肝微粒体预温时间对 CYP450s 活性的影响。在 NADPH 存在情况下,与不用浓度抑制剂(0,C1～C5)预温孵不同时间后, CYP450s 相对活性。(B)服用抑制剂(每天 1 次)期间,在体肝 CYP450s 活性

　　这类抑制剂在体对酶的抑制程度取决于抑制剂暴露量,抑制剂与酶的暴露时间和新酶合成的相对速率等,即抑制程度 AUCR 为

$$AUCR = 1 + \frac{f_u \times I \times k_{inact}}{(f_u \times I + K_I) \times k_{deg}} \qquad (7-2)$$

式中,k_{inact}、k_{deg} 和 K_I 分别为抑制剂引起的酶失活最大速率常数、酶自然降解速率常数和表观抑制常数。其中,k_{inact} 和 K_I 用实验估算,而 k_{deg} 可由文献获得。

三、其他类型抑制剂[7]

　　除上述类型外,还存在其他类型如金属 Co 通过调节 CYP450s 蛋白血红素的合成和降解抑制 CYP450s。表 7-1 列举了几种其他类型的抑制剂及其抑制性质。

表 7-1　其他类型抑制剂及其抑制性质[7]

药物/化合物	抑　制　性　质
7,8-本黄酮	与 CYP450s 形成复合物
二硫化碳	使 CYP450s 变性和丧失活性,脂质过氧化
四氯化碳	丧失微粒体蛋白,脂质过氧化
西咪替丁	与 CYP450s 结合
氯霉素	混合型
环磷酰胺	酶活性部位烷基化,酶变性

续　表

药物/化合物	抑　制　性　质
双硫醒	抑制醛基氧化酶,抑制醇氧化
玫瑰树碱	强 CYP450s 竞争性抑制剂
吲哚美辛	CYP450s 耗竭
美替拉酮	与 CYP450s 紧密结合

第二节　药物与药物代谢酶相互作用

一、药物与药物代谢酶相互作用类型[7]

药物代谢酶,尤其是 CYP3A,在酶分子中存在多个底物结合位点,酶与底物间相互作用呈现出多种形式,典型的是同向协同作用(homotropic cooperativity)和异向协同作用(heterotropic cooperativity)。

1. 同向协同作用

正协同作用(positive cooperativity)是第一个药物分子与酶结合后,增加了第二个药物分子与酶亲和力,也导致自动激活(autoactivation)。可用 Hill 方程来表征其酶促反应动力学特征。即:

$$v = V_{max} \times [S]^n / (S_{50}^n + [S]^n) \tag{7-3}$$

式中,S、V_{max} 和 S_{50} 分别为底物浓度、最大反应速率和达最大速率 50% 时底物浓度,n 为陡度系数。当 $n=1$,表现为经典的米氏动力学特征(图 7-3A)。当 $n>1$ 时,表现出自动激活作用,即正协同作用(图 7-3B)。一些固醇类激素羟化代谢如孕酮 6β-羟化代谢[12]和睾酮 6β-羟化代谢[13]符合这种动力学特征。其他如 CYP3A4 介导的阿托伐他汀对位羟基代谢[14]、α-萘黄酮 5,6-环氧化代谢、阿密曲替林 N-去甲基化代谢、黄曲霉毒素 B1 的 3-羟化代谢和 8,9-环氧化代谢、卡马西平的 10,11-环氧化代谢和 17β-雌二醇-2-羟化代谢[15]等也符合这种动力学特征。CYP1A2 介导的苯并芘 1-羟化代谢也呈现出典型的正协同作用,其 n 值高达 2~3[16]。CYP2E1 介导的苯乙烯氧化代谢也属于正协同作用,在重组和人肝微粒体中估算的 n 值为 1.5~1.6[17]。

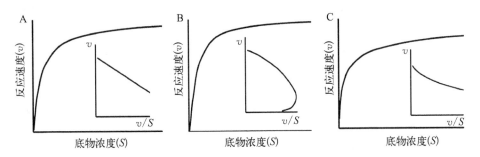

图7-3　典型3种类型的酶促反应动力学特征。A. 典型米氏方程($\gamma=1$)；B. Hill 方程，$\gamma>1$（正协同作用）；C. Hill 方程，$\gamma<1$（负协同作用），图片来自 Eadie-Hofstee

Ⅱ相代谢反应也存在正协同作用。例如，重组 UGT2B7 介导的 4-甲基伞形酮和 1-萘酚的葡萄糖醛酸化结合反应属于正协同作用，其 n 值分别为 1.7 和 1.5。在 4-甲基伞形酮或 1-萘酚存在条件下，齐多夫定葡萄糖醛酸化结合反应由米氏动力学特征转向 Sigmoid 动力学特征[18]。在人肝微粒体中 UGT1A1 介导的雌二醇葡萄糖醛酸化结合反应呈现出正协同作用，其陡度系数 n 值为 1.9，而被其他 UGT 亚型介导的结合反应呈米氏动力学特征[19]。

当 $n<1$ 时，表现为负协同作用（negative cooperativity）（图7-3C）。CYP3A4 和 CYP3A5 介导西地那非的去甲基化代谢和他达那非去亚甲基代谢属于这种类型。用重组 CYP3A4 和 CYP3A5 酶研究显示，CYP3A4 和 CYP3A5 介导的西地那非的去甲基化代谢呈 Sigmoid 动力学特征，其 n 值分别为 0.64 和 0.72。CYP3A4 和 CYP3A5 介导的他达那非去亚甲基代谢也符合 Sigmoid 动力学特征，估算的 n 值分别为 0.60 和 0.72[20]。重组 CYP2E1 介导的氨基比林的 N-去甲基化反应及 CYP2E1 介导的苯胺羟化代谢[21]和对乙酰氨基酚[22]的氧化代谢等符合负协同作用特征，其 n 值分别为 0.56 和 0.72。其他如 UGT2B7 介导的吗啡 3-葡萄糖醛酸苷和吗啡 6-葡萄糖醛酸苷结合物的形成符合负协同作用特征[23]。UGT1A9 介导的甲芬那酸和尼氟酸葡萄糖醛酸化结合反应符合负协同作用，其 n 值分别为 0.4 和 0.4[24]。

2. 异向协同作用

上述协同作用也可以发生在不同药物分子间，称为异向协同作用。其中一种称为调节分子，另一种称为底物，即调节剂分子的结合会增加底物的代谢，这种作用称为异向活化作用。例如，双氯芬酸的 5-羟化代谢是由 CYP3A4

介导的,在人肝微粒体中,奎尼丁(100 μmol/L)使双氯芬酸的 5-羟化代谢增加 6 倍,这种激活作用可以被 CYP3A 单克隆抗体抵消。同样,在人肝细胞悬液中,奎尼丁也能增加 5-羟基双氯芬酸的形成[25]。在体试验也证实,奎尼丁可加速双氯芬酸代谢。例如,3 只猴按 0.055 mg/(kg·h)门静脉滴注给药,测得的稳态血药浓度分别为 87 ng/mL、104 ng/mL 和 32 ng/mL,而合用奎尼丁 0.25 mg/(kg·h)后,双氯芬酸的稳态浓度分别降至 50 ng/mL、59 ng/mL 和 18 ng/mL。猴肝细胞和猴微粒体均证实奎尼丁可以使 5-羟基双氯芬酸生成增加 2~2.5 倍[26]。人肝微粒体和重组 CYP3A4 试验显示,卡马西平生成 10,11-环氧卡马西平主要是由 CYP3A4 介导的,符合 Sigmoid 动力学特征,其 n 值分别为 1.67 和 1.47。治疗浓度范围的非氨酯可促进卡马西平生成 10,11-环氧卡马西平,如 1 mmol/L 的非氨酯使卡马西平(10 μmol/L)的代谢增加 1 倍[27]。Meta 分析显示,合用非氨酯可使卡马西平的稳态血药浓度下降 24.0%[27]。一些内源性固醇类激素可以调节 CYP3A4 和 CYP3A5 介导的卡马西平环氧化代谢。例如,在重组 CYP3A4 体系中雄烯二酮促进卡马西平的 10,11-环氧化代谢,并使动力学由 Sigmoid 动力学特征转向米氏动力学特征。在重组 CYP3A7 体系中,卡马西平的 10,11-环氧化代谢符合米氏动力学特征,也可以被固醇类硫酸酯[孕烯醇酮 3-硫酸、17α-羟基孕(甾)烯醇酮 3-硫酸酯和脱氢表雄酮 3-硫酸酯]激活[28]。CYP3A4 也参与美罗昔康的 5'-羟化反应。人肝微粒体试验显示,奎尼丁和羟基奎尼丁可增加 CYP3A4 介导的美罗昔康的 5'-羟化反应,降低 K_m 和增加 V_{max}[29]。奎尼丁可促进非洛地平的氧化代谢。在奎尼丁浓度<3 μmol/L 时,奎尼丁浓度依赖性可促进非洛地平氧化代谢,这种促进作用随非洛地平浓度增加而加强。例如,3 μmol/L 奎尼丁使非洛地平(50 μmol/L)氧化代谢增加到对照组的 500%。当浓度>3 μmol/L,奎尼丁的这种促进作用随奎尼丁浓度增加而降低[13]。在人肝微粒体和重组人 CYP3A5 中,埃克替尼可增加咪达唑仑的 1'-羟化代谢,分别增加 40% 和 70%。这种激活作用是底物和途径依赖性的。埃克替尼只激活 CYP3A5 介导的咪达唑仑 1'-羟化代谢,相反对微粒体、重组 CYP3A4 和重组 CYP3A5 介导的咪达唑仑的 4'-羟化代谢、尼非地平的氧化代谢和睾酮 6β-羟化代谢则呈现抑制作用。这种激活作用也存在种属差异,只发生在人、猴和犬微粒体中,而对大鼠和小鼠代谢则呈抑制作用[30]。在重组 CYP3A4 和携带 CYP3A5*3/*3 人肝微粒体中,索拉非尼和舒尼替尼抑制咪达唑仑 1'-羟基化代谢。相反,在重组

CYP3A5 或携带 CYP3A5*1/*1 的人肝微粒体中,索拉非尼和舒尼替尼则增强咪达唑仑 1′-羟基化代谢[31]。氟他胺及其代谢产物羟基氟他胺也能增加人肝微粒体、人肝细胞和大鼠肝细胞中咪达唑仑的 1′-羟化代谢,且对人肝细胞中代谢的激活作用更强。大鼠实验也证实,与单用咪达唑仑相比,合用氟他胺显著增加血浆 1′-羟基和 4′-羟基咪达唑仑浓度[32]。肝细胞和肝微粒体试验证实,代谢性谷氨酸受体 5 调节剂 VU0448187 也能刺激咪达唑仑的羟化代谢,这种作用不存在种属性。大鼠实验显示,合用 VU0448187 显著增加 1′-羟基咪达唑仑和 4′-羟基咪达唑仑浓度,使 1′-羟基咪达唑仑浓度增加 25 倍[33]。在人肝微粒体中,沙利度胺可抑制咪达唑仑 4′-羟化代谢,但促进咪达唑仑的 1′-羟化代谢和睾酮 6β-羟化代谢。在重组 CYP3A5 和携带 CYP3A5*1 基因的肝微粒体系中,治疗浓度的沙利度胺也能激活咪达唑仑 1′-羟化代谢,而在重组 CYP3A4 酶体系中,只有高浓度的沙利度胺才能产生类似的激活作用。在 CYP3A5*1 肝微粒体中,沙利度胺可激活环孢素 A 的代谢[34]。在人源化 CYP3A4 小鼠中,合用沙利度胺(100 mg/kg)也会显著增加咪达唑仑的清除率和 1′-羟基咪达唑仑的 AUC,使其分别增加 60% 和 70%[35]。

氟比洛芬 4′-羟化代谢、吡罗昔康 5′-羟化代谢和萘普生去甲基化代谢是 CYP2C9 介导的,也可以被氨苯砜激活,从而使 V_{max} 增加和 K_m 降低。氨苯砜也能改变萘普生去甲基化代谢动力学特征,使其由双向性动力学特征转向米氏动力学特征[36]。氨苯砜激活 CYP2C9 活性存在基因型依赖性。用 4 种 CYP2C9 突变体 CYP2C9*1、CYP2C9*2(R144C)、CYP2C9*3(I359L)和 CYP2C9*5(D360E)研究显示,合用 100 μmol/L 氨苯砜可使 4′-羟基氟比洛芬形成清除率(V_{max}/K_m)分别增加到对照组的 8 倍、31 倍、47 倍和 22 倍,去甲基萘普生形成清除率分别增加到对照组的 7 倍、15 倍、13 倍和 22 倍[37]。然而,人体试验显示,与单用氟比洛芬比较,连续 7 天合用 100 mg/d 氨苯砜后,氟比洛芬口服清除率仅增加 10%。尽管体内氨苯砜的血药浓度已达到体外激活氟比洛芬代谢的浓度,说明在体这种氨苯砜激活氟比洛芬代谢作用比体外弱[38]。有研究比较了 3 种 CYP2C9 底物氟比洛芬、萘普生和吡罗昔康在 4 种 CYP2C9 突变体 CYP2C9*1(野生型)、CYP2C9*3(Leu359)、CYP2C9*5(Glu360)和 CYP2C9 F114L 的动力学特性,结果显示在 4 种 CYP2C9 突变体中,氟比洛芬羟化代谢均呈现出米氏动力学特征。萘普生去甲基化代谢和吡罗昔康羟化代谢呈突变体依赖性。在 CYP2C9*1(野生型)、CYP2C9*3 和

CYP2C9 F114L 中,吡罗昔康羟化代谢呈现出底物抑制,而在 CYP2C9*5 体系中,吡罗昔康羟化代谢则呈现出米氏动力学特征。萘普生去甲基化代谢除在 CYP2C9*1(野生型)呈现双向性外,在其他 3 种突变体中,均呈线性动力学特征。与野生型比较,突变体中吡罗昔康羟化代谢能力降低[39]。

用氟比洛芬为探针结合 NMR 技术研究显示,氟比洛芬质子与血红素铁间距离为 4.2~4.5 Å,氨苯砜可使该距离缩短到 3.2~3.8 Å,尤其是 C4-H 与血红素铁距离变化更明显,由对照的 4.41 Å 缩短到 3.50 Å。氨苯砜使氟比洛芬 C4-H 更靠近血红素,这可能是促进 CYP2C9 介导氟比洛芬羟化代谢的原因[40]。同样,在 CYP2C9*1、CYP2C9*2、CYP2C9*3 和 CYP2C9*5 中,氟比洛芬与血红素铁距离及结合力无差异,但氨苯砜显著降低底物分子中质子与血红素铁距离,可以部分解释氨苯砜激活 CYP2C9 介导氟比洛芬羟化代谢[41]。苯溴马隆增加萘普生去甲基化代谢,并促使萘普生去甲基化代谢由双向性动力学特征转向米氏动力学特征[42]。

表 7-2 列举了几种异向 CYP3A4/5 激活剂。

表 7-2　几种代表性异向 CYP3A4/5 激活剂(人肝微粒体)

异向 CYP3A4/5 激活剂	浓度 (μmol/L)	活性 (对照)	活 性 指 标	文 献
非氨酯	10	198%	咪达唑仑 1'-羟化代谢	[32]
罗格列酮	10	137%	咪达唑仑 1'-羟化代谢	[32]
二甲双胍	10	163%	咪达唑仑 1'-羟化代谢	[32]
辅酶 B_{12}	10	156%	咪达唑仑 1'-羟化代谢	[32]
尼鲁米特	10	149%	咪达唑仑 1'-羟化代谢	[32]
地拉考昔	10	148%	咪达唑仑 1'-羟化代谢	[32]
利巴韦林	10	141%	咪达唑仑 1'-羟化代谢	[32]
甲苯磺丁脲	10	145%	咪达唑仑 1'-羟化代谢	[32]
白环苯丙胺	10	143%	咪达唑仑 1'-羟化代谢	[32]
他克林	10	140%	咪达唑仑 1'-羟化代谢	[32]
塞来昔布	10	139%	咪达唑仑 1'-羟化代谢	[32]
奎尼丁	100	~350%	S-华法林 4-羟化代谢	[43]
奎尼丁	100	~500%	R-华法林 10-羟化代谢	[43]
奎尼丁	100	~450%	双氯芬酸 5-羟化代谢	[43]
奎尼丁	100	260%	美洛昔康 5-羟化代谢	[29]
羟基奎尼丁	10	1200%	美洛昔康 5-羟化代谢	[29]

异向 CYP3A4/5 激活剂	浓度 (μmol/L)	活性 (对照)	活 性 指 标	文 献
VU0448187	10	~200%	咪达唑仑 1'-羟化代谢	[33]
VU0448187	3	114%	咪达唑仑 1'-羟化代谢	[33]
氟他胺	10	166%	咪达唑仑 1'-羟化代谢	[32]
羟基氟他胺	10	30%	咪达唑仑 1'-羟化代谢	[32]
厄洛替尼	20	~200%	咪达唑仑 1'-羟化代谢	[44]

需要注意的是,这种激活作用有时存在动物种属差异。例如,在人肝微粒体中,奎尼丁可使 R-华法林 10-羟化代谢增加 5 倍,兔肝代谢清除率增加 200 倍,猴肝微粒体的代谢清除率增加不到 2 倍,相反在大鼠肝微粒体中则呈现出抑制作用,其清除率降至对照的 26%[43-45]。

这种协同作用往往也存在组织差异。例如,在小鼠肝微粒体中,尼非地平的氧化代谢符合 Sigmoid 动力学特征,加入 30 μmol/L α-萘黄酮后,尼非地平的氧化代谢动力学特征转向米氏动力学特征。S_{50} 和 V_{max} 分别降低 72% 和 79%,Hill 系数由 2.0 降到 1.4。在小鼠肠微粒体中,α-萘黄酮可增加尼非地平氧化代谢,增加 S_{50} 和 V_{max},但不改变 Hill 系数。在小鼠肝微粒体中,α-萘黄酮可降低睾酮 6β-羟化代谢 V_{max} 约 27%,但不影响 S_{50} 和 Hill 系数。然而在肠微粒体中,α-萘黄酮可降低 S_{50} 约 34%,而不影响 V_{max} 和 Hill 系数。在人肝微粒体中,α-萘黄酮可增加尼非地平氧化代谢的 S_{50} 和 n 约 2 倍。在 3 个肠微粒体样本中,α-萘黄酮降低其中 2 个样本尼非地平氧化代谢的 S_{50} 和增加 V_{max}。对睾酮在肝和肠微粒体 6β-羟化代谢而言,α-萘黄酮可增加肝微粒体中睾酮 6β-羟化代谢的 S_{50},但在 3 个肠微粒体样本中,α-萘黄酮只增加其中 1 个肠微粒体样本中睾酮 6β-羟化代谢的 V_{max} 和 S_{50}。上述结果提示,α-萘黄酮对动物和人肠肝微粒体中尼非地平和睾酮 6β-羟化代谢的影响是不同的,且相对于肠,α-萘黄酮引起尼非地平氧化代谢的协同作用在肝微粒体中更易发生,说明肝和肠 CYP3A 显示不同的特性。因此,在某些情况下,不能用肝微粒体结果直接外推到肠[46]。

这种协同作用也存在酶来源的差异。例如,CYP3A4 也介导双氯芬酸 5-羟化代谢、吡罗昔康 5'-羟化代谢和 R-华法林 10-羟化代谢。在人肝微粒体中,100 μmol/L 奎尼丁可使双氯芬酸 5-羟化代谢、吡罗昔康 5'-羟化代谢和 R-华法林 10-羟化代谢分别增加到对照的 6 倍、3.5 倍和 7 倍。在源自人淋巴母细胞重组的 CYP3A4 体系中,100 μmol/L 奎尼丁可增加双氯芬酸 5 -羟化代谢、吡罗昔康 5′-羟化代谢和 R -华法林 10 -羟化代谢到对照的 5 倍、15 倍和 6 倍。但在源自杆状病毒感染昆虫细胞重组 CYP3A4 体系中,奎尼丁不再影响双氯芬酸、吡罗昔康和 R -华法林羟化代谢[47]。类似,在人肝微粒体、源自大肠杆菌和人淋巴母细胞体 CYP3A4 酶体系中,地西泮 3 -羟化代谢符合 Sigmoid 动力学特征,而在源自酵母的 CYP3A4 体系中,则呈现出米氏动力学特征[48]。同样,纯化重组 CYP1A2 和大肠杆菌表达重组 CYP1A2 中,乙氧基试卤灵 O -去乙基化代谢呈现出 Sigmoid 动力学特征,其 n 值分别为 1.4 和 1.8,而在人肝微粒体和昆虫表达的 CYP1A2 中,乙氧基试卤灵 O -去乙基化代谢呈典型的米氏动力学特征[49]。

异向协同作用也存在于 UGTs 介导的 Ⅱ 相代谢,且存在底物和酶亚型特异性。如 4 -甲基伞形酮葡萄糖醛酸反应涉及 UGT1A1、UGT1A9 和 UGT1A8,UGT1A9 介导的 4 -甲基伞形酮葡萄糖醛酸化结合反应有底物抑制现象。17β -雌二醇可激活 UGT1A8 介导的 4 -甲基伞形酮葡萄糖醛酸化结合反应,而抑制 UGT1A1 和 UGT1A9 介导的 4 -甲基伞形酮葡萄糖醛酸化结合反应。丙泊酚可激活 UGT1A1 介导的 4 -甲基伞形酮葡萄糖醛酸化结合反应,而抑制 UGT1A8 和 UGT1A9 介导的 4 -甲基伞形酮葡萄糖醛酸化结合反应[50]。UGT1A1 介导的雌二醇 3 -葡萄糖醛酸化反应符合正协同作用特征,而 UGT2B7 介导的 17 -葡萄糖醛酸化结合反应满足米氏动力学特征。大豆苷可激活雌二醇 3 -葡萄糖醛酸化反应,而染料木素抑制该反应,这两种植物黄酮不影响雌二醇的 17 -葡萄糖醛酸化反应[51]。UGT1A4 参与二氢睾酮、表雄甾酮、拉莫三嗪和他莫昔芬的葡萄糖醛酸化结合反应。二氢睾酮和拉莫三嗪葡萄糖醛酸化结合反应呈现米氏动力学特征,而表雄甾酮和他莫昔芬有底物抑制现象。他莫昔芬对 UGT1A4 介导的二氢睾酮葡萄糖醛酸化结合反应呈现浓度依赖性激活和抑制双向调节作用:低浓度他莫昔芬激活而高浓度则抑制,且他莫昔芬的激活作用随二氢睾酮和表雄甾酮的浓度增加而增加。拉莫三嗪非竞争性地抑制 UGT1A4 介导的表雄甾酮和二氢睾酮葡萄糖醛酸化结合反应[52]。

CYP3A4 的正协同作用似乎与酶 211 位上的 Leu 和 214 位上 Asp 有关。Leu -211 和 Asp -214 残基分别被 Phe 和 Glu 取代,获得突变体 L211F/D214E。结果显示,L211F/D214E 突变体缺乏固醇类激素氧化代谢正协同作用。在野生型 CYP3A4 中,睾酮和孕酮 6β -羟化代谢活性可以被第二个固醇分子激活,而

L211F/D214E 仅显示简单的底物抑制。在野生型 CYP3A4 中,睾酮与酶结合显示正协同作用,而 L211F/D214E 与底物结合显示出米氏动力学特征[53]。

有文献也显示出 CYP3A4 中 304 位的 Phe 在底物结合中的作用。例如,突变体 F304W 缺乏孕酮 6β-羟化代谢的正协同作用,但 α-萘黄酮刺激孕酮羟化代谢的作用仍然保留。三基因突变体(211F/D214E/F304W)孕酮 6β-羟化代谢的 V_{max} 不变,但 K_m 降低。α-萘黄酮刺激孕酮羟化代谢的作用也降低,α-萘黄酮氧化代谢下降 8 倍,但 α-萘黄酮的结合(388 nm 和 420 nm 间最大服收差)不变,说明孕酮和 α-萘黄酮在 CYP3A4 结合袋的位点是不同的[54]。在 211F/D214E/F304W 突变体中,1-芘丁醇、睾酮和孕酮代谢正协同作用也消失。重要的是,用色谱纯化蛋白除去载脂蛋白后,1-芘丁醇、睾酮和孕酮代谢正协同作用得以恢复[55],说明载脂蛋白可能也参与 CYP4A4 酶的协同作用。

213 位上 Phe 也参与 CYP3A 底物的协同作用,且存在底物依赖性。例如,在人 CYP3A4 的 213 位上 Phe 分别被 Ala、Ser 和 Trp 替代获得 F213A、F213S 和 F213Y 的 CYP3A4 突变体。3 个突变体均显示高的卡马西平代谢活性、低的孕酮羟化代谢活性和低的孕酮激活卡马西平代谢活性[56]。15 个活性位点中 Tyr 或 Phe 被替代获得的突变体中,S119W、A305F/W、T309F/W、I369F/W 和 A370F/W 对 6β-孕酮或睾酮羟化代谢活性不到野生型的 1/3,而 F108W、S119F、I120F/W、I301F、F304W、Y307W、I369F、L373F 和 L479F/W 突变体羟化代谢酶的活性约增加到野生型的 2 倍。在 α-萘黄酮(25 μmol/L)存在条件下,F108W、S119F、I120W、L210F、F213W、I301F/W 和 L373F 中,孕酮 6β-羟化代谢的正协同作用消失,说明 L210F、F213W 和 I301F 可能是协同作用点。CYP3A4 介导的 α-萘黄酮氧化代谢也存在正协同作用,野生型 CYP3A4 中估算的 S_{50} 和 n 分别为 14 μmol/L 和 2.5,而在 L210W、I301W、F304W 和 I369F 突变体中,α-萘黄酮氧化代谢产物的生成不到野生型的 1/3,且 S119W、A305F/W、T309F/W、I369W 和 A370F/W 突变体基本失去介导 α-萘黄酮氧化代谢活性。在野生型 CYP3A4 中,7-苄氧基-4-三氟甲基香豆素去苄基代谢也呈正协同作用,其 S_{50} 和 n 分别为 31 μmol/L 和 1.6,α-萘黄酮可促使 7-苄氧基-4-三氟甲基香豆素去苄基代谢动力学转向米氏动力学特征。但在 L211F/D214E 突变体中,这种正协同作用消失,且 L211F/D214E 突变体中,α-萘黄酮和孕酮不再影响 7-苄氧基-4-三氟甲基香豆素去苄基代谢[57]。紫外-可见分光光度法和电子顺磁共振光谱证实,α-萘黄酮与 CYP3A4 结合,至少有两个位点。

位点 1：相对紧密的自旋态不敏感结合位点（CYP-α-萘黄酮）和低亲和力自旋态敏感结合位点（CYP-α-萘黄酮-α-萘黄酮）。自旋态不敏感结合位点对 α-萘黄酮亲和力强于睾酮，α-萘黄酮与睾酮竞争结合该位点，在 α-萘黄酮存在时，CYP-α-萘黄酮-睾酮复合物的形成优先于 CYP-睾酮-睾酮复合物（约 3∶1）[58]。也有研究显示，α-萘黄酮引起的异向激活作用与 CYP3A 的低聚化有关。在人肝微粒体中，α-萘黄酮可以使 CYP3A4 介导的 7-苄氧基-4-三氟甲基香豆素（7-BFC）的脱苄基代谢增加 2 倍以上，但不影响重组 CYP3A4 蛋白介导的 7-BFC 脱苄基代谢。发光共振能量转移证实，这种 7-BFC 正协同作用依赖于微粒体膜表面的 CYP3A4 密度，α-萘黄酮可以消除 7-BFC 正协同作用特性和增加 CYP3A4 酶低聚化程度[59]。

CYP3A4 血红素的吸收光谱用来评价自旋状态，以确定活性结合点占领和配体的亲和力。在无配基存在条件下，CYP3A4 主要处于低自旋态，约占 67%，而高自旋态仅占 33%。加入咪达唑仑（260 μmol/L）后，高自旋态由 33%增加到 70%。卡马西平（260 μmol/L）不影响 CYP3A4 的自旋态。但卡马西平和咪达唑仑同时加入，CYP3A4 的高自旋态增加到 55%。在卡马西平存在条件下，咪达唑仑诱导的高自旋态迁移不到无卡马西平存在时的 40%，提示咪达唑仑的一个结合位点被卡马西平取代[60]。类似，睾酮与 CYP3A 结合也促使由低自旋向高自旋态转变，但第一个睾酮分子与酶结合不能诱导自旋态的改变。第二个睾酮分子尽管亲和力不及第一个分子，但结合后可以诱导向高自旋态转变，从而引起正协同作用[61]。用荧光共振能量转移技术以 fluorol-7GA 为探针研究结果显示，在 CYP3A4 酶中至少存在两个 fluorol-7GA 结合位点，且具有不同的荧光共振能量转移效率。基因突变分析显示，高亲和结合位点在酶的外围，在 217-22-氨基酸残基附近，类似于 CYP3A 晶体结构远极面上睾酮的结合位点。外周 fluorol-7GA 结合引起显著的自旋态移位，利于活性点的结合，提示 CYP3A4 活性协同作用也涉及配基引起的构象改变[62]。CYP3A4 的正协同作用似乎也与细胞色素 b5 有关。以苯并芘为探针的研究显示，缺乏细胞色素 b5，苯并芘的羟化代谢呈现双相性动力学特征。睾酮可以抵消第二相代谢，呈现典型的米氏动力学特征。加入细胞色素 b5，苯并芘的羟化代谢呈现 Sigmoid 动力学特征，其 n 值达到 2[63]。

3. 底物抑制和部分抑制

第二个底物分子与酶结合，有时会导致由酶-底物复合物形成产物能力降低,出现抑制现象,称为底物抑制(substrate inhibition)。咪达唑仑代谢产物主要是1'-羟化和4'-羟化代谢。咪达唑仑的1'-羟化代谢呈现典型的底物抑制作用。重组人CYP3A4体系研究结果显示,咪达唑仑在25 μmol/L时1'-羟化代谢达峰值,随后1'-羟化代谢随浓度增加而降低[60],可以用式7-4加以表征。

$$v = \frac{V_{\max} \times [\text{S}]}{1 + \frac{K_m}{[\text{S}]} + \frac{[\text{S}]}{K_i}} \qquad (7-4)$$

式中,v、$V_{\max}$、$[\text{S}]$、K_m和K_i分别为反应速率、最大反应速率、底物浓度、米氏常数和抑制常数。

用源自大肠杆菌重组人CYP3A4酶估算的咪达唑仑1'-羟化代谢的K_m、K_i和$V_{\max}$分别为5.0 μmol/L、1 001 μmol/L和25.2 nmol/(min·nmol CYP3A4蛋白)。而4'-羟基咪达唑仑的形成符合典型的米氏动力学特征,估算的$V_{\max}$和K_m分别为22.9 nmol/(min·nmol CYP3A4蛋白)和47.5 μmol/L[60]。

卡马西平(240 μmol/L)抑制咪达唑仑的1'-羟化代谢和4'-羟化代谢,且抵消咪达唑仑的底物抑制作用(图7-4),说明其中一个咪达唑仑分子被卡马西平取代,与卡马西平存在条件下,咪达唑仑诱导向高自旋态迁移能力降低相吻合[60]。

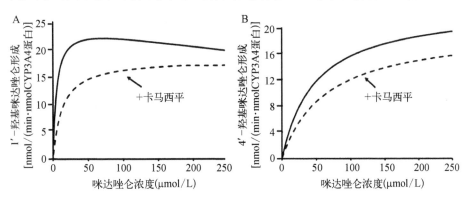

图7-4　卡马西平对咪达唑仑的1'-羟化代谢(A)和4'-羟化代谢(B)

高浓度的卡马西平(>1 mmol/L)也存在明显的底物抑制现象。卡马西平的底物抑制作用似乎与基因突变有关。相比野生型,突变体I369F和369L显示出更显著的底物抑制现象,而突变体S119A、370V和A370L无明显的底物抑制现象,但正协同作用仍然存在[64]。其他药物如尼非地平和睾酮也呈现底物抑制作用[13,65]。在人肝微粒体中,UGT1A9介导的4-甲基伞形酮葡萄糖醛酸化结合反应也呈现底物抑制作用[50]。

部分抑制(partly inhibition)是指不完全抑制。例如,睾酮抑制咪达唑仑 1′-羟化代谢和奎尼丁抑制睾酮的 6β-羟化代谢属于这种类型[13]。与竞争性抑制不同的是,即使在很高的抑制剂浓度情况下,部分抑制的酶仍然有一定的活性。

4. 底物混杂性抑制

在无抑制剂时,底物与酶结合存在协同作用,或存在底物抑制,然而在有抑制剂存在时,由于两物质分子间的相互作用,这种特性发生改变,表现出底物混杂性抑制(heterotropic inhibition of substrate)。例如,尼非地平氧化代谢本身呈现底物抑制作用,然而在非洛地平存在条件下,随着非洛地平浓度增加,这种底物抑制作用逐渐消失(图 7-5A)。睾酮的羟化代谢存在正协同作用,同样在尼非地平存在条件下,随着尼非地平浓度增加,这种正协同作用也逐渐消失(图 7-5B)[65]。类似,α-萘黄酮(30 μmol/L)可以抵消睾酮 6β-羟化代谢,17β-雌二醇的 2-羟化和阿密曲替林 N-去甲基化代谢的正协同作用,使其 n 值接近于 1[15]。

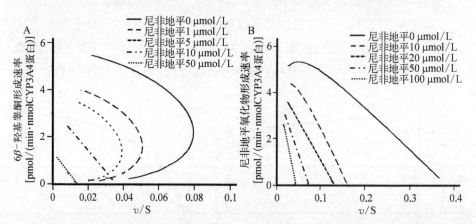

图 7-5 尼非地平对睾酮 6β-羟化代谢(A)和非洛地平对尼非地平(B)的氧化代谢

A. 尼非地平浓度分别为 0 μmol/L、1 μmol/L、5 μmol/L、10 μmol/L 和 50 μmol/L;B. 非洛地平浓度分别为 0 μmol/L、10 μmol/L、20 μmol/L、50 μmol/L 和 100 μmol/L

5. 途径依赖性效应

当底物有几种代谢途径时,抑制剂可能抑制一种途径,而激活另一种代谢途径,表现途径依赖性效应(pathway differential effect)。例如,咪达唑仑代谢主要是 1′-羟化代谢和 4′-羟化代谢。睾酮抑制咪达唑仑 1′-羟化代谢,而激活咪达唑仑 4′-羟化代谢。相反,α-萘黄酮激活咪达唑仑 1′-羟化代谢,而抑制咪达唑仑 4′-羟化代谢[30]。NMR 技术证实,α-萘黄酮改变的咪达唑仑质子与血红素铁距离发生改变,使咪达唑仑 $C1'-H$ 与血红素铁距离由 8.0 Å 显著降到 7.3 Å,这似乎可以部分解释 α-萘黄酮促进咪达唑仑 $1'$-羟化代谢[66]。在重组 CYP3A4 反应体系中,低浓度的奎尼丁(<10 μmol/L)刺激咪达唑仑 $1'$-羟化代谢,高浓度(>10 μmol/L)奎尼丁则抑制咪达唑仑 $1'$-羟化代谢,而奎尼丁仅浓度依赖性地增加咪达唑仑 $4'$-羟化代谢[13]。在重组 CYP3A4 酶系中,氟康唑(30 μmol/L)可使咪达唑仑 $1'$-羟化代谢的底物抑制消失,并转向 M-M 动力学特征。氟康唑可显著降低咪达唑仑的两种代谢产物形成,使 $1'$-羟基咪达唑仑和 $4'$-羟基咪达唑仑形成清除率分别降低到对照的 23% 和 43%,对 $1'$-羟化代谢的抑制程度大于 $4'$-羟基咪达唑仑。低浓度咪达唑仑(0.4 μmol/L≪K_m)测得的氟康唑抑制 $1'$-羟基咪达唑仑和 $4'$-羟基咪达唑仑的 IC_{50} 分别为 15.3 μmol/L 和 33.8 μmol/L,说明 $1'$-羟基咪达唑仑代谢优先被抑制。相对 CYP3A4 而言,CYP3A5 优先介导咪达唑仑的 $1'$-羟基化代谢。在低浓度咪达唑仑(0.4 μmol/L)情况下,测得在 CYP3A5 反应体系中 $1'$-羟基咪达唑仑与 $4'$-羟基咪达唑仑形成比显著高于在 CYP3A4 反应体系中的比值,约高 4.6 倍。治疗浓度的氟康唑可显著降低 CYP3A4 反应体系中 $1'$-羟基咪达唑仑与 $4'$-羟基咪达唑仑的形成比,但不影响 CYP3A5 反应体系中 $1'$-羟基咪达唑仑与 $4'$-羟基咪达唑仑形成比,说明 CYP3A5 介导的 $1'$-羟基咪达唑仑代谢对氟康唑的敏感性不及 CYP3A4。人肝微粒体中,$1'$-羟基咪达唑仑与 $4'$-羟基咪达唑仑形成比与微粒体中 CYP3A5 的含量正相关。人体研究显示,尽管在 CYP3A5*1/*1、CYP3A5*1/CYP3A5*X 和 CYP3A5*X/CYP3A5*X(X 表示 CYP3A5*3、*6 或 *7)突变体携带者中,单用咪达唑仑后咪达唑仑及其羟化代谢产物药代动力学行为无显著差异,但合用氟康唑后咪达唑仑和 $4'$-羟基咪达唑仑浓度显著增加,而 $1'$-羟基咪达唑仑浓度显著降低[67]。

地西泮经 N-去甲基化和 3-羟化代谢形成去甲西泮和替马西泮是由 CYP3A 介导的。在重组 CYP3A4 体系中,替马西泮的形成符合 Sigmoid 动力学特征,而去甲西泮的形成则符合米氏动力学特征。在 25 μmol/L α-萘黄酮存在条件下,尽管去甲西泮的形成仍然满足米氏动力学特征,但 K_m 由 250 μmol/L 降低到 119 μmol/L。α-萘黄酮不改变替马西泮形成的动力学特征,也不影响其动力学参数[68]。

6. 药物代谢相互作用呈现底物-抑制剂依赖性

一些药物代谢相互作用呈现底物-抑制剂依赖性。用人肝微粒体和源自人 B 淋巴细胞重组的 CYP3A4 研究不同的底物间的相互作用,结果发现了明显的底物间的差异性[69]。① 睾酮与特非拉定:特非拉定抑制睾酮的 6β-羟化代谢。低浓度的睾酮有轻微促进特非拉定的代谢作用,而高浓度睾酮抑制特非拉定的代谢作用,但呈现部分抑制特性。② 睾酮与咪达唑仑:睾酮抑制咪达唑仑 1′-羟化代谢,也呈部分抑制特性,并促进咪达唑仑的 4′-羟化代谢[65]。咪达唑仑抑制睾酮 6β-羟化代谢。③ 咪达唑仑与特非拉定:低浓度的咪达唑仑可促进特非拉定的代谢,而高浓度咪达唑仑可抑制特非拉定代谢,特非拉定仅能部分抑制咪达唑仑羟化代谢。厄洛替尼对 CYP3A4 活性抑制作用也存在底物依赖性,可激活咪达唑仑 1′-羟化代谢,而抑制睾酮 6β-羟化代谢和尼非地平的氧化代谢,但厄洛替尼的时间依赖性抑制则是非底物依赖性的[44]。奎尼丁和氟哌啶醇显著抑制尼非地平氧化代谢和睾酮 6β-羟化代谢,并抵消其底物抑制作用,使动力学特征由 Sigmoid 动力学特征转向米氏动力学特征[13]。

二、酶与底物间相互作用数学模型[13,65]

尼非地平的氧化代谢呈底物抑制特性,睾酮 6β-羟化代谢呈 Sigmoid 动力学特征,而非洛地平、咪达唑仑和辛伐他汀代谢呈米氏动力学特征。奎尼丁和氟哌啶醇对这 5 种底物代谢影响呈底物依赖性。对尼非地平和睾酮的代谢仅呈现抑制作用,但对非洛地平和咪达唑仑的代谢,低浓度(小于 5 μmol/L)的奎尼丁对这两种底物的代谢有促进作用,而高浓度则呈抑制作用。对不同的代谢途径的影响也不同。例如,当咪达唑仑浓度高时,奎尼丁可增加咪达唑仑 4′-羟化代谢,而抑制咪达唑仑 1′-羟化代谢。氟哌啶醇是强尼非地平和非洛地平代谢抑制剂,对睾酮代谢的抑制作用不及尼非地平,对咪达唑仑来说氟哌啶醇则是弱抑制剂。可以用两点模型和三点模型(图 7-6)定量描述酶-底物-调节分子相互作用[13,65]。

1. 两点模型

(1)简单两点结合模型:在酶(E)分子中存在两个相同的底物(S)结合位点,假定两个结合点是相同的,即 S 和 E 结合无方向性。第二个分子结合力的改变或催化能力的改变表现为正协同作用和底物抑制作用,底物-酶相互作用的速度方程可以用式 7-5 加以描述。

$$\frac{v}{V_{max}} = \frac{\dfrac{[S]}{K_s} + \dfrac{\beta[S]^2}{\alpha K_s^2}}{1 + \dfrac{2[S]}{K_s} + \dfrac{[S]^2}{\alpha K_s^2}} \qquad (7-5)$$

式中,K_s 为底物与酶结合常数,α 为第二个底物分子与酶结合相关因子。β 为底物-酶复合物中与催化活性常数 K_p 相关的因子。如 $\alpha>1$,呈现双相动力学特征,而 $\beta<1$ 则表现底物抑制作用,$\beta>1$ 呈现正协同作用。$\alpha=\beta=1$ 则呈米氏动力学特征。

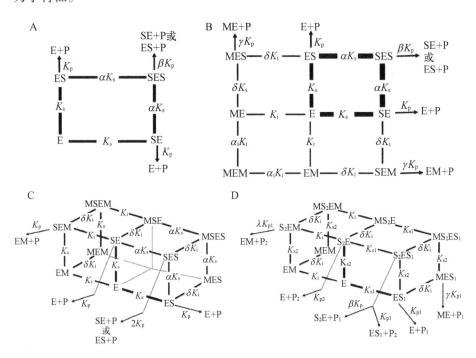

图 7－6　酶(E)-底物(S)-调节分子(M)相互作用模型

　　A. 简单两点模型。无其他药物分子(调节剂,M)存在。B. 调节剂(M)和底物可同时结合到两个结合位点的两点模型。K_s、K_i 和 K_p 分别为底物与酶亲和力常数、调节分子的抑制系数和催化反应速率常数。与酶亲和力(K_s/K_i)有关的相互作用因子:α,正向协同;δ,异向协同;α_i,抑制剂协同。与酶催化活性(K_p)有关的相互作用因子:β(SES)和 γ(MES)。C. 底物和调节剂分子在一个位点发生协同作用的三点模型。D. 具有两个不同位点(S1 和 S2)和一个效应位点(调节子途径依赖性效应)的三点模型

　　(2)底物动力学符合米氏方程的抑制和激活:在无调节分子存在条件下,酶促反应呈现典型的米氏动力学特征,即底物分子间不存在相互作用。此种情况下,酶-底物-调节分子相互作用的动力学方程可以用式 7－6 表征。两个底物-酶复合物结合能力取决于相互作用因子 δ。δ 反映在底物或调节分子存在条件下,底物和调节分子与酶的亲和力。若两位点是等效的,则表征复合物 SES 形成代谢产物能力的相互作用因子 β 等于 2。此时,$V_{max}=2K_p[E]_t$,其中 $[E]_t$ 为总酶浓度。其产物形成强弱取决于相互因子 γ。若 $\gamma>1$ 激活,而 $\gamma<1$ 则抑制。

$$\frac{v}{V_{\max}} = \frac{\dfrac{[S]}{K_s} + \dfrac{[S]^2}{K_s^2} + \dfrac{\gamma[S][I]}{\delta K_s K_i}}{1 + \dfrac{2[S]}{K_s} + \dfrac{[S]^2}{K_s^2} + \dfrac{2[S][I]}{\delta K_s K_i} + \dfrac{2[I]}{K_i} + \dfrac{[I]^2}{K_i^2}} \tag{7-6}$$

式中，K_i 为与调节分子有关酶抑制常数。氟哌啶醇和奎尼丁对非洛地平代谢的影响符合这种特征。氟哌啶醇和奎尼丁对非洛地平代谢的抑制作用是不同的。氟哌啶醇是强抑制剂，在研究的浓度范围内（0.5～100 μmol/L）呈现出抑制作用，对非洛地平代谢呈抑制作用。而奎尼丁是弱抑制剂，在研究的浓度范围内（0.5～100 μmol/L），奎尼丁对非洛地平代谢则呈现激活作用[13]。

（3）具有底物抑制特征的抑制：通常认为，底物与酶结合是按顺序进行的，即活性结合点占满后，不会产生底物抑制，且第二个结合位点可能独立于活性结合点。若酶只有一个催化活性点，则 $V_{\max}$ 等于 $K_p[E]_t$。在调节分子存在条件下，酶活性往往取决于调节分子与酶的亲和力及其对催化活性的影响。第二个底物或调节分子结合后引起产物形成减少与其相互作用因子 $\beta(0 < \beta < 1)$ 有关。

$$\frac{v}{V_{\max}} = \frac{\dfrac{[S]}{K_s} + \dfrac{\beta[S]^2}{K_s^2} + \dfrac{\gamma[S][I]}{\delta K_s K_i}}{1 + \dfrac{[S]}{K_s} + \dfrac{[S]^2}{K_s^2} + \dfrac{2[S][I]}{\delta K_s K_i} + \dfrac{2[I]}{K_i} + \dfrac{[I]^2}{K_i^2}} \tag{7-7}$$

尼非地平代谢存在底物抑制作用，氟哌啶醇、奎尼丁、咪达唑仑和非洛地平对尼非地平的代谢抑制作用属于这种类型。表 7-3 给出了用重组 CYP3A4 估算的咪达唑仑和非洛地平、氟哌啶醇、奎尼丁对尼非地平代谢影响的参数。

表 7-3 在重组 CYP3A4 酶中估算的咪达唑仑、非洛地平、氟哌啶醇、奎尼丁对尼非地平代谢参数的影响[13,65]

调 节 剂	$K_s(\mu mol/L)$	$K_i(\mu mol/L)$	γ	δ	β
咪达唑仑	19.4	20.80	0.45	0.91	0.41
非洛地平	36.3	16.60	0.56	0.62	0.44
氟哌啶醇	34.9	0.25	0.32	0.08	0.32
奎尼丁	16.7	5.30	0.81	0.16	0.45

（4）正向协同抑制：第二个抑制剂分子与酶的亲和力增加，则抑制作用增加。其相互作用因子 $\alpha < 1$。除亲和力外，酶催化活性抑制也可能增强（$\gamma < 1$）。

$$\frac{v}{V_{max}} = \frac{\dfrac{[S]}{K_s} + \dfrac{\gamma[S][I]}{\delta K_s K_i}}{1 + \dfrac{[S]}{K_s} + \dfrac{2[I]}{K_i} + \dfrac{[I]^2}{\alpha K_i^2} + \dfrac{[S][I]}{\delta K_s K_i}} \tag{7-8}$$

尼非地平和非洛地平对咪达唑仑 1′-羟化反应的抑制作用就符合这种关系。咪达唑仑 1′-羟化代谢抑制作用随尼非地平和非洛地平浓度增加而加强，更重要的是，当咪达唑仑浓度高时，其陡度系数高于低咪达唑仑浓度时的值。非洛地平浓度为 5~50 μmol/L 时，其陡度系数由 1.3 增至 5.2（图 7-7）[65]。类似，尼非地平浓度为 5~50 μmol/L 时，其陡度系数由 0.6 增至 1.4。用重组酶获得尼非地平-咪达唑仑-酶相互作用参数 K_s、K_i、α、δ 和 γ 分别为 4.1 μmol/L、13.4 μmol/L、0.9、1.4 和 0.2；尼非地平-咪达唑仑-酶相互作用参数 K_s、K_i、α、δ 和 γ 分别为 3.1 μmol/L、10.1 μmol/L、0.24、3.6 和 0.4[65]。

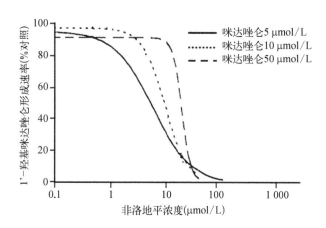

图 7-7   非洛地平对咪达唑仑 1′-羟化代谢的影响

咪达唑仑的浓度分别为 5 μmol/L、10 μmol/L 和 50 μmol/L。
陡度系数由 1.3 增至 5.2

（5）负性协同和部分抑制：竞争性和非竞争性抑制的区别在于在调节剂存在时亲和力或产物形成的速率常数是否改变。部分抑制时，第二个 I 分子结合力降低（$\delta K_i > K_i$），类似于负性协同。活性部位底物和抑制剂同时存在，氧的进入使得酶与 I 的结合物可以再利用，即 K_p 和 V_{max} 不变（$\gamma = 1$）。如果部分抑制仅通过一个部位，则方程可以简化成：

$$\frac{v}{V_{max}} = \frac{\dfrac{[S]}{K_s} + \dfrac{[S][I]}{\delta K_s K_i}}{1 + \dfrac{[S]}{K_s} + \dfrac{[I]}{K_i} + \dfrac{[S][I]}{\delta K_s K_i}} \tag{7-9}$$

睾酮对咪达唑仑及尼非地平对非洛地平的代谢抑制作用属于这种类型。睾酮抑制咪达唑仑 1′-羟化反应。抑制剂在很高的浓度时有抑制平台，表现为部分抑制特性，$\delta = 2.2$，睾酮改变 K_m，但不改变 V_{max}。尼非地平对非洛地平吡啶的形成也呈部分抑制特性。与竞争性抑制不同的是，在很高的抑制剂浓度情况下，有一个限制平台，即酶仍然有一定的活性[65]。

2. 三点模型

假定在酶中有两个底物结合位点和一个调节分子结合位点。一旦调节分子与酶结合，酶构象发生改变，则影响酶与底物结合或催化活性。

（1）酶促反应呈现 Sigmoid 动力学特征的异向抑制：在没有调节剂存在条件下，酶促反应动力学呈 Sigmoid 动力学特征。假定催化点活性相同，$\beta = 2$，$V_{max} = 2K_p[E]_t$，抑制剂主要与相应调节结合点结合，不影响底物与酶结合，也不影响底物的 Sigmoid 动力学特征。主要改变 V_{max}，而不影响 K_s。

$$\frac{v}{V_{max}} = \frac{\dfrac{[S]}{K_s} + \dfrac{[S]}{\alpha K_s^2}}{1 + \dfrac{2[S]}{K_s} + \dfrac{[S]^2}{\alpha K_s^2} + \dfrac{[I]}{K_i} + \dfrac{2[S][I]}{K_s K_i} + \dfrac{[S]^2[I]}{\alpha K_s^2 K_i}} \tag{7-10}$$

咪达唑仑和奎尼丁对睾酮 6β-羟化代谢影响符合这种类型。

（2）酶促反应呈现 Sigmoid 动力学特征的部分抑制：酶具有两个催化活性底物结合点和一个调节子结合点。第二个抑制剂分子与酶亲和力改变受相互作用因子 δ 控制。若 $\delta > 1$ 则表示第二个抑制剂分子与酶亲和力降低。在高浓度抑制剂存在条件下，复合物 MSEM、MSE 和 MSES 浓度和对总酶的贡献增加，但这些复合物不能形成代谢产物。

$$\frac{v}{V_{\max}} = \frac{\dfrac{2[S]}{K_s} + \dfrac{[S]^2}{\alpha K_s^2} + \dfrac{[I][S]}{K_s K_i}}{1 + \dfrac{2[S]}{K_s} + \dfrac{[S]^2}{\alpha K_s^2} + \dfrac{[I]}{K_i} + \dfrac{[I][S]}{K_s K_i} + \dfrac{2[I][S]}{\delta K_s K_i} + \dfrac{[I]^2}{\delta K_i^2} + \dfrac{[S]^2[I]}{\alpha \delta K_s^2 K_i} + \dfrac{[I]^2[S]}{\delta K_i^2 K_s}}$$

$$(7-11)$$

氟哌啶醇对睾酮代谢抑制属于这种类型(图 7 − 8)。

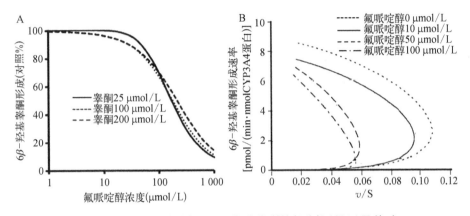

图 7 − 8　氟哌啶醇对睾酮 6β −羟化代谢的部分抑制(A)及其对
睾酮 6β −羟化代谢影响的 Eadie − Hofstee 图

(3) 浓度依赖性和途径依赖性代谢:三点模型也可用于解释调节剂低浓度激活而高浓度抑制现象或途径依赖性抑制,如咪达唑仑羟化代谢。点突变试验显示,CYP3A4 上至少存在两个咪达唑仑结合位点,一个适合 1′-羟基咪达唑仑代谢,另一个适合 4′-羟基咪达唑仑代谢[70]。酶有两个咪达唑仑结合点,复合物 S_1E 倾向咪达唑仑 1′-羟化代谢(定义 K_{s1} 和 K_{p1}),而复合物 S_2E 倾向于咪达唑仑 4′-羟化代谢(K_{s2} 和 K_{p2})。第二个底物分子亲和力不变。两个结合位点相互作用,导致 SES 复合物的形成发生改变,其相互作用因子为 β。在低浓度咪达唑仑条件下,调节分子可增加 1′-羟基咪达唑仑代谢,增加 $V_{\max}$ 和复合物 MES 有效催化速率,其相互作用因子为 γ($\gamma>1$,$\gamma K_{p1}>K_{p1}$)。在咪达唑仑存在条件下,调节分子的抑制常数为 K_{I},相互作用因子为 δ。在高浓度底物存在条件下,底物的第二个结合位点也被占领,咪达唑仑 1′-羟化代谢被抑制。奎尼丁和咪达唑仑竞争结合该位点,抑制咪达唑仑 1′-羟化代谢。同时,奎尼丁与 1′-羟化代谢相关的另一位点结合,有利于复合物 S_2E 形成,激活咪达唑仑 4′-羟化代谢,其相互作用因子为 $\lambda(\lambda K_{p2}>K_{p2})$。

$$\frac{v}{V_{\max}} = \frac{\dfrac{[S]}{K_{s1}} + \dfrac{\beta[S]^2}{\alpha K_{s1}^2} + \dfrac{\gamma[I][S]}{\delta K_{s1}K_i}}{1 + \dfrac{[S]}{K_{s1}} + \dfrac{[S]}{K_{s2}} + \dfrac{[S]^2}{K_{s1}K_{s2}} + \dfrac{[I]}{K_i} + \dfrac{[I][S]}{\delta K_{s1}K_i} + \dfrac{[I][S]}{\delta K_{s2}K_i} + \dfrac{[I]^2[S]}{\delta K_i^2 K_{s2}} + \dfrac{[S]^2[I]}{\delta K_{s1}K_{s2}K_i}}$$

$$(7-12)$$

$$\frac{v}{V_{\max}} = \frac{\dfrac{[S]}{K_{s2}} + \dfrac{[S]^2}{K_{s2}^2} + \dfrac{\lambda[I][S]}{K_{s2}K_i}}{1 + \dfrac{[S]}{K_{s1}} + \dfrac{[S]}{K_{s2}} + \dfrac{[S]^2}{K_{s1}K_{s2}} + \dfrac{[I]}{K_i} + \dfrac{[I][S]}{\delta K_{s1}K_i} + \dfrac{[I][S]}{\delta K_{s2}K_i} + \dfrac{[I]^2[S]}{\delta K_i^2 K_{s2}} + \dfrac{[S]^2[I]}{\delta K_{s1}K_{s2}K_i}}$$

$$(7-13)$$

类似,α-萘黄酮对氯沙坦的代谢也符合这种类型。氯沙坦的 ω-3-羟化代谢和羧酸化代谢也是 CYP3A 介导的。α-萘黄酮对氯沙坦代谢的影响也是途径依赖性的。α-萘黄酮可增加氯沙坦的羧酸化代谢,而抑制氯沙坦 ω-3-羟化代谢[71]。

第三节　药物代谢抑制临床意义

案例 7-1:一些药物可增加他汀类药物浓度

他汀类药物有很好的耐受性,但其横纹肌溶解不良反应仍然是一个严重的问题。这种不良反应是剂量依赖性的。洛伐他汀和辛伐他汀等他汀类药物与一些 CYP3A 抑制剂合用后,由于代谢抑制作用,他汀药物的不良反应发生率显著增加。临床上有环孢素 A、克拉霉素或伊曲康唑与辛伐他汀合用引起严重横纹肌溶解综合征的案例报道。表 7-4 列举了几种 CYP3A 抑制剂对人血浆他汀类动力学参数的影响。

表 7 - 4　几种 CYP3A 抑制剂对人血浆他汀类药物药代动力学参数的影响

抑制剂/每天剂量	他汀/剂量	标志物	参数	$AUCR/C_{max}R$	文献
维拉帕米/120 mg	辛伐他汀/40 mg	辛伐他汀	C_{max}	5.2	[72]
			AUC	4.2	[72]
		辛伐他汀酸	C_{max}	2.5	[72]
			AUC	4.3	[72]
维拉帕米/240 mg	辛伐他汀/40 mg	辛伐他汀	C_{max}	2.6	[72]
			AUC	4.6	[72]
		辛伐他汀酸	C_{max}	3.4	[72]
			AUC	2.8	[72]
红霉素/1.5 g		辛伐他汀	C_{max}	3.4	[72]
			AUC	6.2	[72]
		辛伐他汀酸	C_{max}	5.0	[72]
			AUC	4.6	[72]
米贝拉地尔/100 mg	阿托伐他汀/80 mg	阿托伐他汀	C_{max}	4.6	[9]
			AUC	4.4	[9]
伊曲康唑/200 mg	阿托伐他汀/80 mg	阿托伐他汀	C_{max}	2.4	[9]
			AUC	1.5	[9]
克拉霉素/80 mg	辛伐他汀/40 mg	辛伐他汀	C_{max}	7.1	[9]
			AUC	10.0	[9]
		辛伐他汀酸	C_{max}	10.0	[9]
			AUC	12.2	[9]
	阿托伐他汀/80 mg	阿托伐他汀	C_{max}	5.4	[9]
			AUC	4.5	[9]
特拉匹韦/750 mg	阿托伐他汀/20 mg		C_{max}	10.6	[73]
			AUC	7.88	[73]
泊沙康唑/50 mg	辛伐他汀/20 mg	辛伐他汀	C_{max}	7.4	[74]
			AUC	5.7	[74]
		辛伐他汀酸	C_{max}	9.4	[74]
			AUC	10.3	[74]
泊沙康唑/100 mg	辛伐他汀/20 mg	辛伐他汀	C_{max}	9.4	[74]
			AUC	10.3	[74]
		辛伐他汀酸	C_{max}	9.2	[74]
			AUC	7.3	[74]
泊沙康唑/200 mg	辛伐他汀/20 mg	辛伐他汀	C_{max}	11.4	[74]
			AUC	10.6	[74]
		辛伐他汀酸	C_{max}	9.5	[74]
			AUC	8.5	[74]

续 表

抑制剂/每天剂量	他汀/剂量	标志物	参数	$AUCR/C_{max}R$	文献
奈非那韦/1 250 mg	阿托伐他汀/10 mg	阿托伐他汀	C_{max}	2.22	[75]
			AUC	1.74	[75]
	辛伐他汀/20 mg	辛伐他汀	C_{max}	6.17	[75]
			AUC	6.05	[75]
伊曲康唑/200 mg	辛伐他汀/40 mg	辛伐他汀酸	C_{max}	19.0	[76]
			AUC	19.0	[76]
		辛伐他汀	C_{max}	2.7	[76]
			AUC	5.2	[76]

注: $AUCR$ 和 $C_{max}R$ 分别定义为合用后与合用前的 AUC 之比和 C_{max} 之比。

案例 7-2：葡萄柚汁可显著增加口服他汀类等药物的血浆暴露水平

葡萄柚汁富含呋喃并香豆素。其中,佛手柑素和 6,7-二羟基佛手柑素属于机制性肠 CYP3A4 抑制剂。系列研究显示,饮用葡萄柚汁可显著增加他汀类药物的血浆暴露水平。例如,一项双交叉试验中,10 名健康受试者每天饮用葡萄柚汁 200 mL,连续 3 天,第三天单剂量辛伐他汀 30 mg 与 200 mL 葡萄柚汁同服[77],结果显示与水比较,饮用葡萄柚汁后,辛伐他汀的 AUC 和 C_{max} 增加 3.6 倍和 3.9 倍,辛伐他汀酸的 AUC 和 C_{max} 增加 3.3 倍和 4.3 倍。类似,饮用葡萄柚汁后,阿托伐他汀酸的 C_{max} 和 AUC 分别增加 2.5 倍和 3.3 倍[78],但饮用葡萄柚汁不影响普伐他汀[78]和匹伐他汀[79]的药物血浆暴露水平,这可能与普伐他汀和匹伐他汀几乎不被 CYP3A4 代谢有关。口服药物血浆暴露增加与葡萄柚汁饮用强度有关。加强饮用葡萄柚汁(饮用 3 次,每次 200 mL 葡萄柚汁,连续 2 天,第 3 天,辛伐他汀与 200 mL 葡萄柚汁同服,并在服药后 0.5 h 和 1.5 h 加服 200 mL 葡萄柚汁),辛伐他汀的 C_{max} 和 AUC 显著增加到对照组的 9~12 倍和 13.5~16 倍[80,81],辛伐他汀酸的 C_{max} 和 AUC 也增加到对照组的 7 倍[80]。加强饮用葡萄柚汁(每天 3 次,每次 200 mL 连续 2 次,第 3 天洛伐他汀与 200 mL 葡萄柚汁同服,并在服药后 0.5 h 和 1.5 h 加服 200 mL 葡萄柚汁)可显著增加洛伐他汀和洛伐他汀酸浓度,洛伐他汀的 C_{max} 和 AUC 分别增加 12 倍和 7 倍[82],但饮用 3 天葡萄柚汁(每天 8 盎司葡萄柚)仅引起洛伐他汀的 AUC 和 C_{max} 增加 30%~40%[83]。已有阿托伐他汀或辛伐他汀与葡萄柚汁合用引起严重横纹肌溶解综合征的临床案例[84]。饮用葡萄柚汁会显著增加其他药物如卤泛群、非洛地平和尼非地平等的血浆暴露水平,从而导致血压降低和 QT 间期延长等不良反应[85]。表7-5列举了几种葡萄柚汁引起严重相互作用的药物及其可能的不良事件。这些药物临床上应避免合用。

表7-5　几种可能与葡萄柚汁发生严重相互作用的
药物及其可能的不良事件[86]

药　　物	血浆暴露水平	与药物有关不良事件
治疗心血管疾病药物		
胺碘酮	↑	尖端扭转型室性心动过速
非洛地平	↑	低血压
尼非地平	↑	低血压
美尼地平	↑	低血压
尼群地平	↑	低血压
普拉地平	↑	低血压
尼索地平	↑	低血压
维拉帕米	↑	低血压,缓慢性心律失常
奎尼丁	↑	低血压,尖端扭转型室性心动过速
替卡格雷	↑	胃肠道出血,肾出血
中枢神经系统药物		
丁螺环酮	↑	眩晕,镇静
哌莫齐特	↑	尖端扭转型室性心动过速
咪达唑仑	↑	眩晕,镇静
三唑仑	↑	眩晕,镇静
阿普唑仑	↑	眩晕,镇静
地西泮	↑	眩晕,镇静
免疫调节剂		
环孢素 A	↑	肾毒性
依维莫司	↑	骨髓中毒性,肾毒性
西罗莫司	↑	骨髓中毒性,肾毒性
他克莫司	↑	肾毒性
降血脂药		
阿托伐他汀	↑	横纹肌溶解综合征
洛伐他汀	↑	横纹肌溶解综合征
辛伐他汀	↑	横纹肌溶解综合征
抗感染药		
红霉素	↑	尖端扭转型室性心动过速
卤泛群	↑	尖端扭转型室性心动过速
奎宁	↑	尖端扭转型室性心动过速
其他		
秋水仙碱	↑	骨髓毒性
西沙必利	↑	尖端扭转型室性心动过速

案例 7 – 3：CYP1A2 抑制剂显著增加血浆中替扎尼定的浓度和效应

替扎尼定在体内主要是由 CYP1A2 介导代谢的,而氟伏沙明是强效的 CYP1A2 和 CYP2C19 抑制剂。氟伏沙明与中枢性肌松药物替扎尼定合用,也因 CYP1A2 抑制而导致严重的相互作用。例如,正常人每天给予 100 mg 氟伏沙明,连续 4 天,再给予替扎尼定,结果显示与安慰剂比较,替扎尼定的 AUC 增加 33 倍,C_{max} 增加 12 倍,半衰期由 1.5 h 延长到 4.3 h,伴随收缩血压和舒张压显著降低,尤其是舒张压低到警戒水平[87]。环丙沙星也是强的 CYP1A2 抑制剂。双交叉试验显示,10 名受试者每天两次每次口服 500 mg 环丙沙星,连续 3 次,第 3 天服用环丙沙星 1 h 后,口服单剂量 4 mg 替扎尼定。结果显示,与单用替扎尼定比较,合用环丙沙星后替扎尼定的 AUC 和 C_{max} 分别增加 10 倍和 6 倍。替扎尼定的药效学指标如舒张压、收缩压降低,数字符号替换测验显示主观药物效应和主观困倦显著增加[88]。其他药物如美西律[89]、口服避孕药[90]和罗非昔布[91]均是强 CYP1A2 抑制剂,均显著增加替扎尼定的血浆暴露水平,如合用美西律时替扎尼定的 AUC 和 C_{max} 分别增加 2 倍和 2.4 倍。其收缩压和舒张压降低效应也显著增加。15 名合用美西律受试者中有 4 人出现替扎尼定相关的不良反应如困倦和口干等[89]。含炔雌醇和孕二烯酮避孕药也是强的 CYP1A2 抑制剂。一项平行对照试验(即一组 15 名妇女口服避孕药和替扎尼定,而 15 名对照仅服用替扎尼定)的结果显示,与对照比较,合用口服避孕药后替扎尼定的 AUC 和 C_{max} 分别增加 3.9 倍和 3.0 倍,其中 1 个受试者 AUC 超过对照组均值的 20 倍,尿中原型药物增加 3.8 倍。合用罗非昔布也可使替扎尼定的 AUC 和 C_{max} 增加 13.6 倍和 6.1 倍,其降血压效应也显著增加[90]。

案例 7 – 4：CYP2D6 抑制剂增加托莫西汀的血浆暴露水平

托莫西汀主要用于治疗儿童多动症。托莫西汀主要代谢产物是 4 -羟基托莫西汀,托莫西汀 4 -羟化代谢主要是由 CYP2D6 介导的[92]。临床研究显示,合用 CYP2D6 抑制剂可显著增加托莫西汀血浆暴露。例如,每天 2 次,每次 20 mg 口服帕罗西汀连续 17 天,在第 12~17 天口服(每天 2 次,每次 20 mg)托莫西汀。结果显示,合用帕罗西汀导致托莫西汀的稳态 C_{max}、$AUC_{0-12\,h}$ 和半衰期分别增加 3.5 倍、6.5 倍和 2.5 倍,并伴随 4 -羟基托莫西汀浓度降低[93]。类似,在 22 名 CYP2D6 广泛代谢者受试者中,连续 6 天口服帕罗西汀可使托莫西汀的 C_{max} 和 AUC 分别增加到对照的 1.7 倍和 5.2 倍,4 -羟基托莫西汀-O -葡萄糖醛酸的 AUC 降低 1.6 倍[94]。安非他酮与托莫西汀合用也可显著增加托莫西汀的血浆暴露水平。在一项开放、双周期的试验中,研究发现口服 300 mg 安非他酮连续 7 天使单剂量口服 25 mg 托莫西汀后的 $C_{\max}$ 和 AUC 分别增加到对照的 171% 和 510%。而 4-羟基托莫西汀-O-葡萄糖醛酸的 $C_{\max}$ 和 $AUC_{0\sim\infty}$ 分别降低到对照的 30% 和 67%[95]。

(中国药科大学　刘晓东)

参考文献

[1] Moriyama B, Henning S A, Leung J, et al. Adverse interactions between antifungal azoles and vincristine: review and analysis of cases. Mycoses, 2012, 55(4): 290 - 297.

[2] Finkelstein Y, Aks S E, Hutson J R, et al. Colchicine poisoning: the dark side of an ancient drug. Clin Toxicol (Phila), 2010, 48(5): 407 - 414.

[3] Mullins M E, Horowitz B Z, Linden D H, et al. Life-threatening interaction of mibefradil and beta-blockers with dihydropyridine calcium channel blockers. JAMA, 1998, 280(2): 157 - 158.

[4] Schmassmann-Suhijar D, Bullingham R, Gasser R, et al. Rhabdomyolysis due to interaction of simvastatin with mibefradil. Lancet, 1998, 351(9120): 1929 - 1930.

[5] Hafouda Y, Sharma A, Li V, et al. Double trouble: ciclosporin-simvastatin coinduced rhabdomyolysis. BMJ Case Rep, 2019, 12(11): e225971.

[6] Yang W H, Zeng Z S, Ren X W, et al. Simvastatin-induced myopathy with concomitant use of cyclosporine: case report. Int J Clin Pharmacol Ther, 2011, 49(12): 772 - 777.

[7] 刘晓东,柳晓泉.药物代谢动力学教程.南京:江苏凤凰科学技术出版社,2015: 292 - 354.

[8] Wang J, Xia S, Xue W, et al. Semi-physiologically-based pharmacokinetic model characterizing mechanism-based auto-inhibition to predict stereoselective pharmacokinetics of verapamil and its metabolite norverapamil in human. Eur J Pharm Sci, 2013, 50(3 - 4): 290 - 302.

[9] Backman J T, Olkkola K T, Aranko K, et al. Dose of midazolam should be reduced during diltiazem and verapamil treatments. Br J Clin Pharmacol, 1994, 37(3): 221 - 325.

[10] Jacobson T A. Comparative pharmacokinetic interaction profiles of pravastatin, simvastatin, and atorvastatin when coadministered with cytochrome P450 inhibitors. Am J Cardiol, 2004, 94(9): 1140 - 1146.

[11] Quinney S K, Zhang X, Lucksiri A, et al. Physiologically based pharmacokinetic model of mechanism-based inhibition of CYP3A by clarithromycin. Drug Metab Dispos, 2010, 38 (2): 241 - 248.

[12] Nakanishi K, Uehara S, Uno Y, et al. Progesterone hydroxylation by cytochromes P450 2C

and 3A enzymes in marmoset liver microsomes. Xenobiotica, 2018, 48(8): 757－763.

[13] Galetin A, Clarke S E, Houston J B. Quinidine and haloperidol as modifiers of CYP3A4 activity: multisite kinetic model approach. Drug Metab Dispos, 2002, 30(12): 1512－1522.

[14] Wang S, Tang X, Yang T, et al. Predicted contributions of cytochrome P450s to drug metabolism in human liver microsomes using relative activity factor were dependent on probes. Xenobiotica, 2019, 49(2): 161－168.

[15] Ueng Y F, Kuwabara T, Chun Y J, et al. Cooperativity in oxidations catalyzed by cytochrome P4503A4. Biochemistry, 1997, 36(2): 370－381.

[16] Sohl C D, Isin E M, Eoff R L, et al. Cooperativity in oxidation reactions catalyzed by cytochrome P450 1A2: highly cooperative pyrene hydroxylation and multiphasic kinetics of ligand binding. J Biol Chem, 2008, 283(11): 7293－7308.

[17] Hartman J H, Boysen G, Miller G P. CYP2E1 metabolism of styrene involves allostery. Drug Metab Dispos, 2012, 40(10): 1976－1983.

[18] Uchaipichat V, Galetin A, Houston J B, et al. Kinetic modeling of the interactions between 4 － methylumbelliferone, 1 － naphthol, and zidovudine glucuronidation by udp-glucuronosyltransferase 2B7 (UGT2B7) provides evidence for multiple substrate binding and effector sites. Mol Pharmacol, 2008, 74(4): 1152－1162.

[19] Williams J A, Ring B J, Cantrell V E, et al. Differential modulation of UDP-glucuronosyltransferase 1A1 (UGT1A1)-catalyzed estradiol － 3 － glucuronidation by the addition of UGT1A1 substrates and other compounds to human liver microsomes. Drug Metab Dispos, 2002, 30(11): 1266－1273.

[20] Takahiro R, Nakamura S, Kohno H, et al. Contribution of CYP3A isoforms to dealkylation of PDE5 inhibitors: a comparison between sildenafil N-demethylation and tadalafil demethylenation. Biol Pharm Bull, 2015, 38(1): 58－65.

[21] Hartman J H, Knott K, Miller G P. CYP2E1 hydroxylation of aniline involves negative cooperativity. Biochem Pharmacol, 2014, 87(3): 523－533.

[22] Hartman J H, Letzig L G, Roberts D W, et al. Cooperativity in CYP2E1 metabolism of acetaminophen and styrene mixtures. Biochem Pharmacol, 2015, 97(3): 341－349.

[23] Stone A N, Mackenzie P I, Galetin A, et al. Isoform selectivity and kinetics of morphine 3 － and 6 － glucuronidation by human UDP-glucuronosyltransferases: evidence for atypical glucuronidation kinetics by UGT2B7. Drug Metab Dispos, 2003, 31(9): 1086－1089.

[24] Gaganis P, Miners J O, Knights K M. Glucuronidation of fenamates: kinetic studies using human kidney cortical microsomes and recombinant UDP-glucuronosyltransferase (UGT) 1A9 and 2B7. Biochem Pharmacol, 2007, 73(10): 1683－1691.

[25] Ngui J S, Tang W, Stearns R A, et al. Cytochrome P450 3A4 － mediated interaction of diclofenac and quinidine. Drug Metab Dispos, 2000, 28(9): 1043－1050.

[26] Tang W, Stearns R A, Kwei G Y, et al. Interaction of diclofenac and quinidine in monkeys: stimulation of diclofenac metabolism. J Pharmacol Exp Ther, 1999, 291(3):

1068 – 1074.

[27] Egnell A C, Houston B, Boyer S. In vivo CYP3A4 heteroactivation is a possible mechanism for the drug interaction between felbamate and carbamazepine. J Pharmacol Exp Ther, 2003, 305(3): 1251 – 1262.

[28] Nakamura H, Torimoto N, Ishii I, et al. CYP3A4 and CYP3A7 – mediated carbamazepine 10, 11 – epoxidation are activated by differential endogenous steroids. Drug Metab Dispos, 2003, 31(4): 432 – 438.

[29] Ludwig E, Schmid J, Beschke K, et al. Activation of human cytochrome P450 3A4 catalyzed meloxicam 5′ – methylhydroxylation by quinidine and hydroquinidine in vitro. J Pharmacol Exp Ther, 1999, 290(1): 1 – 8.

[30] Zhuang X, Zhang T, Yue S, et al. Allosteric activation of midazolam CYP3A5 hydroxylase activity by icotinib — enhancement by ketoconazole. Biochem Pharmacol, 2016(121): 67 – 77.

[31] Sugiyama M, Fujita K, Murayama N, et al. Sorafenib and sunitinib, two anticancer drugs, inhibit CYP3A4 – mediated and activate CY3A5 – mediated midazolam 1′ – hydroxylation. Drug Metab Dispos, 2011, 39(5): 757 – 762.

[32] Blobaum A L, Byers F W, Bridges T M, et al. Screen of approved drugs identifies the androgen receptor antagonist flutamide and its pharmacologically active metabolite 2 – hydroxy-flutamide as heterotropic activators of cytochrome P450 3A in vitro and in vivo. Drug Metab Dispos, 2015, 43(11): 1718 – 1726.

[33] Blobaum A L, Bridges T M, Byers F W, et al. Heterotropic activation of the midazolam hydroxylase activity of CYP3A by a positive allosteric modulator of mGlu5: in vitro to in vivo translation and potential impact on clinically relevant drug-drug interactions. Drug Metab Dispos, 2013, 41(12): 2066 – 2075.

[34] Okada Y, Murayama N, Yanagida C, et al. Drug interactions of thalidomide with midazolam and cyclosporine A: heterotropic cooperativity of human cytochrome P450 3A5. Drug Metab Dispos, 2009, 37(1): 18 – 23.

[35] Yamazaki H, Suemizu H, Murayama N, et al. In vivo drug interactions of the teratogen thalidomide with midazolam: heterotropic cooperativity of human cytochrome P450 in humanized TK-NOG mice. Chem Res Toxicol, 2013, 26(3): 486 – 489.

[36] Hutzler J M, Hauer M J, Tracy T S. Dapsone activation of CYP2C9 – mediated metabolism: evidence for activation of multiple substrates and a two-site model. Drug Metab Dispos, 2001, 29(7): 1029 – 1034.

[37] Hummel M A, Gannett P M, Aguilar J S, et al. Effector-mediated alteration of substrate orientation in cytochrome P450 2C9. Biochemistry, 2004, 43(22): 7207 – 7214.

[38] Hutzler J M, Frye R F, Korzekwa K R, et al. Minimal in vivo activation of CYP2C9 – mediated flurbiprofen metabolism by dapsone. Eur J Pharm Sci, 2001, 14(1): 47 – 52.

[39] Tracy T S, Hutzler J M, Haining R L, et al. Polymorphic variants (CYP2C9 * 3 and CYP2C9 * 5) and the F114L active site mutation of CYP2C9: effect on atypical kinetic

metabolism profiles. Drug Metab Dispos, 2002, 30(4): 385 – 390.

[40] Hummel M, Gannett P M, Aguilar J S, et al. Effector-mediated alteration of substrate orientation in cytochrome P4502C9. Biochemistry, 2004, 43(22): 7207 – 7214.

[41] Hummel M A, Gannett P M, Aguilar J, et al. Substrate proton to heme distances in CYP2C9 allelic variants and alterations by the heterotropic activator, dapsone. Arch Biochem Biophys, 2008, 475(2): 175 – 183.

[42] Kumar V, Locuson C W, Sham Y Y, et al. Amiodarone analog-dependent effects on CYP2C9 – mediated metabolism and kinetic profiles. Drug Metab Dispos, 2006, 34(10): 1688 – 1696.

[43] Ngui J S, Chen Q, Shou M, et al. In vitro stimulation of warfarin metabolism by quinidine: increases in the formation of 4′– and 10 – hydroxywarfarin. Drug Metab Dispos, 2001, 29 (6): 877 – 886.

[44] Dong P P, Fang Z Z, Zhang Y Y, et al. Substrate-dependent modulation of the catalytic activity of CYP3A by erlotinib. Acta Pharmacol Sin, 2011, 32(3): 399 – 407.

[45] Chen Q, Tan E, Strauss J R, et al. Effect of quinidine on the 10 – hydroxylation of R-warfarin: species differences and clearance projection. J Pharmacol Exp Ther, 2004, 311 (1): 307 – 314.

[46] Emoto C, Yamazaki H, Iketaki H, et al. Cooperativity of alpha-naphthoflavone in cytochrome P450 3A-dependent drug oxidation activities in hepatic and intestinal microsomes from mouse and human. Xenobiotica, 2001, 31(5): 265 – 275.

[47] Zhang Z, Li Y, Shou M, et al. Influence of different recombinant systems on the cooperativity exhibited by cytochrome P4503A4. Xenobiotica, 2004, 34(5): 473 – 486.

[48] Andrews J, Abd-Ellah M F, Randolph N L, et al. Comparative study of the metabolism of drug substrates by human cytochrome P4503A4 expressed in bacterial, yeast and human lymphoblastoid cells. Xenobiotica, 2002, 32(11): 937 – 947.

[49] Ekins S, Ring B J, Binkley S N, et al. Autoactivation and activation of the cytochrome P450s. Int J Clin Pharmacol Ther, 1998, 36(12): 642 – 651.

[50] Mano Y, Usui T, Kamimura H. Effects of beta-estradiol and propofol on the 4 – methylumbelliferone glucuronidation in recombinant human UGT isozymes 1A1, 1A8 and 1A9. Biopharm Drug Dispos, 2004, 25(8): 339 – 344.

[51] Pfeiffer E, Treiling C R, Hoehle S I, et al. Isoflavones modulate the glucuronidation of estradiol in human liver microsomes. Carcinogenesis, 2005, 26(12): 2172 – 2178.

[52] Zhou J, Tracy T S, Remmel R P. Glucuronidation of dihydrotestosterone and trans-androsterone by recombinant UDP-glucuronosyltransferase (UGT) 1A4: evidence for multiple UGT1A4 aglycone binding sites. Drug Metab Dispos, 2010, 38(3): 431 – 440.

[53] Harlow G R, Halpert J R. Analysis of human cytochrome P450 3A4 cooperativity: construction and characterization of a site-directed mutant that displays hyperbolic steroid hydroxylation kinetics. Proc Natl Acad Sci U S A, 1998, 95(12): 6636 – 6641.

[54] Domanski T L, He Y A, Harlow G R, et al. Dual role of human cytochrome P450 3A4

residue Phe − 304 in substrate specificity and cooperativity. J Pharmacol Exp Ther, 2000, 293(2): 585 − 591.

[55] Fernando H, Davydov D R, Chin C C, et al. Role of subunit interactions in P450 oligomers in the loss of homotropic cooperativity in the cytochrome P450 3A4 mutant L211F/D214E/ F304W. Arch Biochem Biophys, 2007, 460(1): 129 − 140.

[56] Denisov I G, Grinkova Y V, Nandigrami P, et al. Allosteric interactions in human cytochrome P450 CYP3A4: the role of phenylalanine 213. Biochemistry, 2019, 58(10): 1411 − 1422.

[57] Domanski T L, He Y A, Khan K K, et al. Phenylalanine and tryptophan scanning mutagenesis of CYP3A4 substrate recognition site residues and effect on substrate oxidation and cooperativity. Biochemistry, 2001, 40(34): 10150 − 10160.

[58] Roberts A G, Atkins W M. Energetics of heterotropic cooperativity between alpha-naphthoflavone and testosterone binding to CYP3A4. Arch Biochem Biophys, 2007, 463 (1): 89 − 101.

[59] Davydov D R, Davydova N Y, Sineva E V, et al. Pivotal role of P450 − P450 interactions in CYP3A4 allostery: the case of α-naphthoflavone. Biochem J, 2013, 453 (2): 219 − 230.

[60] Roberts A G, Yang J, Halpert J R, et al. The structural basis for homotropic and heterotropic cooperativity of midazolam metabolism by human cytochrome P450 3A4. Biochemistry, 2011, 50(50): 10804 − 10818.

[61] Roberts A G, Campbell A P, Atkins W M. The thermodynamic landscape of testosterone binding to cytochrome P450 3A4: ligand binding and spin state equilibria. Biochemistry, 2005, 44(4): 1353 − 1366.

[62] Davydov D R, Rumfeldt J A, Sineva E V, et al. Peripheral ligand-binding site in cytochrome P450 3A4 located with fluorescence resonance energy transfer (FRET). J Biol Chem, 2012, 287(9): 6797 − 6809.

[63] Jushchyshyn M I, Hutzler J M, Schrag M L, et al. Catalytic turnover of pyrene by CYP3A4: evidence that cytochrome b5 directly induces positive cooperativity. Arch Biochem Biophys, 2005, 438(1): 21 − 28.

[64] Müller C S, Knehans T, Davydov D R, et al. Concurrent cooperativity and substrate inhibition in the epoxidation of carbamazepine by cytochrome P450 3A4 active site mutants inspired by molecular dynamics simulations. Biochemistry, 2015, 54(3): 711 − 721.

[65] Galetin A, Clarke S E, Houston J B. Multisite kinetic analysis of interactions between prototypical CYP3A4 subgroup substrates: midazolam, testosterone, and nifedipine. Drug Metab Dispos, 2003, 31(9): 1108 − 1116.

[66] Cameron M D, Wen B, Allen K E, et al. Cooperative binding of midazolam with testosterone and alpha-naphthoflavone within the CYP3A4 active site: a NMR T1 paramagnetic relaxation study. Biochemistry, 2005, 44(43): 14143 − 14151.

[67] Yang J, Atkins W M, Isoherranen N, et al. Evidence of CYP3A a llosterism in vivo:

analysis of interaction between fluconazole and midazolam. Clin Pharmacol Ther, 2012, 91 (3): 442 – 449.

[68] He Y A, Roussel F, Halpert J R. Analysis of homotropic and heterotropic cooperativity of diazepam oxidation by CYP3A4 using site-directed mutagenesis and kinetic modeling. Arch Biochem Biophys, 2003, 409(1): 92 – 101.

[69] Wang R W, Newton D J, Liu N, et al. Human cytochrome P – 450 3A4: in vitro drug-drug interaction patterns are substrate-dependent. Drug Metab Dispos, 2000, 28(3): 360 – 366.

[70] Khan K K, He Y Q, Domanski T L, et al. Midazolam oxidation by cytochrome P450 3A4 and active-site mutants: an evaluation of multiple binding sites and of the metabolic pathway that leads to enzyme inactivation. Mol Pharmacol, 2002, 61(3): 495 – 506.

[71] Shou M, Dai R, Cui D, et al. A kinetic model for the metabolic interaction of two substrates at the active site of cytochrome P450 3A4. J Biol Chem, 2001, 276(3): 2256 – 2262.

[72] Kantola T, Kivistö K T, Neuvonen P J. Erythromycin and verapamil considerably increase serum simvastatin and simvastatin acid concentrations. Clin Pharmacol Ther, 1998, 64 (2): 177 – 182.

[73] Lee J E, van Heeswijk R, Alves K, et al. Effect of the hepatitis C virus protease inhibitor telaprevir on the pharmacokinetics of amlodipine and atorvastatin. Antimicrob Agents Chemother, 2011, 55(10): 4569 – 4574.

[74] Krishna G, Ma L, Prasad P, et al. Effect of posaconazole on the pharmacokinetics of simvastatin and midazolam in healthy volunteers. Expert Opin Drug Metab Toxicol, 2012, 8 (1): 1 – 10.

[75] Hsyu P H, Schultz-Smith M D, Lillibridge J H, et al. Pharmacokinetic interactions between nelfinavir and 3 – hydroxy – 3 – methylglutaryl coenzyme A reductase inhibitors atorvastatin and simvastatin. Antimicrob Agents Chemother, 2001, 45(12): 3445 – 3450.

[76] Neuvonen P J, Kantola T, Kivistö K T. Simvastatin but not pravastatin is very susceptible to interaction with the CYP3A4 inhibitor itraconazole. Clin Pharmacol Ther, 1998, 63(3): 332 – 341.

[77] Lilja J J, Neuvonen M, Neuvonen P J. Effects of regular consumption of grapefruit juice on the pharmacokinetics of simvastatin. Br J Clin Pharmacol, 2004, 58(1): 56 – 60.

[78] Lilja J J, Kivistö K T, Neuvonen P J. Grapefruit juice increases serum concentrations of atorvastatin and has no effect on pravastatin. Clin Pharmacol Ther, 1999, 66(2): 118 – 127.

[79] Ando H, Tsuruoka S, Yanagihara H, et al. Effects of grapefruit juice on the pharmacokinetics of pitavastatin and atorvastatin. Br J Clin Pharmacol, 2005, 60(5): 494 – 497.

[80] Lilja J J, Kivistö K T, Neuvonen P J. Grapefruit juice-simvastatin interaction: effect on serum concentrations of simvastatin, simvastatin acid, and HMG-CoA reductase inhibitors. Clin Pharmacol Ther, 1998, 64(5): 477 – 483.

[81] Lilja J J, Kivistö K T, Neuvonen P J. Duration of effect of grapefruit juice on the pharmacokinetics of the CYP3A4 substrate simvastatin. Clin Pharmacol Ther, 2009, 68 (4): 384-390.

[82] Kantola T, Kivistö K T, Neuvonen P J. Grapefruit juice greatly increases serum concentrations of lovastatin and lovastatin acid. Clin Pharmacol Ther, 1998, 63(4): 397-402.

[83] Rogers J D, Zhao J, Liu L, et al. Grapefruit juice has minimal effects on plasma concentrations of lovastatin-derived 3-hydroxy-3-methylglutaryl coenzyme A reductase inhibitors. Clin Pharmacol Ther, 1999, 66(4): 358-366.

[84] Mazokopakis E E .Unusual causes of rhabdomyolysis. Intern Med J, 2008, 38(5): 364-367.

[85] Bailey D G, Dresser G, Arnold J M. Grapefruit-medication interactions: forbidden fruit or avoidable consequences? CMAJ , 2013, 185(4): 309-316.

[86] Liu X. Transporter-mediated drug-drug interactions and their significance. Adv Exp Med Biol, 2019(1141): 241-291.

[87] Granfors M T, Backman J T, Neuvonen M, et al. Fluvoxamine drastically increases concentrations and effects of tizanidine: a potentially hazardous interaction. Clin Pharmacol Ther, 2004, 75(4): 331-341.

[88] Granfors M T, Backman J T, Neuvonen M, et al. Ciprofloxacin greatly increases concentrations and hypotensive effect of tizanidine by inhibiting its cytochrome P450 1A2-mediated presystemic metabolism. Clin Pharmacol Ther, 2004, 76(6): 598-606.

[89] Momo K, Homma M, Osaka Y, et al. Effects of mexiletine, a CYP1A2 inhibitor, on tizanidine pharmacokinetics and pharmacodynamics. J Clin Pharmacol, 2010, 50(3): 331-337.

[90] Granfors M T, Backman J T, Laitila J, et al. Oral contraceptives containing ethinyl estradiol and gestodene markedly increase plasma concentrations and effects of tizanidine by inhibiting cytochrome P450 1A2. Clin Pharmacol Ther, 2005, 78(4): 400-411.

[91] Backman J T, Karjalainen M J, Neuvonen M, et al. Rofecoxib is a potent inhibitor of cytochrome P450 1A2: studies with tizanidine and caffeine in healthy subjects. Br J Clin Pharmacol, 2006, 62(3): 345-357.

[92] Ring B J, Gillespie J S, Eckstein J A, et al. Identification of the human cytochromes P450 responsible for atomoxetine metabolism. Drug Metab Dispos, 2002, 30(3): 319-323.

[93] Belle D J, Ernest C S, Sauer J M, et al. Effect of potent CYP2D6 inhibition by paroxetine on atomoxetine pharmacokinetics. J Clin Pharmacol, 2002, 42(11): 1219-1227.

[94] Todor I, Popa A, Neag M, et al. The influence of paroxetine on the pharmacokinetics of atomoxetine and its main metabolite. Clujul Med, 2015, 88(4): 513-520.

[95] Todor I, Popa A, Neag M, et al. Evaluation of a potential metabolism-mediated drug-drug interaction between atomoxetine and bupropion in healthy volunteers. J Pharm Pharm Sci, 2016, 19(2): 198-207.

药物代谢诱导

第一节 药酶活性诱导

药物体内代谢主要是由 I 相代谢酶如 CYP450s 和 II 相代谢酶如 UGTs 等介导的。一些药物或化合物,可以诱导这些药物代谢酶活性,增加自身或其他药物代谢,导致血药浓度降低甚至治疗失败,或因加速毒性代谢产物形成,而增加不良事件的发生风险。这些药物或化合物称为药酶诱导剂。有文献报道,5 名健康受试者,每天给予 450 mg 利福平,连续 6 天后,尼伐地平 AUC 降低至单用尼伐地平的 3%,其 C_{max} 也降低至单用尼伐地平的 1/20,尼伐地平降血压作用几乎消失[1]。类似,合用 St John's wort 后,因药物代谢酶诱导,导致血浆中环孢素 A 浓度显著降低,出现器官移植免疫排斥反应[2]。除了药物外,一些食物或其他化合物也可诱导代谢酶活性(表 8-1)。在本章中重点论述药物代谢酶诱导、诱导剂及其临床意义。

表 8-1 几种药物代谢酶诱导剂[3]

来　源	举　例
镇静/催眠药物	苯巴比妥类
抗癫痫药物	苯妥英钠、卡马西平、丙戊酸钠
类固醇	16α-脯孕烯醇酮(PCN)、地塞米松
抗菌药	利福平、醋竹桃霉素、克霉唑
质子泵抑制剂	奥美拉唑、兰索拉唑、泮托拉唑
饮料	乙醇
柑橘果实	5,6-苯磺酮
食物添加剂	丁基羟基茴香醚、乙氧基喹、2,6-二叔丁基对甲酚

续　表

来　源	举　例
檫木,肉豆蔻和桂皮油	异黄樟素
St John's wort	叶金丝桃素
杀虫剂	二氯联苯三氯乙烷(DDT)、十氯酮、胡椒基丁醚
环境化合物	Aroclor 1254、3-甲基胆蒽、菲、1,2-苯并蒽、苯并芘、四氯二苯并二噁英(TCDD)、2-乙酰氨基芴、3,3′,4,4′-四氯联苯、3,3′,4,4′,5,5′-六溴联苯
溶媒	甲苯、二甲苯、丙酮

一、药物代谢酶诱导的多样性

不同酶诱导剂对不同的亚型代谢酶的作用是不同的。一些诱导剂往往对某些特定酶活性与表达诱导作用强,而对其他酶的诱导作用相对弱。例如,有作者[4]用乙氧基试卤灵、戊氧基试卤灵和苄氧基试卤灵的 O-去烷基化代谢比较了苯巴比妥、3-甲基胆蒽、Aroclor 1254、异黄樟素、SKF-525A、β-萘黄酮和 16α-腈孕烯醇酮(PCN)对大鼠肝 CYP450s 的诱导作用(表 8-2)。结果显示,这些诱导剂对肝 CYP450s 的诱导作用存在探针依赖性。苯巴比妥主要诱导戊氧基试卤灵的 O-去烷基化代谢,然后是苄氧基试卤灵的 O-去烷基化代谢,而对乙氧基试卤灵的 O-去烷基化代谢较弱。类似,SKF-525A 对戊氧基试卤灵的 O-去烷基化代谢最强,依次是苄氧基试卤灵的 O-去烷基化代谢和乙氧基试卤灵的 O-去烷基化代谢。Aroclor 1254 对乙氧基试卤灵、戊氧基试卤灵和苄氧基试卤灵的 O-去烷基化代谢的诱导作用相当。异黄樟素主要诱导苄氧基试卤灵的 O-去烷基化代谢,对乙氧基试卤灵 O-去烷基化代谢和戊氧基试卤灵的 O-去烷基化代谢诱导作用相当。3-甲基胆蒽和 β-萘黄酮主要诱导乙氧基试卤灵的 O-去烷基化代谢,对戊氧基试卤灵的 O-去烷基化代谢和苄氧基试卤灵的 O-去烷基化代谢也有一定诱导作用,而 PCN 的诱导作用最弱。

表 8-2　用烷氧基试卤灵的 O-去烷基化代谢比较不同诱导剂
对大鼠肝 CYP450s 的诱导作用[4]

诱　导　剂	乙氧基试卤灵	戊氧基试卤灵	苄氧基试卤灵
苯巴比妥	6	283	95
3-甲基胆蒽	51	9	6
β-萘黄酮	74	8	17

续　表

诱　导　剂	乙氧基试卤灵	戊氧基试卤灵	苄氧基试卤灵
Aroclor 1254	61	22	30
SKF－525A	9	324	51
异黄樟素	16	13	43
16α－腈孕烯醇酮	3	5	2

注：表中数值为对照组的倍数。

　　CYP1A1、CYP1A2 和 CYP2B1 主要介导乙氧基试卤灵的 O -去烷基化代谢。CYP2B1 也介导戊氧基试卤灵和苄氧基试卤灵的 O -去烷基化代谢。CYP1A2、CYP2A6 和 CYP3As 介导苄氧基试卤灵去的 O -烷基化代谢[4,5]。常用乙氧基试卤灵和甲氧基试卤灵的 O -去烷基化代谢来表征 CYP1A1 和 CYP1A2 活性，用戊氧基试卤灵和苄氧基试卤灵的 O -去烷基化代谢表征 CYP2Bs 活性[6]，用苄氧基试卤灵的 O -去烷基化代谢表征 CYP3As 酶活性[5]。可见，苯巴比妥和 SKF－525A 主要诱导 CYP2Bs，其次是 CYP3As，对 CYP1As 也有一定的诱导作用。异黄樟素主要诱导 CYP3As 活性，其次是 CYP1As 和 CYP2Bs。3-甲基胆蒽和 β -萘黄酮主要诱导 CYP1As 和 CYP2Bs。Aroclor 1254 除诱导 CYP1As 外，对 CYP2Bs 和 CYP3As 也有强诱导作用。

　　药酶诱导剂的作用存在种属差异性。用烷氧基试卤灵的 O -去烷基化代谢比较几种 CYP450s 诱导剂对不同种属动物肝药酶的诱导作用[7]，结果显示，苯巴比妥是大鼠和小鼠肝戊氧基试卤灵和苄氧基试卤灵 O -去烷基化代谢酶的强诱导剂，但对仓鼠肝相应代谢酶无诱导作用。Aroclor 1254 可以显著诱导大鼠和小鼠肝乙氧基试卤灵、戊氧基试卤灵和苄氧基试卤灵 O -去烷基化代谢酶，只能诱导仓鼠肝乙氧基试卤灵 O -去烷基化代谢活性（表 8-3）。7,8-苯黄酮仅对大鼠和小鼠肝乙氧基试卤灵 O -去烷基化代谢酶呈现强诱导作用。

表 8-3　几种药药物代谢酶诱导剂对不同动物肝烷氧基试卤灵
　　　　 O -去烷基化代谢活性比较[7]

动物	诱　导　剂	乙氧基试卤灵	戊氧基试卤灵	苄氧基试卤灵
	苯巴比妥	2.2	53.9	42.8
大鼠	Aroclor 1254	84.2	57.8	39.0
	7,8-苯黄酮	81.6	2.0	2.0

续　表

动物	诱　导　剂	乙氧基试卤灵	戊氧基试卤灵	苄氧基试卤灵
	苯巴比妥	2.0	37.3	34.0
小鼠	Aroclor 1254	33.2	23.3	12.8
	7,8-苯黄酮	83.8	2.2	2.6
	苯巴比妥	0.9	1.7	1.6
仓鼠	Aroclor 1254	17.6	1.8	1.9
	3-甲基胆蒽	18.6	1.2	1.6

注：表中数值为对照组的倍数。

质子泵抑制剂奥美拉唑为 CYP1A2 诱导剂，也存在动物种属差异性。在人、猪、兔和犬肝脏中，奥美拉唑是 CYP1A2 和 CYP1A1 的诱导剂，但其对大鼠肝 Cyp1a2 和 Cyp1a1 诱导作用微弱或不具有诱导作用[8-10]，小鼠变异大[9]。在猴中，奥美拉唑只能诱导 Cyp1a1 mRNA[8]。此外，奥美拉唑对 CYP1A1 和 CYP1A2 mRNA 诱导作用呈种类依赖性，相对于 CYP1A2 而言，CYP1A1 优先被诱导[10]。利福平、地塞米松和奥美拉唑均可以诱导猴肝 Cyp3a8 表达，诱导程度：利福平＞地塞米松≈奥美拉唑。利福平、地塞米松和奥美拉唑也可以诱导人肝 CYP3A4 表达，但诱导程度远不及猴。在大鼠中，只有地塞米松诱导肝 Cyp3a1 mRNA 的表达，而利福平和奥美拉唑无此诱导作用[8]。类似研究显示[10]，在人肝细胞中，利福平和地塞米松均可诱导 CYP3A 的表达，且利福平诱导作用强于地塞米松。在大鼠中，地塞米松可以诱导肝 Cyp3a 活性，而利福平无此作用。相反利福平可以诱导微型猪和比格犬肝 Cyp3a 活性，而地塞米松无此诱导作用[10]。这些结果提示在进行药物诱导试验时，动物选择是十分重要的。

不同细胞间的诱导结果也可能是不同的。在转染人 PXR 或 CAR(constitutive androstane receptor)的 HepG2 中，丁丙诺啡均可诱导 CYP3A4 和 CYP2B6 的表达，但在人原代肝细胞中同样浓度的丁丙诺啡则不具有诱导 CYP3A4 和 CYP2B6 表达的作用。进一步研究显示，丁丙诺啡不能使人 CAR 转导入核，也不能激活 CYP3A4 和 CYP2B6 报告基因活性。这种作用差异可能与丁丙诺啡在原代肝细胞和 HepG2 中代谢稳定性有关[11]。因此，用细胞株研究药物代谢酶诱导，外推至人也需要慎重。

二、药物代谢酶诱导剂的分类及其特点

根据诱导剂的诱导机制，可将其分为以下 6 类[3]。

1. 苯巴比妥样诱导剂(phenobarbital-like inducers)

这类诱导剂包括苯巴比妥类、苯妥英、卡马西平和2-乙酰氨基芴等。苯巴比妥类诱导剂主要通过直接或间接方式作用于CAR,增加相应的CYP450s的mRNA转录,进而增加酶蛋白水平和活性,主要的靶酶是CYP2Bs(如CYP2B1、CYP2B2和CYP2B6)。苯巴比妥样诱导剂也诱导CYP3As、CYP2Cs和一些药物转运体如P-gp、OATPs、BCRP和MRP2等的表达。苯巴比妥类诱导剂往往存在种属差异性。例如,6-(4-氯苯基)咪唑[2,1-b]噻唑-5-甲醛O-(2,4-二氯苯基)肟(CITCO)仅激活人的CAR,而1,4-双-[3,5-二氯吡啶氧基]苯(TCPOBOP)仅激活大鼠和小鼠的Car。此外,一些苯巴比妥样诱导剂对PXR也有一定的激活作用(表8-4)。

表8-4 几种激活人苯巴比妥样诱导剂[3,12,13]

来源	诱导剂
药物	对乙酰氨基酚、丁丙诺啡、安乃近、丙戊酸钠、青蒿素及其衍生物、依法韦仑、奈韦拉平、利匹韦林、依曲韦林、地西泮、环磷酰胺、异磷酰胺、西立伐他汀、辛伐他汀、氟伐他汀、苯妥英钠、苯巴比妥、卡马西平、磺胺类、噻唑烷-4-酮
固醇类	脱氢表雄酮、5β-孕烷-3,20-二酮、己烯雌酚
天然产物	高良姜素、白杨素、黄芩素、没食子酸、白藜芦醇
环境化学	二氯联苯三氯乙烷(DDT)、甲氧氯普胺、氯菊酯
其他	CITCO、磷酸三甲酚酯

2. 利福平样诱导剂(rifampicin-like inducers)

这类诱导剂包括利福平、地塞米松、克霉唑和利托那韦等(表8-5)。这类诱导剂主要通过直接或间接激活PXR,诱导多种酶和转运体的转录。与苯巴比妥类不同的是,利福平样诱导剂对CYP3As诱导作用强于CYP2Cs和CYP2Bs。这类诱导剂也诱导P-gp、MRP2、MRP3和OATPs等药物转运体的表

表8-5 几种利福平样诱导剂[12,14-16]

来源	诱导剂
药物	利福平、米非司酮、SR12813、尼非地平、地尔硫䓬、克霉唑、利福霉素、卡马西平、唑吡坦、氯雷他定、奥美拉唑、阿托伐他汀、氟哌啶醇、睾酮、吲哚美辛、华法林、罗格列酮、苯巴比妥、瑞舒伐他、沙奎那韦、他莫昔芬、对乙酰氨基酚、丁丙诺啡、安乃近、丙戊酸钠、青蒿素及其衍生物、依法韦仑、奈韦拉平、利匹韦林、依曲韦林、地西泮、环磷酰胺、异环磷酰胺、西立伐他汀、辛伐他汀、氟伐他汀、醋竹桃霉素、螺内酯、美替拉酮、氯丙嗪、保泰松、磺吡酮

续 表

来 源	诱 导 剂
固醇类	脱氢表雄酮、5β -孕烷- 3, 20 -二酮、己烯雌酚、炔雌醇、孕酮、可的松、17α -羟孕酮、17α -羟孕烯醇酮、地塞米松
植物	贯叶金丝桃素、高良姜素、白杨素、黄芩素
其他类	硫丹

达。类似苯巴比妥样诱导剂,利福平样诱导剂也存在种属差异性,如 PCN 主要激活大鼠和小鼠的 Pxr,而利福平主要激活人的 PXR。一些利福平样诱导剂对CAR 也呈现一定的激活作用。

3. 多环芳香烃样诱导剂(polycyclic aromatic hydrocarbon-like inducers)

这类诱导剂包括多环芳香烃类(3 -甲基胆蒽、苯并[α]芘、苯并[α]蒽)、吩噻嗪类、β -萘黄酮、7,8 -二黄酮、植物吲哚类(吲哚- 3 -乙腈、吲哚- 3 -甲醇和玫瑰树碱)、炭烤牛肉、烟草、原油、多氯联苯类(如 Aroclor 1254)和质子泵抑制剂(如奥美拉唑、兰索拉唑和泮托拉唑)等。

这类诱导剂通过直接或间接方式激活细胞质中芳香烷烃受体(aryl hydrocarbon receptor,AhR),使其与配体结合,受体-配体复合物转移到细胞核,诱导相应 CYP450s 的 mRNA 转录和蛋白表达。主要诱导的酶是 CYP1As 和CYP1Bs 家族(包括 CYP1A1、CYP1A2 和 CYP1B1 等)。

4. 乙醇样诱导剂(ethanol-like inducers)

这类诱导剂包括咪唑、异烟肼、丙酮和吡唑等。这类诱导剂通过不同机制诱导 CY450s,主要的靶酶是 CYP2E1。

5. 过氧化酶体增殖剂样诱导剂(peroxisome proliferator-type inducers)

苯氧酸类降血脂药物可特异性诱导 CYP4As 的表达,这种诱导作用主要是通过过氧化酶体增殖剂激活受体(peroxisome proliferator activated receptor,PPAR)介导的。活化的 PPAR 与 RXR 形成异源二聚体,随即与其靶基因启动子上过氧化酶体增殖物反应元件(peroxisome proliferator response element,PPRE)结合,启动基因转录。有 3 种 PPAR 亚型,分别是 PPARα(NR1C1),PPARβ/δ(NRC2)和 PPARγ(NRC3)。其中,PPARα 主要在肝脏表达,除调节介导过氧化酶体和线粒体 β -氧化代谢酶及微粒体 ω -羟化代谢酶外,PPARα也参与 I 相代谢酶和 II 相代谢酶调控[17,18]。

6. 非 CYP450s 诱导

除诱导 CYP450s 外,诱导剂也可能诱导其他的药物代谢酶。表 8 - 6 列举了一些非 CYP450s 及其诱导剂。

表 8 - 6　几种非 CYP450s 及其诱导剂[4]

非 CYP450s	诱　导　剂
环氧化物水合酶	2 -乙酰氨基芴、艾氏剂、氯化三联、狄氏剂、乙氧基喹、黄樟素、3 -甲基胆蒽、苯巴比妥、反式-1,2 -二苯乙烯氧化物
葡萄糖醛酸转移(UGT)	狄氏剂、黄樟素、3 -甲基胆蒽、苯巴比妥、多卤联苯、TCDD、利福平
NADPH - CYP450 还原酶	2 -乙酰氨基芴、狄氏剂、黄樟素、苯巴比妥、多卤联苯、反式-1,2 -二苯乙烯氧化物
谷胱甘肽硫转移酶(GST)	2 -乙酰氨基芴、3 -甲基胆蒽、苯巴比妥、TCDD、反式-1,2 -二苯乙烯氧化物
细胞色素 b5	2 -乙酰氨基芴、丁基羟基甲苯、灰黄霉素

注：TCDD,四氯二苯并二噁英。

第二节　化学异物受体与药酶诱导

药物包括化学异物通过作用相应的受体,即化学异物受体(xenobiotic receptors,XR),可诱导药物 I 相代谢酶、II 相代谢酶和转运体基因表达[15,16]。广泛研究的化学异物受体主要包括 PXR、CAR、PPARα 和 AhR 等。其中,PXR、CAR 和 PPARα 等属于(孤)核受体。激活的 CAR、PXR 和 PPARα 与伴侣核受体(retinoid X receptor,RXR)形成异型二聚体,与启动子中相应应答元件(response elements)结合,启动靶基因转录。AhR 不属于核受体家族,它属于 Per - ARNT - Sim(PAS)家族,激活的 AhR 与芳烃受体核转换子结合(aryl hydrocarbon receptor nuclear translocator,ARNT)形成异源二聚体,与靶基因启动子中相应应答元件结合,启动靶基因转录。这 4 种化学异物受体主要表达在肝和肠,尤其是肝。在靶基因上存在重叠,协同完成肝和肠中相应代谢酶和转运体的表达(图 8 - 1)。

一、(孤)核受体[3,19,20]

多数药物是通过激活(孤)核受体而诱导相应药物代谢酶和转运体表达

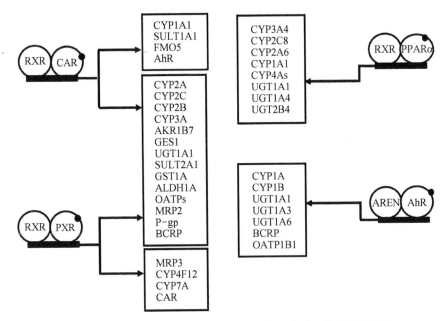

图 8 - 1 CAR、PXR、PPARα 和 AhR 靶基因的差异性及其重叠性

的。通常,这些核受体主要以复合物的形式存在于胞质中。与激活剂或配体结合后,复合物解离,进入细胞核与 RXR 结合形成复合物,随后激活相应靶基因,启动靶基因转录。核受体在核-质间的穿梭需要有核定位信号(nuclear localization signal,NLS)和核输出信号(nuclear export signal,NES)参与。核受体在细胞中定位取决于核定位信号与核输出信号的功能平衡。

核受体具有几个独立、相互作用的功能调节器。在氨基端有高度保守的 DNA 结合域(DNA-binding domain,DBD)和在羧基端有保守程度较低的配体结合域(ligand binding domain,LBD)。在 DNA 结合域和配体结合域间存在连接域,一旦配基与受体结合,该区域的螺旋状构象发生改变,允许与共激活因子(coactivator)结合,最终导致核受体定位和激活。在 N 端和 C 端各有一个转录激活结构域(transactivation domain),分别定义为 AF - 1 和 AF - 2。AF - 1 主要介导非配体依赖性受体激活,而 AF - 2 介导配体依赖性受体激活和非配体依赖性受体激活。活化的受体通过 DNA 结合域与靶基因特异性应答元件结合,而配体结合域调节受体定位,二聚体和共激活子的招募。DNA 结合区域有两个 C4 -类型锌指(C4 - type zinc finger),连接受体与靶基因的启动子,该区域称为化学异物应答元件(xenobiotic response elements,XRE)。DNA 结合域能识别应答元件。XRE 含有 2 个相同的六碱基聚体(即 ACAACA 或 AGGTCA)。六碱基聚体间被 3~6 个碱基分开,以反向重复序列(inverted repeat,IR)、外翻重复序列(everted repeat,ER)或同向重复序列(direct repeat,DR)方式进行识别(图 8-2)。配体结合域变化较大,位于受体的 C 端,为配体的结合点。例如,PXR 受体的配体结合域为类似的三层螺旋折叠结构。配体与其结合后诱导配体结合域折叠的构象变化,招募蛋白辅助激活因子和辅助调节子如类固醇受体辅助激活子(steroid receptor co-activator,SRC)等,启动基因转录。

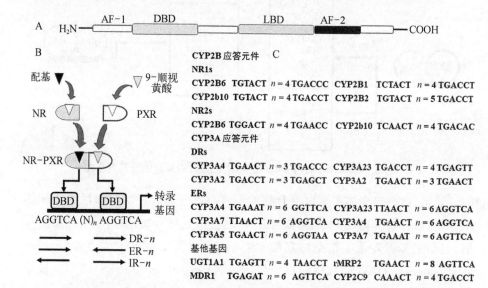

图 8-2　A. 核受体的基本结构。**AF-1** 和 **DNA** 结合域在 **N** 端,而 **AF-2** 和配体结合域在 **C** 端。**B.** 核受体识别靶基因启动元件,核受体以 n 间隔碱基对同向重复序列,反向重复序列或外翻重复序列(**ER-n**)识别并与 **AGGTCA** 结合。**C. PXR** 和 **CAR** 识别靶基因(*CYP3A* 和 *CYP2B* 等)应答元件

1. CAR[19,20]

CAR 主要在肝脏中表达。主要的靶基因是 *CYP2Bs*。在没有配体存在情况下,CAR 主要滞留在胞质中,与热激蛋白 90(heat-shock protein 90,HSP90)、CAR 胞质滞留蛋白(CAR cytoplasmic retention protein,CCRP)和蛋白磷酸酯酶 1β 膜结合亚基(membrane-associated subunit of protein phosphatase 1β,PPP1R16A)等形成复合物。CAR 激活的第一步细胞内 CAR 核迁移,与 PXR 形成异型二聚体,并招募相关转录因子,随后与靶基因应答元件结合,启动基因转录。

CAR 靶基因的启动子中应答元件常含直接重复序列六聚物(AGGTCA)且

被 3~5 个碱基分开，CAR－RXR 二聚体直接作用于应答元件结合，启动基因转录。例如，在 CYP2B 基因编码上游－2 318~－2 155 有 163 bp 的序列，该序列为苯巴比妥应答元件（phenobarbital-response element）。苯巴比妥应答元件有两个核受体结合点（NR1 和 NR2）和一个核因子 1（nuclear factor 1，NF1）结合点。其 NR1 高度保守，人与动物只有一个碱基的差别。

体外试验显示，雄甾烯醇和雄甾烷醇可能是 CAR 内源性配体，但它们属于反向 CAR 激动剂，可以抑制小鼠 Car 激活，干扰 CAR 与共调节因子如类固醇受体辅活化子 1（steroid receptor coactivator 1，SRC－1）结合。小鼠 Car 选择性激动剂 TCPOBOP 可以逆转雄烷类抑制 Car 活性，促进 Car 与 SRC－1 相互作用。但这种体外试验中雄甾烯醇和雄甾烷醇浓度是体内浓度的数倍，因此这两种化合物似乎不是真正的内源性 CAR 配体。

CAR 独有特性是原代肝细胞和永生细胞 CAR 激活机制不同。在原代肝细胞和在体肝细胞中，CAR 主要滞留于胞质，与伴侣蛋白形成复合物，与配体结合后，迁移到细胞核，之后才能激活 CAR 介导的靶基因转录。而在永生化细胞（如 HepG2 细胞）中，CAR 主要滞留在细胞核，在无 CAR 或 CYP2B 诱导剂存在下，也能启动相应靶基因转录。苯巴比妥类药物引起的 CAR 激活分两步：CAR 首先从胞质迁移至细胞核，与 PXR 形成异型二聚体，并招募相关蛋白因子如 SCR1 和糖皮质激素受体相互作用蛋白 1（glucocorticoid receptor interacting protein 1，GRIP1），形成复合物，随后与相应靶基因的启动子中应答元件结合，启动靶基因转录。CAR 的核迁移是十分重要的，也是苯巴比妥类诱导剂激活的第一步。这一过程涉及 CAR 蛋白去磷酸化。磷酸酯酶 2A（protein phosphatase 2A，PP2A）抑制剂冈田酸可以抑制依赖于苯巴比妥的 CAR 激活和 CYP2B10 的诱导，但不能抑制 HepG2 中 CAR 介导的报告基因激活。一般认为，CAR 激活剂通过直接（配体依赖性）激活和间接（非配体依赖性）激活两种机制激活 CAR 介导的靶基因转录（图 8－3）。

CAR 直接激活作用：通常，CAR 在胞质中与 HSP90 和 CCRP 等伴侣蛋白形成复合物。一旦与配体结合，这些伴侣蛋白即解离，CAR 迁移到细胞核。在细胞核，活化的 CAR 与 PXR 形成异型二聚体，招募共激活剂（GRIP1 和 SRC－1），形成复合物，随即结合到相应的靶基因中与应答元件结合，启动靶基因转录。这类药物包括小鼠 Car 激动剂 TCPOBOP、人 CAR 激动剂 CITCO 及 CAR 反向激动剂雄甾烯醇、雄甾烷醇、青蒿素、克霉唑和 PK11195 等。

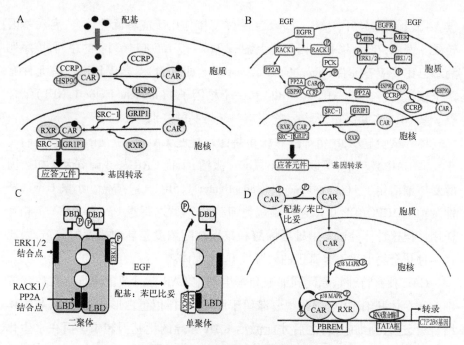

图 8-3　CAR 激活的可能机制

A. 直接激活作用；B. 间接活化作用；C. CAR 激活模型；D. p38 MAPK 参与介导 CAR 激活/失活

　　CAR 间接活化作用：在胞质中，CAR 的 Thr38 被磷酸化，处于失活状态。EGFR 激活促使 ERK1/2 磷酸化，磷酸化的 ERK1/2 结合到 CAR 上的化学异物响应域，阻止 CAR 去磷酸化。EGFR 激活也可以通过活化 C 激酶受体 1（receptor for activated C kinase 1，RACK1）的 Tyr52 磷酸化，阻止 RACK1 与 CAR 相互作用和阻止 PP2A 促使 Thr38 去磷酸化。苯巴比妥与 EGF 竞争结合 EGFR① 抑制 EGFR 下游信号分子 ERK1/2，ERK1/2 去磷酸化，促使从 CAR 上的化学异物响应域解离，CAR Thr38 去磷酸化；② RACK1 Tyr 52 去磷酸化，招募 PP2A 与 CAR 蛋白复合物结合，促使 CAR Thr38 去磷酸化，诱导 CAR 核迁移。

　　在 CAR 二聚体界面存在 PP2A/RACK1 结合位点。EGFR 激活促进二聚体形成。CAR 配基如 CITCO 直接与 CAR 结合，促使二聚体解离，苯巴比妥抑制 EGFR 下游信号通路促使二聚解离体，暴露 PP2A/RACK1 结合位点，利用 PP2A 和 RACK1 与其结合，促进 CAR 去磷酸化[19,20]。

　　其他信号分子也参与 CAR 介导的转录活性。核中 p38 MAPK 对 CAR 介导的转录活性双向调控作用。活化的 CAR 召集 p38 MAPK 并使其结合到

CYP2B 启动子的苯巴比妥相应元件（PBREM），随即召集活化的 RNA 聚合酶Ⅱ，激发转录。随后，磷酸化 CAR 的 Thr38 使其失活，并排入胞质。图 8-3D 显示 p38 MAPK 与 CAR 活化与失活的关系。

CAR 激活作用存在的种属差异，如 TCPOBOP 被认为是强的小鼠 Car 激动剂，但不能激活大鼠 Car 和人 CAR。CITCO 是人 CAR 激动剂。雄甾烷醇可抑制小鼠 Car，但不能抑制人 CAR，而克霉唑可抑制人 CAR，而不能抑制小鼠 Car。睾酮和孕酮可抑制小鼠 Car 激活，雌二醇激活小鼠 Car，但这种现象在人 CAR 未发现。这种 CAR 激活种属差异性可能是用动物结果预测人诱导作用失败的重要原因之一。

2. PXR[19,20]

PXR 又称 SXR（steroid X receptor）和 PAR（pregnane-activated receptor）。PXR 主要在动物和人的肝、肠中表达，在其他组织如肾、肺中也有表达。PXR 主要靶基因是 *CYP3A4*。石胆酸可能是 PXR 内源性配体。PXR 主要存在于胞质，常与 HSP90 和 CCRP 等伴侣蛋白形成复合物，一旦与配体结合，复合物解离，便诱导 PXR 核迁移。尽管人 PXR 也存在于永生细胞核中，但不同于 CAR，在没有激动剂存在下，PXR 蓄积并不表现自激活作用。PXR 激活作用包括直接激活作用和间接激活作用（图 8-4）。

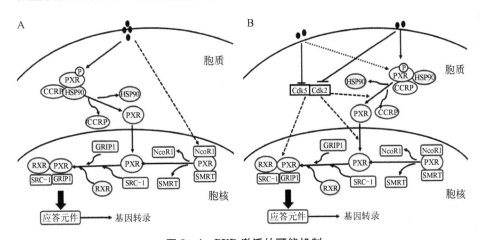

图 8-4 PXR 激活的可能机制

A. 直接激活作用；B. 间接激活作用

直接激活作用：在没有配体存在条件下，滞留在核中的 PXR 往往被阻遏物如维 A 酸/甲状腺受体沉默调节剂（silencing mediator of retinoid and thyroid receptors,SMRT)和核受体阻遏子 1(nuclear receptor corepressor 1,NcoR1)沉默,这可以解释尽管 PXR 也出现在 HepG2 细胞核中,并不出现自激活作用。配体与 PXR 结合导致这些阻遏物如 SMRT 和 NcoR1 解离,PXR 与 RXR 形成异型二聚体,招募激活因子如 SRC-1 和 GRIP1 形成复合物,并结合到启动子中应答元件。其应答元件含有 DR3-5 或 ER6 特性的两个六聚物(AGGTCA)。PXR 激活启动转录的靶基因包括 CYP450s、UGTs、SULTs、GSTs、一些药物转运体、醛脱氢酶和氨基酮戊酸盐合成酶等。PXR 的配体化学结构没有共性,这可能与 PXR 的配体结合域独特结构有关。PXR 的配体结合域有一个大的(1 280~1 600 Å)和易弯曲的球体配体结合包,能结合不同大小和形态结构的配体,包括药物和环境化学物。

间接激活作用:PXR 激活也受到一些信号通路的影响。例如,福司可林引起的 PKA 激活能加强 PXR 介导的 CYP3A 诱导,相反,PKC 激活显著抑制 PXR 介导的报告基因和靶基因的表达,这可能与其影响 PXR 蛋白磷酸化水平有关。PXR 分子中 Thr 290 的去磷酸化被认为是化学异物诱导 PXR 核迁移所必需的。用蛋白磷酸酶促使 Thr290 去磷酸化,促进 PXR 核迁移,相反用 $Ca^{2+}/$钙调素依赖的蛋白激酶 II 促使 Thr290 磷酸化则抑制 PXR 核迁移,冈田酸能够完全抵消 PXR 活性。抑制 Cdk2 可诱导 PXR 介导的报告基因表达,相反激活 Cdk2 则抑制 PXR 介导的 CYP3A4 表达。类似,Cdk5 信号通路激活也能抑制 PXR 介导的 CYP3A 基因的表达,且可以被 Cdk5 基因沉默或 Cdk5 抑制剂逆转。

PXR 激活剂介导的诱导存在动物种属差异性。例如,利福平在人和兔中为有效诱导剂,但在大鼠和小鼠中无诱导作用。相反,PCN 是大鼠和小鼠 Pxr 强诱导剂,而对人 PXR 和兔的 Pxr 几乎无活性。SR12813 可激活人 PXR,但不能激活大鼠和小鼠 Pxr。动物种属间 PXR 的 DNA 结合域序列 95% 是相同的,而配体结合域只有 75%~80% 的氨基酸序列相同,这可能是引起种属差异性的分子基础。

CAR 与 PXR 存在交叉作用现象。苯巴比妥同时诱导 CYP2B 和 CYP3A,利福平也是 CYP2B 和 CYP3A 典型诱导剂。这种 CAR 与 PXR 交叉作用存在种属差异。例如,在 Pxr 缺陷的小鼠中,苯巴比妥和克霉素均能有效地诱导 Cyp3a 表达,且苯巴比妥的诱导作用比野生型小鼠的作用更强,但在 Car 缺陷的小鼠中,苯巴比妥和 TCPOBOP 不能诱导 Cyp2b10 表达。在肥

胖 Zucker 大鼠中,Car 低表达,而 Pxr 水平的正常。苯巴比妥诱导肥胖
Zucker 大鼠肝 Cyp2b 和 Cyp3a 表达作用弱,但 PCN 呈现强的诱导作用,说明
在大鼠中苯巴比妥主要通过 Car 激活诱导 Cyp3a 和 Cyp2b 表达,而与 Pxr 无
关。PXR 激活剂如利福平、克拉霉素和苯巴比妥均可有效地诱导人
CYP2B6 和人 PXR 介导的苯巴比妥应答元件报道基因的表达。一些 PXR
激动剂如青蒿素也是 CAR 激动剂。CAR 反向激动剂克霉唑和 PK11195 也
是强效的 PXR 激活剂。

PXR 也参与 CYP2B6 和 P-gp 的诱导。在 *CYP2B6* 基因启动子的远端存
在异物响应增强调节器(xenobitic responsive enhancer module,XREM),异物响
应增强调节器可以与人 PXR 和人 CAR 结合并激活它们。在人原代肝细胞中,
利福平、苯巴比妥、苯妥英钠和克霉唑在诱导 CYP3A 表达的同时,也能诱导
CYP2B6 表达。利福平和尼非地平等也能显著诱导 P-gp、OATP1B1、MRP2 和
CYP7As 等的表达。

3. PPARα

PPARα 主要表达在肝脏,除了诱导 CYP4As 表达外,也诱导一些药物代谢
酶的表达。在人肝细胞中,PPARα 激动剂如吉非贝齐、非诺贝酸和氯贝酸等
可以诱导 CYP3A4、CYP2C8、CYP2A6、UGT1A4 和 UGT2B4 等的表达,但吉非
贝齐、非诺贝酸和氯贝酸不能激活 PXR[17,18],说明这种诱导作用不能通过
PXR 介导。有研究显示,在 CYP3A4 上游,至少有 3 个功能性 PPARα -结合域
(即 PBR -Ⅰ,-22 600/-23 100 bp;PBR -Ⅱ,-27 200/-27 800 bp 和 PBR -Ⅲ,
-28 500/-28 900 bp)。其中,PBR -Ⅱ 与异物响应增强调节器部分重叠。
PPARα/RXRα 以异源二聚体形式特异性结合到 3 个 DR1(direct repeat 1)域
和一个 DR1/DR2 域。其相对亲和力 DR1 - B>DR1 - D ≥ DR1/DR2 - C>
DR1 - A[21]。沉默 *PPARα* 基因可以显著降低人肝细胞中 CYP3A4、CYP1A1、
CYP1A2、CYP2B6、CYP2C8 和 CYP7A1 的 mRNA 表达[21]。苯扎贝特可以诱导
人原代肝细胞中 CYP2C8 mRNA 和蛋白质表达,但不能诱导 CYP2C9 和
CYP2C19 的表达。进一步研究显示,在 CYP2C8 启动子中存在 5 个 PPRE,即
DR1 - A(-2 772)、DR1 - B(-2 109)、DR1 - C(-2 039)、DR1 - D(-1 501)和
DR1 - E(-152)。定点突变和删除分析显示,DR1 - B 是 PPARα 介导的
CYP2C8 转录所必需的[22]。在 HepaRG 细胞中,PPARα 激动剂 WY14643 可以
诱导 CYP2C8 mRNA 表达和活性,而沉默 *PPARα* 基因可以显著降低 CYP2C8

的 mRNA 表达和活性。电泳迁移分析显示，PPARα 直接与 CYP2C8 转录起始位点上游的 DR1 域（$-2\,762/-2\,775$ bp）结合。CYP2C8 启动子上游含有 PBRs－A 和 PBRs－C，WY14643 诱导 PPARα 的活性达 4 倍以上，DR4－A 或 DR1－C 突变则可完全抵消基于 PPARα 介导的 CYP2C8 诱导效应，证实了 PBRs－A 和 PBRs－C 在 PPARα 介导的 CYP2C8 诱导中的作用[23]。

在 Caco－2 细胞中，PPARα 激动剂 WY14643、苯扎贝特、氯贝酸和邻苯二甲酸均可以诱导人 CYP1A1 mRNA。转染 PPARα 则增加 WY14643 诱导 CYP1A1 的 mRNA 表达。在 CYP1A1 启动子的$-931/-919$ 和$-531/-519$ 存在两个 PPRE，其可以与 PPARα/RXR 异源二聚体结合[24,25]。在 UGT2B4 和 UGT1A9 的启动子中也存在 PPRE[26,27]。在人肝细胞、HepG2 和 Huh7 细胞中，非诺贝特或 WY14643 均可以增加 UGT2B4 mRNA 表达。Pparα 敲除可以降低小鼠 Ugt2b 基础值和非诺贝特酸诱导的 UGT2B4 mRNA 表达[26]。非诺贝特可以诱导原代肝细胞 UGT1A9 表达。Wy14643 也能诱导转染 PPARα 的 HepG2 细胞中 UGT1A9 表达[27]。非诺贝特可以诱导野生型小鼠肝 Ugt1a9 表达，但 Pparα 基因敲除可以抵消非诺贝特诱导作用[27]。上述结果提示，WY14643 和非诺贝特诱导 UGT1A9 和 UGT2B4 表达是通过 PPARα 介导的[26,27]。

有多种机制诠释 PPARα 调控转录作用[28,29]，包括配体依赖性转录激活（ligand-dependent transactivation）、配体依赖性转录抑制（ligand-dependent transrepression）和非配体依赖性地抑制（ligand-independent repression）等（图 8－5）。

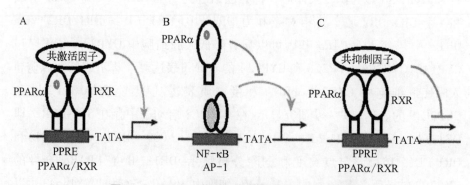

图 8－5 PPARα 激活和抑制基因表达机制示意图

A. 配体依赖性转录激活；B. 配体依赖性转录抑制；C. 非配体依赖性地抑制

（1）配体依赖性转录激活：活化的 PPARα/RXR 募集共激活因子形成复合物，后者调整染色质结构和易化与靶基因启动子中 PPRE 结合。已鉴定的共激活因子包括 CREP 结合蛋白（CREB-binding protein，CBP）/P300、SRC/p160 家族、PPARα 结合蛋白（PPARα-binding protein，PBP）/介体亚基 1（mediator subunit - 1，MED - 1）等。其中，CBP/P300 和 SRC/p160 家族兼有组蛋白乙酰化转移酶活性。PBP/MED - 1 可以稳定共激活因子和 RNA 聚合酶 Ⅱ 复合物，并促使直接与结合 DNA 的 PPARα/RXR 异源二聚体结合。

（2）配体依赖性转录抑制：PPARα 通过抑制某些转录因子如 NF - κB 和 AP - 1 活性抑制某些基因的表达。与转录激活和抑制不同，这种转录抑制并不涉及与受体应答元件结合。

（3）非配体依赖性地抑制：在无配体存在下，PPARα 可以直接抑制其靶基因的转录。这种作用可能与共抑制因子募集有关，后者拮抗共激活因子复合物的作用。例如，共抑制因子 NCoR 和 SMRT 复合物含有组蛋白去乙酰化酶 3（histone deacetylase3，HDAC3）、TBLP1（transducin beta-like protein - 1）和 TBLR1（TBL1-related protein）等。这些因子可以与系列非配体的核受体相互作用，调节转录抑制。

PPARα 激活引起 CYP450s 的诱导存在种属差异。WY14643 不能诱导小鼠肝 Cyp3a[30]，但在人源化 CYP3A4 小鼠中，WY14643 仍然可以显著诱导小鼠人 CYP3A4 表达，这可能与小鼠 Cyp3a 基因缺乏功能性 PPRE 位点有关。染色质免疫沉淀技术分析显示，鼠 Pparα 是可以与 PBR -Ⅲ 和 PBR -Ⅱ 结合的[21]。在大鼠中，AhR 激动剂苏丹Ⅲ可以诱导 CYP1A1 和 CYP1A2 表达与活性，氯贝酸可以拮抗苏丹Ⅲ对 CYP1A1 和 CYP1A2 的诱导作用，但氯贝酸不能抑制 HepG2 细胞中苏丹Ⅲ诱导 CYP1A1 表达作用，这可能与 HepG2 细胞中 PPARα 表达低有关。在转染 PPARα 的 HepG2 细胞中，氯贝酸可以抑制降低 AhR 表达和降低苏丹Ⅲ引起 CYP1A 表达诱导，这种抑制作用与 PPARα 转染量正相关，提示氯贝酸对 CYP1A1A 的抑制作用是通过激活 PPARα 介导的，后者可能与抑制 AhR 有关[31]。肝细胞株中结果与在 Caco - 2 细胞中结果是相反的。在 Caco - 2 细胞中，氯贝酸可以诱导人 CYP1A1 mRNA[25]。AhR 激动剂 3 -甲基胆蒽和 WY14643 合用会增加 CYP1A1 表达[32]。

二、AhR[19,20]

AhR 主要靶基因是 *CYP1A1*、*CYP1A2*、*CYP1B*、*UGT1As* 和 *BCRP*。尽管

AhR 不属于核受体,但在功能上与 CAR 和 PXR 相似,可诱导多种药物代谢酶和转运体表达,影响药物体内处置。未激活 AhR 主要滞留在细胞质中,与 HSP90、乙肝病毒相关蛋白 2(HBV X-associated protein 2,XAP2)和 P23 形成复合物。不同于 CAR 和 PXR,未与配体结合的 AhR 几乎完全滞留在所有永生细胞的胞质中。AhR 可以被多环芳香烃类(如 3-甲基胆蒽)、卤代烃类化合物(如 TCDD)、药物(如奥美拉唑)和内源性物质(如胆红素)等激活。AhR 激活方式包括直接(配体依赖性)激活作用和间接(非配体依赖性)激活作用(图 8-6)。

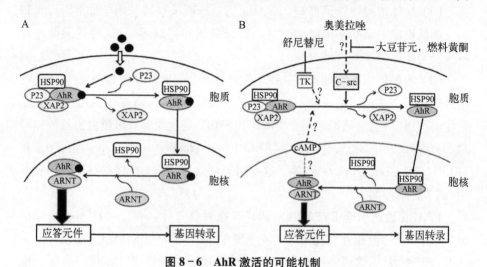

图 8-6 AhR 激活的可能机制

A. 直接激活作用;B. 间接激活作用; -----▶ 表示抑制

(1)直接激活作用:TCDD 是目前发现的最强的 AhR 激动剂。与配体结合后,XAP2 和 P23 与 AhR 复合物解离,以 AhR-HSP90 复合物形式进行核迁移。一旦进入细胞核,AhR 与 HSP90 解离,与 ARNT 形成二聚体。AhR-ARNT 复合物结合到靶基因的应答元件,激活靶基因。AhR 蛋白由两个多功能的结构域:碱性螺旋-环-螺旋(bHLH)域和 PAS 域,后者进一步分为 PAS-A 域和 PAS-B 域。bHLH 域在 N 端含有核定位信号和核输出信号。这种结构是 AhR 核迁移、ARNT-AhR 二聚体形成、DNA 结合及与 HSP90 相互作用所必需的。AhR 的 PAS-A 域有助于 ARNT-AhR 二聚体形成,而 PAS-B 域调节配体结合和可与 HSP90 相互作用。PAS 缺失可导致 AhR 完全滞留在细胞核,无须配体激活。这提示 PAS 含有保证 AhR 停留在胞质中的功能调节器。

(2)间接激活作用:尽管奥美拉唑能够促进 AhR 核迁移和诱导 AhR 介导

的 CYP1A1 表达,但不能与 AhR 直接结合。一些酪氨酸激酶抑制剂染料木黄酮或酪蛋白激酶抑制剂大豆苷元可以抑制奥美拉唑介导的 AhR 激活和 CYP1A1 诱导,但不影响 TCDD 引起的 AhR 激活。胰岛素处理也可抵消奥美拉唑引起的 AhR 激活,仅轻微影响 TCDD 激活 AhR。cAMP 调节 AhR 在细胞定位,增加 AhR 核迁移。C-src 信号通路抑制可以减弱 TCDD 介导 AhR 直接激活作用和奥美拉唑引起的 AhR 间接激活作用,证实 C-src 也是保持 AhR 功能的所必需的。此外,酪氨酸激酶抑制剂舒尼替尼也可间接激活 AhR。

三、AhR、CAR、PPARα 和 PXR 交互作用

AhR 与 CAR、PXR 和 PPARα 在靶基因上存在交互作用。例如,UGT1A1 和 BCRP 靶基因也可以被 CAR 和 PXR 激活。又如,奥美拉唑硫化物是 AhR 拮抗剂,在 CYP3A4 作用下,可以转化为 AhR 激活剂奥美拉唑。例如,在小鼠肝 H-1c1c7 和 HepG2 细胞中,奥美拉唑硫化物呈现出 AhR 拮抗剂作用。但人肝细胞经利福平处理后,奥美拉唑硫化物则呈现出 AhR 激活作用,这种作用可以被酮康唑逆转。代谢分析显示,足够量奥美拉唑硫化物可转化为奥美拉唑,证实了 PXR/CYP3A4 与 AhR 的交互作用。在 HepaRG 和人原代肝细胞中,AhR 激动剂 TCDD 激活可显著降低利福平介导的 CYP3A4 mRNA 表达,相反,敲除人原代肝细胞中 AhR 则增加基础和利福平介导的 CYP3A4 mRNA 表达[33]。有文献报道,在野生型小鼠和 *Pparα* 基因敲除小鼠中,全氟癸酸均能诱导 CYP2B10 的表达,但 *Pparα* 基因敲除小鼠中的诱导作用更强。*Pparα* 基因敲除可显著降低全氟癸酸对 CYP4A14 的诱导作用,Car 敲除可以完成消除全氟癸酸对 Cyp2b10 的诱导作用。全氟癸酸诱导 CYP2B10 和 CYP4A14 的机制是不同的,前者是激活 Car 通路,后者与 Pparα 通路激活有关。Pparα 本身似乎对 Car 激活有一定的抑制作用[34]。类似地,吉非贝齐可显著诱导小鼠肝 CYP3A11、CYP2B10 和 CYP4A10 mRNA 的表达,*Pparα* 基因敲除可以显著增加吉非贝齐对 CYP3A11 和 CYP2B10 mRNA 表达的诱导作用,而显著降低吉非贝齐对 CYP4A10 诱导作用,上述结果显示 PPARα 激活同时可能抑制 PXR 和 CAR 的激活[33,34]。

四、药物代谢酶及核受体在内源性物质代谢中作用[3]

CYP450s 也参与许多内源性物质如类固醇、胆固醇、脂类和胆酸的代谢。一些内源物质也影响 CAR 和 PXR 活性与表达。例如,牛磺酸增加利福平诱导

的 CYP3As,但不影响苯巴比妥,生育酚诱导 CYP3A4 和 CYP3A5 表达。类固醇激素包括合成的糖皮质激素、孕烷衍生物、孕酮羟化代谢产物、可的松、氢化可的松、雌二醇、羟基睾酮和脱氢表雄酮及其他类固醇类,可不同程度地激活 PXR。孕酮和 17β-雌二醇可激活 CAR,而 17α-乙炔基-3,17β-雌二醇、雄激素和雄甾醇可抑制 CAR 活性。3-酮石胆酸、石胆酸和熊脱氧胆酸可以激活 PXR,胆酸、鹅脱氧胆酸和脱氧胆酸对 PXR 也有一定程度的激活作用,这提示 PXR 可以作为胆汁淤积症的靶点。实际上,利福平、苯巴比妥和熊脱氧胆酸已用于缓解胆汁淤积症状。除促进胆酸代谢外,PXR 也能抑制 CYP7A1 的表达,该酶是胆固醇代谢为胆酸的限速酶,可防止更多的胆酸形成。药物代谢相关的核受体也可能参与胆固醇与氧化固醇的平衡调节。与野生型小鼠相比,胆酸和一些药物在 Car 和 Pxr 缺陷小鼠中显示出严重的毒性作用。药物代谢相关的核受体参与胆红素的代谢,如在 Car 或 Pxr 缺陷的小鼠血浆中胆红素显著升高。炎症引起的细胞因子水平升高可以引起肝 CYP450s、CAR 和 RXR 水平降低。近来研究显示,CAR 和 PXR 不但参与药物代谢,而且参与糖和脂质代谢平衡过程,如他汀类药物引起的血糖紊乱与肝 PXR 激活有关。此外,AhR 与肥胖和能量代谢紊乱有关。AhR 激活可以缓解高脂饮食引起肥胖和胰岛素抵抗等。前述 PPARα 主要诱导介导脂肪酸代谢的 ACOX 和 CYP4As 的表达,同时血浆中不饱和脂肪酸以及 ACOX 和 CYP4As 介导的代谢产物也是天然的 PPARα 激动剂[35]。例如,血清中亚油酸过氧化代谢产物己醛是通过激活 PPARα 而诱导 CYP1A1 表达的[25]。

第三节　典型药物代谢诱导剂

一、利福平

利福平为广谱的抗结核病的药物。在临床应用时发现,利福平可显著降低与其合用的药物疗效或血药浓度。这种现象与诱导多种药物代谢酶和药物转运体表达有关[4,36]。

1. 利福平诱导 CYP450s 活性

利福平为典型的 PXR 激动剂,通过 PXR 诱导 CYP3A4、CYP1A1、CYP2C8、

CYP2C9、UGTs、SULTs 和羧酸酯酶等的表达。

根据清除率改变或 AUC 及血药浓度改变程度[3,36]，可将药物分为 4 类（表 8-7）。

表 8-7 利福平对药代动力学的影响程度[3,36~42]

分类	指 标	代 表 药 物
I	AUC 变化 > 80%	阿芬太尼、咖啡因、环己烯巴比妥、阿普唑仑、丁螺环酮、咪达唑仑、三唑仑、奎宁、克拉霉素、氨苯砜、伊曲康唑、酮康唑、地拉夫定、茚地那韦、奈非那韦、沙奎那韦、普罗帕酮(老人)、奎尼丁、苯丙香豆素、华法林、普萘洛尔、尼非地平、尼伐地平、维拉帕米、辛伐他汀、西罗莫司、异环磷酰胺、罗派卡因、他莫昔芬、茶碱、吡喹酮、利托那韦、氧可酮(口服)、$S-(+)-$氯胺酮(口服)
II	AUC 变化为 50%~80%	美沙酮、瑞格列奈、苯妥英钠、氟哌啶醇、地西泮、唑吡坦、多西霉素、柳氮磺吡啶、安瑞那韦、沙奎那韦、丙吡胺、奎尼丁(静脉注射)、华法林、氟伐他汀、泼尼松龙(口服)、环孢素 A、他克莫司、普伐他汀、昂丹司琼、氧可酮(静脉注射)
III	AUC 变化为 30%~50%	塞来昔布、格列本脲、格列美脲、拉莫三嗪、丙戊酸钠、硝西泮、甲硝唑(静脉注射)、新生霉素、培氟沙星、奈韦拉平、利托那韦、齐多夫定、氯沙坦、美西律、普罗帕酮、金雀花碱、比索洛尔、美托洛尔、他林洛尔、特他洛尔、地高辛、泼尼松龙(静脉注射)、口服避孕药、非索非那丁、塞利洛尔
IV	AUC 变化 < 30%	吗啡、对乙酰氨基酚、格列吡嗪、氟康唑、依法韦仑、利多卡因、妥卡尼、可乐定、尼可地尔、醛固酮、西咪替丁、$S-(+)-$氯胺酮(静脉注射)

I 类：AUC 改变程度大于 80%。这类药物大多是 CYP3A4 底物，如咪达唑仑、环己烯巴比妥、阿普唑仑、三唑仑、维拉帕米、尼非地平等。对于这类药物，利福平的使用往往会抵消药物的疗效，使治疗失败，应禁止两者合用。

II 类：AUC 改变程度在 50%~80%，如环孢素 A、他克莫司、华法林、苯妥英钠、地西泮和沙奎那韦。这类药物与利福平合用，也会降低治疗效果，原则上不宜合用。如必须合用，应考虑增加药物的剂量。

III 类：AUC 改变程度在 30%~50%。这类药物与利福平合用后，有可能会降低疗效，注意调整剂量，如口服避孕药、地高辛、拉莫三嗪和普罗帕酮等。这类药物合用利福平时，由于代谢诱导作用，应考虑增加剂量。

需要注意的是，对于 II 类和 III 类药物，停用利福平后，应注意降低其剂量。

IV 类：AUC 改变程度小于 30%，可能不会改变药物的治疗效果，如吗啡、对乙酰氨基酚和西咪替丁等。

2. 利福平诱导药物转运体表达

利福平除了诱导 CYP450s 等药物代谢酶外，也诱导一些药物转运体如 P-gp、MRPs 和 OTAP1B1 等的表达。P-gp 底物往往也是 CYP3A4 的底物。因此,利福平对药物处置影响往往是诱导 CYP3A4 和 P-gp 表达综合结果。

3. 诱导的时间依赖性和停药后的可恢复性[36,37]

有研究者研究了利福平对维拉帕米血药浓度的影响。即受试者每天口服 120 mg 维拉帕米,4 天后血药浓度达稳态,第 5~16 天同时服用 600 mg 利福平,分析在服用利福平过程中和停用利福平后血浆中 S-维拉帕米和 R-维拉帕米的谷浓度及第 4 天、第 6 天和第 24 天的 AUC(图 8-7)。

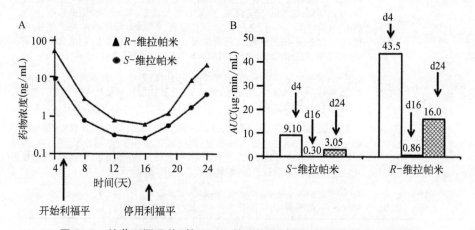

图 8-7 给药利福平前(第 4 天),给利福平过程和停用利福平后血浆中
S-维拉帕米和 R-维拉帕米的平均谷浓度(A);第 4 天(d4)、
第 6 天(d16)和第 24 天(d24)的 AUC(B)[37]

给药方案:维拉帕米每天 2 次,120 mg 消旋体连续 24 天;第 5~16 天同服利福平,剂量 600 mg/d

图 8-7 显示,随着利福平的使用,血浆中 R-维拉帕米和 S-维拉帕米谷浓度逐渐下降。维拉帕米的代谢主要是由 CYP3A 介导的,维拉帕米血药浓度降低,反映肠和肝 CYP3A 活性增加,肝和肠首过效应加强。以 R-维拉帕米和 S-维拉帕米为指标估算的酶活性诱导半衰期分别为 0.9 天和 1.0 天。停用利福平后,酶的活性逐渐降低恢复到正常水平,其恢复半衰期分别为 1.5 天和 2.1 天。维拉帕米也是 P-gp 的底物,因此,肠中 P-gp 表达加强也是维拉帕米浓度降低的原因之一。

利福平的诱导作用时间与底物药物有关。例如,用可的松为模型药物,利用尿中 6β-羟基可的松/可的松值为指标,发现在服用利福平 6 天后,诱导作用达到稳态。而用泼的松龙为指标发现,2 周诱导达到稳态,给药 5 天内,诱导效应只达到最大效应的 50%。但对尼非地平而言,单次服用 1 200 mg 利福平 8 h 后,就观察到显著的诱导效应,尼非地平的清除率增加 2 倍[36]。

停用利福平后,其代谢酶的诱导效应逐渐消失,诱导效应消失的半衰期约2 天。以咪达唑仑为指标研究发现,在用利福平期间,咪达唑仑的 AUC 仅为对照的 2%,停用利福平 4 天后,咪达唑仑 AUC 恢复到对照的 13%[36]。以阿普唑仑为模型药物研究显示,在给利福平前、每天给 450 mg 利福平连续 6 天后及停用 2 周后,3 个时间段服用 1 mg 阿普唑仑 10 h 后的血药浓度中值浓度分别为 8.4 μg/L、1.8 μg/L 和 7.8 μg/L,也就是说,停用 2 周后,酶的活性恢复正水平。

4. 利福平诱导存在用药途径依赖性[36,43-45]

尽管利福平能增加静脉给药的消除作用,但对于有广泛首过效应的药物,口服给药的诱导作用更大。图 8-8 比较了利福平与几种 CYP450s 底物的药物静脉注射和口服给药后血浆暴露(AUC)水平改变的影响。

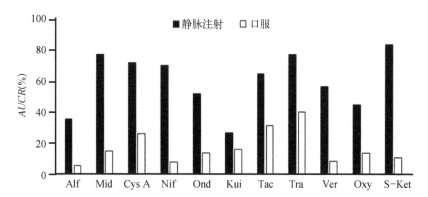

图 8-8　多剂量口服利福平 600 mg 对单剂量静脉注射和口服阿芬太尼(Alf)、咪达唑仑(Mid)、环孢素 A(Cys A)、尼非地平(Nif)、昂丹司琼(Ond)、奎尼丁(Kui)、他克莫司(Tac)、曲马多(Tra)、维拉帕米(Ver)、羟考酮(Oxy)和 S-(+)-氯胺酮(S-Ket)后 AUC 的影响

AUCR 定义为合用利福平后 CYP450s 底物药物的 AUC 与合用利福平前的 AUC 之比[38]

口服利福平可显著降低血浆中维拉帕米浓度,对口服维拉帕米的诱导程度强于静脉注射,使口服维拉帕米的 AUC 下降至对照的 8.8%,而此时静脉注射的给药仅下降 43%。类似,利福平使口服尼非地平的 AUC 下降至对照的8.2%,而静脉注射尼非地平的 AUC 下降 30%。口服给药,药物必须通过肠壁和肝脏两个代谢组织及肠上皮外排转运体的外排。肠上皮细胞也表达CYP3A4 和 UGTs 等药物代谢酶及 P-gp 和 BCRP 等药物外排转运体。这些代谢酶和外排转运体均可被利福平诱导。此外,口服利福平,肠上皮细胞中利福

平的浓度高于肝脏,因此肠上皮中药物代谢酶和转运体的诱导程度强于肝脏。这些均可能是口服给药诱导作用强的原因之一。

5. 诱导剂量

图8-9A显示利福平(0 mg、5 mg、10 mg、25 mg、75 mg和600 mg)对口服阿芬太尼和咪达唑仑代谢诱导作用。用AUCR表征诱导效应强弱。可见,对阿芬太尼和咪达唑仑而言,似乎75 mg利福平接近达到最大诱导效应,分别达到最大诱导效应的87%和77%。用达比加群(P-gp)、普伐他汀(OATPs)、瑞舒伐他汀(OATPs/BCRP)、咪达唑仑(CYP3A)和甲苯磺丁脲(CYP2C9)为相应转运体或代谢酶探针,测得口服利福平对这几种探针诱导效应的ED_{50}为40~87 mg[45]。对普萘洛尔而言,600 mg利福平基本达到最大诱导效应(图8-9B)[45]。

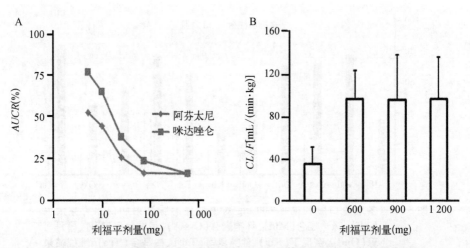

图8-9 利福平对阿芬太尼/咪达唑仑(A)和普萘洛尔(B)的代谢诱导作用

AUCR定义为合用利福平后阿芬太尼/咪达唑仑的AUC与合用利福平前的AUC之比[39,41]

6. 诱导作用的性别和年龄差异性

利福平诱导酶的活性是否存在年龄和性别差异可能与底物有关。以环己烯巴比妥为模型药物研究了6名男性年轻人(平均29岁)和6名男性老人(平均71岁)口服600 mg利福平,连续14天后,环己烯巴比妥口服清除率变化[46]。结果显示,年轻人和老人单用环己烯巴比妥、S-环己烯巴比妥和R-环己烯巴比妥的清除率相近,利福平显著增加环己烯巴比妥口服清除率。对R-对映体的诱导效应大于S-对映体。利福平对S-对映体代谢的诱导效应在两类人群中相当,增加约 5 倍,但 R-对映体在年轻人中增加程度高于老年人,分别约增加 73 倍和 18 倍。

另一项以咪达唑仑为模型药物研究时发现,利福平诱导咪达唑仑代谢效应在老年人(男性平均 70 岁和女性平均 72 岁)和年轻人(男性平均 27 岁和女性平均 26 岁)间无差异,但存在性别差异。在男性受试者中,利福平对咪达唑仑口服清除率的诱导效应大于女性,相反,在女性中利福平对咪达唑仑系统清除率的诱导作用强于男性[47]。以非索非那丁为模型的药物研究显示,年轻人(男性 6 人、女性 6 人)和老年人(男性 6 人、女性 6 人)每天服用 600 mg 利福平,连续 6 天可显著降低非索非那丁的 AUC,但对其口服清除率的诱导作用无性别和年龄差异。非索非那丁较少代谢,引起口服清除率增加可能是由诱导肠 P-gp 所致[48]。

7. 时程依赖性

需要注意的是,利福平同时也是 OATPs 抑制剂,对于他汀类等 OATPs 底物药物而言,单次或短期合用利福平,因抑制肝 OATPs 活性而抑制肝脏对他汀类药物的摄取,从而导致血药浓度增加。但长期合用则因药物代谢酶和转运体诱导,加速药物消除,导致血药浓度降低。例如,单剂量口服 600 mg 利福平引起阿托伐他汀的 AUC 和 C_{max} 分别增加 6.1 和 14 倍,相反每天口服 600 mg 利福平,连续 5 天可使阿托伐他汀的 AUC 和 C_{max} 显著降低到对照的 20% 和 60%(图 8-10A)。利福平对波生坦的药代动力学的影响存在类似现象(图 8-10B)。

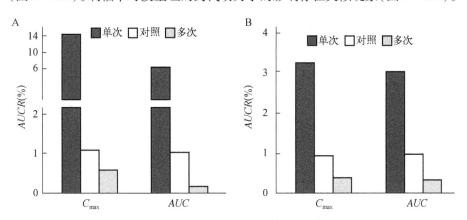

图 8-10 单剂量口服利福平和多剂量口服利福平对阿托伐他汀(A)和波生坦(B)的血浆暴露水平(C_{max} 和 AUC)

$AUCR$ 定义为合用利福平后受试药物的 AUC 与合用利福平(对照)前的 AUC 之比[49-52]

二、St John's wort

圣约翰草(St John's wort)在欧洲和美国为非处方植物药,可治疗多种疾病,如外伤或烧伤,或作为药茶治疗发热或改善中枢神经系统症状等。近来有研究发现,其可以与许多药物在药代动力学和药效学方面发生显著相互作用[53,54]。

1. St John's wort 诱导药物代谢作用

St John's wort 通过 PXR 机制诱导 CYP3A4 等药物代谢酶,加速药物代谢,导致药物清除率增加,对肠的诱导作用强于肝脏。临床报道,合用 St John's wort 可显著降低血浆中环孢素 A、辛伐他汀、他克莫司、茚地那韦、阿米替林、羟考酮、奈韦拉平、阿普唑仑和咪达唑仑等 CYP3A4 底物药物浓度,进而降低药物治疗作用或导致治疗失败。有文献报道了给予 11 名肾移植患者 600 mg St John's wort 提取物 14 天后,环孢素 A 剂量校正的 $AUC_{0\sim12\,h}$、C_{max} 和谷浓度分别下降46%、42%和41%。环孢素 A 的维持剂量从第一天的 2.7 mg/(kg·d)增加到第 15 天的 4.2 mg/(kg·d)[55]。贯叶金丝桃素是 St John's wort 诱导药物代谢酶的成分。一项研究表明,10 名肾移植患者分别接受高贯叶金丝桃素含量的 St John's wort 提取物和低贯叶金丝桃素含量的 St John's wort 提取物 14 天。结果显示,服用高含量组患者环孢素 A 的 AUC 比低含量组患者约低47%。高含量组患者环孢素 A 剂量校正的 AUC 比基础值约低52%,且高含量组患者环孢素 A 的需求量增加 65%。与基础值比较,服用低含量的 St John's wort 提取物组患者,环孢素 A 的药代动力学参数未见明显改变[56]。

也有出现不良反应的临床病例。一项研究显示,每天 3 次,每次 300 mg St John's wort 与口避孕药合用,连续 8 周后,炔诺酮和咪达唑仑的口服清除率显著增加。服用 St John's wort 的 12 名患者中,有 7 名患者出现出血等月经异常表现,而对照组的 12 名患者中仅有 2 人出现出血。炔诺酮羟化代谢部分是 CYP3A 介导的,这种月经异常的 7 人中,咪达唑仑口服清除率是月经正常的 5 人的 2.2 倍[57]。

St John's wort 也可诱导 CYP2C9、CYP1A2 和 CYP2C19 等酶的表达,对 CYP2C19 的诱导存在基因依赖性。例如,奥美拉唑 S-氧化代谢是由 CYP3A4 介导的,而奥美拉唑 5-羟化代谢是由 CYP2C19 介导的。有研究显示[58],6 名 CYP2C19 野生型携带者和 6 名基因突变型携带者,每天 3 次,每次服用 300 mg

St John's wort,连续 14 天后,CYP2C19 野生型携带者和基因突变型携带者中奥美拉唑 C_{max} 分别降低 49.6% 和 37.5%,AUC 降低 43.9% 和 37.9%。奥美拉唑砜的 C_{max} 和 AUC 则显著增加。St John's wort 只能增加野生型携带者中 5-羟基奥美拉唑的 C_{max} 和 AUC,但不影响 $CYP2C19$ 基因突变携带者血浆暴露水平[58]。华法林在体内的代谢主要是由 CYP2C9 催化的。在 12 位正常受试者中每天 3 次,每次 1 片 St John's wort 提取物,连续 7 天后,S-华法林和 R-华法林的清除率分别增加 36% 和 29%[59]。

St John's wort 对 CYP450s 诱导存在时间依赖性。有研究显示,单剂量(900 mg)St John's wort 不影响咪达唑仑的口服清除率,但多剂量(每天 3 次,每次 300 mg,2 周)显著增加咪达唑仑的口服清除率,约增加 108%[60]。

2. 诱导 P-gp 的表达

St John's wort 除了诱导 CYP3A4 外,也诱导肠 P-gp。例如,受试者口服 600 mg St John's wort,连续 16 天后,外周淋巴细胞 P-gp 的表达显著增加,由服药前的读数 7.0±1.9 显著增加到 29.5±14.3,也增加 P-gp 介导的罗丹名 123 的外排[61]。

给大鼠每天灌胃 1 000 mg/kg,连续 14 天后,大鼠肠 P-gp 表达增加 3.8 倍,肝 CYP3A2 表达增加 2.5 倍。给大鼠按 400 mg/(kg·d)灌胃 St John's wort,连续 10 天,结果显示治疗鼠肝 Mrp2、Gst-P 和 CYP1A2 的表达分别增加 204%、152% 和 257%[62]。在人中,每天 3 次,每次口服 300 mg St John's wort,连续 14 天后,口服地高辛的清除率下降 18%,十二指肠的 P-gp 和 CYP3A4 表达增加 1.4 倍和 1.5 倍,红霉素呼吸试验结果增加 1.4 倍[63]。

临床研究显示,健康受试者每天 3 次服用 St John's wort,12 天后,咪达唑仑、环孢素和非索非那丁的清除率显著增加。对于咪达唑仑而言,静脉注射给药的增加程度小于口服给药,分别为对照组的 1.5 倍和 2.7 倍。非索非那丁和环孢素 A 口服清除率分别增加 1.6 倍和 1.9 倍。非索非那丁不是 CYP3A4 底物,证实 St John's wort 同时诱导 CYP3A4 和 P-gp[64]。他克莫司是 CYP3A 和 P-gp 的底物。有研究显示,10 名受试者每天 3 次,每次 300 mg 服用 St John's wort,连续 18 天后,他克莫司的口服清除率增加 68%[65]。

表 8-8 列举了几种与 St John's wort 相互作用的药物、效果及可能机制。

表 8-8　几种与 St John's wort 相互作用的药物、效果及其可能机制[66]

药　　物	效　　果	可　能　机　制
HIV 蛋白酶抑制剂(茚地那韦、奈非那韦、利托那韦、沙奎那韦)	血药浓度降低,可能丧失对 HIV 的抑制作用	诱导 CYP3A4 和 P-gp
HIV 非核苷类逆转录酶抑制剂(依法韦仑、奈韦拉平)	血药浓度降低,可能丧失对 HIV 的抑制作用	诱导 CYP3A4 和 P-gp
免疫调节剂(环孢素 A、他克莫司)	血药浓度降低,器官排异风险增加	诱导 CYP3A4 和 P-gp
口服避孕药	血药浓度降低,非期望出血风险增加	诱导 CYP1A2 和 CYP3A4
地高辛	血药浓度降低,可能丧失对心律或心力衰竭的控制	诱导 P-gp
抗癫痫药(卡马西平、苯巴比妥、苯妥英钠)	血药浓度降低,癫痫发作风险增加	诱导 CYP3A4
茶碱	血药浓度降低,可能丧失对哮喘或慢性气道狭窄的控制	诱导 CYP1A2
美沙酮	血药浓度降低,可能出现戒断症状	诱导 CYP3A4
阿普唑仑	血药浓度降低	诱导 CYP3A4
华法林	血药浓度降低,降低抗凝血活性,需要增加剂量	诱导 CYP2C9
维拉帕米	血药浓度降低,可能丧失对血压控制	诱导 CYP3A4 和 P-gp
咪达唑仑	口服清除率增加	诱导 CYP3A4
奥美拉唑	奥美拉唑浓度降低,代谢产物奥美拉唑砜水平增加	诱导 CYP3A4
红霉素	去甲基代谢能力增加	诱导 CYP3A4
6β-羟基可的松	尿中 6β-羟基可的松/可的松增加	诱导 CYP3A4
阿米替林	阿米替林和去甲替林降低	诱导 CYP3A4
辛伐他汀	AUC 降低	诱导 CYP3A4 和 OATPs
曲坦类(舒马曲坦、那拉曲坦、利扎曲坦、佐米曲普坦)	5-羟色胺能效应和不良反应风险增加	增加脑内 5-HT
5-羟色胺选择性重摄取抑制剂(西酞普兰、氟西汀、氟伏沙明、帕罗西汀、舍曲林)	5-羟色胺能效应和不良反应风险增加	增加脑内 5-HT

三、质子泵抑制剂

1. 质子泵抑制剂主要诱导 CYP1As 活性

奥美拉唑、兰索拉唑和泮托拉唑等是肝 CYP1A2 诱导剂,奥美拉唑也能诱导 CYP2Bs、CYP3As 和 UGTs 等酶的活性。在人原代肝细胞中,奥美拉唑共培养能诱导CYP1A2和CYP1A1活性及CYP1A2蛋白表达[67]。临床研究显示,5名患者接受奥美拉唑(20 mg/d)治疗后,肝CYP1A2蛋白表达和活性显著增加[64]。奥美拉唑也能诱导肠CYP1As和UGTs表达[68]。一项研究显示,人口服奥美拉唑(20 mg/d)10天后,十二指肠样本中CYP1As和UGTs活性显著增加[69]。另一项研究显示,10名非吸烟者每天口服20~60 mg奥美拉唑,连续1周后,十二指肠中CYP1A2活性显著被诱导,但UGTs活性不受影响[70]。

奥美拉唑对人肝CYP1As的诱导作用与CYP2C19的分型有关。咖啡因在体内主要代谢途径是 $N-3$ 去甲基化代谢成副黄嘌呤,后者进一步被代谢成1,7-二甲基尿酸。这两种途径主要是由CYP1A2介导的,常用 $N3-^{13}C$ -甲基-咖啡因呼吸试验、尿中副黄嘌呤/咖啡因和[1,7-二甲基尿酸+副黄嘌呤]/咖啡因来评估CYP1A2活性。18名受试者(12名CYP2C19快代谢者,1名中代谢者和5名慢代谢者)每天服用40 mg奥美拉唑,连续7天后,服用咖啡因后8 h内 $^{13}CO_2$ 呼出增加23%。在慢代谢者和中代谢者中,其 $^{13}CO_2$ 呼出增加高达38.9%,而在快代谢者中 $^{13}CO_2$ 呼出仅增加12.3%[70]。进一步研究显示,慢代谢者血浆中奥美拉唑的 AUC 比快代谢者高4倍,且 $^{13}CO_2$ 呼出增加与血浆中奥美拉唑的 AUC 正相关[71,72]。尿中咖啡因代谢比分析结果也证实,奥美拉唑对CYP1A2活性诱导与 S -右美沙芬代谢亚型存在一定关联性。例如,12名快代谢者每天口服40 mg奥美拉唑,连续7天后,服用咖啡因后5~8 h尿中副黄嘌呤/咖啡因和[1,7-二甲基尿酸+副黄嘌呤]/咖啡因仅轻微增加,分别为7.9%和13.2%。但如果奥美拉唑剂量增加到120 mg,则使副黄嘌呤/咖啡因和[1,7-二甲基尿酸+副黄嘌呤]/咖啡因显著增加到25%和32.1%。而6名慢代谢者每天口服40 mg奥美拉唑,连续7天后,副黄嘌呤/咖啡因和[1,7-二甲基尿酸+副黄嘌呤]/咖啡因分别增加40.2%和41.5%[72]。同样,13名受试者每天口服20 mg奥美拉唑,连续24天后,血浆中咖啡因代谢产物(副黄嘌呤+可可碱+茶碱)/[代谢产物+咖啡因]由给药前的34.3%±8.3%显著增加到给予奥美拉唑28天后的42.7%±10.8%[73]。奥美拉唑引起的CYP1A2诱导作用也与CYP1A2多态有关[74]。6名 *CYP1A2* *1F/CYP1A2* *1F* 基因携带者和6名 *CYP1A2* *1C/CYP1A2* *1F* 基因携带者,每天2次,每次口服60 mg奥美拉唑,连续7天。结果显示,在 *CYP1A2* *1F/CYP1A2* *1F* 基因携带者中肝CYP1A2的诱导作用强于 *CYP1A2* *1C/CYP1A2* *1F* 基因携带者,其血浆中副黄嘌呤/咖啡因分别增加48%±20%和19%±20%[74]。

也有一些因合用奥美拉唑诱导 CYP1A2 引起药物相互作用及其不良事件的临床案例。有临床报道,合用奥美拉唑可以降低患者血浆中氯氮平浓度[75]。质子泵抑制剂与氯氮平合用会导致血液系统不良反应如中性白细胞增多和粒细胞缺乏症的风险增加,这种可能与 CYP1A2 被诱导,导致 N-去甲基氯氮平浓度增加有关[76]。

泮托拉唑、兰索拉唑和噻苯唑等也能诱导 CYP1As。有研究显示,在原代大鼠肝细胞中噻苯唑浓度依赖性地诱导 CYP1A1 活性[77]。人原代肝细胞与浓度为 2 μmol/L、5 μmol/L 和 10 μmol/L 的奥美拉唑、兰索拉唑和泮托拉唑共培养 3 天结果显示,肝 CYP1As 活性与表达被显著诱导,其诱导程度奥美拉唑>兰索拉唑>泮托拉唑[68]。奥美拉唑和兰索拉唑被认为是 CYP1As 和 CYP3A4 的混合诱导剂[78]。兰索拉唑和奥美拉唑可以诱导 CYP1A1、CYP1A2 和 CYP3A,奥美拉唑砜也能诱导 CYP3A,但不能诱导 CYP1A[78]。在原代大鼠肝细胞中,用浓度为 2 μmol/L、5 μmol/L 和 10 μmol/L 的泮托拉唑、奥美拉唑和兰索拉唑培养 48 h 结果也显示,CYP1A 活性、CYP1A1 和 CYP1A2 的蛋白表达均被诱导,对 CYP1A 的诱导程度为兰索拉唑>奥美拉唑>泮托拉唑。给大鼠每天灌胃 300 mg/kg 的泮托拉唑、奥美拉唑和兰索拉唑,连续 7 天后,大鼠肝 CYP1A、CYP2B 和 CYP3A 表达与活性均显著被诱导。泮托拉唑对 CYP1A 的诱导不及奥美拉唑和兰索拉唑,但对 CYP2B 的诱导则强于奥美拉唑和兰索拉[79]。

2. 质子泵抑制剂诱导 CYP1A 活性的种属差异性

奥美拉唑对 CYP1A 的诱导作用存在动物种属差异。有研究显示,尽管奥美拉唑可显著诱导人肝 CYP1A1 和 CYP1A2 的 mRNA 表达,但并不能诱导原代大鼠肝细胞中 CYP1A1 和 CYP1A2 mRNA 的表达[8]。在食蟹猴中,奥美拉唑也只能诱导的 CYP1A1 的 mRNA 表达[8]。有作者[10]比较了奥美拉唑对兔、大鼠、小鼠和人原代肝细胞中 CYP1A1 和 CYP1A2 mRNA 的诱导作用,结果显示人肝细胞对奥美拉唑最敏感,其次为兔肝细胞,大鼠对奥美拉唑不敏感。在人肝细胞中,100 μmol/L 奥美拉唑可以使 CYP1A1 和 CYP1A2 mRNA 的诱导分别是溶媒对照的 10~53 倍和 16~63 倍,在兔肝细胞中,100 μmol/L 奥美拉唑可使 CYP1A1 mRNA 和 CYP1A2 mRNA 的诱导分别是溶媒对照的 13.4 倍和 35.8 倍,但在大鼠肝细胞中,同样浓度的奥美拉唑只能使 CYP1A1 和 CYP1A2 mRNA 的诱导分别是溶媒对照的 2.5 倍和 3.5 倍。小鼠变异大,研究的 3 个细胞中,只有两个呈现诱导作用。此外,奥美拉唑的 CYP1A1 和 CYP1A2 mRNA

诱导作用呈现种类依赖性,对 CYP1A2 mRNA 的诱导作用强于对 CYP1A1 mRNA[9] 的诱导作用。

3. 质子泵抑制剂诱导 CYP1As 机制

奥美拉唑是强 CYP1As 诱导剂,但其诱导机制完全不同于 TCDD[80-85]。奥美拉唑可以诱导 AhR 复合物进入细胞核[82],后者与 XRE 结合[85],启动 *CYP1A1* 基因转录。竞争结合试验显示,不同于 TCDD,奥美拉唑不能将 ^{3}H - TCDD 从人或大鼠 AhR[77,81] 中置换下来[80],^{14}C -奥美拉唑本身也不能与人 AhR 结合[84],即奥美拉唑不是 AhR 的配体[80,81]。在 HepG2 细胞中,酪氨酸激酶抑制剂莠霉素 A 和染料木素可以抑制奥美拉唑引起的 CYP1A1 诱导,但不能抑制 TCDD 引起的 CYP1A1 诱导。奥美拉唑和噻苯唑也不能置换 ^{3}H - TCDD 与 AhR 结合[77]。莠霉素 A 可显著减少奥美拉唑引起的 AhR 与 XRE -1 结合。AhR 拮抗剂 α -萘黄酮和 3′-甲氧基-4′-氨基黄酮可以抑制 TCDD 引起的 CYP1A1 诱导,但不能抑制诱导奥美拉唑引起的 CYP1A1 诱导[77,82]。同样,在原代大鼠肝细胞中,莠霉素 A 除可以抑制奥美拉唑引起的 CYP1A1 诱导外,还可部分抑制 3 -甲基胆蒽引起的诱导。另外两种激酶抑制剂薰草菌素和染料木素无这种作用[82]。上述结果提示,奥美拉唑引起的 CYP1A1 诱导可能涉及细胞内信号酪氨酸激酶转导通路最有可能是酪氨酸激酶参与奥美拉唑引起的 CYP1A1 诱导。

四、卡马西平

1. 卡马西平对 CYP450s 诱导作用

卡马西平及其代谢产物环氧卡马西平具有强的 CYP450s 诱导作用[86]。癫痫患者肝标本显示,卡马西平可显著上调 CYP1A1、CYP1A2、CYP2B6、CYP2A6、CYP3A5 和 CYP2C19 表达[87]。咖啡因呼吸试验也显示,服用卡马西平 2~3 周后,CO_2 呼出量由未给卡马西平时的 3.47% 显著增加到 7.65%[88]。服用卡马西平也可使 6β -羟基可的松尿排泄量和安替比林清除率分别增加到 330% 和 44%[89]。同样,合用卡马西平后,患者尿中 6 -羟基可的松/可的松增加 3 倍[90]。可替宁是尼古丁的代谢产物,后者在 CYP2A6 的作用下转化为 3′-羟基可替宁,常用 3′-羟基可替宁/可替宁作为 CYP2A6 酶活性指标。有研究显示,服用卡马西平患者中血浆中 3′-羟基可替宁/可替宁可显著高于未服用卡马西平患者,提示 CYP2A6 活性被显著诱导[91]。大鼠实验也显示[92],卡马西平可显著诱导肝 CYP1A2、CYP2B1、CYP2B2、CYP2C11 和 CYP3A2 的蛋白和 mRNA 及其活性[93]。在体和细胞水平证实,卡马西平对 CYP2B 的诱导作用强于对 CYP3A[86,94-96]。卡马西平诱导 CYP450s 是通过激活 CAR 介导的[94,97]。除诱导 CYP450s 外,卡马西平也能诱导肝 BCRP、OATP1A2[87] 和肠 P-gp、MRP2 的表达[98]。

2. 卡马西平诱导的时间依赖性

卡马西平对 CYP450s 的诱导作用存在时间依赖性。4β-羟基胆固醇常用作内源性 CYP3A 活性标志物。在 8 名儿童癫痫患者中发现,血浆中 4β-羟基胆固醇水平随卡马西平治疗而逐渐增加,其均值由给药前的 43 ng/mL,分别增至 1 周的 80 ng/mL,7~9 周的 296 ng/mL 和 15~23 周的 321ng/mL[99]。给大鼠中腹腔注射卡马西平 1 天、3 天和 7 天,结果显示 CYP1A2、CYP2B1、CYP2B2、CYP2C11 和 CYP3A2 的蛋白和 mRNA 及其活性影响均被显著诱导,且随给药次数增加,CYP2B 的诱导时间依赖性最明显。类似,给大鼠用含 0.5% 的卡马西平饮食饲养 3 天、7 天、14 天、28 天和 42 天,结果显示饲养 3 天即可显著诱导 CYP2B 和 CYP3A 表达,对 CYP2B 的诱导作用强于 CYP3A。CYP3A 的诱导存在时间依赖性,14 天达峰值,随后逐渐降低[93]。同时发现,卡马西平和环氧卡马西平在第 14 天和第 7 天达峰浓度,随后逐渐降低。卡马西平也是 CYP3A4 的底物,这种浓度的降低也可能是由自身诱导所致[93]。卡马西平的自身诱导作用也可发生在人体中。例如,在 3 名儿童在治疗前 ^{2}H-卡马西平的清除率为 (28 ± 3) mL/(h·kg),服用卡马西平第 2 天和第 17~32 天后 ^{2}H-卡马西平的清除率分别增加到的 (36 ± 3) mL/(h·kg) 和 (56 ± 10) mL/(h·kg)[100]。同样,9 名受试者每天 2 次口服 100 mg 卡马西平,连续 28 天,结果显示第 7 天的空腹血药浓度[(21.3 ± 3.0) μmol/L]显著高于第 28 天的空腹血药浓度[(15.8 ± 1.6) μmol/L]。在癫痫患者中也发现,治疗第 8 天的空腹血药浓度[(33.6 ± 8.6) μmol/L]显著高于治疗 2~4 周的空腹血药浓度[(18.2 ± 2.3) μmol/L][101]。类似研究显示,服用卡马西平 16 天,卡马西平的清除率由第 1 天的 5.8 L/h 增加至第 16 天的 13.6 L/h[102]。

3. 卡马西平介导的药物相互作用

卡马西平是强 CYP450s 诱导剂,对 CYP3As 的诱导强度强于苯巴比妥[103]。因此,合用卡马西平时,因 CYP450s 的诱导会导致严重的药物相互作用甚至治疗失败。

Lutz 等[104]用几种探针[达比加群（P-gp）、普伐他汀（OATPs）、咪达唑仑（CYP3As）、瑞舒伐他汀（OATPs/BCRP）、甲苯磺丁脲（CYP2C9）和咖啡因（CYP1A2）]研究卡马西平对 CYP450s 和转运体的功能影响。结果显示，除 BCRP 外，口服卡马西平对这些转运体和代谢酶的活性均有一定诱导作用，其中对 CYP3A4 和 OATPs 诱导作用最强，使得咪达唑仑和普伐他汀的 AUC 分别降至对照的 21.1% 和 38%，对 P-gp 和 CYP1A2 的诱导作用最弱，其达比加群和咖啡因的 AUC 分别为对照的 71.4% 和 72.8%。对 CYP2C9 有中等强度的诱导作用，甲苯磺丁脲的 AUC 为对照的 63.9%，合用卡马西平后，测定的瑞舒伐他汀的 AUC 为对照的 38.8%，变化程度与普伐他汀相当，提示卡马西平不影响 BCRP 的表达。类似，Magnusson 等以咪达唑仑、咖啡因和地高辛等为探针研究服用 16 天卡马西平对 CYP3As、CYP1A2 和 P-gp 功能的影响，结果显示服用卡马西平可使咪达唑仑的肠和肝内在清除率分别增加 150% 和 90%，使咖啡因的内在清除率增加 27%，1,7-二甲基黄嘌呤形成清除率增加 47%，总清除率增加 43.6%。而不影响地高辛的血浆暴露水平[102]，说明不影响肠 P-gp 功能，这与文献用达比加群、他林洛尔和非索非那丁为探针的结果是相左的[98,105,106]。有研究显示，口服卡马西平 7 天后，非索非那丁的 C_{max}、AUC 和尿中排泄量分别下降 42%、43% 和 44%，说明肠 P-gp 功能被诱导[105]。类似研究显示[107]，癫痫患者服用卡马西平或苯妥英钠至少 2 个月后咪达唑仑的 AUC 和 C_{max} 分别降低至对照的 5.7% 和 7.4%，伴随咪达唑仑的药效学指标也显著降低。表 8-9 列举了临床报道的与卡马西平发生药物相互作用的案例。

表 8-9　临床报道的与卡马西平发生严重相互作用的案例

药　　物	临　床　事　件
喹硫平[108]	稳态 AUC 降低 87%，C_{max} 降低 80%，口服清除率增加 7.5 倍
奈法唑酮[109]	AUC 下降 97%
唑吡坦[110]	C_{max} 下降 40%，AUC 下降 56.6%
伊伐布雷定[111]	C_{max} 下降 77%，AUC 下降 80%
安非他酮[112]	C_{max} 下降 87%，AUC 下降 90%；羟基安非他酮的 C_{max} 增加 71%，AUC 增加 94%
长春新碱[113]	清除率增加 63%，AUC 降低 43%
炔诺酮[114]	AUC 降低 58%，口服清除率增加 69%
炔雌醇[114]	AUC 降低 42%，口服清除率增加 127%

续　表

药　　物	临　床　事　件
奥氮平[115]	C_{max} 下降 25%，AUC 下降 34%
哌罗匹隆[116]	C_{max} 降至 0.3 ng/mL 以下，其代谢产物 ID – 15036 的 C_{max} 下降 48.7%
华法林[117]	血药浓度降低，凝血酶原-第Ⅶ因子浓度增加
辛伐他汀[118]	辛伐他汀和辛伐他汀酸 AUC 降低 75% 和 82%，C_{max} 下降 68%
达比加群/利伐塞班[119]	血药浓度降低，抗凝血作用减弱
氟哌啶醇/氯丙嗪/美索达嗪/利培酮/齐拉西酮[120]	血药浓度降低，症状控制差
西酞普兰/米氮平/帕罗西汀[121]	血药浓度降低，甚至无效

五、苯妥英钠

1. 苯妥英钠对 CYP450s 诱导作用

苯妥英钠属于强 CAR 激活剂和中等强度的 PXR 激活剂，可诱导多种药物代谢酶包括 CYP1A2、CYP2B6、CYP2C8、CYP2C9、CYP2C19、CYP3A4、UGT 和环氧化酶水解酶等的表达，主要靶酶是 CYP2B6。例如，10 名非吸烟者接受苯妥英钠后咖啡因和安替比林清除率分别增加 149% 和 1 509%，尿中 6β -羟基可的松/可的松值也由对照的 4.89 显著增加到 26.1[89]，说明 CYP3A4 和 CYP1A2等 CYP450s 被显著诱导。苯妥英钠介导的 CYP450s 诱导存在时间依赖性。例如，8 名健康受试者，口服苯妥英钠（200 mg/8 h，11 次，随后 100 mg/8 h，8 次）7 天，测定给药前和给药后 1 天、2 天、3 天、4 天、5 天和 7 天的 0: 00 ~12: 00 尿中 6β -羟基可的松/可的松值。结果显示，CYP3A4 活性随苯妥英钠用药而增加，给予苯妥英钠 1 天、2 天、3 天、4 天、5 天和 7 天后尿中 6β -羟基可的松/可的松值分别增加至给药前的 1.11 倍、1.13 倍、1.5 倍、2.06 倍、2.14 倍和2.38 倍[122]。

2. 苯妥英钠介导的药物相互作用

苯妥英钠介导的 CYP450s 诱导也会引起严重的药物相互作用。例如，尼索地平体内代谢主要是 CYP3A 介导的。12 名用苯妥英钠治疗的癫痫患者和12 名年龄性别匹配的健康受试者，分别接受 40 mg 和 20 mg 尼索地平。结果显示,患者血浆中尼索地平显著低于健康受试者。经剂量归一化后,癫痫患者中尼索地平 AUC 的几何均数仅为健康受试者的 $1/10$ [123]。替拉扎特在体内代谢也是由 CYP3A4 介导。在 12 名受试者中研究显示,合用苯妥英钠后,替拉扎特的系统清除率显著增加约 92%,尿中 6β-羟基可的松/可的松值增加约 96% [124]。米氮平在体内代谢是由 CYP2D6、CYP1A2 和 CYP3A4 介导的。有研究显示,合用苯妥英钠后,米氮平的稳态 AUC 和 C_{max} 显著降低 47% 和 33%,尿中 6β-羟基可的松/可的松值约增加 57% [125]。抗真菌药泊沙康唑在体内代谢主要是由 UGTs 介导的。有研究者研究了苯妥英钠与泊沙康唑相互作用。即 36 名受试者接受 3 种处理:① A 处理,泊沙康唑(200 mg/d);② B 处理,苯妥英钠(200 mg/d);③ C 处理,泊沙康唑(200 mg/d)+苯妥英钠(200 mg/d)。每天给药 1 次,连续 10 天。在第 1 天和第 10 天测定血药浓度。结果单次给苯妥英钠不影响泊沙康唑血药浓度。达稳态时,合用苯妥英钠后,泊沙康唑的稳态 C_{max} 和 AUC 分别降到单用的 56% 和 48%,泊沙康唑稳态口服清除率增加 90% [126]。伏立康唑在体内代谢主要是由 CYP2C19 和 CYP2C9 介导的。在男性健康受试者中,多剂量苯妥英钠处理后,伏立康唑稳态 C_{max} 和 AUC 分别下降 50% 和 70% [127]。表 8-10 列举几种与苯妥英钠发生相互作用的临床案例。

表 8-10 与苯妥英钠发生相互作用的临床案例

药　　物	临　床　事　件
替格瑞洛[128]	降低抗血小板聚集活性
美西律[129]	AUC 降低 54%
安替比林[130]	清除率增加 91%
环磷酰胺[131]	4-羟基环磷酰胺浓度增加 51%,环磷酰胺浓度下降 67%
塞替派[132]	替派浓度增加 115%,而塞替派浓度降低 29%
咪达唑仑[107]	AUC 下降 94%,C_{max} 下降 93%;药效学显著降低
氯硝西泮[132]	氯硝西泮血药浓度降低,清除率增加 46%
地高辛[133]	AUC 下降 23%
卡马西平[134]	AUC 显著降低
利托那韦[135]	AUC 下降 33%,C_0 下降 56%
达比加群、利伐沙班、阿哌沙班[119]	抗凝血活性降低
伊曲康唑[136]	伊曲康唑 AUC 下降 90%,羟基伊曲康唑 AUC 下降 95%

六、苯巴比妥

1. 苯巴比妥对 CYP450s 诱导作用

苯巴比妥是最早被广泛研究的具有药物代谢产物酶诱导作用的药物，可诱导 UGTs、CYP450s（如 CYP1A2、CYP1A2、CYP2B6、CYP2C8、CYP2C9、CYP2C19、CYP2E1 和 CYP3A4）和环氧化物水解酶等的活性，特别是 CYP2B6。苯巴比妥主要通过抑制 EGFR 作用而激活 CAR，属于间接 CAR 激动剂。EGF 可以逆转苯巴比妥对 CYP450s 的诱导作用。苯巴比妥也是强 PXR 激动剂[96]。在 EGF 存在条件下或 CAR 被抑制时，苯巴比妥则通过 PXR 而诱导 CYP450s[137]。

苯巴比妥对 CYP450s 诱导作用存在时间依赖性。例如，每天口服 100 mg 苯巴比妥连续 7 天和 14 天，安替比林的清除率分别增加 17% 和 62%，尿中 6β-羟基可的松/可的松值也存在类似时间依赖性增加[138]。

2. 苯巴比妥介导的药物相互作用

苯巴比妥也可以引起严重的药物相互作用，且对口服给药影响强于静脉注射给药。例如，给药苯巴比妥 21 天使单剂量口服给药维拉帕米清除率增加 400%，系统清除率仅增加 90%。多剂量给苯巴比妥后，维拉帕米的口服清除率增加 330%[139]。临床研究显示，7 名患者同时服用苯巴比妥，并与年龄、体重，性别和剂量匹配的 15 名患者仅服用氯氮平为对照[140]。结果显示，合用苯巴比妥后氯氮平的稳态血药浓度下降 35%，N-氧化氯氮平浓度下降 54%。去甲氯氮平/氯氮平值及 N-氧化氯氮平/氯氮平值显著增大。类似，合用苯巴比妥可使甲基泼尼松龙[141]和尼非地平[142]清除率分别增加 86% 和 270%。一些临床案例也报道，苯巴比妥可降低其他药物如伊曲康唑[143]、度鲁特韦[144]和 10,11-环氧卡马西平[145]、达比加群和利伐塞班[121]血药浓度，可导致治疗失败。

七、其他

1. 依法韦仑

依法韦仑是 P-gp 和 CYP450s 诱导剂。红霉素呼吸试验证实，400 mg 和 200 mg 依法韦仑呈时间和剂量依赖性诱导 CYP3A4 作用，平均诱导 55% 和 33%[146]。类似，在健康受试者中，与服用依法韦仑比较，多剂量服用依法韦仑后羟基安非他酮比增加 2.3 倍，安非他酮 AUC 和 C_{max} 分别下降 55% 和

$34\%^{[147]}$。临床报道也显示,依法韦仑可降低安瑞那韦浓度[148]和降低伏立康唑[149]血浆暴露水平。

2. 奈非那韦和利托那韦

奈非那韦和利托那韦也是 CYP3A 诱导剂。用鸡尾酒探针研究显示,14 天的奈非那韦或利托那韦治疗对 CYP1A2 和 CYP2C9 也呈现一定的诱导作用,程度与利福平相当或略低于利福平[150]。有文献研究显示,合用利托那韦后,伏立康唑稳态 AUC 和 C_{max} 分别下降 82% 和 66%[151]。需要注意的是,依法韦仑、奈非那韦和利托那韦本身也是强 CYP450s 抑制剂,因此利托那韦引起的药物相互作用比较复杂。以罗丹明 123 和咪达唑仑为探针在大鼠中研究利托那韦对 CYP3A 和 P-gp 活性的影响。结果显示,单剂量利托那韦对 P-gp 和 CYP3A 呈现抑制剂作用,导致灌胃罗丹明 123 和灌胃和静脉注射的 AUC 显著增加,而给药 7 天后,则显著降低罗丹明 123 和咪达唑仑的血浆暴露。蛋白印迹试验也证实,利托那韦可以上调肝和肠的 P-gp 和 CYP3A 的蛋白表达[152]。

第四节　药物代谢诱导的临床意义

除了利福平和 St John's wort 等外,还存在其他的诱导剂如苯巴比妥、卡马西平和地塞米松等。通常,药物诱导剂对药物代谢影响程度取决于底物性质和给药途径,在大多数情况下,诱导剂使药物浓度降低,导致药效学下降甚至导致治疗失败。在某些情况下,如有活性的代谢产物或前药可增加药物活性。然而,由于代谢产物进一步代谢或母药经其他途径的代谢加强,因此总的结果是药效仍然下降。例如,利福平可促进可待因形成吗啡,但使吗啡和可待因的浓度均显著下降,从而使可待因无效。因此,在新药研究过程中,新药进行药物代谢酶诱导研究,以确认新化学实体是否是药物代谢酶诱导剂,是哪种类型的诱导剂及其程度。

(中国药科大学　刘晓东)

参考文献

[1] Saima S, Furuie K, Yoshimoto H, et al. The effects of rifampicin on the pharmacokinetics and pharmacodynamics of orally administered nilvadipine to healthy subjects. Br J Clin

Pharmacol, 2002, 53(2): 203 - 206.

[2] Ernst E. St John's wort supplements endanger the success of organ transplantation. Arch Surg, 2002, 137(3): 316 - 319.

[3] 刘晓东,柳晓泉.药物代谢动力学教程.南京：江苏凤凰科学技术出版社,2015：320 - 354.

[4] Burke M D, Thompson S, Weaver R J, et al. Cytochrome P450 specificities of alkoxyresorufin O-dealkylation in human and rat liver. Biochem Pharmacol, 1994, 48(5): 923 - 936.

[5] Hagemeyer C E, Bürck C, Schwab R, et al. 7 - Benzyloxyresorufin-O-dealkylase activity as a marker for measuring cytochrome P450 CYP3A induction in mouse liver. Anal Biochem, 2010, 398(1): 104 - 111.

[6] Chatuphonprasert W, Rermraksakul P, Udomsuk L, et al. Different profiles of hepatic alkoxyresorufin O-dealkylase activities in small rodents. J Appl Toxicol, 2012, 32(12): 1002 - 1007.

[7] Lubet R A, Syi J L, Nelson J O, et al. Induction of hepatic cytochrome P - 450 mediated alkoxyresorufin O-dealkylase activities in different species by prototype P - 450 inducers. Chem Biol Interact, 1990, 75(3): 325 - 339.

[8] Nishimura M, Koeda A, Suganuma Y, et al. Comparison of inducibility of CYP1A and CYP3A mRNAs by prototypical inducers in primary cultures of human, cynomolgus monkey, and rat hepatocytes. Drug Metab Pharmacokinet, 2007, 22(3): 178 - 186.

[9] Shih H, Pickwell G V, Guenette D K, et al. Species differences in hepatocyte induction of CYP1A1 and CYP1A2 by omeprazole. Hum Exp Toxicol, 1999, 18(2): 95 - 105.

[10] Lu C, Li A P. Species comparison in P450 induction: effects of dexamethasone, omeprazole, and rifampin on P450 isoforms 1A and 3A in primary cultured hepatocytes from man, Sprague-Dawley rat, minipig, and beagle dog. Chem Biol Interact, 2001, 134 (3): 271 - 281.

[11] Li L, Hassan H E, Tolson A H, et al. Differential activation of pregnane X receptor and constitutive androstane receptor by buprenorphine in primary human hepatocytes and HepG2 cells. J Pharmacol Exp Ther, 2010, 335(3): 562 - 571.

[12] C Cherian M T, Chai S C, Chen T. Small-molecule modulators of the constitutive androstane receptor. Expert Opin Drug Metab Toxicol, 2015, 11(7): 1099 - 1114.

[13] Saussele T, Burk O, Blievernicht J K, et al. Selective induction of human hepatic cytochromes P450 2B6 and 3A4 by metamizole. Clin Pharmacol Ther, 2007, 82(3): 265 - 274.

[14] Tebbens J D, Azar M, Friedmann E, et al. Mathematical models in the description of pregnane X receptor (PXR)-regulated cytochrome P450 enzyme induction. Int J Mol Sci, 2018, 19(6): 1785.

[15] Casabar R C, Das P C, Dekrey G K, et al. Endosulfan induces CYP2B6 and CYP3A4 by activating the pregnane X receptor. Toxicol Appl Pharmacol, 2010, 245(3): 335 - 343.

[16] Zhou S F. Drugs behave as substrates, inhibitors and inducers of human cytochrome P450 3A4. Curr Drug Metab, 2008, 9(4): 310-322.

[17] Prueksaritanont T, Richards K M, Qiu Y, et al. Comparative effects of fibrates on drug metabolizing enzymes in human hepatocytes. Pharm Res, 2005, 22(1): 71-78.

[18] Richert L, Lamboley C, Viollon-Abadie C, et al. Effects of clofibric acid on mRNA expression profiles in primary cultures of rat, mouse and human hepatocytes. Toxicol Appl Pharmacol, 2003, 191(2): 130-146.

[19] Mackowiak B, Wang H. Mechanisms of xenobiotic receptor activation: direct vs. indirect. Biochim Biophys Acta, 2016, 1859(9): 1130-1140.

[20] Tolson A H, Wang H. Regulation of drug-metabolizing enzymes by xenobiotic receptors: PXR and CAR. Adv Drug Deliv Rev, 2010, 62(13): 1238-1249.

[21] Thomas M, Burk O, Klumpp B, et al. Direct transcriptional regulation of human hepatic cytochrome P450 3A4 (CYP3A4) by peroxisome proliferator-activated receptor alpha (PPARα). Mol Pharmacol, 2013, 83(3): 709-718.

[22] Makia N L, Goldstein J A. CYP2C8 is a novel target of peroxisome proliferator-activated receptor a in human liver. Mol Pharmacol, 2016, 89(1): 154-164.

[23] Thomas M, Winter S, Klumpp B, et al. Peroxisome proliferator-activated receptor alpha, PPARα, directly regulates transcription of cytochrome P450 CYP2C8. Front Pharmacol, 2015(6): 261.

[24] Sérée E, Villard P H, Pascussi J M, et al. Evidence for a new human CYP1A1 regulation pathway involving PPAR-alpha and 2 PPRE sites. Gastroenterology, 2004, 127(5): 1436-1445.

[25] Villard P H, Barlesi F, Armand M, et al. CYP1A1 induction in the colon by serum: involvement of the PPARα pathway and evidence for a new specific human PPREα site. PLoS One, 2011 31, 6(1): e14629.

[26] Barbier O, Duran-Sandoval D, Pineda-Torra I, et al. Peroxisome proliferator-activated receptor alpha induces hepatic expression of the human bile acid glucuronidating UDP-glucuronosyltransferase 2B4 enzyme. J Biol Chem, 2003, 278(35): 32852-32860.

[27] Barbier O, Villeneuve L, Bocher V, et al. The UDP-glucuronosyltransferase 1A9 enzyme is a peroxisome proliferator-activated receptor alpha and gamma target gene. J Biol Chem, 2003, 278(16): 13975-13983.

[28] Ricote M, Glass C K. PPARs and molecular mechanisms of transrepression. Biochim Biophys Acta, 2007, 1771(8): 926-935.

[29] Pawlak M, Lefebvre P, Staels B. Molecular mechanism of PPARα action and its impact on lipid metabolism, inflammation and fibrosis in non-alcoholic fatty liver disease. J Hepatol, 2015, 62(3): 720-733.

[30] Rakhshandehroo M, Hooiveld G, Müller M, et al. Comparative analysis of gene regulation by the transcription factor PPARα between mouse and human. PLoS One, 2009, 4(8): e6796.

[31] Shaban Z, El-Shazly S, Ishizuka M, et al. PPARalpha-dependent modulation of hepatic CYP1A by clofibric acid in rats. Arch Toxicol, 2004, 78(9): 496−507.

[32] Fallone F, Villard P H, Decome L, et al. PPARalpha activation potentiates AhR-induced CYP1A1 expression. Toxicology, 2005, 216(2−3): 122−128.

[33] Rasmussen M K, Daujat-Chavanieu M, Gerbal-Chaloin S. Activation of the aryl hydrocarbon receptor decreases rifampicin-induced CYP3A4 expression in primary human hepatocytes and HepaRG. Toxicol Lett, 2017(277): 1−8.

[34] Cheng X, Klaassen C D. Perfluorocarboxylic acids induce cytochrome p450 enzymes in mouse liver through activation of PPAR-a and CAR transcription factors. Toxicol Sci, 2008, 106(1): 29−36.

[35] Shi C, Min L, Yang J, et al. Peroxisome proliferator-activated receptor α activation suppresses cytochrome P450 Induction potential in mice treated with gemfibrozil. Basic Clin Pharmacol Toxicol, 2017, 121(3): 169−174.

[36] Niemi M, Backman J T, Fromm M F, et al. Pharmacokinetic interactions with rifampicin : clinical relevance. Clin Pharmacokinet, 2003, 42(9): 819−850.

[37] Fromm M F, Differential induction of prehepatic and hepatic metabolism of verapamil et al. Differential induction of prehepatic and hepatic metabolism of verapamil by rifampin. Hepatology, 1996, 24(4): 796−801.

[38] Qian C Q, Zhao K J, Chen Y, et al. Simultaneously predict pharmacokinetic interaction of rifampicin with oral versus intravenous substrates of cytochrome P450 3A/P-glycoprotein to healthy human using a semi-physiologically based pharmacokinetic model involving both enzyme and transporter turnover. Eur J Pharm Sci, 2019(134): 194−204.

[39] Kyrklund C, Backman J T, Neuvonen M, et al. Effect of rifampicin on pravastatin pharmacokinetics in healthy subjects. Br J Clin Pharmacol, 2004, 57(2): 181−187.

[40] Ridtitid W, Wongnawa M, Mahatthanatrakul W, et al. Rifampin markedly decreases plasma concentrations of praziquantel in healthy volunteers. Clin Pharmacol Ther, 2002, 72(5): 505−513.

[41] Lilja J J, Niemi M, Neuvonen P J. Rifampicin reduces plasma concentrations of celiprolol. Eur J Clin Pharmacol, 2004, 59(11): 819−824.

[42] Justesen U S, Andersen A B, Klitgaard N A, et al. Pharmacokinetic interaction between rifampin and the combination of indinavir and low-dose ritonavir in HIV-infected patients. Clin Infect Dis, 2004, 38(3): 426−429.

[43] Kharasch E D, Francis A, London A, et al. Sensitivity of intravenous and oral alfentanil and pupillary miosis as minimal and noninvasive probes for hepatic and first-pass CYP3A induction. Clin Pharmacol Ther, 2011, 90(1): 100−108.

[44] Lutz J D, Kirby B J, Wang L, et al. Cytochrome P450 3A Induction predicts P-glycoprotein induction; part 1: establishing induction relationships using ascending dose rifampin. Clin Pharmacol Ther, 2018, 104(6): 1182−1190.

[45] Herman R J, Nakamura K, Wilkinson G R, et al. Induction of propranolol metabolism by

rifampicin. Br J Clin Pharmacol, 1983, 16(5): 565-569.

[46] Smith D A, Chandler M H, Shedlofsky S I, et al. Age-dependent stereoselective increase in the oral clearance of hexobarbitone isomer caused by rifampicin. Br J Clin Pharmacol, 1991, 32(6): 735-739.

[47] Gorski J C, Vannaprasaht S, Hamman M A, et al. The effect of age, sex, and rifampin administration on intestinal and hepatic cytochrome P450 3A activity. Clin Pharmacol Ther, 2003, 74(3): 275-287.

[48] Hamman M A, Bruce M A, Haehner-Daniels B D, et al. The effect of rifampin administration on the disposition of fexofenadine. Clin Pharmacol Ther, 2001, 69(3): 114-121.

[49] Backman J T, Luurila H, Neuvonen M, et al. Rifampin markedly decreases and gemfibrozil increases the plasma concentrations of atorvastatin and its metabolites. Clin Pharmacol Ther, 2005, 78(2): 154-167.

[50] Takehara I, Yoshikado T, Ishigame K, et al. Comparative Study of the dose-dependence of OATP1B Inhibition by rifampicin using probe drugs and endogenous substrates in healthy volunteers. Pharm Res, 2018, 35(7): 138.

[51] van Giersbergen P L, Chu X, Cai X, et al. Inhibitory and inductive effects of rifampin on the pharmacokinetics of bosentan in healthy subjects. Clin Pharmacol Ther, 2007, 89(2): 234-242.

[52] Yoshikado T, Maeda K, Furihata S, et al. A Clinical cassette dosing study for evaluating the contribution of hepatic OATPs and CYP3A to drug-drug interactions. Pharm Res, 2017, 34(8): 1570-1583.

[53] Henderson L, Yue Q Y, Bergquist C, et al. St John's wort (hypericum perforatum): drug interactions and clinical outcomes J Clin Pharmacol, 2002, 54(4): 349-356.

[54] Nicolussi S, Drewe J, Butterweck V, et al. Clinical relevance of St John's wort drug interactions revisited. Br J Pharmacol, 2020, 177(6): 1212-1226.

[55] Bauer S, Störmer E, Johne A, et al. Alterations in cyclosporin A pharmacokinetics and metabolism during treatment with St John's wort in renal transplant patients. Br J Clin Pharmacol, 2003, 55(2): 203-211.

[56] Mai I, Bauer S, Perloff E S, et al. Hyperforin content determines the magnitude of the St John's wort cyclosporine drug interaction. Clin Pharmacol Ther, 2004, 76(4): 330-340.

[57] Hall S D, Wang Z, Huang S M, et al. The interaction between St John's wort and an oral contraceptive. Clin Pharmacol Ther, 2003, 74(6): 525-535.

[58] Wang L S, Zhou G, Zhu B, et al. St John's wort induces both cytochrome P450 3A4 - catalyzed sulfoxidation and 2C19 - dependent hydroxylation of omeprazole. Clin Pharmacol Ther, 2004, 75(3): 191-197.

[59] Jiang X, Williams K M, Liauw W S, et al. Effect of St John's wort and ginseng on the pharmacokinetics and pharmacodynamics of warfarin in healthy subjects. Br J Clin Pharmacol, 2004, 57(5): 592-599.

［60］ Wang Z, Gorski J C, Hamman M A, et al. The effects of St John's wort (hypericum perforatum) on human cytochrome P450 activity. Clin Pharmacol Ther, 2001, 70(4): 317–326.

［61］ Hennessy M, Kelleher D, Spiers J P, et al. St John's wort increases expression of P-glycoprotein: implications for drug interactions. Brit J Clin Pharmacol, 2002, 53(1): 75–82.

［62］ Shibayama Y, Ikeda R, Motoya T, et al. St John's wort (Hypericum perforatum) induces overexpression of multidrug resistance protein 2 (MRP2) in rats: a 30 – day ingestion study. Food Chem Toxicol, 2004, 42(6): 995 – 1002.

［63］ Dürr D, Stieger B, Kullak-Ublick G A, et al. St John's wort induces intestinal P-glycoprotein/MDR1 and intestinal and hepatic CYP3A4. Clin Pharmacol Ther, 2000, 68(6): 598 –604.

［64］ Dresser G K, Schwarz U I, Wilkinson G R, et al. Coordinate induction of both cytochrome P4503A and MDR1 by St John's wort in healthy subjects. Clin Pharmacol Ther, 2003, 73(1): 41 –50.

［65］ Hebert M F, Park J M, Chen Y L, et al. Effects of St John's wort (hypericum perforatum) on tacrolimus pharmacokinetics in healthy volunteers. J Clin Pharmacol, 2004, 44(1): 89 –94.

［66］ Huang S M, Hall S D, Watkins P, et al. Drug interactions with herbal products and grapefruit juice: a conference report. Clin Pharmacol Ther, 2004, 75(1): 1 – 12.

［67］ Diaz D, Fabre I, Daujat M, et al. Omeprazole is an aryl hydrocarbon-like inducer of human hepatic cytochrome P450. Gastroenterology, 1990, 99(3): 737 – 747.

［68］ Kashfi K, McDougall C J, Dannenberg A J. Comparative effects of omeprazole on xenobiotic metabolizing enzymes in the rat and human. Clin Pharmacol Ther, 1995, 58(6): 625 – 630.

［69］ Rost K L, Brösicke H, Brockmöller J, et al. Increase of cytochrome P450IA2 activity by omeprazole: evidence by the ^{13}C-[N-3-methyl]-caffeine breath test in poor and extensive metabolizers of S-mephenytoin. Clin Pharmacol Ther, 1992, 52(2): 170 – 180.

［70］ Buchthal J, Grund K E, Buchmann A, et al. Induction of cytochrome P4501A by smoking or omeprazole in comparison with UDP-glucuronosyltransferase in biopsies of human duodenal mucosa. Eur J Clin Pharmacol, 1995, 447(5): 431 – 435.

［71］ Rost K L, Brösicke H, Heinemeyer G, et al. Specific and dose-dependent enzyme induction by omeprazole in human beings. Hepatology, 1994, 20(5): 1204 – 1212.

［72］ Rost K L, Roots I. Accelerated caffeine metabolism after omeprazole treatment is indicated by urinary metabolite ratios: coincidence with plasma clearance and breath test. Clin Pharmacol Ther, 1994, 55(4): 402 –411.

［73］ Nousbaum J B, Berthou F, Carlhant D, et al. Four-week treatment with omeprazole increases the metabolism of caffeine. Am J Gastroenterol, 1994, 89(3): 371 – 375.

［74］ Han X M, Ouyang D S, Chen X P, et al. Inducibility of CYP1A2 by omeprazole in vivo related to the genetic polymorphism of CYP1A2. Br J Clin Pharmacol, 2002, 54(5): 540 − 543.

[75] Frick A, Kopitz J, Bergemann N. Omeprazole reduces clozapine plasma concentrations. a case report. Pharmacopsychiatry, 2003, 6(3): 121 − 123.

[76] Wiciński M, Węclewicz M M, Miętkiewicz M, et al. Potential mechanisms of hematological adverse drug reactions in patients receiving clozapine in combination with proton pump inhibitors. J Psychiatr Pract, 2017, 23(2): 114 − 120.

[77] Lemaire G, Delescluse C, Pralavorio M, et al. The role of protein tyrosine kinases in CYP1A1 induction by omeprazole and thiabendazole in rat hepatocytes. Life Sci, 2004, 74(18): 2265 − 2278.

[78] Curi-Pedrosa R, Daujat M, Pichard L, et al. Omeprazole and lansoprazole are mixed inducers of CYP1A and CYP3A in human hepatocytes in primary culture. J Pharmacol Exp Ther, 1994, 269(1): 384 − 392.

[79] Masubuchi N, Okazaki O. An evaluation of the CYP1A induction potential of pantoprazole in primary rat hepatocytes: a comparison with other proton pump inhibitors. Chem Biol Interact, 1997, 107(1 − 2): 63 − 74.

[80] Kikuchi H, Hossain A. Signal transduction-mediated CYP1A1 induction by omeprazole in human HepG2 cells. Exp Toxicol Pathol, 1999, 51(4 − 5): 342 − 346.

[81] Quattrochi L C, Tukey R H. Nuclear uptake of the Ah (dioxin) receptor in response to omeprazole: transcriptional activation of the human CYP1A1 gene. Mol Pharmacol, 1993, 43: 43(4): 504 − 548.

[82] Kikuchi H, Hossain A, Yoshida H, et al. Induction of cytochrome P − 450 1A1 by omeprazole in human HepG2 cells is protein tyrosine kinase-dependent and is not inhibited by alpha-naphthoflavone. Arch Biochem Biophys, 1998, 358(2): 351 − 358.

[83] Masubuchi N, Li A P, Okazaki O. An evaluation of the cytochrome P450 induction potential of pantoprazole in primary human hepatocytes. Chem Biol Interact, 1998, 114(1 − 2): 1 − 13.

[84] Daujat M, Peryt B, Lesca P, et al. Omeprazole, an inducer of human CYP1A1 and 1A2, is not a ligand for the Ah receptor. Biochem Biophys Res Commun, 1992, 188(2): 820 − 825.

[85] Backlund M, Johansson I, Mkrtchian S, et al. Signal transduction-mediated activation of the aryl hydrocarbon receptor in rat hepatoma H4IIE cells. J Bio Chem, 1997, 272(50): 31755 − 31763.

[86] Panesar S K, Bandiera S M, Abbott F S. Comparative effects of carbamazepine and carbamazepine − 10, 11 − epoxide on hepatic cytochromes P450 in the rat. Drug Metab Dispos, 1996, 24(6): 619 − 627.

[87] Oscarson M, Zanger U M, Rifki O F, et al. Transcriptional profiling of genes induced in the livers of patients treated with carbamazepine. Clin Pharmacol Ther, 2006, 80(5): 440 − 456.

[88] Parker A C, Pritchard P, Preston T, et al. Induction of CYP1A2 activity by carbamazepine in children using the caffeine breath test. Br J Clin Pharmacol, 1998, 45 (2): 176 – 178.

[89] Wietholtz H, Zysset T, Kreiten K, et al. Effect of phenytoin, carbamazepine, and valproic acid on caffeine metabolism. Eur J Clin Pharmacol, 1989, 36(4): 401 – 406.

[90] Tomlinson B, Young R P, Ng M C, et al. Selective liver enzyme induction by carbamazepine and phenytoin in Chinese epileptics. Eur J Clin Pharmacol, 1996, 50(5): 411 – 415.

[91] Williams J M, Gandhi K K, Benowitz N L. Carbamazepine but not valproate induces CYP2A6 activity in smokers with mental illness. Cancer Epidemiol Biomarkers Prev, 2010, 19(10): 2582 – 2589.

[92] Tateishi T, Asoh M, Nakura H, et al. Carbamazepine induces multiple cytochrome P450 subfamilies in rats. Chem Biol Interact, 1999, 117(3): 257 – 268.

[93] Yamashita H, Kazawa T, Minatogawa Y, et al. Time-course of hepatic cytochrome P450 subfamily induction by chronic carbamazepine treatment in rats. Int J Neuropsychopharmacol, 2002, 5(1): 47 – 52.

[94] Faucette S R, Zhang T C, Moore R, et al. Relative activation of human pregnane X receptor versus constitutive androstane receptor defines distinct classes of CYP2B6 and CYP3A4 inducers. J Pharmacol Exp Ther, 2007, 320(1): 72 – 80.

[95] Sugiyama I, Murayama N, Kuroki A, et al. Evaluation of cytochrome P450 inductions by anti-epileptic drug oxcarbazepine, 10 – hydroxyoxcarbazepine, and carbamazepine using human hepatocytes and HepaRG cells. Xenobiotica, 2016, 46(9): 765 – 774.

[96] Faucette S R, Wang H, Hamilton G A, et al. Regulation of CYP2B6 in primary human hepatocytes by prototypical inducers. Drug Metab Dispos, 2004, 32(3): 348 – 358.

[97] Liu A, Wang C, Hehir M, et al. In vivo induction of CYP in mice by carbamazepine is independent on PXR. Pharmacol Rep, 2015, 67(2): 299 – 304.

[98] Giessmann T, May K, Modess C, et al. Carbamazepine regulates intestinal P-glycoprotein and multidrug resistance protein MRP2 and influences disposition of talinolol in humans. Clin Pharmacol Ther, 2004, 76(3): 192 – 200.

[99] Wide K, Larsson H, Bertilsson L, et al. Time course of the increase in 4beta-hydroxycholesterol concentration during carbamazepine treatment of paediatric patients with epilepsy. Br J Clin Pharmacol, 2008, 65(5): 708 – 715.

[100] Bertilsson L, Höjer B, Tybring G, et al. Autoinduction of carbamazepine metabolism in children examined by a stable isotope technique. Clin Pharmacol Ther, 1980, 27(1): 83 – 88.

[101] Pynnönen S, Frey H, Sillanpää M. The auto-induction of carbamazepine during long-term therapy. Int J Clin Pharmacol Ther Toxicol, 1980, 18(6): 247 – 252.

[102] Magnusson M O, Dahl M L, Cederberg J, et al. Pharmacodynamics of carbamazepine-mediated induction of CYP3A4, CYP1A2, and P–gp as assessed by probe substrates

midazolam, caffeine, and digoxin. Clin Pharmacol Ther, 2008, 84(1): 52-62.

[103] Hole K, Wollmann B M, Nguyen C, et al. Comparison of CYP3A4-inducing capacity of enzyme-inducing antiepileptic drugs using 4β-hydroxycholesterol as biomarker. Ther Drug Monit, 2018, 40(4): 463-468.

[104] Lutz J D, Kirby B J, Wang L, et al. Cytochrome P450 3A induction predicts p-glycoprotein induction; part 2: prediction of decreased substrate exposure after rifabutin or carbamazepine. Clin Pharmacol Ther, 2018, 104(6): 1191-1198.

[105] Yamada S, Yasui-Furukori N, Akamine Y, et al. Effects of the P-glycoprotein inducer carbamazepine on fexofenadine pharmacokinetics. Ther Drug Monit, 2009, 31 (6): 764-768.

[106] Akamine Y, Miura M, Yasui-Furukori N, et al. Carbamazepine differentially affects the pharmacokinetics of fexofenadine enantiomers. Br J Clin Pharmacol, 2012, 73 (3): 478-481.

[107] Backman J T, Olkkola K T, Ojala M, et al. Concentrations and effects of oral midazolam are greatly reduced in patients treated with carbamazepine or phenytoin. Epilepsia, 1996, 37(3): 253-257.

[108] Grimm S W, Richtand N M, Winter H R, et al. Effects of cytochrome P450 3A modulators ketoconazole and carbamazepine on quetiapine pharmacokinetics. Br J Clin Pharmacol, 2006, 61(1): 58-69.

[109] Laroudie C, Salazar D E, Cosson J P, et al. Carbamazepine-nefazodone interaction in healthy subjects. J Clin Psychopharmacol, 2000, 20(1): 46-53.

[110] Vlase L, Popa A, Neag M, et al. Pharmacokinetic interaction between zolpidem and carbamazepine in healthy volunteers. J Clin Pharmacol, 2011, 51(8): 1233-1236.

[111] Vlase L, Neag M, Popa A, et al. Pharmacokinetic interaction between ivabradine and carbamazepine in healthy volunteers. J Clin Pharm Ther, 2011, 36(2): 225-229.

[112] Ketter T A, Jenkins J B, Schroeder D H, et al. Carbamazepine but not valproate induces bupropion metabolism. J Clin Psychopharmacol, 1995, 15(5): 327-333.

[113] Villikka K, Kivistö K T, Mäenpää H, et al. Cytochrome P450-inducing antiepileptics increase the clearance of vincristine in patients with brain tumors. Clin Pharmacol Ther, 1999, 66(6): 589-593.

[114] Doose D R, Wang S S, Padmanabhan M, et al. Effect of topiramate or carbamazepine on the pharmacokinetics of an oral contraceptive containing norethindrone and ethinyl estradiol in healthy obese and nonobese female subjects. Epilepsia, 2003, 44(4): 540-549.

[115] Lucas R A, Gilfillan D J, Bergstrom R F. A pharmacokinetic interaction between carbamazepine and olanzapine: observations on possible mechanism. Eur J Clin Pharmacol. 1998, 54(8): 639-643.

[116] Masui T, Kusumi I, Takahashi Y, et al. Effect of carbamazepine on the single oral dose pharmacokinetics of perospirone and its active metabolite. Prog Neuropsychopharmacol

Biol Psychiatry, 2006, 30(7): 1330 – 1333.

[117] Baciewicz A M. Carbamazepine drug interactions. Ther Drug Monit, 1986, 8(3): 305 – 317.

[118] Ucar M, Neuvonen M, Luurila H, et al. Carbamazepine markedly reduces serum concentrations of simvastatin and simvastatin acid. Eur J Clin Pharmacol, 2004, 59(12): 879 – 882.

[119] Galgani A, Palleria C, Iannone L F, et al. Pharmacokinetic interactions of clinical interest between direct oral anticoagulants and antiepileptic drugs. Front Neurol, 2018 (9): 1067.

[120] Patsalos P N, Perucca E. Clinically important drug interactions in epilepsy: interactions between antiepileptic drugs and other drugs. Lancet Neurol, 2003, 2(8): 473 – 481.

[121] Italiano D, Spina E, de Leon J. Pharmacokinetic and pharmacodynamic interactions between antiepileptics and antidepressants. Expert Opin Drug Metab Toxicol, 2014, 10 (11): 1457 – 1489.

[122] Fleishaker J C, Pearson L K, Peters G R. Phenytoin causes a rapid increase in 6 beta-hydroxycortisol urinary excretion in humans — a putative measure of CYP3A induction. J Pharm Sci, 1995, 84(3): 292 – 294.

[123] Michelucci R, Cipolla G, Passarelli D, et al. Reduced plasma nisoldipine concentrations in phenytoin-treated patients with epilepsy. Epilepsia, 1996, 37(11): 1107 – 1110.

[124] Fleishaker J C, Pearson L K, Peters G R. Induction of tirilazad clearance by phenytoin. Biopharm Drug Dispos, 1998, 19(2): 91 – 96.

[125] Spaans E, van den Heuvel M W, Schnabel P G, et al. Concomitant use of mirtazapine and phenytoin: a drug-drug interaction study in healthy male subjects. Eur J Clin Pharmacol, 2002, 58(6): 423 – 429.

[126] Krishna G, Sansone-Parsons A, Kantesaria B. drug interaction assessment following concomitant administration of posaconazole and phenytoin in healthy men. Curr Med Res Opin, 2007, 23(6): 1415 – 1422.

[127] Purkins L, Wood N, Ghahramani P, et al. Coadministration of voriconazole and phenytoin: pharmacokinetic interaction, safety, and toleration. Br J Clin Pharmacol, 2003, 56 (Suppl 1): 37 – 44.

[128] Weeks P, Sieg A, Vahdat K, et al. Improved ticagrelor antiplatelet effect on discontinuation of phenytoin. Ann Pharmacother, 2014, 48(5): 644 – 647.

[129] Begg E J, et al. Enhanced metabolism of mexiletine after phenytoin administration. Br J Clin Pharmacol, 1982(14): 219 – 223.

[130] Shaw P N, Houston J B, Rowland M, et al. Antipyrine metabolite kinetics in healthy human volunteers during multiple dosing of phenytoin and carbamazepine. Br J Clin Pharmacol, 1985, 20(6): 611 – 618.

[131] de Jonge M E, Huitema A D R, van Dam S M, et al. Significant induction of cyclophosphamide and thiotepa metabolism by phenytoin. Cancer Chemother Pharmacol,

2005(55): 507 - 510.

[132] Khoo K C, Mendels J, Rothbart M, et al. Influence of phenytoin and phenobarbital on the disposition of a single oral dose of clonazepam. Clin Pharmacol Ther, 1980, 28(3): 368 - 375.

[133] Rameis H. On the interaction between phenytoin and digoxin. Eur J Clin Pharmacol, 1985, 29(1): 49 - 53.

[134] Chapron D J, LaPierre B A, Abou-Elkair M. Unmasking the significant enzyme-inducing effects of phenytoin on serum carbamazepine concentrations during phenytoin withdrawal. Ann Pharmacother, 1993, 27(6): 708 - 711.

[135] Lim M L, Min S S, Eron J J, et al. Coadministration of lopinavir/ritonavir and phenytoin results in two-way drug interaction through cytochrome P - 450 induction. J Acquir Immune Defic Syndr, 2004, 36(5): 1034 - 1040.

[136] Ducharme M P, Slaughter R L, Warbasse L H, et al. Itraconazole and hydroxyitraconazole serum concentrations are reduced more than tenfold by phenytoin. Clin Pharmacol Ther, 1995, 58(6): 617 - 624.

[137] de Boussac H, Gondeau C, Briolotti P, et al. Epidermal growth factor represses constitutive androstane receptor expression in primary human hepatocytes and favors Regulation by pregnane X receptor. Drug Metab Dispos, 2018, 46(3): 223 - 236.

[138] Ohnhaus E E, Breckenridge A M, Park B K. Urinary excretion of 6 beta-hydroxycortisol and the time course measurement of enzyme induction in man. Eur J Clin Pharmacol, 1989, 36(1): 39 - 46.

[139] Rutledge D R, Pieper J A, Mirvis D M. Effects of chronic phenobarbital on verapamil disposition in humans. J Pharmacol Exp Ther, 1988, 246(1): 7 - 13.

[140] Facciolà G, Avenoso A, Spina E, et al. Inducing effect of phenobarbital on clozapine metabolism in patients with chronic schizophrenia. Ther Drug Monit, 1998, 20(6): 628 - 630.

[141] Stjernholm M R, Katz F H. Effects of diphenylhydantoin, phenobarbital, and diazepam on the metabolism of methylprednisolone and its sodium succinate. J Clin Endocrinol Metab, 1975, 41(5): 887 - 893.

[142] Schellens J H, van der Wart J H, Brugman M, et al. Influence of enzyme induction and inhibition on the oxidation of nifedipine, sparteine, mephenytoin and antipyrine in humans as assessed by a "cocktail" study design. J Pharmacol Exp Ther, 1989, 249(2): 638 - 645.

[143] Bonay M, Jonville-Bera A P, Diot P, et al. Possible interaction between phenobarbital, carbamazepine and itraconazole. Drug Saf, 1993, 9(4): 309 - 311.

[144] Hikasa S, Sawada A, Seino H, et al. A potential drug interaction between phenobarbital and dolutegravir: a case report. J Infect Chemother, 2018, 24(6): 476 - 478.

[145] Spina E, Martines C, Fazio A, et al. Effect of phenobarbital on the pharmacokinetics of carbamazepine - 10, 11 - epoxide, an active metabolite of carbamazepine. Ther Drug

Monit, 1991, 13(2): 109 – 112.

[146] Mouly S, Lown K S, Kornhauser D, et al. Hepatic but not intestinal CYP3A4 displays dose-dependent induction by efavirenz in humans. Clin Pharmacol Ther, 2002, 72(1): 1 – 9.

[147] Robertson S M, Maldarelli F, Natarajan V, et al. Efavirenz induces CYP2B6 – mediated hydroxylation of bupropion in healthy subjects. J Acquir Immune Defic Syndr, 49(5): 513 – 519.

[148] Duval X, Le Moing V, Longuet C, et al. Efavirenz-induced decrease in plasma amprenavir levels in human immunodeficiency virus-infected patients and correction by ritonavir. Antimicrob Agents Chemother, 2000, 44(9): 2593.

[149] Liu P, Foster G, LaBadie R R, et al. Pharmacokinetic interaction between voriconazole and efavirenz at steady state in healthy male subjects. J Clin Pharmacol, 2008, 48(1): 73 – 84.

[150] Kirby B J, Collier A C, Kharasch E D, et al. Complex drug interactions of HIV protease inhibitors 2: in vivo induction and in vitro to in vivo correlation of induction of cytochrome P450 1A2, 2B6, and 2C9 by ritonavir or nelfinavir. Drug Metab Dispos, 2011, 39(12): 2329 – 2337.

[151] Liu P, Foster G, Gandelman K, et al. Steady-state pharmacokinetic and safety profiles of voriconazole and ritonavir in healthy male subjects. Antimicrob Agents Chemother, 2007, 51(10): 3617 – 3626.

[152] Fukushima K, Kobuchi S, Mizuhara K, et al. Time-dependent interaction of ritonavir in chronic use: the power balance between inhibition and induction of P-glycoprotein and cytochrome P450 3A. J Pharm Sci, 2013, 102(6): 2044 – 2055.

药物代谢相互作用的预测模型

药物间可以通过诱导或抑制药物代谢酶和转运体活性引起药代动力学相互作用。药物相互作用也是一些药物如米贝拉地尔、特非那定、阿司咪唑、西沙必利和西立伐他汀撤市的重要原因之一。因此，新化学实体（new chemical entity, NCE）与临床使用药物间药物相互作用评价也是新药研究和注册重要研究内容。通过药物相互作用研究以回答下列 3 个问题：① 其他药物是否影响新化学实体的血浆暴露？ ② 新化学实体是否影响其他药物的血浆暴露？ ③ 这些药物血浆暴露改变是否具有临床意义，是否涉及药物剂量调整和如何调整？尽管药物相互作用研究最终需要在健康人体或在患者中进行，但体外药物相互作用研究越来越成为药物相互作用评价的重要方法。尤其在新药研发早期阶段，用特异性探针药物在体外研究新化学实体对药物代谢酶和转运体活性与表达的影响，利用合适的模型预测新化学实体与其他药物在体药物相互作用风险及其程度，为进一步体内药物相互作用评价研究提供指导和参考。通常认为，预测结果在临床观察值的 0.5～2.0 倍时，认为预测是成功的。本章主要介绍和评价常用的几种药物相互作用模型。

第一节　竞争性抑制的静态模型

一、基础理论

如药物仅在肝脏中代谢，药物的抑制属于竞争性的，则在抑制剂存在条件下，药物的内在清除率（intrinsic clearance, CL_{int}）与游离抑制剂浓度（I_u）和抑制

常数(K_i)的关系,可以用式 9-1 表示,即:

$$CL_{int}(I) = CL_{int}/(1 + I_u/K_i) \qquad (9-1)$$

其抑制程度可以用抑制指数(R)表示,即:

$$R = 1 + f_u I_h/K_i \qquad (9-2)$$

式中,f_u 和 I_h 分别为血浆中药物抑制剂游离分数和肝脏中总抑制剂浓度。

如果药物仅在肝脏,以抑制剂抑制途径为主要代谢途径,在抑制剂存在下,在体清除率(CL_I)可以用充分搅拌模型进行预测,即:

$$CL_I = (Q_h \times f_u \times CL_{int}/R)/(Q_h + f_u \times CL_{int}/R) \qquad (9-3)$$

药物相互作用程度常用在有/无抑制剂(又称施害药物,perpetrator drug)存在条件下相应药物(又称受害药物,victim drug)的 AUC 或峰浓度(peak concentration,C_{max})比,即 $AUCR$ 或 $C_{max}R$ 表示:

$$AUCR = \frac{AUC_i}{AUC} = 1 + f_u \times I_h/K_i \qquad (9-4)$$

式中,AUC_i 和 AUC 分别为有和无抑制剂存在条件下相应受害药物的 AUC,

或

$$C_{max}R = \frac{C_{max,\ i}}{C_{max}} \qquad (9-5)$$

式中,$C_{max,i}$ 和 C_{max} 分别为有和无抑制剂存在下相应受害药物的 C_{max}。

对于口服给药,应考虑肠药物代谢对药物相互作用的贡献。抑制剂可同时影响多个代谢途径或存在多个抑制剂(如母药和代谢产物),可以用式 9-6 综合表征抑制剂的贡献。

$$AUCR = \left(\frac{1}{\dfrac{1-F_g}{1+\sum I_g/K_i} + F_g} \right) \times \left(\frac{1}{\dfrac{\sum f_m \times f_{m,\ i}}{1 + \sum f_u \times I_h/K_i} + \left(1 - \sum f_m \times f_{m,\ i}\right)} \right)$$

$$(9-6)$$

式中,f_{m} 为肝代谢清除率占总药物清除率分数,$f_{m,i}$ 为施害药物抑制的药物代谢途径占总代谢分数,I_{g} 为肠上皮细胞中施害药物浓度,F_{g} 为受害药物的肠利用度。

二、相应参数估算和测定方法

在实际工作中,肝中施害药物 I_{h} 常用坪浓度(I_{sys})、稳态峰浓度(I_{max})或进入肝脏药物浓度(I_{inlet})或进入肝脏药物浓度峰浓度($I_{in,max}$)表示,即:

$$I_{sys} = \frac{F \times D}{\tau \times CL} \qquad (9-7)$$

$$I_{max} = \frac{I_{sys} \times k \times \tau}{1 - e^{-k\tau}} \qquad (9-8)$$

$$I_{inlet} = I_{sys} + \frac{k_{a} \times f_{abs} \times F_{g} \times D}{Q_{h} \times R_{B}} \qquad (9-9)$$

$$I_{in,max} = C_{max} + \frac{f_{abs} \times k_{a} \times F_{g} \times D}{Q_{h} \times R_{B}} \qquad (9-10)$$

式中,F 为施害药物口服生物利用度,τ 为施害药物给药间隔,CL 为施害药物系统清除率,k 和 k_{a} 分别为施害药物消除速率常数和口服吸收速率常数(在无资料情况下,可假定 $k_{a} = 0.1$ min^{-1})。f_{abs} 为施害药物肠吸收分数。Q_{h} 为肝血流速率[通常设定 $Q_{h} = 97$ L/(h·70 kg)],D 为施害药物剂量,R_{B} 为血液与血浆药物浓度比(通常假定 $R_{B} = 1$),C_{max} 为血浆中施害药物的峰浓度。

肠上皮细胞中施害药物浓度 I_{g} 可以按式 9-11 近似估算。

$$I_{g} = f_{abs} \times k_{a} \times D/Q_{en} \qquad (9-11)$$

式中,Q_{en} 表示为肠壁血流速率,通常取 $Q_{en} = 18$ L/(h·70 kg)。

若药物代谢是微粒体酶介导的,则抑制常数 K_{i} 通常用人肝微粒体或重组酶试验获得,即酶反应体系与底物(浓度通常在 K_{m} 附近)和不同浓度施害药物共温孵一定时间后,测定底物代谢产物形成量。利用代谢产物形成与施害药物浓度的关系,计算 K_{i} 或 IC_{50}。K_{i} 可以用 IC_{50} 近似估算,假定 $K_{i} = 0.5 \times IC_{50}$。表 9-1 给出常见 CYP450s 探针底物及其特征反应。

表 9-1 常用的 CYP450s 底物及其代谢反应[1-3]

CYP450s	底物	反应类型	K_m(μmol/L)
CYP1A2	非那西丁	O-去乙基化反应	1.7~152
	T-乙氧基试卤灵	O-去乙基化反应	0.18~0.21
CYP2A6	香豆素	7-羟化反应	0.30~2.3
	尼古丁	C-氧化反应	13~162
CYP2B6	依法韦仑	羟化反应	17~23
	安非他酮	羟化反应	67~168
CYP2C9	双氯芬酸	4'-羟化反应	4.4,3.2
	S-华法林	7-羟化反应	1.5~4.5
CYP2C8	紫杉醇	6α-羟化反应	5.4~19
	阿莫地喹	N-去甲基反应	2.4
CYP2D6	丁呋洛尔	1'-羟化反应	9~15
	右美沙芬	O-去甲基化反应	0.44~8.5
CYP2E1	氯唑沙宗	6-羟化反应	39~157
CYP2C19	S-美芬妥因	4'-羟化反应	9~630
CYP3A	咪达唑仑	1'-羟化反应	1~14
	睾酮	6β-羟化反应	52~94

三、应用案例

案例 9-1：磺胺苯吡唑-甲苯磺丁脲相互作用

甲苯磺丁脲体内羟化代谢是由 CYP2C9 介导的,约占总消除的 80%[4]。磺胺苯吡唑是 CYP2C9 特异性抑制剂,其 K_i 为 0.16 μmol/L。临床报道,口服 500 mg 磺胺苯吡唑后,其 C_{max} 约为 70 μmol/L[2]。取 k_a = 0.031 min^{-1},F_g = 0.85,利用式 9-10,算得 I_h 为 96 μmol/L。取 f_u = 0.01 和 f_m = 0.80,利用式 9-6 算得 $AUCR \approx 3.2$,与临床报道合用 500 mg 磺胺苯吡唑后甲苯磺丁脲的 $AUCR$ 值(5.4)[5]相吻合。

案例 9-2：酮康唑-三唑仑相互作用

三唑仑在体内可发生 1-羟化代谢和 4-羟化代谢,1-羟化代谢和 4-羟化代谢分别约占总清除的 42.5% 和 47.5%。酮康唑对这两种代谢途径抑制的 K_i 分别为 0.006 mol/L 和 0.025 mol/L[6]。口服 200 mg 酮康唑后,其 C_{max} = 9.32 μmol/L。取 k_a = 0.018 min^{-1},F_g = 0.59,f_u = 0.01,算得 I_h = 11.8 μmol/L 和

$I_g = 22.58\ \mu mol/L$。三唑仑消除的 92% 是由 CYP3A4 介导的,肠利用度为 75%[7]。利用式 9−6 估算的合用酮康唑后 AUCR 为 11.5。这个数值为临床报道的 AUCR 值(11.1[8]和 8.33[9])的 0.5~2.0 倍。

案例 9−3:酮康唑-阿普唑仑相互作用

阿普唑仑在体内 4−羟化代谢和 α−羟化代谢,分别占微粒体代谢的 84% 和 16%。酮康唑对这两种代谢途径抑制的 K_i 分别为 0.046 μmol/L 和 0.076 μmol/L[9]。阿普唑仑消除的 83% 是由 CYP3A4 介导的,肠利用度为 86%[7],用式 9−6 估算的 AUCR 为 3.5,与临床报道的 3.2[8]接近。

案例 9−4:酮康唑-咪达唑仑相互作用

咪达唑仑在体内主要代谢成 1−羟基咪达唑仑。酮康唑抑制 1−羟基咪达唑仑形成的 K_i 为 0.037 μmol/L[10]。咪达唑仑的消除 93% 是由 CYP3A4 介导的,肠利用度为 57%[7],用式 9−6 估算合用酮康唑后静脉注射咪达唑仑 AUCR 为 3.4,与临床报道值 3.1[11]相近。估算合用酮康唑后口服咪达唑仑 AUCR 为 6.0,也接近临床报道的 7.7[12]。

案例 9−5:酮康唑-特非那定相互作用

特非那定体内代谢是由 CYP3A4 介导的,主要代谢产物是羟化代谢和 N−去烷基化代谢。尿中代谢产物 13% 是羟化产物,45% 是 N−去烷基化代谢产物。酮康唑抑制两种代谢产物形成的 K_i 分别为 0.237 μmol/L 和 0.024 μmol/L[13]。特非那定的 F_g 设定为 11%。取 $f_m = 0.58$,用式 9−6 算得合用酮康唑后特非那定的 AUCR 为 17.8。临床报道,合用酮康唑后的特非那定 AUCR 变异大,分别为 13~59[13]、16~73[14]和 37[15]。

案例 9−6:酮康唑-依维莫司相互作用

依维莫司约 98% 被代谢,主要代谢酶是 CYP3A[16]。大鼠实验显示,依维莫司肠首过代谢约 50%[17]。例如,取 $f_m = 0.98$ 和 F_g 为 0.5,取酮康唑抑制 1′−羟基咪达唑仑形成的 K_i 为 0.037 μmol/L,用式 9−6 算得合用酮康唑后依维莫司的 AUCR 为 7.86,预测的 AUCR 值是临床报道合用 200 mg 酮康唑后依维莫司 AUCR 值(15)[18]的 0.5~2 倍。

案例 9−7:氟西汀-右美沙芬相互作用[19]

氟西汀及其代谢产物羟基氟西对 CYP2D6 均呈现出强的抑制作用。氟西汀和羟基氟西汀对 CYP2D6 抑制作用的 K_i 分别为 0.86 μmol/L(R−氟西汀)、0.068 μmol/L(S−氟西汀)、0.5 μmol/L(R−羟基氟西汀)和 0.035 μmol/L(S−

去甲氟西汀)。血浆药物游离分数分别为 0.22(R-氟西汀)、0.14(S-氟西汀)、0.2(R-去甲氟西汀)和 0.13(S-去甲氟西汀)。受试者多剂量口服(60 mg/d)氟西汀后,稳态血药浓度分别为 280 nmol/L(R-氟西汀)、770 nmol/L(S-氟西汀)、200 nmol/L(R-羟基氟西汀)和 320 nmol/L(S-去甲氟西汀)。用式 9-6 算得合用氟西汀后,右美沙芬的 $AUCR$ 值为 4.7,低于临床报道的 27(范围为 5.8~160)[19]。有临床报道显示,氟西汀对 CYP2D6 抑制作用(右美沙芬/右啡烷值)随给药时间增加而增加,且停用氟西汀后,这种 CYP2D6 抑制作用可持续 2 周[20]。与对照比较,给药 7 天和 28 天后,血浆中右美沙芬/右啡烷值,分别是对照组的 912% 和 1712%。停药 2 周后右美沙芬/右啡烷值仍然高达对照组的 806%[20],这可以部分解释体外-体内结果不一致的原因。

第二节　机制性抑制的静态模型

一、理论基础

机制性抑制剂(I)与酶(E)的结合的模式如图 9-1 所示。抑制剂与酶结合形成酶-抑制剂复合物,代谢形成中间产物-酶复合物(E-MI)后有两种去路[2]。去路 1:中间产物与酶结合是可逆性的,E-MI 解离,释放代谢酶和代

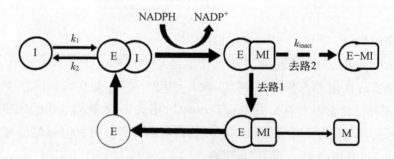

图 9-1　抑制剂(I)与酶(E),其代谢成中间产物(MI)与酶形成的复合物(E-MI)的两种去路

去路 1:中间产物与酶结合是可逆的,中间产物与酶快速解离,释放代谢产物(M)和酶,恢复酶的活性(可逆性抑制)。去路 2:中间代谢产物与酶的结合比较牢固或共价结合,使酶永久失活(机制性抑制)。k_{inact} 为抑制剂引起的酶失活最大速率常数。k_1 和 k_2 分别抑制剂与酶结合速率常数和抑制剂-酶复合物解离常数

谢产物(M),恢复酶代谢活性;去路 2:中间代谢产物与酶的结合比较牢固或共价结合,使酶永久失活,酶失活最大速率常数定义为 k_{inact}。

在抑制剂存在条件下酶失活速率方程为

$$dE/dt = -k_{inact} \times \frac{I_u \times E}{I_u + K_{app, i}} \qquad (9-12)$$

式中,E 为酶浓度或活性,I_u 为抑制剂的游离浓度,$K_{app, i}$ 为酶活性降低至最大活性一半时的抑制剂浓度。

由式 9-12,得到酶活性方程为

$$E = E_0 \times \exp\left(\frac{-t \times I_u \times k_{inact}}{I_u + K_{app, i}}\right) \qquad (9-13)$$

式中,E_0 为初始酶浓度,即无抑制剂存在下的酶活性。

定义抑制剂引起酶表观失活速率常数(apparent inactivation rate constant, k_{obs})为

$$k_{obs} = \frac{I_u \times k_{inact}}{I_u + K_{app, i}} \qquad (9-14)$$

在无抑制剂时,体内酶维持在稳态水平,酶量(E)与合成速率常数(k_{sys})与自然降解速率常数(k_{deg})之比有关,即:

$$E \propto \frac{k_{sys}}{k_{deg}} \qquad (9-15)$$

在有抑制剂存在时,假定合成与自然降解速率不变,则酶减少速率等于自然降解速率常数(k_{deg})+失活速率常数(k_{obs}),即:

$$E' \propto \frac{k_{sys}}{k_{deg} + k_{obs}} \qquad (9-16)$$

由式 9-15 与式 9-16 的比,得到抑制剂引起酶活性比值为

$$\frac{E'}{E} = \frac{k_{deg}}{k_{deg} + \dfrac{I_u \times k_{inact}}{I_u + K_{app, i}}} \qquad (9-17)$$

通常 CL 与酶活性成正比,而 AUC 与酶活性成反比,即:

$$AUCR = 1 + \cfrac{\cfrac{I_{\mathrm{u}} \times k_{\mathrm{inact}}}{I_{\mathrm{u}} + K_{\mathrm{app,\,i}}}}{k_{\mathrm{deg}}} \qquad (9-18)$$

若抑制剂抑制多个酶介导的反应或多个代谢途径,则式 9-18 改为

$$AUCR = \left(\cfrac{1}{\cfrac{k_{\mathrm{deg,\,h}} \times \sum f_{\mathrm{m}} \times f_{\mathrm{m,\,i}}}{k_{\mathrm{deg,\,h}} + \sum I_{\mathrm{u,\,h}} \times k_{\mathrm{inact}}/(K_{\mathrm{app,\,i}} + I_{\mathrm{u,\,h}})} + (1 - \sum f_{\mathrm{m}} \times f_{\mathrm{m,\,i}})} \right)$$

$$(9-19)$$

式中,下标 h 表示肝。

多数药物属于口服给药,且也可能涉及酶的可逆性抑制,则可用式 9-20 综合表征抑制剂的贡献。

$$AUCR = \left(\cfrac{1}{A \times C \times f_{\mathrm{m}} + (1 - f_{\mathrm{m}})} \right) \times \left(\cfrac{1}{X \times Z \times (1 - F_{\mathrm{g}}) + F_{\mathrm{g}}} \right)$$

$$(9-20)$$

$$A = \cfrac{k_{\mathrm{deg,\,h}}}{k_{\mathrm{deg,\,h}} + \sum \cfrac{f_{\mathrm{m,\,i}} \times I_{\mathrm{u,\,h}} \times k_{\mathrm{inact}}}{I_{\mathrm{u,\,h}} + K_{\mathrm{app,\,i}}}} \qquad (9-21)$$

$$C = \cfrac{1}{1 + \sum \cfrac{f_{\mathrm{m,\,i}} \times I_{\mathrm{u,\,h}}}{K_{\mathrm{i}}}} \qquad (9-22)$$

$$X = \cfrac{k_{\mathrm{deg,\,g}}}{k_{\mathrm{deg,\,g}} + \sum \cfrac{f_{\mathrm{m,\,i}} \times I_{\mathrm{u,\,g}} \times k_{\mathrm{inact}}}{I_{\mathrm{u,\,g}} + K_{\mathrm{app,\,i}}}} \qquad (9-23)$$

$$Z = \cfrac{1}{1 + \sum \cfrac{f_{\mathrm{m,\,i}} \times I_{\mathrm{u,\,g}}}{K_{\mathrm{i}}}} \qquad (9-24)$$

式中,下标 g 表示肠。

静态模型法的关键要准确获得的参数 $K_{app,i}$、k_{inact} 和 k_{deg}。k_{deg} 可以用文献资料[21],而 $K_{app,i}$ 和 k_{inact} 往往用体外试验方法求得。

由表 9-2 和表 9-3 可见,CYP450s 的转换半衰期差异较大,因此,选择合适的自然降解速率阐述是十分重要的。

表 9-2 体外获得的几种肝 CYP450s 转换半衰期[21]

CYP450s	转换半衰期(h)
CYP1A2	51,43,36
CYP2A6	26(19~37)
CYPB6	32
CYP2C8	23(8~41)
CYPC9	104
CYPC19	26(7~50)
CYP2D6	70
CYP2E1	27(7~40)
CYP3A4	44,26,79
CYP3A5	36(15~70)

表 9-3 用底物估算在体人肠 CYP3A 转换半衰期[21]

底　　物	转换半衰期(h)
非洛地平	12
辛伐他汀	27
尼索地平	33
咪达唑仑	23

二、$K_{app,i}$ 和 k_{inact} 测定

通常用肝微粒体或重组酶进行实验,求得 $K_{app,i}$ 和 k_{inact} 值。即肝微粒体或重组酶与不同浓度的抑制剂在 NADPH 存在下,温孵不同时间后用特异性探针底物测定酶的活性。利用酶活性的对数对温孵时间作直线回归,由斜率求算相应抑制剂浓度存在下的 k_{obs}。用 k_{obs} 与抑制剂浓度 I 作双倒数直线回归(式 9-25),求得 $K_{app,i}$ 和 k_{inact}。

$$\frac{1}{k_{obs}} = \frac{1}{k_{inact}} + \frac{K_{app,i}}{k_{inact}} \times \frac{1}{I} \qquad (9-25)$$

或用相应软件对式 9-14 进行拟合,估算 $K_{app,i}$ 和 k_{inact}。

三、应用案例

案例 9-8:依诺沙星-茶碱/咖啡因相互作用[22]

依诺沙星属于强 CYP1A2 抑制剂。在体内,茶碱约 86% 以代谢形式消除[23],主要代谢酶是 CYP1A2,其代谢产物包括 3-甲基黄嘌呤、1-甲基黄嘌呤和 1,3-二乙基尿酸。咖啡因在体内的代谢也是由 CYPA2 介导的,其代谢产物包括 $N-1$ 去甲基化、$N-3$ 去甲基化、$N-7$ 去甲基化代谢和 $N-$ 去甲基化代谢,约占总消除的 80%。临床报道指出,依诺沙星与茶碱、咖啡因在临床合用时,会引起严重的不良反应。

1. 依诺沙星对 CYP1A2 可逆性抑制作用

以非那西丁去乙基化代谢形成对乙酰氨基酚为指标,表征 CYP1A2 活性。即人肝微粒体 20 μL(终浓度 1 mg 蛋白/mL),加入不同浓度的依诺沙星溶液(20 μL)和非那西丁溶液(终浓度 250 μmol/L,20 μL),然后与磷酸盐生理溶液(100 μL)混合,37℃预温孵 5 min。加 40 μL NADPH 再生体系(37℃预温孵 5 min),启动反应,温孵 30 min,用 HPLC 法测定对乙酰氨基酚生成。估算依诺沙星对 CYP1A2 可逆性抑制参数 IC_{50} 和 K_i 分别为 279.3 μmol/L 和 139.7 μmol/L。

2. 依诺沙星对 CYP1A2 机制性抑制作用

取人肝微粒体 20 μL,加入 NADPH 再生体系(40 μL)与磷酸盐生理溶液(120 μL)混合,37℃预温孵 5 min,加入不同浓度的依诺沙星溶液(20 μL),37℃分别温孵 0 min、5 min、10 min、20 min 和 30 min 后,取 40 μL 上述温孵液加入含有 250 μmol/L 非那西丁的 NADPH 再生体系(160 μL)中,继续温孵 30 min,测定对乙酰氨基酚的生成情况。以预温孵时间 0 min 为对照,计算不同预温孵时间后的酶剩余活性。用酶剩余活性的对数对温孵时间回归,求算不同浓度依诺沙星下的 k_{obs} 值。用 k_{obs} 和依诺沙星浓度双倒数作直线回归,估算的 k_{inact} 和 $K_{app,i}$ 分别为 0.028 min^{-1} 和 52.89 μmol/L。

3. 依诺沙星介导的相互作用预测

(1)依诺沙星-茶碱相互作用:文献报道,受试者每天 2 次,每次 400 mg

依诺沙星,稳态时血浆峰浓度为 14.16 μmol/L[24]。取血浆游离分数 $f_u = 0.33$、$k_a = 0.1$ min⁻¹ 和 $F = 89\%$[25],估算的 $I_h = 82.9$ μmol/L。取茶碱的 $f_m = 0.86$[23],依诺沙星的 $K_i = 139.7$ μmol/L,用式 9-6,估算的合用依诺沙星后茶碱 AUCR 为 1.14,低于临床报道的 4.52[26] 和 2.74[27],说明依诺沙星可逆性抑制作用微弱。CYP1A2 半衰期为 39 h($k_{deg} = 0.000~296$ min⁻¹),$k_{inact} = 0.028$ min⁻¹ 和 $K_{app, i} = 52.89$ μmol/L,用式 9-20,估算合用依诺沙星后茶碱的 AUCR 为 5.63,与临床报道的 4.52 相近[26],但高于另一临床报道值 2.74[27]。

(2)依诺沙星-咖啡因相互作用:咖啡因-$N-3$ 去甲基化和 $N-1$ 去甲基化代谢占总代谢 80%[28],取 $f_m = 0.80$,利用式 9-20 算得合用依诺沙星后,咖啡因 AUCR 为 5.58,接近临床报道的 4.46~5.72[22]。

案例 9-9:维拉帕米与 CYP3A4 底物相互作用

维拉帕米为消旋体,在体内被代谢成去甲维拉帕米。R/S-维拉帕米和 R/S-去甲维拉帕米均为机制性 CYP3A4 抑制剂。维拉帕米引起的 CYP3A 底物与药物相互作用应该是 R/S-维拉帕米和 R/S-去甲维拉帕米对 CYP3A4 抑制的共同效应。

1. 维拉帕米及去甲维拉帕米对 CYP3A4 的机制性抑制作用[29]

用咪达唑仑在人肝微粒中 1'-羟化代谢来表征 CYP3A 活性。研究维拉帕米时微粒体蛋白浓度设定为 0.1 mg/mL;研究去甲维拉帕米时微粒体蛋白浓度设定为 0.5 mg/mL,即不同浓度的维拉帕米及其代谢产物在肝微粒体和 NADPH 再生体系预温孵不同时间后,取一定量的温孵液到另一试管中,用预温孵的含新鲜 NADPH 再生体系按 1:12.5(维拉帕米)或 1:20(去甲维拉帕米)稀释。加咪达唑仑开始反应,反应 3 min,终止反应,测定 1'-羟基咪达唑仑生成量。以温孵时间 0 min 为对照,计算不同预温孵时间后的酶剩余活性。用酶剩余活性对数对预温孵时间进行直线回归,求出不同的浓度下维拉帕米和去甲维拉帕米的 k_{obs}(图 9-2)。用式 9-14 估算的 S-维拉帕米、R-维拉帕米、S-去甲维拉帕米和 R-去甲维拉帕米的 $K_{app, i}$ 分别为 4.94 μmol/L、32.5 μmol/L、4.92 μmol/L 和 10.7 μmol/L。估算的 k_{inact} 分别为 0.034 min⁻¹、0.038 min⁻¹、0.080 min⁻¹和 0.048 min⁻¹。

2. 维拉帕米介导的相互作用预测

临床报道,单剂量口服 240 mg 后,血浆中 S-维拉帕米、R-维拉帕米、S-去

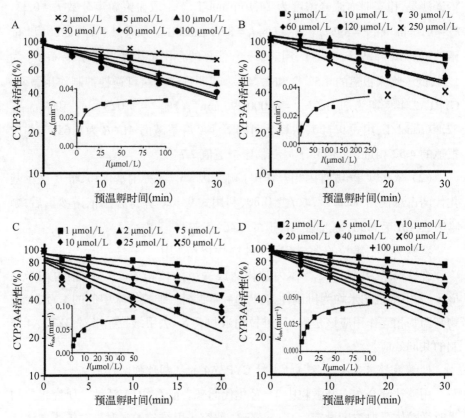

图 9-2　S-维拉帕米(A)、R-维拉帕米(B)、S-去甲维拉帕米(C)和
R-去甲维拉帕米(D)对人肝微粒体中 CYP3A4 机制性抑制作用

用 1′-咪达唑仑形成来表征 CYP3A4 活性,以预温孵时间 0 min 为对照[29]

甲维拉帕米和 R-去甲维拉帕米的峰浓度分别为 126.7 nmol/L、550.0 nmol/L、155.0 nmol/L 和 381.82 nmol/L,AUC 分别为 0.58 μmol·h/L、2.84 μmol·h/L、1.48 μmol·h/L 和 4.11 μmol·h/L[30]。假定在这个剂量范围内维拉帕米的药代动力学是线性的。估算的按每天 3 次,每次 80 mg 多剂量给药达稳态后,S-维拉帕米、R-维拉帕米、S-去甲维拉帕米和 R-去甲维拉帕米的坪浓度为 24.16 nmol/L、118.33 nmol/L、61.67 nmol/L 和 171.25 nmol/L。R-维拉帕米和 S-维拉帕米的肠利用度分别为 0.41 和 0.32,肠吸收分数为 0.6[31],取 k_a = 0.032 min^{-1}[32],估算口服 80 mg 维拉帕米后肠中 R-维拉帕米和 S-维拉帕米浓度 I_g 为 5.64 μmol/L。估算的肝 S-维拉帕米和 R-维拉帕米浓度分别为 0.50 μmol/L 和 0.77 μmol/L。肝 S-去甲维拉帕米和 R-去甲维拉帕米浓度分

别用血浆中药物浓度×组织/血浆药物浓度估算, S-去甲维拉帕米和 R-去甲维拉帕米在肝药物浓度与血浆中药物浓度比分别为 11.0 和 9.71[29],估算的肝脏中 S-去甲维拉帕米和 R-去甲维拉帕米浓度分别为 0.68 μmol/L 和 1.66 μmol/L。假定肠中 R-去甲维拉帕米和 S-去甲维拉帕米浓度等于血浆中药物坪浓度。血浆中 S-维拉帕米、R-维拉帕米、S-去甲维拉帕米和 R-去甲维拉帕米的游离分数分别为 0.094、0.051、0.094 和 0.051[29]。取肠和肝 CYP3A4 的自然降解参数 $k_{deg} = 0.0005$ min^{-1},$R_B = 1$,肠中维拉帕米游离分数为 1,估算的每天 3 次,每次 80 mg 口服维拉帕米后安替比林、丁螺环酮、咪达唑仑、辛伐他汀、奎尼丁和依维莫司的 $AUCR$(表 9-4),并与临床报道结果比较。可见,除丁螺环酮高估外,其他药物的预测值均为临床观察值的 0.5~2.0 倍。

表 9-4 每天 3 次,每次 80 mg 口服维拉帕米后,
受害药物 $AUCR$ 预测值与临床观测值

受害药物	F_g[7]	f_m(CYP3A)[7]	$AUCR$ 预测值	临床报道 $AUCR$ 值
安替比林	1	0.38	1.28	1.11[33]
丁螺环酮	0.21	0.94	9.54	3.4[34]
咪达唑仑	0.57	0.93	3.69	2.9[35]
辛伐他汀	0.66	0.93	3.21	4.6[36]
奎尼丁	0.91	0.76	1.94	1.46[37]
依维莫司	0.5[17]	0.98[16]	4.47	3.5[38]

第三节 药酶诱导的静态模型

一、理论基础

在药物代谢酶诱导剂存在条件下,酶活性可用式 9-26 表示,即:

$$E = E_0 \times \left(1 + \frac{d \times E_{max} \times I_{u,h}}{EC_{50} + I_{u,h}} \right) \qquad (9-26)$$

式中,E_0 为初始酶浓度。E_{max} 和 EC_{50} 分别为最大诱导效应和达到最大效应的 50% 时诱导剂的浓度。$I_{u,h}$ 为肝中诱导剂的游离浓度。d 为从体外到体内比放的经验校正系数。通常假定 $d = 1$。

在诱导剂（施害药物）存在条件下，受害药物 $AUCR$ 为

$$AUCR = \frac{1}{1 + \dfrac{d \times E_{max} \times I_{u,h}}{EC_{50} + I_{u,h}}} \qquad (9-27)$$

由于肝脏中药物代谢可能被其他酶介导或存在其他消除途径，此时，式 9-27 可改写为

$$AUCR = \frac{1}{\left(1 + \dfrac{d \times E_{max} \times I_{u,h}}{EC_{50} + I_{u,h}}\right) \times f_m + (1 - f_m)} \qquad (9-28)$$

式中，f_m 为肝代谢清除率占总药物清除率分数。

对于口服给药而言，肠壁中药物代谢酶也可能被诱导。式 9-28 可以拓展成式 9-29，即：

$$AUCR = \left(\frac{1}{\left(1 + \dfrac{d \times E_{max} \times I_{u,h}}{EC_{50} + I_{u,h}}\right) \times f_m + (1 - f_m)}\right) \times$$

$$\left(\frac{1}{\left(1 + \dfrac{d \times E_{max} \times I_{u,g}}{EC_{50} + I_{u,g}}\right) \times (1 - F_g) + F_g}\right) \qquad (9-29)$$

式中，F_g 为口服药物的肠利用度，$I_{u,g}$ 为肠中诱导剂的游离浓度。

二、EC_{50} 和 E_{max} 参数估算

药物代谢诱导试验通常采用冻人肝细胞培养与不同浓度的待测药物共培养不同时间（通常 3 天后），用相应的探针测定酶活性或测定蛋白表达或 mRNA 水平作为诱导效应指标，与溶媒阴性对照，计算诱导倍数 E。常用利福平作为 CYP3A 的阳性对照，奥美拉唑作为 CYP1A2 的阳性对照，苯巴比妥作为 CYP2B6 的阳性对照。以诱导倍数 E 与药物浓度 I 关系，用合适的数学模型拟合，求算 EC_{50} 和 E_{max}。常用的拟合模型包括：

米氏模型

$$E = \frac{E_{max} \times I}{EC_{50} + I} \qquad (9-30)$$

Hill 模型

$$E = \frac{E_{\max} \times I^H}{EC_{50}^H + I^H} \tag{9-31}$$

参数模型

$$E = \frac{E_{\max}}{1 + \mathrm{e}^{-(EC_{50}-I)/H}} \tag{9-32}$$

Logic 模型

$$E = D + \frac{E_{\max} - D}{1 + (EC_{50}/I)^H} \tag{9-33}$$

式中,E 和 I 分别为酶诱导倍数(相对于溶媒)和诱导剂游离浓度,$E_{\max}$ 和 EC_{50} 分别为最大诱导效应和达到最大诱导 50% 时,诱导剂游离浓度。H 为相应的系数。

需要注意的是,人原代肝细胞中的诱导作用往往存在较大变异。例如,有文献报道研究了利福平、苯巴比妥和奥美拉唑在人原代肝细胞中对 CYP3A4、CYP2B6 和 CYP1A2 活性和 mRNA 表达的影响。分别用乙氧基试卤灵 O-去乙基化反应、安非拉酮羟化反应、咪达唑仑的 $1'$-羟化反应表征 CYP1A2、CYP2B6 和 CYP3A4 活性。结果显示,与空白对照相比,所有肝细胞中利福平、苯巴比妥和奥美拉唑对 CYP3A4、CYP2B6 和 CYP1A24 活性诱导变异分别高达对照组的 24.7 倍、6.9 倍和 11.7 倍。测得利福平、苯巴比妥和奥美拉唑诱导 CYP3A4、CYP2B6 和 CYP1A2 mRNA 表达的诱导变异也分别高达对照组的 10.6 倍、4.5 倍和 4.2 倍[39]。因此,在进行代谢酶诱导时,应注意对不同批次人肝细胞进行研究。FDA 建议,至少用 3 个不同批次的人肝细胞进行研究。此外,对药物浓度设定也应考虑最高血药浓度,但要检测该浓度是否引起细胞毒性。

三、应用案例

案例 9-10:利福平与咪达唑仑等 CYP3A4 底物药物相互作用

表 9-5 总结了不同文献中报道的利福平对原代人肝 CYP3A 活性诱导参数(EC_{50} 和 $E_{\max}$)[40]。可见,利福平对 CYP3A4 诱导的变异大,与空白对照相比,其 EC_{50} 和 $E_{\max}$ 变异分别达到对照组的 5.6 倍和 7 倍。

表 9－5　不同文献报道利福平对原代人肝细胞中 CYP3A4 活性诱导参数[40]

$EC_{50}(\mu mol/L)$	E_{max}	探　　针
1.25	8.0	睾　酮
0.25	10.6	睾　酮
0.51	12.5	睾　酮
0.8	7.0	睾　酮
0.6	20	睾　酮
0.6	10	睾　酮
0.51	18	睾　酮
1.4	2.8	咪达唑仑
0.6	7.2	咪达唑仑
0.6	18.2	咪达唑仑

参照文献[41]，选取权重均数 $EC_{50}=0.6$ μmol/L、$E_{max}=10.3$ 进行相互作用预测。临床报道，结核患者每天口服 600 mg 利福平 6 周后，C_{max} 为 6.44 μmol/L[41]。取利福平 $k_a=0.006\,5\,min^{-1}$[42]、$f_{abs}=1$ 和 $F_g=1$，算得 $I_g=15.80$ μmol/L 和 $I_h=9.37$ μmol/L。取 $f_u=0.25$、$d=1.0$，$R_B=1$，用式 9－29 预测合用利福平后几种受害药物的 AUCR 值，并与临床报道进行比较（表 9－6）。结果显示在 28 个预测中有 15 个为临床观察值的 0.5~2.0 倍。不同来源的临床观察值本身也存在较大的差异。例如，合用利福平后口服咪达唑仑临床观察 AUCR 值中的变异也高达对照组的 8.7 倍（1.5%~13%）（表 9－6）。

表 9－6　多剂量口服 600 mg 利福平后几种受害药物的
AUCR 预测值与临床观察值

受　害　药　物	F_g[7]	$f_{mCYP3A4}$[7]	观察（%）	预测（%）	例数，实验设计
阿普唑仑（口服）	0.86	0.83	12	5.9	健康人（试验 4 人，对照 9 人），平行[43]
丁螺环酮（口服）	0.21	0.94	10.4	1.5	健康人（10 人），随机交叉[43]
地西泮（口服）	1	0.6[44]	23	16.8	健康人（试验 7 人，对照 7 人），平行[43]
咪达唑仑（静脉注射）	0.57	0.93	65.5	12.5	健康人（8 人），序列[44]
咪达唑仑（静脉注射）	0.57	0.93	51	12.5	青年男性（14 人），序列[43]
咪达唑仑（静脉注射）	0.57	0.93	38	12.5	青年女性（14 人），序列[43]
咪达唑仑（静脉注射）	0.57	0.93	47	12.5	老年男性（10 人），序列[43]
咪达唑仑（静脉注射）	0.57	0.93	44	12.5	老年女性（14 人），序列[45]

续　表

受害药物	$F_g^{[7]}$	$f_{mCYP3A4}^{[7]}$	观察(%)	预测(%)	例数,实验设计
咪达唑仑(口服)	0.57	0.93	2	2.4	健康人(9人),序列[43]
咪达唑仑(口服)	0.57	0.93	4	2.4	健康人(10人),随机交叉[43]
咪达唑仑(口服)	0.57	0.93	1.5	2.4	健康人(8人),序列[44]
咪达唑仑(口服)	0.57	0.93	3	2.4	青年男性(14人),序列[46]
咪达唑仑(口服)	0.57	0.93	11	2.4	青年女性(14人),序列[46]
咪达唑仑(口服)	0.57	0.93	13	2.4	老年男性(10人),序列[43]
咪达唑仑(口服)	0.57	0.93	10	2.4	老年女性(14人),序列[43]
尼非地平(口服)	0.78	0.78	8	4.70	健康人(6人),序列[43]
尼非地平(静脉注射)	0.78	0.78	70	14.6	健康人(6人),序列[43]
奎尼丁(口服)	0.91	0.76	17	8.00	健康人(4人),序列[43]
奎尼丁(口服)	0.91	0.76	32	8.00	健康人(CYP2D6快代谢),序列[43]
奎尼丁(静脉注射)	0.91	0.76	27	14.9	健康人(4人),序列[43]
辛伐他汀(口服)	0.66	0.92	13	3.00	健康人(10人),随机交叉[43]
三唑仑(口服)	0.75	0.92	5	3.75	健康人(10人),随机交叉[43]
维拉帕米(口服)	0.4[29]	1.0	3	1.5	健康人(6人),序列[43]
维拉帕米(口服)	0.4	1.0	6.5	1.5	健康人(6人),序列[43]
维拉帕米(静脉注射)	0.4	1.0	81	30	健康人(6人),序列[47]
佐匹克隆(口服)	0.93	0.5	18	12.6	健康人(8人),随机交叉[43]

第四节　混合效应的静态模型

一、基本理论

　　一些药物如醋竹桃霉素[48]、利托那韦[49]和米贝拉地尔[50]等药物往往同时伴有可逆性抑制、机制性抑制或诱导作用,在此种情况下,需要同时考察这些因素的综合作用。可以用式9-34综合表述药物代谢酶的可逆性抑制、机制性抑制和药物代谢酶的诱导作用[50]。

$$AUCR = \left(\frac{1}{A \times B \times C \times f_{m} + (1 - f_{m})}\right) \times \left(\frac{1}{X \times Y \times Z \times (1 - F_{g}) + F_{g}}\right)$$
$$(9 - 34)$$

式中,

$$B = 1 + \frac{d \times E_{max} \times I_{u, h}}{I_{u, h} + EC_{50}} \qquad (9 - 35)$$

$$Y = 1 + \frac{d \times E_{max} \times I_{u, g}}{I_{u, g} + EC_{50}} \qquad (9 - 36)$$

二、应用案例

案例 9 - 11:红霉素与咪达唑仑等药物的相互作用

红霉素对 CYP3A4 活性抑制作用涉及可逆性抑制和机制性抑制,其可逆性抑制 K_i 和机制性抑制 K_i 分别为 194 μmol/L[51] 和 12.6 μmol/L,$k_{inact} = 0.024$ min^{-1}。口服 500 mg 红霉素后,$I_{sys} = 0.950$ μmol/L,$f_u = 0.16$。假定 $F_{abs} = 1$,$k_a = 0.011$ min^{-1}[52],算得 $I_g = 24.98$ μmol/L,$I_h = 5.59$ μmol/L。取肝和肠的 $k_{deg} = 0.0005$ min^{-1},$R_B = 1$,用式 9 - 34 估算多剂量合用红霉素后几种受害药物的 $AUCR$ 值,并与临床观察值进行比较(表 9 - 7)。可见,除丁螺环酮外,其他几个受害药物的 $AUCR$ 是临床观察值的 0.5 ~ 2 倍。

表 9 - 7 多剂量合用红霉素后受害药物的 *AUCR* 预测值和临床观察值比较

受 害 药 物	F_g[7]	f_m(CYP3A)[7]	预测值	临床观察值	红霉素服药方法
阿普唑仑(口服)	1	0.38	3.0	2.49[53]	每天 3 次,400 mg
丁螺环酮(口服)	0.21	0.94	15.23	5[54]	每天 3 次,500 mg
咪达唑仑(静脉注射)	0.57	0.93	3.43	2.2[55]	每天 3 次,500 mg
咪达唑仑(口服)	0.57	0.97	5.9	4.4[55]	每天 3 次,500 mg
咪达唑仑(口服)	0.57	0.97	5.9	3.8[56]	每天 3 次,500 mg
辛伐他汀(口服)	0.66	0.93	5.12	3.9[36]	每天 3 次,500 mg
依维莫司(口服)	0.21	0.98	7.6	4.4[57]	每天 3 次,500 mg
奎尼丁(口服)	0.91	0.76	2.14	1.47[58]	每天 4 次,250 mg

案例 9 - 12:米贝拉地尔与咪达唑仑相互作用

米贝拉地尔对 CYP3A4 活性的影响涉及可逆性抑制、机制性抑制和诱导作用[50]。相应参数：$K_i = 0.1$ μmol/L，$K_{app,i} = 2.3$ μmol/L，$k_{inact} = 0.40$ min^{-1}，$EC_{50} = 4.1$ μmol/L 和 $E_{max} = 6.5$。取肝和肠的 k_{deg} 为 0.000 5 min^{-1}，$R_B = 1$，口服 100 mg 米贝拉地尔 $I_{sys} = 1.24$ μmol/L，$f_u = 0.005$，$I_g = 58.62$ μmol/L。估算合用米贝拉地尔后咪达唑仑的 $AUCR$ 为 7.0，接近临床报道 $AUCR$ 值 8.9[50]。

第五节　肾清除的相互作用预测模型

一、药物肾清除率（CL_r）

药物的肾清除主要包括肾小球滤过、肾小管重吸收和肾小管的主动分泌，即：

$$CL_r = f_u \times GFR + CL_{sec} - CL_{reabs} \tag{9-37}$$

式中，GFR、CL_{sec} 和 CL_{reabs} 分别为肾小管清除率[通常设定 1.78 mL/（min·kg）]、肾小管主动分泌清除率和肾小管重吸收清除率。CL_r 为肾清除率。f_u 为血浆中药物游离分数。

如药物肾清除相互作用仅发生肾小管主动分泌，即：

$$CL'_r = f_u \times GFR + \frac{CL_{sec}}{1 + \dfrac{I_{max,u}}{K_i}} - CL_{reabs} \tag{9-38}$$

式中，$I_{max,u}$ 为血浆中游离药物峰浓度。K_i 为抑制剂的抑制常数。

如肾小管重吸收不计，则在抑制剂存在下，其肾清除率比为

$$\frac{CL'_r}{CL_r} = \frac{f_u \times GFR + CL_{sec}/(1 + I_{max,u}/K_i)}{f_u \times GFR + CL_{sec}} \tag{9-39}$$

如药物肾小管分泌是多个转运体介导的，则：

$$CL_{int,sec} = \sum CL_{int,sec,j} \tag{9-40}$$

式中，$CL_{int,sec}$ 和 $CL_{int,sec,j}$ 分别为肾分泌内在清除率和相应转运体介导的分泌清除率。

肾清除率改变为

$$\frac{CL_\mathrm{r} - CL'_\mathrm{r}}{CL_\mathrm{r}} \times 100 = \frac{CL_\mathrm{sec} - CL'_\mathrm{sec}}{CL_\mathrm{sec} + f_\mathrm{u} \times GFR} \times 100 \tag{9-41}$$

如药物相互作用仅发生在肾小管分泌,则在抑制剂存在下,$AUCR$ 为

$$AUCR = \frac{AUC_\mathrm{i}}{AUC} = \cfrac{1}{1 - \cfrac{CL_\mathrm{sec}}{CL} \times \cfrac{I_{\mathrm{max,\,u}}/K_\mathrm{i}}{1 + I_{\mathrm{max,\,u}}/K_\mathrm{i}}} \tag{9-42}$$

二、应用案例

案例 9-13:丙磺舒引起药物相互作用

丙磺舒属于典型 OAT 抑制剂,可以抑制肾 OAT 介导的药物肾分泌。丙磺舒对人 OAT1 和 OAT3 抑制的 K_i 分别为 12 μmol/L 和 9 μmol/L。人口服 500~2 000 mg 丙磺舒后,血浆中药物游离峰浓度为 3~50 μmol/L[59],高于丙磺舒抑制 OAT1 和 OAT3 的 K_i 值。取 $C_{\mathrm{max,\,u}} = 25$ μmol/L 和 $K_\mathrm{i} = 9$ μmol/L,预测的合用丙磺舒后几种 OATs 底物肾清除率改变值列于表 9-8。可见,预测的药物清除率改变值均是临床观察值的 0.5~2 倍。

表 9-8　合用丙磺舒后几种受害 CL_R 改变预测值与观察值[59]

受害药物	CL_r(观察) (mL/min)	$f_\mathrm{u}\times GFR$ (mL/min)	CL_sec (mL/min)[a]	CL'_r(观察) (mL/min)	CL'_r(预测) (mL/min)[b]	变化(%)[c] 观察值	变化(%)[c] 预测值
阿昔洛韦	248	102	146	168	140.60	32.26	43.29
布美他尼	145	1.20	143.80	22	39.3	84.83	72.92
头孢孟多	229	30	199	57	82.70	75.11	63.90
头孢甲肟	159	72	87	66	95	58.49	40.23
昔多呋韦	151	113	38	95.70	123.10	36.62	18.50
西咪替丁	360	97.20	262.80	270	166.80	25.00	53.68
西诺沙星	153	36	117	66	67.0	56.86	56.23
环丙沙星	373	72	301	134	151.70	64.08	59.34
依那普利	229	54	175	61	100.30	73.36	56.19
依那普利拉	108	74.40	33.60	66	83.30	38.89	22.88
法莫替丁	297	96	201	107	149.20	63.97	49.76
非索非那定	230	42	188	74	91.80	67.83	60.10

a,$CL_\mathrm{sec} = CL_\mathrm{r} - f_\mathrm{u} \times GFR$。
b,CL'_r(预测) $= f_\mathrm{u} \times GFR + CL_\mathrm{sec}/(1 + I_{\mathrm{max,\,u}}/K_\mathrm{i})$。
c,变化(%) $= (1 - CL'_\mathrm{r}/CL_\mathrm{r}) \times 100\%$。

肾内在分泌清除率也通过测定药物在细胞株或肾切片主动摄取清除率, 按生理参数(0.25 mg 蛋白/10^6 个肾小管细胞, 60×10^6 个肾小管细胞/g 肾和 4.3 g 肾/kg 体重), 换算成在体清除率, 并用经典底物估算体内/体外比放系数 (RAF_i)进行校正[60], 即:

$$CL_{int, sec} = \sum CL_{int, sec, i} \times RAF_i \qquad (9-43)$$

在表达 OAT1、OAT2 和 OAT3 的 HEK293 细胞中, 测定阿昔洛韦等药物细胞摄取清除率, 用经典底物获得的 RAF_{OAT1}(替诺福韦)、RAF_{OAT2}(阿昔洛韦和更昔洛韦)和 RAF_{OAT3}(青霉素)分别为 0.64、7.3 和 4.1。预测阿昔洛韦等药物在体肾分泌清除率, 并与临床观察结果进行的比较见表 9-9。结果显示, 在预测 23 个药物中, 有 16 个药物的预测值是临床观察值的 0.5~2 倍。

表 9-9　用 OATs 转运体介导药物主动摄取清除率预测
在体肾分泌清除率与观察清除率比较[60]

药 物	OATs 介导的细胞摄取清除率			在体分泌清除率($CL_{int, sec}$)	
	OAT1 [μL/ (min·mg)]	OAT2 [μL/ (min·mg)]	OAT3 [μL/ (min·mg)]	预测值 [mL/ (min·kg)]	观察值 [mL/ (min·kg)]
阿昔洛韦*	0	4.60	0.10	2.19	2.70
阿德福韦	146	2	3.50	7.89	2.10
青霉素*	0	2	84.10	23.18	22.50
布美他尼	4.70	2	27.90	8.51	28
卡托普利	3.80	2	80.60	22.41	33.90
西咪替丁	0	2	63.90	17.84	13.50
法莫替丁	0.80	2	30.80	9.12	5.40
非索非那定	19.40	2	8.80	4.07	3.20
呋塞米	0	2	570	151.68	156.60
更昔洛韦*	0	9	0.10	4.26	3.30
氢氯噻嗪	47	2	33	11.61	15.90
酮洛芬	209	2	0	9.57	8.30
酮咯酸	424	15.30	0	24.71	27.40
甲氨蝶呤	4	2	24.80	7.66	3.10
喷昔洛韦	0.10	13.50	1	6.62	15.20
奥美沙坦	45	2	56	17.61	12.70

药 物	OATs 介导的细胞摄取清除率			在体分泌清除率($CL_{int, sec}$)	
	OAT1 [μL/ (min·mg)]	OAT2 [μL/ (min·mg)]	OAT3 [μL/ (min·mg)]	预测值 [mL/ (min·kg)]	观察值 [mL/ (min·kg)]
奥司他韦酸	0	2	14	4.64	3.60
普伐他汀	0.20	2	13.80	4.60	25.10
瑞伐他汀	0	2	28.20	8.40	36
西他列汀	0.10	2	49.70	14.09	7.60
替诺福韦*	30.90	2	0.30	1.30	1.30
托拉塞米	22	2	29	9.52	11.40
扎西他滨	0	2	57.60	16.17	2.80

*为经典底物。

在有抑制剂存在条件下,肾小管分泌清除率($CL'_{r,sec}$)为

$$CL'_{sec, int} = \sum CL_{int, sec, j}/(1 + I_{max, u}/K_{i, j}) \qquad (9-44)$$

$$CL'_{sec} = \frac{Q_r \times f_u \times R_B \times CL'_{int, sec}}{Q_r \times f_u \times R_B \times CL'_{int, sec} + Q_r} \qquad (9-45)$$

式中,Q_r 为肾血流速率,通常设定 $Q_r = 15.7$ mL/(min·kg)。

在表达 OAT1、OAT2 和 OAT3 的 HEK 细胞中测定丙磺舒对 OAT1(对氨基马尿酸)、OAT2(cGMP)和 OAT3(雌酮硫酸酯)活性抑制作用的 IC_{50} 分别为 9.6 μmol/L、853 μmol/L 和 4.5 μmol/L[61]。有文献报道,口服 500 mg、750 mg、1 000 mg 和 1 500 mg 丙磺舒后血浆中丙磺舒的游离峰浓度分别为 6.2 μmol/L、15 μmol/L、24.4 μmol/L 和 51 μmol/L[60]。用式 9-44 和式 9-45 估算合用丙磺舒后阿昔洛韦等受害药物肾清除率及其肾清除率改变(表 9-10)。结果显示,除阿昔洛韦和更昔洛韦外,其他受害药物的预测值为临床观察值的 0.5~2.0 倍。

表9-10 丙磺舒对几种受害药物分泌清除率影响预测值和观察值比较[60]

受害 药物	丙磺舒 (g)	f_u	R_B	CL_{sec} [mL/ (min·kg)]	CL'_{sec} [mL/ (min·kg)]	变化 = $(1-CL'/CL)\times100\%$		
						CL_{sec} 预测	CL_r 预测	CL_r 观察
阿昔洛韦	1	0.85	1	1.67	1.61	3	2	32
阿德福韦	0.50	0.96	0.55	7.34	5.60	24	20	15

续　表

受害药物	丙磺舒(g)	f_u	R_B	CL_{sec} [mL/(min·kg)]	CL'_{sec} [mL/(min·kg)]	变化=(1-CL'/CL)×100%		
						CL_{sec} 预测	CL_r 预测	CL_r 观察
阿德福韦	0.75	0.96	0.55	7.34	4.39	40	34	56
阿德福韦	1.50	0.96	0.55	7.34	2.76	62	53	48
青霉素	0.50	0.40	0.66	7.41	4.46	40	37	50
青霉素	0.75	0.40	0.66	7.41	2.98	60	68	54
青霉素	1.50	0.40	0.66	7.41	1.48	80	75	78
布美他尼	1	0.03	1	0.25	0.06	75	68	85
西咪替丁	0.50	0.81	1	7.52	4.60	39	35	25
法莫替丁	1.50	0.83	0.55	7.33	2.04	72	62	64
非索非那定	1	0.31	0.70	1.62	0.64	60	49	68
呋塞米	1	0.012	1	1.63	0.29	82	82	72
更昔洛韦	1	0.95	0.55	5.01	4.90	2	1	19
甲氨蝶呤	1	0.57	0.85	3.87	1.23	68	62	55
奥美沙坦	0.50	0.01	0.55	0.31	0.15	52	50	33
奥司他韦酸	0.50	0.97	0.83	4.03	2.46	39	32	52
扎西他滨	0.50	0.96	1	7.81	4.86	38	34	42

案例 9-14:西咪替丁引起的药物相互作用

西咪替丁是最早研究的 OCTs 抑制剂,对 OCT1 和 OCT2 抑制作用的 K_i 分别为 101~275 μmol/L 和 95~207 μmol/L。同时,西咪替丁也是强 MATEs 抑制剂,其对 MATE1 和 MATE2-K 抑制作用的 K_i 分别为 1.1~3.8 μmol/L 和 2.7~6.9 μmol/L。口服 1 000 mg 西咪替丁后,其稳态的游离浓度为 2.03~5.20 μmol/L,高于西咪替丁对抑制 MATE1 和 MATE2-K 的 K_i 值,而低于抑制 OCTs 抑制作用的 K_i 值,提示治疗剂量的西咪替丁引起的药物相互作用主要是由 MATEs 介导的[61]。表 9-11 给出合用西咪替丁(取 K_i = 1.1 μmol/L 和 $C_{max,u}$ = 5.20 μmol/L)后几种受害药物的肾清除率的改变。可见,在 12 个预测值中,有 8 个预测值是观察值的 0.5~2.0 倍。

表 9 - 11 合用西咪替丁后几种受害药物肾清除率的预测值与观察值比较[59]

受害药物	CL_r (mL/min)	$f_u \times GFR$ (mL/min)	CL_{sec} (mL/min)[a]	CL_r (观察值) (mL/min)	CL_r (预测值)[b] (mL/min)	变化(%)[c] 观察值	变化(%)[c] 预测值
阿昔洛韦	349	102	247	273	145.13	21.78	58.42
阿米洛利	358	72	286	299	121.94	16.48	65.94
头孢氨苄	263	103	160	208	130.94	20.91	50.21
非索非那定	230	42	188	152	74.83	33.91	67.47
二甲双胍	728	120	608	403	226.16	44.64	68.93
二甲双胍	527	120	407	378	191.06	28.27	63.75
普鲁卡因胺	466	101	365	297	164.73	36.27	64.65
普鲁卡因胺	202	101	101	130	118.63	35.64	41.27
普鲁卡因胺	347	101	246	196	143.95	43.52	58.52
雷尼替丁	326	102	224	244	141.11	25.15	56.71
伐尼克兰	133	97.20	35.80	100	103.45	24.81	22.22
齐多夫定	478	90	388	210	157.75	56.07	67.00

a, $CL_{sec} = CL_r - f_u \times GFR$。
b, $CL_r(预测) = f_u \times GFR + CL_{sec} / (1 + I_{max, u}/K_i)$。
c, 变化(%) = $(1 - CL'_r/CL_r) \times 100\%$。

第六节 药物转运体-代谢酶联盟的静态模型

一、药物转运体-代谢酶联盟

药物代谢酶主要表达在肝细胞内,药物摄取进入肝细胞是肝药物代谢关键环节。细胞膜上药物转运外排转运体和摄取转运体分别介导药物或代谢产物外排和肝细胞药物摄取,且药物摄取转运体、代谢酶和外排转运体的底物存在较大重叠。因此,药物在肝细胞中处置是药物摄取转运体、代谢酶和外排转运体协同作用的结果,定义为药物转运体-代谢酶联盟。例如,在肝脏中,阿托伐他汀被摄取转运体 OATPs 摄取进入肝细胞,在肝细胞内被 CYP3A4 和 UGT1A1 介导代谢,原药及其代谢产物被外排转运体 MRP2、P-gp 和 BCRP 的底物外排至胆汁或被其他转运体转运至血液循环。药物相互作用可以发生在转运体或代谢酶。一些转运体和代谢酶抑制剂也存在较大的重叠性。例如,环孢素A 是 OATPs、CYP3A4、BCRP、OAT3 和 P-gp 的抑制剂。阿托伐他汀与环孢素 A 合用后,阿托伐他汀血药浓度改变应该是阿托伐他汀的肝摄取、肝代谢和胆汁外排抑制的共同效果。药物转运体-代谢酶联盟也存在于其他组织如肠和肾内。

二、理论基础

假定药物主要在肝脏消除。药物在肝脏的处置涉及转运体介导的摄取、被动转运、药物代谢、胆汁排泄及药物从肝脏外排至血液等过程(图9-3)。

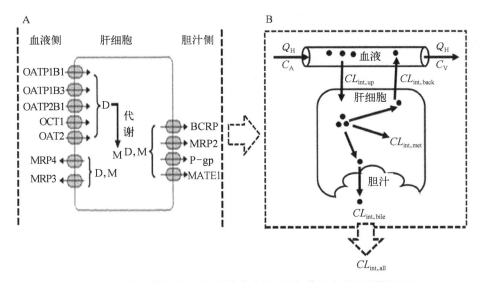

图9-3 肝脏中药物转运体-代谢酶联盟(A)与药物在肝消除模型(B)

药物从血液经窦侧膜摄取进入肝细胞。在肝细胞中药物被代谢,经胆汁排泄或返回到血液循环中。$CL_{int, all}$,总体清除率;$CL_{int, back}$,返回清除率;$CL_{int, met}$,代谢清除率;$CL_{int, up}$,摄取清除率;$CL_{int, bile}$,胆汁清除率;Q_H,肝血流速率;C_A,肝动脉血中药物浓度;C_V,肝静脉血中药物浓度

药物在肝细胞中总体清除率($CL_{int, all}$)应该是这些过程的整合效应[62],即:

$$CL_{int, all} = CL_{int, up} \times \frac{CL_{int, bile} + CL_{int, met}}{CL_{int, bile} + CL_{int, met} + CL_{int, back}} \qquad (9-46)$$

式中,$CL_{int, up}$、$CL_{int, back}$、$CL_{int, met}$ 和 $CL_{int, bile}$ 分别为摄取清除率、返回清除率、代谢清除率和胆汁清除率。摄取清除率包括载体介导的摄取清除率($CL_{int, act, up}$)和被动扩散清除率($CL_{int, pd}$),即 $CL_{int, up} = CL_{int, act, up} + CL_{int, pd}$。返回清除率包括

载体介导的外排清除率（$CL_{\text{int, efflux}}$）和被动扩散清除率（$CL_{\text{int, back}} = CL_{\text{int, efflux}} + CL_{\text{int, pd}}$）。

根据 $CL_{\text{int, bile}}$ 和 $CL_{\text{int, met}}$ 与 $CL_{\text{int, back}}$ 关系，将药物分成3种类型[63]。

类型1：$CL_{\text{int, bile}} + CL_{\text{int, met}} \gg CL_{\text{int, back}}$，则：

$$CL_{\text{int, all}} \approx CL_{\text{int, up}} \tag{9-47}$$

即药物总体清除率仅取决于药物摄取清除率。通常 $CL_{\text{int, act, up}} \gg CL_{\text{int, pd}}$，转运体介导的药物摄取是药物肝清除的限速步骤。在这种情况下，尽管药物可能是广泛肝代谢，不能用体外肝代谢清除率来预测药物的肝清除率，而药物肝摄取可以准确预测肝清除率。典型例子是他汀类药物。表9-12列举了几种他汀药物肝摄取清除率、肝微粒体代谢清除率和在体内在清除率的比较。可见相对于微粒体而言，肝摄取清除率与在体内在清除率比较接近。

表9-12　几种他汀类药物在人和大鼠肝摄取，肝摄取清除率、肝微粒体代谢清除率和在体内在清除率比较[64]

	药　物	摄取清除率 [mL/(min·g肝)]	代谢清除率 [mL/(min·g肝)]	在体内在清除率 [mL/(min·g肝)]
大鼠	匹伐他汀	53.7±8.3	0.619±0.434	42～53
	阿托伐他汀	23.1±2.5	0.910±0.056	26～38
	氟伐他汀	29.2±0.2	2.71±0.24	85～154
人	匹伐他汀	18.5±3.8	0.248±0.081	14～35
	阿托伐他汀	6.99±0.85	2.98±0.06	11～19
	氟伐他汀	14.5±0.8	5.57±0.28	127～185

类型2：$CL_{\text{int, bile}} + CL_{\text{int, met}} < CL_{\text{int, back}}$，则：

$$CL_{\text{int, all}} = CL_{\text{int, up}} \times (CL_{\text{int, bile}} + CL_{\text{int, met}})/CL_{\text{int, back}} \tag{9-48}$$

即 $CL_{\text{int, all}}$ 为 $CL_{\text{int, up}}$、$CL_{\text{int, back}}$、$CL_{\text{int, bile}}$ 和 $CL_{\text{int, met}}$ 的整合效应。

类型3：药物的肝摄取不是转运体介导的，且容易快速通过肝细胞膜，药物跨膜转运不是限速步骤。

$CL_{\text{int, up}} = CL_{\text{int, back}}$，且 $CL_{\text{int, bile}} + CL_{\text{int, met}} < CL_{\text{int, back}}$，则：

$$CL_{\text{int, all}} = CL_{\text{int, bile}} + CL_{\text{int, met}} \tag{9-49}$$

若胆汁排泄忽略不计，则 $CL_{\text{int, all}} = CL_{\text{int, met}}$，在这种情况下，用肝微粒体可以很好地预测药物总体清除率。典型药物是咪达唑仑。

若药物肝摄取可能由多个转运体介导的[65,66],则

$$CL_{int,\ all} = \left(SF \times \sum CL_{int,\ act,\ up} + CL_{int,\ pd} \right) \times$$

$$\frac{CL_{int,\ bile} + CL_{int,\ CYP}}{CL_{int,\ pd} + CL_{int,\ efflux} + CL_{int,\ bile} + CL_{int,\ CYP}} \quad (9-50)$$

式中,$CL_{int,\ CYP}$和SF分别由CYP450s介导的内在清除率和由离体比放到在体内清除率的经验比放系数。

在抑制剂存在情况下,肝总体清除率($CL'_{int,\ all}$)为

$$CL'_{int,\ all} = \left(SF \times \sum \frac{CL_{int,\ act,\ up}}{R_{OATPs}} + CL_{int,\ pd} \right) \times$$

$$\frac{\dfrac{CL_{int,\ bile}}{R_{efflux}} + \sum A \times B \times C \times CL_{int,\ CYP}}{CL_{int,\ pd} + CL_{int,\ efflux} + \dfrac{CL_{int,\ bile}}{R_{efflux}} + \sum A \times B \times C \times CL_{int,\ CYP}} \quad (9-51)$$

式中,R_{OATPs}和R_{efflux}反映其他药物引起摄取转运体OATPs介导的摄取转运和ABC外排转运体介导的胆汁排泄的改变,其中,

$$R_{OATPs,\ i} = 1 + \sum I_{u,\ h}/K_{i,\ OATPs} \quad (9-52)$$

$$R_{efflux} = 1 + \sum I_{u,\ h}/K_{i,\ efflux,\ i} \quad (9-53)$$

式中,$K_{i,\ OATPs}$和$K_{i,\ efflux,\ i}$分别为施害药物对相应OATP转运体和外排转运体的抑制系数。

若有些药物(如利福平)本身又是OATPs等摄取转运体的诱导剂,则9-51式改写为

$$CL'_{int,\ all} = \left(\sum \frac{CL_{int,\ act,\ up}}{R_{OATPs}} \times R_{ind} + CL_{int,\ pd} \right) \times$$

$$\frac{\dfrac{CL_{bile}}{R_{efflux}} + \sum A \times B \times C \times CL_{int,\ CYP}}{CL_{int,\ pd} + CL_{int,\ efflux} + \dfrac{CL_{bile}}{R_{efflux}} + \sum A \times B \times C \times CL_{int,\ CYP}}$$

$$(9-54)$$

其中,

$$R_{ind} = 1 + I_{u, h} \times E_{max}/(EC_{50} + I_{u, h}) \tag{9-55}$$

若口服给药,则其 $AUCR$ 为

$$\frac{AUC'_{po}}{AUC_{po}} = \frac{f'_a}{f_a} \times \frac{F'_g}{F_g} \times \frac{F'_h}{F_h} \times \frac{(CL_h + CL_r)}{(CL'_h + CL'_r)} \tag{9-56}$$

式中,肝清除率(CL_h)、肝利用度(F_h)和 F'_g/F_g 可以分别用下列各式估算:

$$CL_h = \frac{Q_h \times f_{ub} \times CL_{int, all}}{Q_h + f_{ub} \times CL_{int, all}} \tag{9-57}$$

$$F_h = 1 - CL_h/Q \tag{9-58}$$

$$\frac{F'_g}{F_g} = \frac{1}{X \times Y \times Z \times (1 - F_g) + F_g} \tag{9-59}$$

式中,f_{ub} 为血中药物游离分数($f_{ub} = f_u/R_B$)。

三、应用案例

案例 9-15:利福平介导的药物相互作用

一些药物如他汀类、瑞格列奈和波生坦等在肝脏中摄取主要是由 OATP1B1 等 OATPs 转运体介导的,随后由 CYP450s 代谢。利福平是 OATP1B1、CYP3A 和 CYP2C 抑制剂,其 K_i 分别为 0.93 μmol/L、18.5 μmol/L 和 30.2 μmol/L[66]。利福平也是 CYP3A4 诱导剂,对 CYP2C 和 OATPs 也呈现一定的诱导作用,因此,利福平与这些药物相互作用呈现出时间依赖性。单剂量给药会增加受害药物的血浆暴露水平,而多剂量给药则因药物代谢诱导而降低受害药物的血浆暴露。表 9-13 列举了几种药物在肝脏转运和代谢的参数。有文献报道,受试者单剂量口服 150 mg、300 mg 和 600 mg 利福平峰浓度分别为 4.78 μmol/L、12.4 μmol/L 和 22.8 μmol/L[67]。单剂量给予利福平主要以对 OATPs 抑制为主,如取 $f_u = 0.25$、$R_B = 1$,用表 9-13 中给出的参数,预测单剂量合用利福平后相应受害药物的 $AUCR$,并与临床观测值进行比较(表 9-14)。

表 9-13 几种药物在肝脏处置参数[65]

	阿托伐他汀	氟伐他汀	匹伐他汀	瑞舒伐他汀	缬沙坦
CL_{obs}[mL/(min·kg)]	7.8	8.7	5.7	11.7	0.5
CL_r[mL/(min·kg)]	0	0	0	3.3	0.15

续　表

	阿托伐他汀	氟伐他汀	匹伐他汀	瑞舒伐他汀	缬沙坦
F_g	0.60	1.0	0.98	1.0	1
f_u	0.024	0.008	0.037	0.12	0.01
R_B	0.61	0.57	0.66	0.69	0.55
$CL_{int,\ in\ vivo}[\,mL/(min \cdot kg)\,]$	853	4141	434	171	35
$CL_{int,\ act,\ up}[\,mL/(min \cdot kg)\,]$	38.2	94.7	107.3	28.1	7.71
$CL_{int,\ pd}[\,mL/(min \cdot kg)\,]$	26.5	47.2	34.2	3.7	3.08
$CL_{int,\ met}[\,mL/(min \cdot kg)\,]$	80.7	39.7	20.2	0	0
$f_{m,\ CYP3A4}$	0.9	0.5	0	0	0
$CL_{int,\ bile}[\,mL/(min \cdot kg)\,]$	4.6	8.9	2.2	8.6	2.77
SF	32.6	101.8	4.1	9.2	9.9

表9-14　单剂量合用利福平后受害药物 AUCR 预测值与临床观察值

利福平(mg)		阿托伐他汀	氟伐他汀	匹伐他汀	瑞舒伐他汀	缬沙坦
150	预测值	2.32	2.32	1.39	2.03	1.80
	观察值	3.35[67]		2.45[67]	1.64[67]	2.60[67]
300	预测值	4.51	4.49	2.46	3.28	2.55
	观察值	4.89[67], 4.2[68]	2.2[68]	3.36[67], 2.3[68]	2.30[67], 2.2[68]	3.30[67]
600	预测值	7.61	7.58	3.73	4.49	3.11
	观察值	7.29[67], 6.1[68], 12[70]	2.5[68]	4[67], 2.8[68], 8.2[69], 4.2[71]	2.48[67], 2.4[68], 4.6[71]	5.51[67]

　　由表9-14可见,除氟伐他汀 AUCR 值被高估外,单剂量合用利福平后,阿托伐他汀、瑞舒伐他汀和匹伐他汀 AUCR 均为临床观察值的0.5～2倍。

　　而多剂量利福平引起的药物相互作用应该是药物代谢和转运体诱导和抑制共同作用的结果。临床报道,多剂量口服利福平后,瑞格列奈、阿托伐他汀、瑞舒伐他汀和波生坦的 AUCR 分别为0.42[72]、0.2[73]、0.371[74]和0.42[75]。取利福平的 $I_g = 15.80\ \mu mol/L$, $I_h = 9.37\ \mu mol/L$, $f_u = 0.25$。对 CYP3A 诱导作用的 $EC_{50} = 0.6\ \mu mol/L$ 和 $E_{max} = 10.3$。利福平对 CYP2C 和 OATPs 也有一定诱导作用,其 E_{max} 分别为 2.6 和 2.2[76],假定其诱导的 $EC_{50}=0.6$ μmol/L。预测的多剂量合用利福平后,瑞格列奈、阿托伐他汀、瑞舒伐他汀和波生坦的 $AUCR$ 分别为 0.74、0.32、1.30 和 0.63。可见,除瑞舒伐他汀 $AUCR$ 值被高估外,其他 3 个药物 $AUCR$ 预测值均是临床观察值的 0.5~2 倍。

案例 9-16:吉非贝齐与瑞格列奈相互作用

吉非贝齐是 OATP1B1、CYP2C8 和 CYP3A4 的抑制剂,其 K_i 分别为 9.3 μmol/L、2.52 μmol/L 和 92 μmol/L,同时吉非贝齐也是 CYP3A4 的机制性抑制剂,其 $K_{app,i}$ 和 k_{inact} 分别为 2.47 μmol/L 和 0.049 min^{-1}。吉非贝齐代谢产物吉非贝齐葡萄糖苷也是 OATP1B1 和 CYP3A4 的抑制剂,其 K_i 分别为 7.9 μmol/L 和 133 μmol/L,同时,吉非贝齐葡萄糖苷也是 CYP2C8 的机制性抑制剂,其 $K_{app,i}$ 和 k_{inact} 分别为 10.1 min^{-1} 和 0.21 min^{-1}[77]。在人中,有 10%~15% 的吉非贝齐转化为非贝齐葡萄糖苷。据报道,受试者每天 2 次,每天 1 200 mg,第 6 次服药后 1.5 h,血浆中吉非贝齐和吉非贝齐葡萄糖苷的浓度分别为 80 μmol/L 和 8 μmol/L[57],其血浆药物游离分数分别为 0.03 和 0.115[65]。因此,吉非贝齐与瑞格列奈的相互作用应该是非贝齐和非贝齐葡萄糖苷共同作用的结果。有文献报道,每天服用吉非贝齐 600 mg,3 天后,瑞格列奈的 $AUCR$ 为 8.1[78]。假定吉非贝齐的药代动力学行为是线性的,预测合用 600 mg 吉非贝齐后,预测瑞格列奈的 $AUCR$ 为 7.8,接近临床报道的 8.1。

第七节 生理药代动力学模型法

前述的静态模型没有考虑抑制剂或诱导浓度及酶活性动态变化,只能预测 AUC 改变,不能反映药物浓度经时间的变化情况。生理药代动力学(physiologically based pharmacokinetic,PBPK)模型能够克服静态模型的不足。与静态模型比较,PBPK 模型可以同时动态分析抑制剂、受害药物浓度和酶活性经时变化过程,也可以预测更复杂情况(如细胞内药物变化和多靶点的协同作用)。根据需要可选用 Semi-PBPK 模型和整体 PBPK(whole body PBPK)模型。

一、理论基础

酶(E_{act})活性动力学方程,在机制性抑制剂存在情况下:

$$\mathrm{d}E_{\mathrm{act}}/\mathrm{d}t = -\frac{k_{\mathrm{inact}} \times E_{\mathrm{act}} \times I_{\mathrm{t,\,u}}/K_{\mathrm{t:\,p}}}{K_{\mathrm{I}} + I_{\mathrm{t,\,u}}/K_{\mathrm{t:\,p}}} + k_{\mathrm{deg}}(E_0 - E_{\mathrm{act}}) \qquad (9-60)$$

在诱导剂存在情况下：

$$\mathrm{d}E_{\mathrm{act}}/\mathrm{d}t = \frac{R_{\mathrm{syn}}(1 + d \times E_{\max} \times I_{\mathrm{t,\,u}}/K_{\mathrm{t:\,p}})}{EC_{50} + I_{\mathrm{t,\,u}}/K_{\mathrm{t:\,p}}} - k_{\mathrm{deg}} \times E_{\mathrm{act}} \qquad (9-61)$$

式中,$I_{\mathrm{t,\,u}}$为靶部位诱导剂或抑制剂游离浓度。$K_{\mathrm{t:\,p}}$和E_0分别为酶靶组织(肝或肠)/血抑制剂(或诱导剂)浓度值和起始酶活性。$t=0$时,$E_{\mathrm{act}}=E_0$。在无抑制剂或诱导存在情况下,肝(肠)酶合成(R_{syn})与自然降解速率($k_{\mathrm{deg}} \times E_0$)相等,假定$k_{\mathrm{deg}}$不受抑制剂或诱导剂的影响。

二、应用案例

案例 9 - 17：Semi - PBPK 预测利福平与 CYP3A4 和 P-gp 底物相互作用[79]

利福平是典型的 CYP3A 诱导剂。咪达唑仑、阿芬太尼和尼非地平是 CYP3A4 底物,而维拉帕米、奎尼丁和环孢素 A 是 CYP3A4 和 P-gp 共同底物。肝和肠均表达 CYP3A4 和 P-gp。利福平可以同时诱导肝、肠 CYP3A4 和 P-gp 表达,因此,利福平介导的药物相互作用应该是肝、肠 CYP3A 和 P-gp 诱导作用的整合效应。图 9-4 给出利福平与 CYP3A4 和 P-gp 底物药物相互作用的 Semi - PBPK。

相应速率方程：

假定药物在胃部不发生吸收和代谢,胃中药物速率方程为

$$\frac{\mathrm{d}A_0}{\mathrm{d}t} = -k_{\mathrm{t0}} \times A_0 \qquad (9-62)$$

式中,A_0和K_{t0}分别为胃中药量和胃排空速率常数。

肠腔根据解剖学特性分成十二指肠、空肠、回肠和结肠。药物吸收只发生在十二指肠、空肠和回肠。药物在十二指肠、空肠和回肠速率方程为

$$\frac{\mathrm{d}A_i}{\mathrm{d}t} = k_{\mathrm{t,\,i-1}} \times A_{i-1} - k_{\mathrm{a,\,i}} \times A_i + k_{\mathrm{b,\,i}} \times A_{\mathrm{GW,\,i}} - k_{\mathrm{t,\,i}} \times A_i \qquad (9-63)$$

式中,$i=1$, 2 和 3 分别表示十二指肠、空肠和回肠;A_i和$k_{\mathrm{t,\,i}}$分别为相应肠腔中

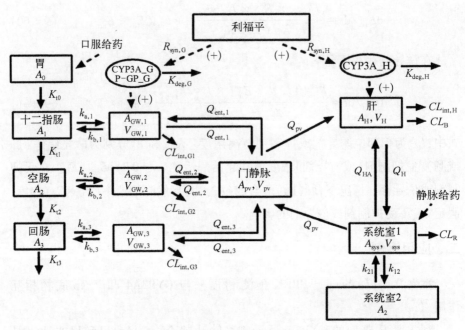

图 9 - 4 基于肠和肝 CYP3A 和 P-gp 诱导的 Semi - PBPK

K_{t0} 为胃排空速率；K_{t1}、K_{t2} 和 K_{t3} 分别为十二指肠、空肠和回肠中传递速率常数。$k_{a, i}$ 和 $k_{b, i}$ 在相应肠段吸收速率常数和外排速率常数；A_i 和 V_i 相应室中药量和体积；$Q_{ent, i}$、Q_{pv}、Q_{HA} 和 Q_H 分别为肠壁、门脉、肝动脉和肝血流速率。$CL_{int, Gi}$ 和 $CL_{int, H}$ 肠和肝内在清除率。$R_{syn, G}$ 和 $R_{syn, H}$ 肠和肝中 CYP3A/P-gp 合成速率。$K_{deg, G}$ 和 $K_{deg, H}$ 肠和肝 CYP3A/P-gp 降解速率常数。CL_R 为肾清除率

药量和传递速率常数；$A_{GW, i}$ 为肠壁室中药量；$k_{a, i}$ 为药物的吸收速率，可用实验获得或用式 9 - 64 估算，即：

$$k_{a, i} = \frac{2 \times P_{eff, man, A—B}}{r_i} \qquad (9 - 64)$$

式中，$P_{eff, man, A—B}$ 为药物在肠段中有效通透性系数，r_i 为相应肠段的半径。$k_{b, i}$ 为自肠壁室外排速率常数，假定药物主要是 P-gp 介导的。在获得 $P_{eff, man, B-A}$ 后，可以参照式 9 - 64 估算 $k_{b, i}$。$k_{b, i}$ 也可以用式 9 - 65 估算，即：

$$k_{b, i} = \frac{J_{max}}{K_{m, P-gp} + f_{u, gut} \times A_{GW, i}/V_{GW, i}} \qquad (9 - 65)$$

式中，J_{max} 和 $K_{m, P-gp}$ 分别为 P-gp 介导的最大速率常数和达到最大转运速率 50%时的药物浓度。$f_{u, gut}$ 为肠壁中药物游离分数。需要注意的是，P-gp 表达

呈区段性的,从近端向远端逐渐增加。例如,回肠定为1,则十二指肠和空肠分别为0.64和0.84。假定肠P-gp的诱导强度等于肠CYP3A。

肠壁室(GW, i)中药量变化($\mathrm{d}A_{\mathrm{GW}, i}/\mathrm{d}t$):

$$\frac{\mathrm{d}A_{\mathrm{GW}, i}}{\mathrm{d}t} = k_{\mathrm{a}, i} \times A_i + Q_{\mathrm{ent}, i} \times \frac{A_{\mathrm{pv}}}{V_{\mathrm{pv}}} - k_{\mathrm{b}, i} \times A_{\mathrm{GW}, i} - Q_{\mathrm{ent}, i} \times \frac{A_{\mathrm{GW}, i}}{V_{\mathrm{GW}, i} \times K_{\mathrm{g:p}}} -$$

$$f_{\mathrm{u, gut}} \times CL_{\mathrm{u, int, GW}, i}(t) \times \frac{A_{\mathrm{GW}, i}}{V_{\mathrm{GW}, i} \times K_{\mathrm{g:p}}}$$

$$CL_{\mathrm{int, GW}, i}(t) = CL_{\mathrm{int, GW}, i}(0) \times E_{\mathrm{act, GW}, i}(t) \tag{9-66}$$

式中,$Q_{\mathrm{ent}, i}$ 和 $V_{\mathrm{GW}, i}$ 分别为肠壁血流速率和肠壁室大小,$CL_{\mathrm{int, GW}, i}(t)$ 为游离药物的内在清除率。$E_{\mathrm{act, GW}, i}(t)$ 为药物代谢酶的活性。A_{pv} 和 V_{pv} 分别为门静脉血中药量和门静脉体积。$K_{\mathrm{g:p}}$ 为肠壁/血液中药物浓度比。肠段的酶活性存在区域差异。十二指肠、空肠和回肠中CYP3A4量分别为9.7 nmol、38.4 nmol和22.4 nmol。肠中活性用肝微粒体中酶活性与肝微粒体蛋白中CYP3A4的量比,获得肠酶活性。

门静脉室(pv)药量变化($\mathrm{d}A_{\mathrm{pv}}/\mathrm{d}t$):

$$\frac{\mathrm{d}A_{\mathrm{pv}}}{\mathrm{d}t} = Q_{\mathrm{pv}} \times \frac{A_1}{V_1} - Q_{\mathrm{pv}} \times \frac{A_{\mathrm{pv}}}{V_{\mathrm{pv}}} + \sum Q_{\mathrm{ent}, i} \times \frac{A_{\mathrm{GW}, i}}{V_{\mathrm{GW}, i} \times K_{\mathrm{g:p}}} - \sum Q_{\mathrm{ent}, i} \times \frac{A_{\mathrm{po}}}{V_{\mathrm{po}}} \tag{9-67}$$

式中,A_1 和 V_1 分别为系统室中药量和体积。

肝脏(h)药量变化($\mathrm{d}A_{\mathrm{h}}/\mathrm{d}t$):

$$\frac{\mathrm{d}A_{\mathrm{h}}}{\mathrm{d}t} = Q_{\mathrm{pv}} \times \frac{A_{\mathrm{pv}}}{V_{\mathrm{pv}}} + Q_{\mathrm{HA}} \times \frac{A_1}{V_1} - Q_{\mathrm{H}} \times \frac{A_{\mathrm{h}}}{V_{\mathrm{h}} \times K_{\mathrm{h:p}}} - f_{\mathrm{ub}} \times CL_{\mathrm{int, h}}(t) \times \frac{A_{\mathrm{h}}}{A_{\mathrm{h}} \times K_{\mathrm{h:p}}} \tag{9-68}$$

$$CL_{\mathrm{int, h}(t)} = CL_{\mathrm{int, h}} \times E_{\mathrm{act, h}}(t) \times f_{\mathrm{m, CYP3A}} + (1 - f_{\mathrm{m, CYP3A}}) \times CL_{\mathrm{int, h}} \tag{9-69}$$

式中,A_{h} 和 V_{h} 分别为肝中药物浓度和肝体积,$f_{\mathrm{m, CYP3A}}$ 为经CYP3A介导清除分数。$CL_{\mathrm{int, h}}(t)$ 和 $E_{\mathrm{act, h}}(t)$ 分别为肝游离药物内在清除率和肝酶活性。$CL_{\mathrm{int, h}}$ 为基础内在清除率。Q_{pv}、Q_{HA}、Q_{H} 分别为门静脉血流速度、肝动脉血流速度和

肝血流速度($Q_H = Q_{pv} + Q_{HA}$)。

系统室按二室处置：

系统室 1 中药量变化($\mathrm{d}A_1/\mathrm{d}t$)：

$$\frac{\mathrm{d}A_1}{\mathrm{d}t} = Q_H \times \frac{A_h}{V_h \times K_{h:p}} + k_{21} \times \frac{A_2}{V_2} - (Q_H + CL_R + k_{12}) \times \frac{A_1}{V_1} \quad (9-70)$$

式中，CL_R 为肾清除率，k_{12} 和 k_{21} 为系统室 1 和系统室 2 间转运体速率常数。

系统室 2 中药量变化($\mathrm{d}A_2/\mathrm{d}t$)：

$$\frac{\mathrm{d}A_2}{\mathrm{d}t} = k_{12} \times \frac{A_1}{V_1} - k_{21} \times \frac{A_2}{V_2} \quad (9-71)$$

假定利福平的对肝 CYP3A 诱导参数 $E_{max} = 10.3$ 和 $EC_{50} = 0.6~\mu\mathrm{mol/L}$，利用表 9-15 和表 9-16 提供相应的参数，预测合用利福平前后静脉注射和口服咪达唑仑等血浆物浓度-时间曲线（图 9-5）和相应药代动力学参数（表 9-17）。结果显示，预测血浆暴露参数为观察值的 $0.5 \sim 2.0$ 倍。同时发现，利福平对口服给药相互作用程度强于静脉注射给药，这与利福平对肠 CYP3A4 酶的诱导作用强于肝脏一致。

表 9-15　用于利福平与 CYP3A4 底物相互作用的人生理模型参数[79]

参　　　数	值	单　　位
传递速率常数		
胃排空(k_{t0})	2.11	h^{-1}
十二指肠(k_{t1})	4.07	h^{-1}
空肠(k_{t2})	1.62	h^{-1}
回肠(k_{t3})	2.19	h^{-1}
肠腔半径		
十二指肠(r_1)	2	cm
空肠(r_2)	1.63	cm
回肠(r_3)	1.45	cm
组织大小		
十二指肠壁($V_{GW,1}$)	21	mL
空肠壁($V_{GW,2}$)	63	mL
回肠壁($V_{GW,3}$)	42	mL
门静脉(V_{pv})	70	mL
肝(V_h)	1 690	mL

续　表

参　　数	值	单　　位
血流速率		
十二指肠壁($Q_{ent,1}$)	45	mL/min
空肠血壁($Q_{ent,2}$)	173	mL/min
回肠壁($Q_{ent,3}$)	102	mL/min
肝血流(Q_H)	1 450	mL/min
肝动脉(Q_{HA})	300	mL/min
门静脉(Q_{pv})	1 150	mL/min
CYP3A4 量		
肝 CYP3A4 相对量	155	pmol 450/mg 微粒体蛋白
微粒体蛋白	45	mg/g 肝
十二指肠 CYP3A4	9.7	nmol
空肠 CYP3A4	38.4	nmol
回肠 CYP3A4	22.4	nmol
肝 CYP3A4	12 555	nmol
酶降解速率常数		
肠($k_{deg,G}$)	0.000 5	min^{-1}
肝($k_{deg,H}$)	0.000 5	min^{-1}

表 9-16　用于利福平和几种 CYP3A4 或 CYP3A4/ P-gp 底物
　　　　　在人体中转运和代谢参数[79]

参　数	单　位	利福平	阿芬太尼	咪达唑仑	尼非地平	奎尼丁	环孢素 A	维拉帕米
$P_{eff,man,A-B}$	10^{-4} cm/s	0.4	3.9	15.7	9.3	11	67	1.3
$P_{eff,man,B-A}$	10^{-4} cm/s	–	–	–	–	–	1.67	–
J_{max}	nmol/(h·cm²)	–	–	–	–	61.2	–	8.64
$K_{m,P-gp}$	μmol/L	–	–	–	–	0.23	–	0.37
k_{21}	min^{-1}	–	–	0.017	0.044	0.001 56	0.001 1	0.017
k_{12}	min^{-1}	–	–	0.033	0.057	0.001 3	0.002 7	0.039
f_{ub}		0.1	0.137	0.053	0.053	0.2	0.036	0.13
R_B		0.9	0.63	0.6	0.74	0.88	1.93	0.76
$CL_{int,h}$	μL/(min·mg)	13.4	135	389	229.9	13	80	262
$K_{h:p}$		7.1	2.86	3.06	1.88	3.56	4.13	8.88
$K_{g:p}$		5.8	4	3.07	2.54	5.09	5.99	12.92
CL_r	mL/min	15.4	0.04	1.42	0	33.33	3.44	40
V_1	L/kg	0.33	0.17	0.53	0.67	2.7	1.31	0.84

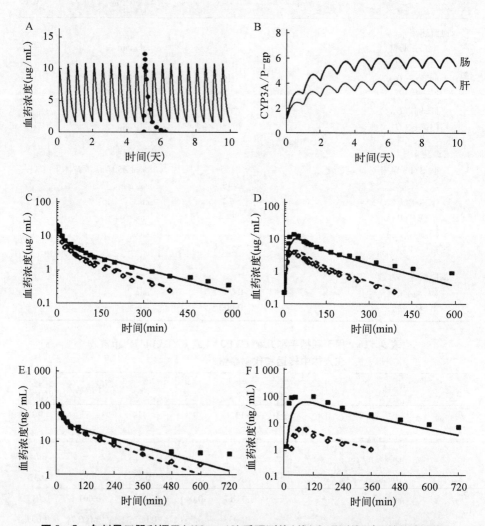

图 9-5　多剂量口服利福平（600 mg/d）后预测值（线）和观测值（点）的稳态血浆中利福平浓度（A）；多剂量给予口服利福平过程中肠和肝 CYP3A4 酶活性变化（B）。多级量口服利福平后，单剂量静脉注射（2 mg，C）和口服（2 mg，D）咪达唑仑后血浆中咪达唑仑浓度，注射维拉帕米（10 mg，E）和口服维拉帕米（120 mg，F）后血浆中药物浓度的影响。实点（实线）和孔点（虚线）分别为单用和与利福平合用后药物浓度[79]

表 9-17　多剂量口服利福平(600 mg/d)后单剂量静脉注射和口服受害药物 C_{max} 和 AUC 的预测值、观察值及其 $AUCR$ 或 $C_{max}R$ [79]

受 害 药 物		剂量 (mg)	C_{max}(ng/mL)		AUC[ng/(mL·h)]	
			预测值	观察值	预测值	观察值
阿芬太尼(静脉注射)	单用	1	–	–	96.4	59
	+利福平	1	–	–	18.5	21
$AUCR$ 或 $C_{max}R$			–	–	0.19	0.36
阿芬太尼(口服)	单用	4	24.2	48	56.9	108
	+利福平	4	6.7	6	7.25	6.4
$AUCR$ 或 $C_{max}R$			0.28	0.13	0.13	0.06
咪达唑仑(静脉注射)	单用	2	–	–	43	43.7
	+利福平	2	–	–	23.4	33.74
$AUCR$ 或 $C_{max}R$			–	–	0.54	0.77
咪达唑仑(口服)	单用	2	6.5	7.1	21.6	13.6
	+利福平	2	1.0	1.4	1.8	2.12
$AUCR$ 或 $C_{max}R$			0.15	0.20	0.08	0.16
尼非地平(静脉注射)	单用	1.4	–	–	34.7	38.1.7
	+利福平	1.4	–	–	14.5	26.7
$AUCR$ 或 $C_{max}R$			–	–	0.42	0.70
尼非地平(口服)	单用	20	76.2	113.04	319	229
	+利福平	20	9.4	14.1	20.2	18.8
$AUCR$ 或 $C_{max}R$			0.12	0.12	0.06	0.08
环孢素 A(静脉注射)	单用	210	–	–	16 363.0	10 092
	+利福平	210	–	–	5 752.0	7 293
$AUCR$ 或 $C_{max}R$			–	–	0.35	0.72
环孢素 A(口服)	单用	700	783.1	1 121.2	6 576.0	8 986
	+利福平	700	580.0	553.6	2 242	2 399
$AUCR$ 或 $C_{max}R$			0.74	0.49	0.34	0.27
奎尼丁(静脉注射)	单用	420	–	–	16 947.5	22 516.7
	+利福平	420	–	–	9 149.9	6 067.7
$AUCR$ 或 $C_{max}R$			–	–	0.54	0.27
奎尼丁(口服)	单用	420	2 096.0	3 574.3	28 243	18 083
	+利福平	420	856	1 463	5 235.6	3 033.3
$AUCR$ 或 $C_{max}R$			0.41	0.41	0.18	0.17

受 害 药 物		剂量 (mg)	C_{max}(ng/mL)		AUC[ng/(mL·h)]	
			预测值	观察值	预测值	观察值
维拉帕米(静脉注射)	单用	10	–	–	176.5	173.7
	+利福平	10	–	–	121.9	142.2
$AUCR$ 或 $C_{max}R$			–		0.69	0.82
维拉帕米(口服)	单用	120	61.1	97.3	548	389.0
	+利福平	120	6.2	7.2	19.2	34.3
$AUCR$ 或 $C_{max}R$			0.10	0.07	0.04	0.09

案例 9-18：整体生理模型预测环孢素 A 与他汀类药物的相互作用[80]

他汀类药物在体内的处置过程涉及多种转运体和代谢酶如 OATPs、P-gp、MRP2、BCRP 和 CYP450s，这些转运体和代谢往往也表达在肝、肠和肾中。所有他汀类药物均是肝 OATPs 的底物，药物肝清除率取决于肝 OATPs 活性。环孢素 A 是强的 P-gp、BCRP、MRP2、OATPs 和 CYP3A4 抑制剂，其 K_i 值分别为 0.895 μmol/L、0.28 μmol/L、4.1 μmol/L、0.014 μmol/L 和 2 μmol/L。环孢素 A 与他汀类药物合用引起的药物相互作用可能涉及肝、肠和肾中药物代谢酶和转运体的抑制及其整合效。可以用一种兼顾肝、肠和肾药物代谢酶和转运体整合效应的整体 PBPK 模型(图 9-6)预测环孢素 A 与他汀类的相互作用。

1. 胃和肠腔

药物在胃和肠腔的代谢速率可以分别用案例 9-15 中的式 9-62 和 9-63 加以描述。但其中药物的 $P_{eff, B-A}$ 应该是肠 P-gp、MRP2 和 BCRP 的总贡献。即：

$$P_{eff, B-A} = P_{eff, B-A, P-gp} + P_{eff, B-A, MRP2} + P_{eff, B-A, BCRP} \tag{9-72}$$

在环孢素 A 存在条件下,上式改写为

$$P_{eff, B-A} = \frac{P_{eff, B-A, P-gp}}{1 + (A_{GW, i}^l/V_{GW, i})/K_{i, P-gp}} + \frac{P_{eff, B-A, BCRP}}{1 + (A_{GW, i}^l/V_{GW, i})/K_{i, BCRP}} +$$
$$\frac{P_{eff, B-A, MRP2}}{1 + (A_{GW, i}^l/V_{GW, i})/K_{i, MRP2}} \tag{9-73}$$

式中,$P_{eff, B-A, P-gp}$、$P_{eff, B-A, MRP2}$ 和 $P_{eff, B-A, BCRP}$ 分别为 P-gp、MRP2 和 BCRP 介导的药物肠排外参数;$K_{i, P-gp}$、$K_{i, MRP2}$ 和 $K_{i, BCRP}$ 分别为环孢素 A 抑制 P-gp、MRP2 和

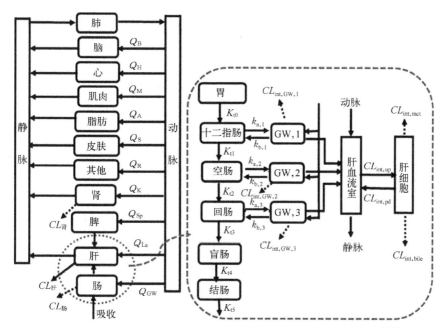

图 9-6　兼顾肝肠和肾药物代谢酶、转运体整合效应的整体 PBPK[80]

BCRP 的抑制常数；$A_{GW,i}^I$ 和 $V_{GW,i}$ 分别为肠壁中环孢素 A 量和肠壁体积。P-gp、BCRP 和 MRP2 在肠中表达成区域性，因此，需要根据转运体的表达进行校正。假定回肠表达等于 1，则 P-gp、BCRP 和 MRP2 在十二指肠、空肠和回肠表达比分别为 0.16∶1.2∶1.0（P-gp）、0.68∶1.45∶1.0（BCRP）和 1.27∶1.77∶1.0（MRP2）。

肠壁中药量变化（$\mathrm{d}A_{GW,i}/\mathrm{d}t$）：

$$\frac{\mathrm{d}A_{GW,i}}{\mathrm{d}t} = Q_{GW,i} \times \frac{A_{art}}{V_{art}} + k_{a,i} \times A_i - k_{b,i} \times A_{GW,i} -$$
$$\left(Q_{GW,i} + \frac{f_{ub} \times CL_{int,GW,i}}{1 + (A_{GW,i}^I/V_{GW,i})/K_i} \right) \times A_{GW,i}/V_{GW,i}/K_{g:b}$$

$$(9-74)$$

式中，K_i 为环孢素 A 抑制 CYP3A4 活性的常数。

实验测得的阿托伐他汀、环孢素 A、辛伐他汀和洛伐他汀在肠微粒体中代谢清除率分别为 0.03 mL/mg、0.027 7 mL/mg、1.86 mL/mg 和 2.143 mL/mg 微粒体蛋白，参照微粒体产率和肠重量换算的各肠段中代谢清除率列于表 9-18。

2. 肝脏（h）

肝脏分成肝血管室和肝细胞室。药物肝摄取主要是由 OATPs 介导的，胆汁排泄由 P-gp、BCRP 或 MRP2 介导。

肝血液室中药量变化($\mathrm{d}A_{\mathrm{h, b}}/\mathrm{d}t$)：

$$\frac{\mathrm{d}A_{\mathrm{h, b}}}{\mathrm{d}t} = \sum \frac{Q_{\mathrm{GW}, i} \times A_{\mathrm{GW}, i}}{V_{\mathrm{GW}, i} \times K_{\mathrm{g:b}}} + \frac{Q_{\mathrm{sp}} \times A_{\mathrm{sp}}}{V_{\mathrm{sp}} \times K_{\mathrm{s:b}}} - \frac{Q_{\mathrm{H}} \times A_{\mathrm{h, b}}}{V_{\mathrm{h}}} \left(\frac{SF_{\mathrm{act}} \times CL_{\mathrm{int, up, OTAPs}}}{1 + \dfrac{f_{\mathrm{ub}} \times A_{\mathrm{h, b}}}{V_{\mathrm{h, b}} \times K_{\mathrm{i, OATP}}}} + CL_{\mathrm{int, pd}} \right) \times$$

$$f_{\mathrm{ub}} \times \frac{A_{\mathrm{h, b}}}{V_{\mathrm{h, b}}} + f_{\mathrm{ub}} \times CL_{\mathrm{int, pd}} \times \frac{A_{\mathrm{h, c}}}{V_{\mathrm{h, c}} \times K_{\mathrm{h:b}}} \qquad (9-75)$$

式中，$V_{\mathrm{h, b}}$、$V_{\mathrm{h, c}}$、$K_{\mathrm{h:p}}$ 和 Q_{H} 分别为肝血流室体积、肝细胞体积、肝血药物浓度比和肝血流速率；$CL_{\mathrm{int, up, OATPs}}$ 和 $CL_{\mathrm{int, pd}}$ 为 OATPs 介导的肝摄取清除率和被动扩散清除率；SP 表示脾；SF_{act} 为经验比方系数。f_{ub} 为血液中药物游离分数。

肝细胞室中药量变化($\mathrm{d}A_{\mathrm{h, c}}/\mathrm{d}t$)：

$$\frac{\mathrm{d}A_{\mathrm{h, c}}}{\mathrm{d}t} = \left(\frac{SF_{\mathrm{act}} \times CL_{\mathrm{int, up, OATPs}}}{1 + f_{\mathrm{ub}} \times A_{\mathrm{h, b}}/V_{\mathrm{h, b}}/K_{\mathrm{i, OATPs}}} + CL_{\mathrm{int, pd}} \right) \times \frac{f_{\mathrm{ub}} \times A_{\mathrm{h}}}{V_{\mathrm{h}}} - \left(CL_{\mathrm{int, pd}} + \right.$$

$$\frac{CL_{\mathrm{int, bile}}}{1 + f_{\mathrm{ub}} \times A_{\mathrm{h, c}}/V_{\mathrm{h, c}}/K_{\mathrm{i, Pgp/BCRP/MRP2}}} + \frac{CL_{\mathrm{int, met, CYP3A}}}{1 + f_{\mathrm{ub}} \times A_{\mathrm{h, c}}/V_{\mathrm{h, c}}/K_{\mathrm{i, CYP3A}}} +$$

$$\left. CL_{\mathrm{int, met, non-CYP3A}} \right) \times \frac{f_{\mathrm{ub}} \times A_{\mathrm{h, c}}}{V_{\mathrm{h, c}} \times K_{\mathrm{h:b}}} \qquad (9-76)$$

式中，$CL_{\mathrm{int, met, CYP3A}}$、$CL_{\mathrm{int, met, non-CYP3A}}$ 和 $CL_{\mathrm{int, bile}}$ 分别为 CYP3A4-介导的代谢清除率、非 CYP3A-介导的代谢清除率和胆汁清除率。$K_{\mathrm{i, OATPs}}$ 为环孢素 A 抑制 OATPs 的抑制常数。

3. 肾脏(A_{k})

肾清除主要包括肾小球滤过清除率和肾小管分泌清除率。假定药物相互作用主要发生在肾小管分泌。

$$\frac{\mathrm{d}A_{\mathrm{k}}}{\mathrm{d}t} = Q_{\mathrm{k}} \times \frac{A_{\mathrm{art}}}{V_{\mathrm{art}}} - \frac{A_{\mathrm{k}}}{V_{\mathrm{k}} \times K_{\mathrm{k:b}}} \times \left(f_{\mathrm{ub}} \times CL_{\mathrm{int, GFR}} + \frac{f_{\mathrm{ub}} \times CL_{\mathrm{int, sec}}}{1 + \dfrac{f_{\mathrm{ub}} \times A_{\mathrm{k}}}{V_{\mathrm{k}} \times K_{\mathrm{i, Pgp, BCRP, MRP2}}}} \right)$$

$$(9-77)$$

式中,$CL_{int, GFR}$和$CL_{int, sec}$肾小球内在滤过清除率和分泌内在清除。

4. 其他组织

在其他组织中药量(dA_i/dt):

$$\frac{dA_i}{dt} = Q_i \times \left(\frac{A_{art}}{V_{art}} - \frac{A_i}{V_i \times K_{i:b}} \right) \qquad (9-78)$$

利用表 9 - 18~表 9 - 22 列举参数,估算环孢素 A 与他汀类药物合用的血药浓度暴露值,并与实测结果比较,可见预测 23/28 个血浆暴露参数为观察值的 0.5~2.0 倍,预测 10/14 个药物相互作用参数($AUCR$ 或 $C_{max}R$)也为观察值的 0.5~2.0 倍。

表 9 - 18　用于预测环孢素 A 与他汀类药物相互作用的生理参数[80]

组　织	V(mL)	Q(mL/min)	传递速率常数(min⁻¹)
肺	1 170	5 600	−
肾	280	1 240	−
心	310	240	−
肝	1 690	1 518	−
肌肉	35 000	750	−
皮肤	7 800	300	−
脑	1 450	700	−
脂肪	10 000	260	−
其他组织	5 100	592	−
脾	190	80	−
动脉	1 730	5 600	−
静脉	3 470	5 600	−
胃	160	38	0.046 2
十二指肠	70	118	0.046 2
空肠	209	413	0.012
回肠	139	244	0.005 8
盲肠	116	44	0.002 5
结肠	1 116	281	0.000 85

表 9-19　环孢素 A 和几种他汀类药物组织与血浆药物浓度比及其血中游离分数和血与血浆药物浓度比[80]

组　织	环孢素 A	阿托代他汀	普伐他汀	瑞舒伐他汀	辛伐他汀	洛伐他汀	西立伐他汀	氟伐他汀
脂肪	253.35	181	0.14	0.82	0.39	298.06	0.43	0.339
肝	4.13	4.57	56	10.60	22.7	25.63	51	34.13
肌肉	3.67	2.64	0.21	0.20	0.219	4.69	0.2	0.147
肺	7.75	5.6	0.36	0.40	0.426	9.06	1.13	0.407
肾	5.79	4.18	48.5	1.12	2.87	4.25	2.93	1.59
脑	11.77	8.44	0.22	0.01	0.207	0.88	0.2	0.094
心	5.22	3.78	0.32	0.40	0.612	11.63	2.0	0.82
肠	5.99	8.97	0.21	0.18[a]	20.2[a]	36.2	0.2	8.2
皮肤	18.28	13.16	0.38	0.38	0.39	21.46	0.533	0.313
脾	3.36	2.43	0.26	0.23	0.292	0.31	0.733	0.23
胃	3.67	2.64	0.21	0.20	20.2	62.69	0.09	1.22
其他组织	5.24	1	0.11	0.01	0.01	0.01	0.01	0.01
f_{ub}	0.05	0.084	0.56	0.174	0.107	0.03	0.017	0.014
R_B	1.36	0.61	0.839	0.69	0.56	0.57	0.76	0.57

表 9-20　肠和肾中环孢素 A、阿托伐他汀、西立伐他汀、普伐他汀、辛伐他汀、瑞舒伐他汀、洛伐他汀和氟伐他汀转运和代谢参数[80]

药　物	K_a (min^{-1})	$P_{eff, A-B}$ (cm/min)	$P_{eff, B-A}$(cm/min)			$CL_{int, GW, i}$(mL/min)		
			P-gp	BCRP	MRP2	十二指肠	空肠	回肠
环孢素 A	0.025	–	0.01			11.25	44.6	25.98
阿托伐他汀	–	0.009 4	0.018 5	0.011 8	0.011	12.2	48.273	28.22
普伐他汀	0.021					–	–	–
瑞舒伐他汀	0.002 2		0.012	0.013	0.011	–	–	–
辛伐他汀	0.003					755.2	2 991.3	1 745
洛伐他汀	0.004 53					871	89.8	2 011
西立伐他汀	–	0.013 3	0.009 9	0.006 5	0.011 8			
氟伐他汀		0.038	0.035	0.026	0.029			

表 9-21 肝中环孢素 A、阿托伐他汀、西立伐他汀、普伐他汀、辛伐他汀、
瑞舒伐他汀、洛伐他汀和氟伐他汀代谢和转运参数[80]

药 物	$CL_{int, met}$ [mL/(min · mg)]		$CL_{int, uptake}$ (mL/min)	SF	$CL_{int, pd}$ (mL/min)	$CL_{int, bile}$ (mL/min)			CL_r (mL/min)	
	CYP3A4	非 CYP3A				P-gp	BCRP	MRP2	CL_{GFR}	CL_{sec}
环孢素 A	5 432	–	10 857	0.1	2 933	637	–	–	3.44	
阿托伐他汀	3 469.5	612.3	6 374.7	32.6	3 916.79	–	302.4	–		
普伐他汀	–	–	283.3	18.7	80.9	–	–	80.9	132.9	1 538.96
瑞舒伐他汀	–	–	1 841.6	9.2	242.8	–	566.6	–	132.9	420.3
辛伐他汀	231 391	2 910	9 234.1	43	23 695.5	101.2	–	–	–	–
洛伐他汀	6 893.96	–	13 129 8	18	11 569 5	–	–	–	–	–
西立伐他汀	979.8	1 197.6	1 942.8	12.5	3 541.5	40.5	–	–	–	–
氟伐他汀	2 386.3	2 801.3	9 106.6	21	4 047.4	–	3 440	–	–	–

表 9-22 环孢素 A 与他汀类药物合用后血浆中他汀类药物的 AUC 和
C_{max} 预测值、观察值及其 $AUCR$ 或 $C_{max}R$[80]

药 物		C_{max}(ng/mL)		AUC[ng/(mL · h)]	
		预测值	观察值	预测值	观察值
阿托伐他汀(10 mg)	单用	3.31	3.5	17.21	26
+环孢素 A(886 mg)	合用	28.5	37.3	123.22	226
$AUCR$ 或 $C_{max}R$		8.61	10.66	7.16	8.69
普伐他汀(20 mg)	单用	25.35	23.27	62.74	66.9
+环孢素 A(420 mg)	合用	91.2	84	211.33	249
$AUCR$ 或 $C_{max}R$		3.60	3.61	3.37	4.44
瑞舒伐他汀(10 mg)	单用	6.3	4.58	34	40.1
+环孢素 A(200 mg)	合用	15.86	39.8	62.56	197
$AUCR$ 或 $C_{max}R$		2.52	8.69	1.84	4.91
辛伐他汀(20 mg)	单用	1.9	9.9	8.08	39.6
+环孢素 A(266 mg)	合用	13.91	20.6	28.84	101
$AUCR$ 或 $C_{max}R$		7.32	2.08	3.57	2.55
洛伐他汀(20 mg)	单用	2.46	2.2	10.44	15.5
+环孢素 A(420 mg)	合用	30.58	46	113.98	243
$AUCR$ 或 $C_{max}R$		12.43	20.91	10.92	15.68

续　表

药　　物		C_{max}(ng/mL)		AUC[ng/(mL·h)]	
		预测值	观察值	预测值	观察值
西立伐他汀(0.2 mg)	单用	2.26	1.56	9.5	9.53
+环孢素 A(225 mg)	合用	4.02	7.8	27.4	36.2
$AUCR$ 或 $C_{max}R$		1.78	5.00	2.88	3.80
氟伐他汀(40 mg)	单用	182.06	211.9	494.4	549.4
+环孢素 A(200 mg)	合用	622.96	869.4	1 667.4	1 948.8
$AUCR$ 或 $C_{max}R$		3.42	4.10	3.37	3.55

第八节　体内药物相互作用预测的复杂性

尽管有许多成功的例子,但也有不能用体外结果对应体内相互作用的例子。目前的预测主要是定性预测,准确定量预测比较困难甚至是失败的。其原因是多方面的,主要有:

1. 药物与酶相互作用机制复杂

许多研究表明,在酶中存在多个相互独立的结合点,药物与 CYP450s 间的动力学不符合典型的米氏方程,而多数预测模型仍然是基于米氏方程模式。有些底物本身是抑制剂,可产生底物抑制作用。此外,有些抑制剂对底物代谢作用呈双向性,低剂量激动,高剂量抑制。有的抑制剂对酶的抑制机制属于机制性抑制,有些抑制剂的抑制机制属于混合型的。

2. 难以准确预测酶周围体内抑制剂的游离浓度

多数预测是基于酶周围的游离分数与血中游离分数相同,但实际上这两者可能存在差异。影响抑制程度时间性因素是难以预测的。例如,酮康唑,尽管在给 CYP3A 底物前 10 h 停用酮康唑,但其仍然对肠和肝产生显著性抑制作用。不同于微粒体在 Caco - 2 细胞中研究显示,酮康唑对 CYP3A4 的抑制作用是不可逆的,除去酮康唑后,酶的抑制作用仍然会存在相当长的时间[81]。类似,环孢素 A 对 OATP1B1 的抑制作用,也存在长效抑制作用。有报道显示,预温孵可增强环孢素 A 对 OATP1B1 的抑制作用。例如,环孢素 A 预温孵 1 h 对阿托伐他汀抑制作用是同时温孵对阿托伐他汀抑制作用的 22 倍[82]。预温孵 30 min,也能增强环孢素 A 对雌酮硫酸酯摄取抑制作用。除去环孢素 A 后,这种抑制作用可以维持 18 h。在人肝细胞中也存在这种长效抑制作用[83]。在体试验也证实,停止环孢素 A 24 h 后,其对溴磺酞肝清除率的抑制作用仍然存在[84]。其他药物如沙奎那韦、利托那韦、西咪匹韦和阿舒瑞韦也存在类似的长效抑制作用[85,86],但程度不及环孢素 A。

3. 不同来源的酶活性动力学性质不同,尤其是重组酶

酶的这些动力学特征改变反映出相关的辅助蛋白、酶的构型或实验条件的差异。因此,不同的实验室报道的结果差别大。

4. 存在肝外代谢,尤其是肠壁药物代谢在口服药物的首过代谢方面占十分重要的地位

代谢抑制剂在抑制肝脏代谢的同时,抑制肠代谢,由于口服抑制剂在肠中浓度往往高于在肝脏中的浓度,导致其在肠中代谢的抑制程度大于其在肝脏中的代谢抑制程度,特别是一些生物利用度低的药物。

5. 药物相互作用往往存在底物-抑制剂依赖性

用表达 OATP1B1 的细胞中以雌二醇葡萄糖醛酸苷($E_2$17βG)、雌酮硫酸酯和溴磺酞为探针[87],研究 $E_2$17βG、雌酮硫酸酯、溴磺酞钠(BSP)、环孢素 A、利福平、他克莫司、红霉素、酮康唑、利托那韦、牛磺胆酸、维拉帕米、吉非贝齐和丙磺舒的 OATP1B1 活性抑制作用。结果显示,$E_2$17βG 对几种抑制剂最敏感。利托那韦、吉非贝齐、红霉素和利福平对 $E_2$17βG、雌酮硫酸酯和溴磺酞钠摄取抑制的 IC_{50} 的变异分别高达 117 倍、14 倍、13 倍和 12 倍。利托那韦对 $E_2$17βG、雌酮硫酸酯和溴磺酞钠摄取抑制的 IC_{50} 分别为 0.397 μmol/L、46.4 μmol/L 和 3.38 μmol/L。可见,对 $E_2$17βG 而言,利托那韦为强 OAPT1B1 抑制剂;对于溴磺酞钠和雌酮硫酸酯而言,利托那韦则属于中等强度的抑制剂和弱抑制剂。类似,在表达 OATP1B1 的 HEK 细胞中,环孢素 A、利福平和吉非贝齐对 12 种药物(匹伐他汀、阿托伐他汀、氟伐他汀、瑞伐他汀、普伐他汀、瑞格列奈、那格列奈、格列苯脲、波生坦、托拉塞米、缬沙坦、非索非那定)的 K_i 变化分别高达对照组的 6.3 倍、3.4 倍和 26 倍。除环孢素 A 抑制托拉塞米摄取和吉非贝齐抑制那格列奈摄取的 K_i 外,其他药物的 K_i 在对 $E_2$17βG 摄取抑制作用 K_i 的 2.8 倍以内,而以雌酮硫酸酯和溴磺酞钠为探针估算的 K_i 值高于实际值,提示以 $E_2$17βG 作为探针的敏感性高于雌酮硫酸酯和溴磺酞钠。

6. 相关参数差异性大

例如,对于机制性抑制和诱导,有关酶的降解速率常数,难以准确测定,文献报道差异也大。例如,CYP1A2 报道的半衰期范围为 $36 \sim 51$ h,其 k_{deg} 为 $0.000\,32 \sim 0.000\,23$ min^{-1}。CYP3A4 的半衰期范围为 $26 \sim 79$ h,其 k_{deg} 为 $0.000\,44 \sim 0.000\,15$ min^{-1}。选取不同的 k_{deg} 值,往往得到不同的相互作用预测结果。例如,某抑制剂 $k_{inact} = 0.034$ min^{-1},$K_i = 4.94$ $\mu mol/L$,$I_u = 0.1$ $\mu mol/L$,如取 $k_{deg,\,h} = 0.000\,15$,则算得 $AUCR = 5.50$,而若取 $k_{deg,\,h} = 0.000\,44$ min^{-1},则算得 $AUCR = 2.53$。类似,药物代谢酶诱导作用也存在大的差异。例如,利福平对 CYP3A 诱导作用使 EC_{50} 和 E_{max} 变异高达对照组 5.6 倍和 7.1 倍。假定肝利福平浓度为 9.14 mol/L,用表 9-5 中 $EC_{50} = 1.4$ $\mu mol/L$ 和 $E_{max} = 2.8$,算得 $AUCR = 0.365$。相反,用表 9-5 中,$EC_{50} = 0.6$ $\mu mol/L$ 和 $E_{max} = 20.0$,算得 $AUCR$ 仅为 0.059,两者相差 5.2 倍。此外。代谢酶的多态性及微粒体的产率差异不同均会影响预测的结果。

7. 有些药物,尤其是口服药物,可能涉及载体方面问题

例如,P-gp、CYP3A 与 P-gp 的底物和抑制剂之间存在较大的重叠性,有些 CYP3A 抑制剂如酮康唑在抑制 CYP3A 的同时,也抑制 P-gp,增加底物的吸收可能是共同结果。此外,一些药物摄取转运体如 OATP 参与药物在肝和肠中药物转运,某些酶抑制剂同时也是这些转运体的抑制剂等。

(中国药科大学　刘晓东)

---------------------------------| 参考文献 |---------------------------------

[1] U.S. Department of health and human services food and drug administration center for drug evaluation and research: drug development and drug interactions: table of substrates, inhibitors and inducers, 2020. https://www.fda.gov/drugs/drug-interactions-labeling/drug-development-and-drug-interactions-table-substrates-inhibitors-and-inducers[2021-09-30].

[2] 刘晓东,柳晓泉.药物代谢动力学教程.南京:江苏凤凰科学技术出版社 2015:292-354.

[3] Yang J, He M M, Niu W, et al. Metabolic capabilities of cytochrome P450 enzymes in Chinese liver microsomes compared with those in Caucasian liver microsomes. Br J Clin Pharmacol, 2012, 73(2):268-284.

[4] Back D J, Orme M L. Genetic factors influencing the metabolism of tolbutamide. Pharmacol Ther, 1989, 44(2):147-155.

[5] Veronese M E, Miners J O, Randles D, et al. Validation of the tolbutamide metabolic ratio for population screening with use of sulfaphenazole to produce model phenotypic poor metabolizers. Clin Pharmacol Ther, 1990, 47(3): 403－411.

[6] von Moltke L L, Greenblatt D J, Harmatz J S, et al. Triazolam biotransformation by human liver microsomes in vitro: effects of metabolic inhibitors and clinical confirmation of a predicted interaction with ketoconazole. J Pharmacol Exp Ther, 1996, 276(2): 370－379.

[7] Yadav J, Korzekwa K, Nagar S. Improved predictions of drug-drug interactions mediated by time-dependent inhibition of CYP3A. Mol Pharm, 2018, 15(5): 1979－1995.

[8] Greenblatt D J, Wright C E, von Moltke L L, et al. Ketoconazole inhibition of triazolam and alprazolam clearance: differential kinetic and dynamic consequences. Clin Pharmacol Ther, 1998, 64(3): 237－247.

[9] von Moltke L L, Greenblatt D J, Cotreau-Bibbo M M, et al. Inhibitors of alprazolam metabolism in vitro: effect of serotonin-reuptake-inhibitor antidepressants, ketoconazole and quinidine. Br J Clin Pharmacol, 1994, 38(1): 23－31.

[10] von Moltke L L, Greenblatt D J, Schmider J, et al. Midazolam hydroxylation by human liver microsomes in vitro: inhibition by fluoxetine, norfluoxetine, and by azole antifungal agents. J Clin Pharmacol, 1996, 36(9): 783－791.

[11] Quinney S K, Knopp S, Chang C, et al. Integration of in vitro binding mechanism into the semiphysiologically based pharmacokinetic interaction model between ketoconazole and midazolam. CPT Pharmacometrics Syst Pharmacol, 2013, 2(9): e75.

[12] Lam Y W, Alfaro C L, Ereshefsky L, et al. Pharmacokinetic and pharmacodynamic interactions of oral midazolam with ketoconazole, fluoxetine, fluvoxamine, and nefazodone. J Clin Pharmacol, 2003, 43(11): 1274－1282.

[13] von Moltke L L, Greenblatt D J, Duan S X, et al. In vitro prediction of the terfenadine-ketoconazole pharmacokinetic interaction. J Clin Pharmacol, 1994, 34(12): 1222－1227.

[14] Honig P K, Wortham D C, Zamani K, et al. Terfenadine-ketoconazole interaction. Pharmacokinetic and electrocardiographic consequences. JAMA, 1993, 269(12): 1513－1518.

[15] Boxenbaum H. Cytochrome P450 3A4 in vivo ketoconazole competitive inhibition: determination of Ki and dangers associated with high clearance drugs in general. J Pharm Pharm Sci, 1999, 2(2): 47－52.

[16] Kirchner G I, Meier-Wiedenbach I, Manns M P. Clinical pharmacokinetics of everolimus. Clin Pharmacokinet, 2004, 43(2): 83－95.

[17] Crowe A, Bruelisauer A, Duerr L, et al. Absorption and intestinal metabolism of SDZ-RAD and rapamycin in rats. Drug Metab Dispos, 1999, 27(5): 627－632.

[18] Kovarik J M, Beyer D, Bizot M N, et al. Blood concentrations of everolimus are markedly increased by ketoconazole. J Clin Pharmacol, 2005, 45(5): 514－518.

[19] Sager J E, Lutz J D, Foti R S, et al. Fluoxetine- and norfluoxetine-mediated complex drug-drug interactions: in vitro to in vivo correlation of effects on CYP2D6, CYP2C19, and

CYP3A4. Clin Pharmacol Ther, 2014, 95(6): 653 – 662.

[20] Amchin J, Ereshefsky L, Zarycranski W, et al. Effect of venlafaxine versus fluoxetine on metabolism of dextromethorphan, a CYP2D6 probe. J Clin Pharmacol, 2001, 41(4): 443 – 451.

[21] Yang J, Liao M, Shou M, et al. Cytochrome p450 turnover: regulation of synthesis and degradation, methods for determining rates, and implications for the prediction of drug interactions. Curr Drug Metab, 2008, 9(5): 384 – 394.

[22] 贺小贝,刘晓东.贺生理药动学模型定量预测依诺沙星/环丙沙星对茶碱/咖啡因代谢的影响.中国药科大学学报,2013,44(1):77 – 84.

[23] Liu L, Pan X, Liu H Y, et al. Modulation of pharmacokinetics of theophylline by antofloxacin, a novel 8 – amino-fluoroquinolone, in humans. Acta Pharmacol Sin, 2011, 32(10): 1285 – 1293.

[24] Wolf R, Eberl R, Dunky A, et al. The clinical pharmacokinetics and tolerance of enoxacin in healthy volunteers. J Antimicrob Chemother, 1984, 14(Suppl C): 63 – 69.

[25] Chang T, Black A, Dunky A, et al. Pharmacokinetics of intravenous and oral enoxacin in healthy volunteers. J Antimicrob Chemother, 1988, 21(Suppl B): 49 – 56.

[26] Janknegt R. Drug interactions with quinolones. J Antimicrob Chemother, 1990, 26(Suppl D): 7 – 29.

[27] Rogge M C, Solomon W R, Sedman A J, et al. The theophylline-enoxacin interaction: I. effect of enoxacin dose size on theophylline disposition. Clin Pharmacol Ther, 1988, 44(5): 579 – 587.

[28] Tassaneeyakul W, Birkett D J, McManus M E, et al. Caffeine metabolism by human hepatic cytochromes P450: contributions of 1A2, 2E1 and 3A isoforms. Biochem Pharmacol, 1994, 47(10): 1767 – 1776.

[29] Wang J, Xia S, Xue W, et al. A semi-physiologically-based pharmacokinetic model characterizing mechanism-based auto-inhibition to predict stereoselective pharmacokinetics of verapamil and its metabolite norverapamil in human. Eur J Pharm Sci, 2013, 50(3 – 4): 290 – 302.

[30] Karim A, Piergies A. Verapamil stereoisomerism: enantiomeric ratios in plasma dependent on peak concentrations, oral input rate, or both. Clin Pharmacol Ther, 1995, 58(2): 174 – 184.

[31] Sandström R, Knutson T W, Knutson L, et al. The effect of ketoconazole on the jejunal permeability and CYP3A metabolism of (R/S)-verapamil in humans. Br J Clin Pharmacol, 1999, 48(2): 180 – 189.

[32] John D N, Fort S, Lewis M J, et al. Pharmacokinetics and pharmacodynamics of verapamil following sublingual and oral administration to healthy volunteers. Br J Clin Pharmacol, 1992, 33(6): 623 – 627.

[33] Bach D, Blevins R, Kerner N, et al. The effect of verapamil on antipyrine pharmacokinetics and metabolism in man. Br J Clin Pharmacol, 1986, 21(6): 655 – 659.

[34] Lamberg T S, Kivistö K T, Neuvonen P J. Effects of verapamil and diltiazem on the pharmacokinetics and pharmacodynamics of buspirone. Clin Pharmacol Ther, 1998, 63 (6): 640 - 645.

[35] Backman J T, Olkkola K T, Aranko K, et al. Dose of midazolam should be reduced during diltiazem and verapamil treatments. Br J Clin Pharmacol, 1994, 37(3): 221 - 225.

[36] Kantola T, Kivistö K T, Neuvonen P J, et al. Erythromycin and verapamil considerably increase serum simvastatin and simvastatin acid concentrations. Clin Pharmacol Ther, 1998, 64(2): 177 - 182.

[37] Edwards D J, Lavoie R, Beckman H, et al. The effect of coadministration of verapamil on the pharmacokinetics and metabolism of quinidine. Clin Pharmacol Ther, 1987, 41(1): 68 - 73.

[38] Kovarik J M, Beyer D, Bizot M N, et al. Pharmacokinetic interaction between verapamil and everolimus in healthy subjects. Br J Clin Pharmacol, 2005, 60(4): 434 - 437.

[39] Yajima K, Uno Y, Murayama N, et al. Evaluation of 23 lots of commercially available cryopreserved hepatocytes for induction assays of human cytochromes P450. Drug Metab Dispos, 2014, 42(5): 867 - 871.

[40] Guo H, Liu C, Li J, et al. A mechanistic physiologically based pharmacokinetic-enzyme turnover model involving both intestine and liver to predict CYP3A induction-mediated drug-drug interactions. J Pharm Sci, 2013, 102(8): 2819 - 2836.

[41] Aarnoutse R E, Kibiki G S, Reither K, et al. Pharmacokinetics, tolerability, and bacteriological response of rifampin administered at 600,900, and 1,200 milligrams daily in patients with pulmonary tuberculosis. Antimicrob Agents Chemother, 2017, 61(11): e01054 - e01061.

[42] Milán Segovia R C, Domínguez Ramírez A M, Jung Cook H, et al. Population pharmacokinetics of rifampicin in Mexican patients with tuberculosis. J Clin Pharm Ther, 2013, 38(1): 56 - 61.

[43] Niemi M, Backman J T, Fromm M F, et al. Pharmacokinetic interactions with rifampicin: clinical relevance. Clin Pharmacokinet, 2003, 42(9): 819 - 850.

[44] Link B, Haschke M, Grignaschi N, et al. Pharmacokinetics of intravenous and oral midazolam in plasma and saliva in humans: usefulness of saliva as matrix for CYP3A phenotyping. Br J Clin Pharmacol, 2008, 66(4): 473 - 484.

[45] Andersson T, Miners J O, Veronese M E, et al. Diazepam metabolism by human liver microsomes is mediated by both S-mephenytoin hydroxylase and CYP3A isoforms. Br J Clin Pharmacol, 1994, 38(2): 131 - 137.

[46] Gorski J C, Vannaprasaht S, Hamman M A, et al. The effect of age, sex, and rifampin administration on intestinal and hepatic cytochrome P450 3A activity. Clin Pharmacol Ther, 2003, 74(3): 275 - 287.

[47] Barbarash R A, Bauman J L, Fischer J H, et al. Near-total reduction in verapamil bioavailability by rifampin. Electrocardiographic correlates. Chest, 1988, 94(5): 954 - 959.

[48] Ledirac N, de Sousa G, Fontaine F, et al. Effects of macrolide antibiotics on CYP3A expression in human and rat hepatocytes: interspecies differences in response to troleandomycin. Drug Metab Dispos, 2000, 28(12): 1391-1393.

[49] Foisy M M, Yakiwchuk E M, Hughes C A. Induction effects of ritonavir: implications for drug interactions. Ann Pharmacother, 2008, 42(7): 1048-1059.

[50] Fahmi O A, Maurer T S, Kish M, et al. A combined model for predicting CYP3A4 clinical net drug-drug interaction based on CYP3A4 inhibition, inactivation, and induction determined in vitro. Drug Metab Dispos, 2008, 36(8): 1698-1708.

[51] Wrighton S A, Ring B J. Inhibition of human CYP3A catalyzed 1′- hydroxy midazolam formation by ketoconazole, nifedipine, erythromycin, cimetidine, and nizatidine. Pharm Res, 1994, 11(6): 921-924.

[52] Ito K, Ogihara K, Kanamitsu S I, et al. Prediction of the in vivo interaction between midazolam and macrolides based on in vitro studies using human liver microsomes. Drug Metab Dispos, 2003, 31(7): 945-954.

[53] Yasui N, Otani K, Kaneko S, et al. A kinetic and dynamic study of oral alprazolam with and without erythromycin in humans: in vivo evidence for the involvement of CYP3A4 in alprazolam metabolism. Clin Pharmacol Ther, 1996, 59(5): 514-519.

[54] Kivistö K T, Lamberg T S, Kantola T, et al. Plasma buspirone concentrations are greatly increased by erythromycin and itraconazole. Clin Pharmacol Ther, 1997, 62(3): 348-354.

[55] Olkkola K T, Aranko K, Luurila H, et al. A potentially hazardous interaction between erythromycin and midazolam. Clin Pharmacol Ther, 1993, 53(3): 298-305.

[56] Zimmermann T, Yeates R A, Laufen H, et al. Influence of the antibiotics erythromycin and azithromycin on the pharmacokinetics and pharmacodynamics of midazolam. Arzneimittelforschung, 1996, 46(2): 213-217.

[57] Kovarik J M, Beyer D, Bizot M N, et al. Effect of multiple-dose erythromycin on everolimus pharmacokinetics. Eur J Clin Pharmacol, 2005, 61(1): 35-38.

[58] Damkier P, Hansen L L, Brosen K. Effect of diclofenac, disulfiram, itraconazole, grapefruit juice and erythromycin on the pharmacokinetics of quinidine. Br J Clin Pharmacol, 1999, 48(6): 829-838.

[59] Feng B, Hurst S, Lu Y, et al. Quantitative prediction of renal transporter-mediated clinical drug-drug interactions. Mol Pharm, 2013, 10(11): 4207-4215.

[60] Mathialagan S, Piotrowski M A, Tess D A, et al. Quantitative prediction of human renal clearance and drug-drug interactions of organic anion transporter substrates using in vitro transport data: a relative activity factor approach. Drug Metab Dispos, 2017, 45(4): 409-417.

[61] Liu X. Transporter-mediated drug-drug interactions and their significance. Adv Exp Med Biol, 2019(1141): 241-291.

[62] Liu X. SLC Family Transporters. Adv Exp Med Biol, 2019(1141): 101-202.

[63] Yang Y, Liu X. Imbalance of drug transporter-CYP450s interplay by diabetes and its clinical significance. Pharmaceutics, 2020, 12(4): 348.

[64] Watanabe T, Kusuhara H, Maeda K, et al. Investigation of the rate-determining process in the hepatic elimination of HMG-CoA reductase inhibitors in rats and humans. Drug Metab Dispos, 2010, 38(2): 215 - 222.

[65] Varma M V, Bi Y A, Kimoto E, et al. Quantitative prediction of transporter- and enzyme-mediated clinical drug-drug interactions of organic anion-transporting polypeptide 1B1 substrates using a mechanistic net-effect mode. J Pharmacol Exp Ther, 2014, 351(1): 214 - 223.

[66] Varma M V, Lin J, Bi Y A, et al. Quantitative prediction of repaglinide-rifampicin complex drug interactions using dynamic and static mechanistic models: delineating differential CYP3A4 induction and OATP1B1 inhibition potential of rifampicin. Drug Metab Dispos, 2013, 41(5): 966 - 974.

[67] Mori D, Kimoto E, Rago B, et al. Dose-dependent inhibition of OATP1B by rifampicin in healthy volunteers: comprehensive evaluation of candidate biomarkers and OATP1B probe drugs. Clin Pharmacol Ther, 2020, 107(4): 1004 - 1013.

[68] Takehara I, Yoshikado T, Ishigame K, et al. Comparative study of the dose-dependence of OATP1B inhibition by rifampicin using probe drugs and endogenous substrates in healthy volunteers. Pharm Res, 2018, 35(7): 138.

[69] Cheng Y, Wang G, Zhang W, et al. Effect of CYP2C9 and SLCO1B1 polymorphisms on the pharmacokinetics and pharmacodynamics of nateglinide in healthy Chinese male volunteers. Eur J Clin Pharmacol, 2013, 69(3): 407 - 413.

[70] Maeda K, Ikeda Y, Fujita T, et al. Identification of the rate-determining process in the hepatic clearance of atorvastatin in a clinical cassette microdosing study. Clin Pharmacol Ther, 2011, 90(4): 575 - 581.

[71] Prueksaritanont T, Tatosian D A, Chu X, et al. Validation of a microdose probe drug cocktail for clinical drug interaction assessments for drug transporters and CYP3A. Clin Pharmacol Ther, 2017, 101(4): 519 - 530.

[72] Niemi M, Backman J T, Neuvonen M, et al. Rifampin decreases the plasma concentrations and effects of repaglinide. Clin Pharmacol Ther, 2000, 68(5): 495 - 500.

[73] Backman J T, Luurila H, Neuvonen M, et al Rifampin markedly decreases and gemfibrozil increases the plasma concentrations of atorvastatin and its metabolites. Clin Pharmacol Ther, 2005, 78(2): 154 - 167.

[74] Lutz J D, Kirby B J, Wang L, et al. Cytochrome P450 3A induction predicts P-glycoprotein induction: part 1: establishing induction relationships using ascending dose rifampin. Clin Pharmacol Ther, 2018, 104(6): 1182 - 1190.

[75] van Giersbergen P L, Treiber A, Schneiter R, et al. Inhibitory and inductive effects of rifampin on the pharmacokinetics of bosentan in healthy subjects. Clin Pharmacol Ther, 2007, 81(3): 414 - 419.

[76] Asaumi R, Menzel K, Lee W, et al. Expanded physiologically-based pharmacokinetic model of rifampicin for predicting interactions with drugs and an endogenous biomarker via complex mechanisms including organic anion transporting polypeptide 1B induction. CPT Pharmacometrics Syst Pharmacol, 2019, 8(11): 845 – 857.

[77] Varma M V S, Lai Y, Kimoto E, et al. Mechanistic modeling to predict the transporter- and enzyme-mediated drug-drug interactions of repaglinide. Pharm Res, 2013, 30(4): 1188 – 1199.

[78] Niemi M, Backman J T, Neuvonen M, et al. Effects of gemfibrozil, itraconazole, and their combination on the pharmacokinetics and pharmacodynamics of repaglinide: potentially hazardous interaction between gemfibrozil and repaglinide. Diabetologia, 2003, 46(3): 347 – 351.

[79] Qian C Q, Zhao K J, Chen Y, et al. Simultaneously predict pharmacokinetic interaction of rifampicin with oral versus intravenous substrates of cytochrome P450 3A/P-glycoprotein to healthy human using a semi-physiologically based pharmacokinetic model involving both enzyme and transporter turnover. Eur J Pharm Sci, 2019(134): 194 – 204.

[80] Yang Y, Li P, Zhang Z, et al. Prediction of cyclosporin-mediated drug interaction using physiologically based pharmacokinetic model characterizing interplay of drug transporters and enzymes. Int J Mol Sci S, 2020, 21(19): 7023.

[81] Gibbs M A, Baillie M T, Shen D D, et al. Persistent inhibition of CYP3A4 by ketoconazole in modified Caco – 2 cells. Pharm Res, 2000, 17(3): 299 – 305.

[82] Amundsen R, Christensen H, Zabihyan B, et al. Cyclosporine A, but not tacrolimus, shows relevant inhibition of OATP1B1 mediated transport of atorvastatin. Drug Metabo Dispo, 2010, 38(9): 1499 – 1504.

[83] Shitara Y, Takeuchi K, Nagamatsu Y, et al. Long-lasting inhibitory effects of cyclosporin A, but not tacrolimus, on OATP1B1- and OATP1B3 – mediated uptake. Drug Metab Pharmacokinet, 2012, 27(4): 368 – 378.

[84] Shitara Y, Nagamatsu Y, Wada S, et al. Long-lasting inhibition of the transporter-mediated hepatic uptake of sulfobromophthalein by cyclosporine A in rats. Drug Metab Dispos, 2009, 37(6): 1172 – 1178.

[85] Shitara Y, Takeuchi K, Horie T. Long-lasting inhibitory effects of saquinavir and ritonavir on OATP1B1 – mediated uptake. J Pharm Sci, 2013, 102(9): 3427 – 3435.

[86] Furihata T, Matsumoto S, Fu Z, et al. Different interaction profiles of directing-acting anti-hepatitis C virus agents with human organic anion transporting polypeptides. Antimicrob Agents Chemother, 2014, 58(8): 4555 – 4564.

[87] Izumi S, Nozaki Y, Komori T, et al. Substrate-dependent inhibition of organic anion transporting polypeptide 1B1: comparative analysis with prototypical probe substrates estradiol – 17β – glucuronide, estrone – 3 – sulfate, and sulfobromophthalein. Drug Metab Dispos, 2013, 41(10): 1859 – 1866.

第十章

转运体介导的
药物相互作用及其临床意义

　　药物在体内吸收、分布和排泄等过程多数是由转运体介导的,参与药物转运的转运体包括 SLC 转运体和 ABC 转运体。SLC 转运体通过易化扩散或主动转运利用 ATP 提供能量促使药物跨膜内流或双向流动。目前已经获得了 380 多个 SLC 序列,可以分为 48 个亚家族[1],已证明参与药物转运的转运体有 PEPTs、OATs、OCTs、MATEs 和 OATPs 等。ABC 转运体属于外排性转运体,通过消耗 ATP 将药物由细胞内向细胞外转运。目前,已经鉴定出拷贝 49 种不同的蛋白质的 ABC 转运体基因,分为 7 个亚家族(A ~ G)[2,3]。参与药物转运的 ABC 转运体主要包括 P-gp、MRPs 和 BCRP 等[4]。

　　每个转运体具有特定的组织,表达相应的底物/抑制剂,但它们在组织中的表达,底物和抑制剂通常具有很大的重叠。参与药物体内处置的组织如肠、肝、肾和脑等均有相应药物转运体的表达,介导药物肠吸收、肝摄取、胆汁排泄及在脑等组织中的转运等。一些药物往往也是这些转运体的底物诱导剂或抑制剂,当它们合用时,有可能通过激活诱导或抑制相应转运体的功能,来改变底物药物体内转运,进而引起药物相互作用。转运体介导的药物相互作用可以发生在药物的吸收、分布和排泄等环节。例如,他汀类药物等在肝的清除主要受 OATP1B1 介导的肝摄取控制,环孢素 A 和利福平则可以通过抑制 OATP1B1 介导的肝摄取来降低他汀类药物的肝清除。关于药物转运体表达、功能、底物和抑制剂在前面章节已经详细论述,本章主要任务是论述转运体介导的药物相互作用。

第一节　P-gp 介导的药物相互作用及其临床意义

临床上使用的药物多数是 P-gp 底物如地高辛、HIV 蛋白酶抑制剂、免疫抑制剂、β 受体阻滞剂和抗癌药等,一些 P-gp 底物往往也是 CYP3A4 和(或)其他药物代谢酶或转运体的底物或 P-gp 抑制剂。在体内不被代谢的 P-gp 底物如地高辛、非索非那定、泊沙康唑、雷诺嗪、西格列汀、沙格列汀、他林洛尔和托伐普坦等通常用作 P-gp 的探针药物以研究候选药物是否是 P-gp 抑制剂。而另一些药物如胺碘酮、阿托伐他汀、阿奇霉素、卡托普利、卡维地洛、克拉霉素、考尼伐坦、环孢素 A、地高辛、地尔硫䓬、决奈达隆、红霉素、非洛地平、伊曲康唑、酮康唑、洛匹那韦、利托那韦、槲皮苷、奎尼丁、雷诺嗪、替格瑞洛和维拉帕米等常用作 P-gp 抑制剂,来在体研究候选药物是否是 P-gp 的底物。本节主要介绍一些 P-gp 介导的药物相互作用典型案例及其临床意义。

一、地高辛

P-gp 介导的药物相互作用典型案例是地高辛。地高辛口服生物利用度约 70%,主要以原型从肾脏和胆汁分泌消除。地高辛与 P-gp 抑制剂(尤其是奎尼丁)合用引起的药物相互作用受到广泛关注。奎尼丁等 P-gp 抑制剂可以增加地高辛的肠吸收[5],降低地高辛的胆汁分泌[6,7],或降低地高辛的肾小管分泌[7],增加地高辛的血药浓度,这种作用被认为与抑制肠、肝脏和肾 P-gp 功能有关。

在口服地高辛和静脉注射 ^{3}H-地高辛的 7 例心脏病患者中发现,合用奎尼丁后,地高辛的血浆谷浓度从(0.41 ± 0.25)ng/mL 升高至(0.70 ± 0.31)ng/mL,地高辛的 C_{max} 从(0.93 ± 0.34)ng/mL 增加到(1.63 ± 0.46)ng/mL。生物利用度也从 $68.48\%\pm13.35\%$ 增加到 $79.09\%\pm14.89\%$[5]。在健康受试者中采用空肠灌流技术研究结果显示,用含奎尼丁的灌流液灌流可显著降低静脉注射地高辛的肠外排,从 0.45% 降至 0.23%[8]。用同样技术研究结果显示,用含奎尼丁灌流液灌流可显著增加地高辛的肠吸收,从 $22.3\%\pm8.9\%$ 增加到 $55.8\%\pm21.2\%$[9]。同时发现,合用奎尼丁后,地高辛的 AUC 和 C_{max} 显著增加[9]。

在健康受试者中[7]的研究发现,合用奎宁也可显著降低地高辛的胆汁清除率和肾清除率,分别约降低 35% 和 29%。同样,在心房颤动患者中,合用奎尼丁也可使地高辛的胆汁清除率平均降低 42%[6]。另有文献显示,心房颤动患者合用奎尼丁后,地高辛的总清除率、肾清除率和非肾清除率均显著降低,血浆中地高辛浓度增加了约 2 倍[10]。同样,6 名健康受试者在接受 0.2 mg 地高辛基础治疗的基础上加用奎尼丁后,地高辛血药浓度从 0.48 ng/mL 增加到 1.13 ng/mL[11]。维拉帕米也能增加地高辛的血药浓度。有研究[12]比较了维拉帕米或维拉帕米加奎尼丁对地高辛药代动力学的影响。9 名健康志愿者在接受地高辛(0.125 mg,每天 3 次)合用安慰剂、维拉帕米(80 mg,每天 3 次)或维拉帕米+奎尼丁(160 mg,每天 3 次),连续 2 周后,结果显示,与安慰剂相比,合用维拉帕米后,血清地高辛浓度从(0.62±0.16)ng/mL 增加至(0.95±0.29)ng/mL。维拉帕米加奎尼丁后,地高辛的血药浓度进一步增加到(1.58+0.38)ng/mL[12]。

地高辛是一种治疗窗口窄的药物,其安全浓度<1.0 ng/mL[13]。在对 141 名接受地高辛基础治疗患者的研究中发现,单独使用地高辛、联合胺碘酮、维拉帕米、奎尼丁的毒性发生率分别为 4.9%(5/101 名患者)、5.0%(1/20 名患者)和 50%(10/20 名患者)。当地高辛浓度为 1.0～2.0 ng/mL 时,地高辛单独用药组的毒性反应发生率为 1/41,合用奎尼丁组的毒性反应发生率为 4/15。地高辛浓度>2.0 ng/mL 时,地高辛单独用药组的毒性反应发生率为 4/8,联合奎尼丁组的毒性反应发生率为 7/11。地高辛中毒的相对危险性由单用地高辛的 9.1%(95%CI,2.9～13.0)增加到合用奎尼丁后的 24.3%(95%CI,3.4～124),进一步证实合用奎尼丁可增加地高辛中毒风险[13]。另一项针对 27 名同时接受奎尼丁和地高辛治疗患者的临床试验表明,奎尼丁使 93% 的患者(25/27)血清中地高辛浓度从 1.4 ng/mL 增加到 3.2 ng/mL。奎尼丁治疗期间有 16 名患者(59%)出现厌食、恶心和(或)呕吐。而在合用奎尼丁之前使用地高辛仅发生房性心律不齐的 13 例患者中,有 3 例在开始使用奎尼丁后出现了新的室性期前收缩。这 3 例室性期前收缩的患者中有 2 例发生了新的室性心动过速、心室颤动、心脏停搏或猝死[14]。17 名地高辛维持治疗的患者,合用奎尼丁 3 天后血浆地高辛浓度增加 20%～330%,其中 5 名患者地高辛的肾清除率显著降低(约 72%),伴随血浆中地高辛浓度升高,有 6 名患者出现地高辛中毒症状,这些患者的血浆地高辛浓度为 1.56～3.59 ng/mL。降低地高辛剂量或停用奎尼丁后这些中毒症状消失。在奎尼丁治疗 3 天内,有 4 名患者进一步出现了室性心动过速或心室颤动,此时,血浆地高辛浓度为 0.94~2.26 ng/mL[15]。

除奎尼丁外,其他 P-gp 抑制剂(如利托那韦、维拉帕米和他林洛尔)也能与地高辛产生严重的相互作用。在一项随机、安慰剂对照的交叉研究中,有 12 位健康的男性受试者接受口服利托那韦(300 mg,每天 4 次)11 天。结果显示,合用利托那韦后地高辛的 AUC 增加约 86%,地高辛的非肾清除率和肾清除率分别降低 48% 和 35%[16]。另一份研究显示,利托那韦(200 mg,每天 4 次)连续给药 14 天可将地高辛的 $AUC_{0~72\,h}$ 从(26.20±8.67)ng·h/mL 增至(31.96±11.24)ng·h/mL,而 $AUC_{0~8\,h}$ 从(6.25±1.8)ng·h/mL 增至(8.04±2.22)ng·h/mL;总清除率从(149±101)mL/(h·kg)降至(105±57)mL/(h·kg),但地高辛的肾清除率不变[17]。同样另一项研究也显示,利托那韦(1 000 mg,每天 4 次)和沙奎那韦(100 mg,每天 4 次)预处理 2 周后,地高辛 C_{max} 和 $AUC_{0~72\,h}$ 分别增加 1.27 倍和 1.49 倍,而肾清除率仅降低了 12%。与地高辛血药浓度的增加相一致,三药联用 PR 间隔呈现增加趋势,提示地高辛与这 2 种药物合用时应特别注意因药物相互作用而增加地高辛毒性[18],尤其是对于肾功能不全患者[19]。

临床报道,在接受维持剂量地高辛的 49 位慢性心房颤动患者中[20],合用维拉帕米(240 mg/d)后,血清地高辛浓度增加约 72%[从(0.76±0.54)ng/mL 升至(1.31±0.54)ng/mL],且这种增加是维拉帕米剂量依赖性的。例如,7 位受试者序贯接受 160 mg 和 240 mg 维拉帕米治疗,血清地高辛浓度从单用的(0.60±0.11)ng/mL 增加到合用 160 mg 维拉帕米的(0.84±0.18)ng/mL 和合用 240 mg 维拉帕米的(1.24±0.40)ng/mL。在 49 位患者中,有 7 位表现出地高辛毒性反应的体征和症状[20]。然而,长期合用维拉帕米对地高辛肾脏清除的抑制作用减弱或消失。有研究显示,维拉帕米 240 mg/d 治疗 1 周后,血浆地高辛浓度从单用地高辛的(0.21±0.01)ng/mL 增加到合用维拉帕米后的(0.34±0.01)ng/mL,地高辛的肾清除率从(197.57±17.37)mL/min 降低到(128.20±10.33)mL/min。合用维拉帕米 6 周后,地高辛的肾清除率趋近单用地高辛水平。血浆地高辛浓度降至(0.27±0.02)ng/mL。地高辛的 24 h 尿回收率从单用的 46.46%±3.23% 增加到 69.78%±3.69%[5]。口服 100 mg 他林洛尔也可以使地高辛的 $AUC_{0~72\,h}$ 和 C_{max} 分别增加 23% 和 45%,但不会影响地高辛的肾清除率和半衰期。静脉注射他林洛尔 30 mg 不影响口服地高辛药代动力学行为[21],提示他林洛尔主要影响肠P-gp功能而增加地高辛的肠道吸收。口服200 mg伊曲康唑(每天1次,连续3天)可使地高辛的$AUC_{0\sim72\,min}$升高约50%,肾清除率降低约20%[22]。

有一些因P-gp介导的药物相互作用引起的地高辛中毒临床案例,如决奈达隆[23,24]、环丙沙星[25]和克拉霉素[26-28]与地高辛合用中毒案例。Englund等[28]评估了接受治疗药物监测的618位患者中一些治疗药物对地高辛血浆浓度的影响。将合用药物进行分类:已知对地高辛药代动力学有影响的P-gp抑制剂为Ⅰ类;在体外显示出抑制作用,但对人体内地高辛药代动力学没有影响的为Ⅱ类。有研究发现,约47%患者服用了一种或多种P-gp抑制剂。单因素和多因素分析表明,血浆地高辛浓度随着联用的P-gp抑制剂的数量增加而逐步增加。在多变量分析中,发现联用0、1、2和3种P-gp抑制剂的平均血浆地高辛浓度分别为0.98 ng/mL、1.18 ng/mL、1.24 ng/mL和1.56 ng/mL。仅分析Ⅰ类P-gp抑制剂时结果更加明显(合用1种为1.2 ng/mL和合用2种为1.43 ng/mL)。由于地高辛与P-gp抑制剂合用很常见,临床医生和临床药师应充分认识地高辛与P-gp抑制剂间相互作用的重要性,接受P-gp抑制剂的患者可能需要调整地高辛的剂量。

二、秋水仙碱

另一个典型案例是秋水仙碱,秋水仙碱为一种治疗窗窄的药物,也是P-gp[29]和CYP3A[30]的典型底物。大多数的P-gp抑制剂也是CYP3A的抑制剂,秋水仙碱与P-gp/CYP3A4抑制剂合用可产生药物相互作用进而导致严重的不良反应。在两周期的Ⅰ期临床研究中发现,合用环孢素A(100 mg)后,秋水仙碱的平均C_{max}和AUC分别增加224%和215%[31]。一些抗菌药也是P-gp和CYP3A的抑制剂。例如,大环内酯类抗生素和唑类抗真菌药与秋水仙碱合用引起的严重药物相互作用也与抑制P-gp和CYP3A4有关。有临床报道,合用克拉霉素可使秋水仙碱的C_{max}和AUC分别增加277%和282%。合用酮康唑后,秋水仙碱的C_{max}和AUC分别提高了102%和212%[32]。Terkeltaub等[33]在健康受试者中比较了口服秋水仙碱与几种CYP3A4/P-gp抑制剂的药物相互作用,这些药物包括环孢素A、酮康唑、利托那韦、克拉霉素、阿奇霉素、维拉帕米缓释片和地尔硫䓬缓释片。他们发现,在所有研究中,秋水仙碱与CYP3A4/P-gp抑制剂联用的C_{max}和AUC与单用秋水仙碱的几何平均比(GMR)均大于

125%。当单剂量的秋水仙碱与大多数 CYP3A4/ P-gp 抑制剂联用时,存在明显的药物相互作用。与单用比较,合用抑制剂后,秋水仙碱的 C_{max} 和 AUC 的 GMR 估计值分别为环孢素 A,317.48% 和 324.17%;克拉霉素,297.49% 和 339.21%;利托那韦,267.08% 和 345.32%;酮康唑,189.52% 和 286.75%;维拉帕米缓释片,129.72% 和 199.29%;地尔硫䓬缓释片,129.03% 和 176.67%;阿奇霉素,111.5% 和 143.3%。研究者建议除阿奇霉素外,与上述药物合用时,用于治疗急性痛风时,秋水仙碱剂量应减少 33%~66%,用于预防痛风时,秋水仙碱的剂量应减少 50%~75%[33]。临床研究显示,接受环孢素 A 基础治疗的器官移植者接受秋水仙碱治疗会发生横纹肌溶解综合征和多器官功能衰竭[34,35]。一些临床病例也表明,合用克拉霉素会增加秋水仙碱致命毒性的风险,包括严重的胃肠道毒性、横纹肌溶解综合征和多器官衰竭或死亡[32,36-39],特别是对于肾功能不全的患者[36]。其他如酪氨酸激酶抑制剂舒尼替尼也会增加秋水仙碱的毒性,部分也是 P-gp 抑制所致[40]。

三、依度沙班

Xa 因子直接抑制剂依度沙班也是 P-gp 底物。一份报告显示[41],依度沙班可以与多种治疗心血管药物发生药物相互作用。合用奎尼丁、维拉帕米、胺碘酮和决奈达隆可使依度沙班的 AUC 分别增加 76.7%、52.7%、39.8% 和 84.5%。其他口服抗凝药(如达比加群、利伐沙班和阿哌沙班)也是 P-gp 底物。当这些心血管药物与这些抗凝剂联用时,出血风险可能会增加,因此,应调整抗凝剂的剂量[41]。

四、其他药物

在 12 名男性志愿者中,维拉帕米(240 mg)与非索非那定(120 mg)合用 6 天后结果显示,与单用比较,非索非那定的 C_{max} 和 AUC 分别增加 2.9 倍和 2.5 倍,而不会影响肾清除率,这可能归因于肠 P-gp 抑制[42]。

紫杉醇也是 P-gp 的底物。在 6 例肿瘤患者中,研究发现,相对于对照组,合用环孢素 A(10 mg/kg)后,口服紫杉醇(100 mg)的 AUC 增加约 2 倍[43]。同样,在接受一个疗程 60 mg/m² 紫杉醇治疗的 14 位癌症患者中,合用环孢素 A(15 mg/kg)后,紫杉醇的 AUC 和 C_{max} 分别增加了 8 倍和 2 倍[44]。在 6 名接受口服紫杉醇(120 mg/m²)患者中,口服 1 g 依克立达(GF120918)也能使紫杉醇

的 AUC 和 C_{max} 接近于合用环孢素 A 后的水平[45]。

血脑屏障也表达 P-gp,从而显著影响药物的中枢活性。可以用 PET 测定脑组织中 ^{11}C-底物的放射性来评估人脑中的 P-gp 活性[46-48]。Muzi 等[49] 发现,合用奎尼丁可显著提高人脑内 ^{11}C-维拉帕米放射强度($AUC_{脑}/AUC_{血}$),增加约 60%[48]。类似,合用环孢素 A 可使 ^{11}C-维拉帕米的 $AUC_{脑}/AUC_{血}$ 增加 88%[47]。血脑屏障上 P-gp 活性改变会影响药物中枢活性或毒性。有报道显示,在健康受试者中,合用奎尼丁可使洛哌丁胺的全身暴露量增加 2 倍以上,且缩瞳作用增加[48,50]。单用洛哌丁胺不会产生呼吸抑制作用,但是合用奎尼丁时,会出现呼吸抑制不良反应[51]。

五、P-gp 诱导引起的药物相互作用

某些药物(如利福平、St John's wort 和卡马西平)可通过诱导 P-gp 的表达来降低 P-gp 底物的血浆暴露。例如,在健康志愿者中,使用利福平(600 mg/d,连续 10 天)后,口服地高辛的 AUC 降低约 30%,C_{max} 降低约 58%,但不会影响静脉注射地高辛的血浆暴露[52]。地高辛合用利福平后,可使肠道 P-gp 表达增加 3.5 倍,这与口服地高辛的低 AUC 有关[52]。合用利福平(600 mg/d,共 9 天)治疗期间,静脉和口服他林洛尔的 AUC 分别降低 21% 和 35%。利福平可以使十二指肠 P-gp 表达显著增加(4.2 倍)[53]。合用 St John's wort 12 天(900 mg/d)后,口服他林洛尔的生物利用度降低 25%,但他林洛尔的肾清除率和非肾清除率、C_{max} 和 t_{max} 均无显著变化[54]。卡马西平预处理 7 天可显著降低口服非索非那定(60 mg)血浆中药物浓度,导致 C_{max} 和 AUC 分别降低 26% 和 43%。卡马西平还可显著减少尿液中非索非那定排泄量,约下降 44%,但肾清除率不变,表明卡马西平降低非索非那定口服血浆暴露可能归因于肠道 P-gp 诱导[55]。

六、*ABCB1* 基因多态性与药物相互作用

迄今,已经鉴定出 *ABCB1* 基因的 100 多个变异体。其中,外显子 26 中的同义单核苷酸(ABCB1c.3435C>T)引起了特别关注,该突变与 P-gp 活性和功能的改变有关[56]。这种活性改变可能是通过改变底物和抑制剂相互作用位点的结构而实现的[57]。有研究表明,ABCB1c.3435C>T 突变体的外排功能显著降低,这可能与机体对一些 P-gp 底物药物如地高辛、非索非那定、奈非那韦

和环孢素等药物反应性增加有关[58,59]。有限的信息显示,*ABCB1* 基因多态性可能也会影响 P-gp 介导的药物相互作用,尽管报道往往是矛盾的。

Hung 等用稳定表达(1236C>T、2677G>T/A 和 3435C>T)基因的细胞研究几种 P-gp 抑制剂对钙黄绿素-AM 的外排抑制作用。结果显示,对 P-gp 活性抑制强度: 环孢素 A>维拉帕米>苯妥英钠>卡马西平>拉莫三嗪>苯巴比妥>丙戊酸钠≈左乙拉西坦≈加巴喷丁。与单倍体比较,P-gp 抑制剂对双倍体(c.1236T-c.3435T)和三倍体(c.1236T-c.2677A/T-c.3435T)活性抑制作用显著降低[60]。Kurata 等[61]报道,ABCB1 c.3435T 携带者有高的地高辛生物利用度和低的地高辛肾清除率。P-gp 抑制剂克拉霉素仅能增加 c.2677C-c.3435C 携带者中地高辛的生物利用度。有研究显示,G2677/T3435 携带者血浆洛哌丁胺浓度增加,约为非携带者的 1.5 倍。奎尼丁可增加 G2677/T3435 携带者和非携带者的血浆洛哌丁胺浓度,约为对照组的 2 倍。合用奎尼丁可导致缩瞳,G2677/T3435 携带者的这种缩瞳作用更强[50]。

双嘧达莫是 P-gp 抑制剂。尽管 c.3435TT 携带者的地高辛 *AUC* 明显高于 c.3435CC 携带者,但双嘧达莫对这两种基因携带者中地高辛药代动力学的影响程度是相似的[62]。另有报道显示,尽管非索非那定在 2677GG/3435CC 携带者和 2677TT/3435TT 携带者中药代动力学行为均无差异,但伊曲康唑可显著增加两种携带者血浆非索非那定的 *AUC*,对 2677TT/3435TT 携带者非索非那定的 *AUC* 的增加程度显著高于 2677GG/3435CC 携带者,约增加 69%。与血药浓度增加相一致的是,抑制组胺诱导的荨麻疹及发红反应的作用增强[63]。有报道显示,c.1236T-c.2677T-c.3435T 携带者基础肠 ABCB1 mRNA 表达水平较低,并且对 St John's wort 的诱导反应性减弱[54]。

第二节 OATPs 介导的药物相互作用及其临床意义

一、OATPs 介导的药物相互作用的典型案例

已经确定,多种治疗药物是 OATP1A2、OATP1B1、OATP1B3 和 OATP2B1 的底物。OATP1B1 和 OATP1B3 主要表达于肝脏,OATPs 介导的肝摄取往往

成为 OATP1B1 底物药物肝清除的限速步骤。在 EMA 和 FDA 关于转运体的指南中均明确规定,应进行关于 OATPs 介导的药物相互作用研究,常用在抑制剂存在条件下与无抑制存在条件下底物的 $AUCR$ 或 $C_{max}R$ 表征药物相互作用程度。表 10-1 列举了 OATP1B1 介导的药物相互作用的案例。

表 10-1　几种 OATP 抑制剂对某些 OATP1B1 底物
血浆暴露($AUCR$ 或 $C_{max}R$)的影响

OATP 抑制剂	药　　物	$AUCR$	$C_{max}R$
环孢素 A	阿托伐他汀[64]	7.4	6.6
	阿托伐他汀[64]	8.7	10.7
	西立伐他汀[64]	3.8	5
	氟伐他汀[64]	3.6	4
	普伐他汀[65]	9.9	7.8
	普伐他汀[66]	12	7~8
	瑞舒伐他汀[67]	7.1	10.6
	瑞格列奈[68]	2.4	1.7
	波生坦[69]	2	1.7
	利托那韦[70]	2	2.2
	丹诺瑞韦[70]	13.6	7.2
利福平	阿托伐他汀[71]	6.1	14
	氟伐他汀[71]	2.9	2.5
	匹伐他汀[71]	2.8	3.4
	匹伐他汀[72]	8.2	5.7
	匹伐他汀[73]	5.8	4.4
	普伐他汀[74]	2.3	2.7
	瑞舒伐他汀[71]	2.4	6.7
	瑞舒伐他汀[73]	5.2	9.3
吉非贝齐	西立伐他汀[75]	5.6	3.1
	阿托伐他汀[76]	2.8	2.8
	瑞舒伐他汀[77]	1.9	2.2
	阿托伐他汀[78]	1.4	1
	辛伐他汀酸[79]	2.8	2.2

　　OATPs 介导的药物相互作用典型案例是他汀类药物的相互作用。他汀类药物均是 OATP1B1 底物,多数也是 CYP450s 和其他转运体的底物。阿托伐他汀和辛伐他汀主要通过 CYP3A4 代谢,氟伐他汀主要通过 CYP2C9 代谢。匹伐他汀、瑞舒伐他汀和普伐他汀则很少通过 CYP450s 代谢[80]。其他转运体如 NTCP、BCRP、P-gp 和 MRP2 等也介导一些他汀类药物的转运。OATPs 抑制

剂可通过抑制 OATPs 介导的他汀类药物肝摄取,从而增加其血浆浓度,增加如肌病和横纹肌溶解综合征等不良反应的风险[81,82]。

环孢素 A 是强 OATPs 抑制剂,其对 OATP1B1 介导的西立伐他汀和阿托伐他汀的 K_i 值分别为 0.24 μmol/L 和 0.31 μmol/L[83]。环孢素 A 也是 CYP3A4 的抑制剂,在人肝微粒体中的 K_i 值为 0.98 μmol/L[84]。人肝微粒体试验显示,3 μmol/L 的环孢素 A 不影响西立伐他汀的代谢[85],尽管环孢素 A 可以显著增加西立伐他汀的血浆暴露水平[66]。药物引起的相互作用可以用有抑制剂与无抑制剂的 $AUCR$ 表示,$AUCR = 1 + [I]/K_i$。其中[I]为肝细胞中抑制剂的游离浓度。环孢素 A 的血浆游离浓度比和全血/血浆浓度值分别为 0.038 和 1.56[84];肝脏与血液中环孢素 A 的浓度之比设定为 4.13[86]。基于 OATBP1B1 和 CYP3A4 抑制作用的阿托伐他汀与环孢素 A 的药物相互作用分别估计为 2.25 和 1.39,这表明仅考虑环孢素 A 对 CYP3A4 抑制作用或 OATP1B1 的抑制作用不能解释环孢素 A 的药物相互作用。应考虑代谢酶和转运体的多重作用问题。假定 $AUC = \text{dose}/(f_u \times CL_{\text{int, all}})$,其中 f_u 和 $CL_{\text{int, all}}$ 分别为血液的游离浓度和总体固有清除率。$CL_{\text{int, all}}$ 表示如下[87]:

$$CL_{\text{int, all}} = \frac{CL_{\text{int, up}} \times CL_{\text{int, met}}}{CL_{\text{int, eff}} + CL_{\text{int, met}}} \tag{10-1}$$

式中,$CL_{\text{int, up}}$、$CL_{\text{int, eff}}$ 和 $CL_{\text{int, met}}$ 分别为药物肝脏内在摄取清除率、从肝细胞返回至血液的外排清除率和内在代谢清除率。因此,$AUCR$ 值可以通过下式计算(有抑制剂与无抑制剂的 AUC 之比):

$$AUCR = \frac{[CL_{\text{int, eff}} + CL_{\text{int, met}}/(1 + [I]/K_{I, \text{CYP}})] \times (1 + [I]/K_{I, \text{CYP}}) \times (1 + [I]/K_{I, \text{OATPs}})}{CL_{\text{int, eff}} + CL_{\text{int, met}}}$$

$$\tag{10-2}$$

式中,$K_{I, \text{CYP}}$ 和 $K_{I, \text{OATPs}}$ 分别是 CYP3A4 和 OATP1B1 的抑制常数。

如果 $CL_{\text{int, eff}}$ 大于 $CL_{\text{int, met}}$,则 $AUCR$ 变为

$$AUCR = (1 + [I]/K_{I, \text{CYP}}) \times (1 + [I]/K_{I, \text{OATPs}}) \tag{10-3}$$

因此,环孢素 A 与阿托伐他汀的 $AUCR$ 估计为 3.12,仍低于观察值,这是因为口服药物时 CYP3A4 和外排转运体(如 P-gp 和 BCRP)受到抑制。最近已证明,这种抑制作用是环孢素 A 对 OATPs 介导的摄取的持续抑制作用,并且

在将其移除后,OATP1B1 抑制活性至少还可维持 18 h[88]。研究还发现,环孢素 A 预孵育 60 min 对 OATP1B1 活性的抑制作用显著增强,增加 22 倍,预孵育的 K_i 为(0.014±0.003)μmol/L 显著低于共孵育的(0.31±0.22)μmol/L[83]。

已有研究报道了环孢素 A 对其他他汀类药物处置的影响。Hedman 等[65]报道了在心脏移植后接受常规三联免疫抑制治疗(包括环孢素 A)的儿童中普伐他汀的单剂量药代动力学和短期安全性。通过研究发现,普伐他汀的 C_{max} 和 AUC 分别为(122.2±88.2)ng/mL 和(264.1±192.4)ng·h/mL,高于未经免疫抑制治疗的高胆固醇血症儿童近 10 倍。普伐他汀不被代谢,表明这种增加很可能归因于环孢素 A 对肝脏摄取的抑制。在 11 名接受了环孢素 A 基础治疗的心脏移植患者[心脏移植后(30.2±12.3)个月],普伐他汀的 C_{max} 和 AUC 分别比对照组高 7~8 倍和 12 倍[66]。同样,在 10 名接受环孢素 A 基础治疗的心脏移植的患者中发现,合用的瑞舒伐他汀的 AUC 和 C_{max} 也分别是对照组的 7.1 倍和 10.6 倍[67]。

环孢素 A 也可引起其他药物相互作用。Brennan 等[70]通过在一项单剂量、随机、开放标签、两序列、3 周期、交叉研究中(单次口服丹诺瑞韦 100 mg 联合利托那韦 100 mg、单次口服环孢素 A 100 mg、丹诺瑞韦/利托那韦和环孢霉素 A 联用)发现,三药联用可发生显著相互作用。相对于单用,药物合用的 C_{max}、$AUC_{0-\infty}$ 和 C_{12h} 的 GMR(90%CI)分别为达诺普韦 7.22(5.42~9.62)、13.6(11.2~16.6)和 22.5(17.4~29.3);利托那韦 1.97(1.72~2.27)、2.23(2.07~2.42)和 2.50(2.22~2.81);环孢素 A,1.42(1.29~1.57)、3.65(3.27~4.08)和 6.15(5.32~7.11)。结果表明,环孢素 A 与丹诺瑞韦/利托那韦之间可发生显著的相互作用,从而导致丹诺瑞韦和环孢素 A 药物暴露显著增加,对利托那韦的暴露影响较小,提示丹诺瑞韦/丹诺瑞韦与环孢素 A 等 OATP 抑制剂联用时应谨慎。口服抗糖尿病药物瑞格列奈是 CYP2C8、CYP3A4 和 OATP1B1 的底物。有文献研究显示,环孢素 A 显著增加瑞格列奈血浆暴露,其 C_{max} 和 AUC 分别为安慰剂组的 175% 和 244%,瑞格列奈降血糖作用也显著增加[68]。

利福平也是 OATP1B1 和 OATP1B3 的抑制剂,尽管它也是 CYP3A 和某些转运体的诱导剂。因此,利福平引起的药物相互作用往往呈现时间依赖性。Lau 等[89]研究显示,受试者单剂量接受静脉滴注 600 mg 利福平(30 min)后,血浆中阿托伐他汀酸、2-羟基-阿托伐他汀酸和4-羟基-阿托伐他汀酸的 AUC 显著增加（6.8 ± 2.4）倍、（6.8 ± 2.5）倍和（3.9 ± 2.4）倍。相反，重复给予利福平（600 mg/d，共 5 天）可显著降低 80% 阿托伐他汀的 AUC[90]。一份报告[72]显示，合用利福平使匹伐他汀的 C_{max} 和 AUC 分别增加 819.2% 和 573.5%。重要的是，利福平静脉给药可使匹伐他汀的血浆暴露增加量大于利福平口服给药（AUC，静脉注射增加 7.6 倍，口服增加 5.8 倍；C_{max}，静脉注射增加 6 倍，口服增加 4.4 倍）[73]。与匹伐他汀不同，口服利福平对口服瑞舒伐他汀的 AUC 和 C_{max} 的增加比静脉注射影响更大，这表明利福平对瑞舒伐他汀的影响可能主要是由于抑制肠道外排转运体（如 BCRP、P-gp 和 MRP2）[73]的作用。也有报道称，单次口服利福平（600 mg）也可使普伐他汀的 C_{max} 和 AUC 升高 2.7 倍和 2.3 倍[74]。

吉非贝齐也是 OATP1B1 的抑制剂。吉非贝齐也可抑制 CYP2C8[91,92]、CYP2C19 和 CYP2C9 活性[93]。人体中，吉非贝齐被代谢成吉非贝齐葡萄糖醛酸苷，占血浆吉非贝齐的 10%~15%[94]。吉非贝齐葡萄糖醛酸苷也是强 OATP1B1 和 CYP2C8 抑制剂[92]，其抑制作用甚至强于吉非贝齐。例如，吉非贝齐对 OATP1B1 介导的西立伐他汀摄取（72.4 μmol/L）和 CYP2C8 介导的西立伐他汀代谢（28 μmol/L）的 IC_{50} 值高于吉非贝齐葡萄糖醛酸苷（24.3 μmol/L 和 4.07 μmol/L）。在 6 名男性志愿者中，第 6 次给予吉非贝齐（1200 mg/d，每天 4 次）后 1.5 h 的血浆中吉非贝齐和吉非贝齐葡萄糖醛酸苷的浓度分别为 80 μmol/L 和 8 μmol/L[94]。这些结果表明，吉非贝齐药物相互作用的临床相关性应归因于吉非贝齐和吉非贝齐葡萄糖醛酸苷共同对 OATP1B1 和 CYP450s 的抑制作用。在一项随机、双盲、交叉 10 名健康志愿者试验中发现，多剂量给药（600 mg，每天 4 次，共 3 天）后，西立伐他汀的 AUC 和 C_{max} 分别增加到对照组的 559% 和 307%[75]。西立伐他汀内酯及其代谢产物去甲基西立伐他汀（M-1）AUC 分别提高至对照组的 440% 和 435%，而最重要的羟基代谢产物（M-23）的 AUC 降低至对照组的 22%[75]。M-1 的形成是由 CYP2C8 和 CYP3A4 介导的，而 M-23 的形成主要是由 CYP2C8 介导的，这与吉非贝齐抑制 CYP2C8 活性相一致[91]。吉非贝齐联用西立伐他汀引起西立伐他汀的血浆暴露增加成为西立伐他汀横纹肌溶解综合征等肌病发生率高的原因之一[95,96]。类似，有研究显示吉非贝齐（1 200 mg/d，共 3 天）可使普伐他汀的

AUC 增至对照组的 202%,普伐他汀的肾清除率从 25 L/h 降低至 14 L/h,但尿中普伐他汀累积排泄没有明显变化[97]。体外数据证实,吉非贝齐及其代谢产物吉非贝齐葡萄糖醛酸苷均可抑制人肝细胞对[14]C -普伐他汀的摄取,K_i 值分别为 31.7 μmol/L 和 15.7 μmol/L,与人血浆中吉非贝齐和吉非贝齐葡萄糖醛酸苷的浓度接近,提示吉非贝齐也可能是通过抑制 OATP1B1 介导的普伐他汀肝摄取,增加血浆中普伐他汀暴露[98]。

大环内酯类抗生素也可与他汀类药物的相互作用,引起严重的不良反应。这些抗生素往往是强的 CYP3A4 和 OATPs 抑制剂。例如,克拉霉素和罗红霉素可以抑制普伐他汀的肝摄取[99]。临床报道显示[100],合用克拉霉素后,CYP3A4 和 OATP1B1 的底物辛伐他汀和阿托伐他汀的 C_{max} 值分别提高 609% 和 446%。克拉霉素也能使普伐他汀的 C_{max} 从 18 ng/mL 增加到 41 ng/mL,*AUC* 从 54 ng·h/mL 增加到 114 ng·h/mL,这种作用可能与抑制 OATPs 介导的普伐他汀肝摄取有关。类似,Li 等[82]比较了克拉霉素和阿奇霉素与不经 CYP3A4 代谢的他汀类药物联用发生不良反应事件的风险。2002~2013 年,老年人群(平均年龄 74 岁)服用不经 CYP3A4 代谢的他汀类药物(瑞舒伐他汀、普伐他汀或氟伐他汀),且与克拉霉素($n = 51\ 523$)或阿奇霉素($n = 52\ 518$)联用。研究发现,与联用阿奇霉素相比,联用克拉霉素患者的急性肾损伤的住院风险(调整后的 $RR = 1.65,95\%CI$ 为 1.31~2.09)、入院时高钾血症($RR = 2.17$,$95\%CI$ 为 1.22~3.86)和全因死亡率($RR = 1.43,95\%CI$ 为 1.15~1.66)均升高。因此认为,在服用不经 CYP3A4 代谢的他汀类药物的老年人中,联用克拉霉素的不良结局风险显著增加,具有统计学意义[82]。

内皮素受体拮抗剂波生坦主要由 CYP2C9 和 CYP3A4 代谢,它也是 OATP1B1 和 OATP1B3 的底物[101]。体外数据显示,环孢素 A、酮康唑、利福平和西地那非均可显著降低 OATP1B1 或 OATP1B3 介导的细胞摄取,其 IC_{50} 低于其在人体内的有效血浆浓度,这可能部分解释了合用 OATPs 抑制剂增加波生坦的血浆浓度的问题[69,101,102]。

二、OATPs 基因多态性与药物相互作用

OATP1B1 介导人肝窦膜的摄取。编码 OATP1B1 的 *SLCO1B1* 基因中的 40 多个突变中,已鉴定出 17 个非同义突变。一些突变与 OATP1B1 活性的变化有关。例如,体外和体内试验均证实 c.521T>C(Val174Ala)的转运活性显著

低于野生型[103-105]。临床研究证实,c.521T>C 携带者的普伐他汀、匹伐他汀、瑞舒伐他汀、阿托伐他汀和辛伐他汀等的血药浓度较高[106]。*OATPs* 基因多态性也影响 OATPs 介导的药物相互作用。

环孢素 A 能增加 OATP1B1 底物瑞格列奈的 *AUC*。相对于野生型(SLCO1B1 c.521TT)携带者,SLCO1B1 c.521TC 携带者中环孢素 A 的这种增加效应降低了 42%[68]。临床研究也显示,吉非贝齐-瑞格列奈相互作用与 SLCO1B1 的基因型有关。在 SLCO1B1 c.521CC 携带者中,吉非贝齐增加瑞格列奈的 *AUC* 的程度大于 SLCO1B1c.521TC 和 SLCO1B1c.521TT 携带者,分别约为它们的 1.56 倍和 1.54 倍,但 C_{max} 改变未见差异[107]。

体外试验也显示,c.521C 突变降低肝细胞对利福平摄取,诱导 PXR 作用也降低[108]。有研究显示,*SLCO1B1 c.521C* 突变基因携带者肝细胞中可能具有低 CYP3A4 水平,但观察到了 SLCO1B1 基因型与利福平对 CYP3A4 诱导的关联性[109]。此外,在 38 位受试者的临床研究(包括 5 个 c.521TT 基因型携带者)中,用 4β-羟基胆固醇血浆浓度评估 CYP3A4 活性,也观察到 SLCO1B1 基因型与利福平对肝 CYP3A4 诱导的关联性[110]。其他 OATP1B1 诱导剂如黄芩苷,则对肝 OATP1B1 诱导作用呈现出 OATP1B1 基因型依赖性的作用,可以基因剂量依赖性地降低瑞舒伐他汀的血浆浓度[111]。

值得注意的是,一些 OATP 抑制剂(如环孢素 A)也是 CYP450s 或其他转运体如 MRP2 和 P-gp 的抑制剂。OATP1B1 底物如阿托伐他汀往往也是 CYP450s 或其他转运体如 MRP2 和 P-gp 的底物。这些抑制剂引起的 OATP1B1 底物相互作用应归因于对 CYP450s 和转运体抑制的联合效应。瑞格列奈是 OATP1B1 和 CYP2C8 底物。吉非贝齐及其代谢产物吉非贝齐葡萄糖醛酸苷是 CYP2C8 和 OATP1B1 的抑制剂。合用吉非贝齐引起瑞格列奈血浆暴露增加是吉非贝齐及其代谢吉非贝齐葡萄糖醛酸苷对 CYP2C8 和 OATP1B1 联合效应[112]。

第三节　OATs 介导的药物相互作用及其临床意义

OAT1 主要表达于近端小管细胞的基底侧膜,尤其是在 S2 段中。OAT2 主要表达于肝脏,在肾中也有表达但低于 OAT1。OAT3 表达于所有近端小管。

而 OAT4 则主要表达在近端小管细胞的腔膜上。一些药物是 OATs 的底物或抑制剂,OAT1 和 OAT2 的典型底物包括血管紧张素转化酶抑制剂(如卡托普利)、利尿剂(如布美他尼和呋塞米)、β-内酰胺类抗生素(如青霉素和头孢布烯)和抗病毒药(如更昔洛韦)。OAT3 的底物包括阿托伐他汀、氟伐他汀、普伐他汀、瑞舒伐他汀和辛伐他汀等[80]。OAT4 位于顶侧膜,介导一些阴离子药物如布美他尼[113]、托拉塞米[114]、雌酮硫酸酯[115]、甲氨蝶呤[116]和头孢类药物[117]等的转运。OATs 也介导一些药物的相互作用,这种相互作用有的有益,有的则是有害的。

一、β-内酰胺类抗生素和丙磺舒相互作用

典型例子是 β-内酰胺类抗生素和丙磺舒间的相互作用。丙磺舒是 OAT1 和 OAT3 的抑制剂,抑制的 K_i 值分别为 $4.3 \sim 12.1$ μmol/L 和 $1.3 \sim 9.0$ μmol/L;丙磺舒对人 MRP2、MRP4、OAT2 和 OAT4 的抑制作用较弱(其 K_i 分别为 44.6 μmol/L、2 300 μmol/L、766 μmol/L 和 54.9 μmol/L)。在临床口服剂量($0.5 \sim 2$ g)下,丙磺舒的游离血浆浓度为 $3 \sim 50$ μmol/L,高于对 OAT1 和 OAT3 抑制的 K_i 值,提示丙磺舒可通过抑制 OAT1 和 OAT3 产生药物相互作用。

大多数 β-内酰胺类抗生素主要通过肾脏 OATs 介导的肾小管分泌而消除。此外,头孢类抗生素本身在不同程度上抑制 OATs 介导的阴离子摄取。头孢噻吩对 OAT1 介导的摄取抑制的 K_i 值与 OAT4 相当,这表明头孢噻吩很容易通过 OAT1 摄取,然后通过 OAT4 迅速从小管细胞的顶膜分泌,使细胞内只有低浓度的头孢噻吩,这样可以解释其较小肾毒性[116]。但是,头孢噻啶、头孢曲松、头孢孟多、头孢哌酮和头孢唑啉对 OAT4 介导的摄取抑制的 K_i 值高于 OAT1,这表明 OAT4 限制了这些头孢菌素的外排,从而导致头孢菌素的累积并引起肾毒性[116]。临床试验表明,某些头孢菌素(如头孢噻啶)常发生肾毒性,导致急性近端肾小管坏死和肾衰竭[118]。合用 OATs 抑制剂如丙磺舒可能会增加血浆 β-内酰胺类抗生素的浓度,延长其血清半衰期,并降低其肾毒性。相反,其可抑制大脑 OATs,抑制脑内药物外排,从而增加 β-内酰胺类抗生素的神经毒性。

丙磺舒与 β-内酰胺类抗生素合用引起的药物相互作用的程度通常取决于药物的肾小管分泌程度。青霉素是 OAT3 的底物,主要通过肾小管分泌消除。据报道,丙磺舒 500 mg、750 mg 和 1 500 mg 可剂量依赖性地使青霉素的

AUC 升高 39%、82% 和 227%。随着丙磺舒剂量的增加，肾清除率和青霉素的累积量降低。在无丙磺舒的情况下，青霉素的肾清除率大于 $GFR(f_u GFR)$，这表明该药物还有肾小管分泌途径。青霉素的肾清除率与 $f_u GFR$ 的比值随着丙磺舒剂量的增加而降低，这可以通过丙磺舒抑制其肾小管分泌来解释[119]。类似，合用丙磺舒也能增加其他 β-内酰胺类抗生素如头孢甲肟、头孢克洛、头孢拉定和头孢孟多等血浆暴露水平和降低肾清除率[120]，但不改变拉氧头孢的血浆暴露水平和肾清除率，这可能与拉氧头孢主要通过肾小球滤过而不是肾小管分泌清除有关。

二、抗病毒药与丙磺舒相互作用

抗病毒药如西多福韦、阿德福韦酯、替诺福韦和阿昔洛韦临床应用受限制主要是因其严重的肾毒性。肾小管上皮细胞摄取是造成这些抗病毒药物肾脏损害的先决条件。这些抗病毒药物通常是 OATs 的底物，已证明了 OATs 介导的肾小管细胞摄取对肾毒性的诱导作用。临床试验和动物实验证明，西多福韦与大剂量丙磺舒联用可改善西多福韦的肾脏耐受性[121-123]。在 HIV 感染的患者中，静脉注射的西多福韦在 24 h 内有大约 90% 以原型排泄到尿液中。其总清除率[148 mL/(h·kg)]近似于肾清除率[129 mL/(h·kg)]，明显高于肌酐清除率[83 mL/(h·kg)]，这表明肾小管分泌在西多福韦消除中起重要作用。合用大剂量丙磺舒后，西多福韦的总清除率和肾清除率均降低，肾清除率降低至肾小球滤过水平[124]。阿昔洛韦的总清除率[300 mL/(min·1.73 m²)]几乎等于肾清除率[248 mL/(min·1.73 m²)]，明显高于肌酐清除率，这说明阿昔洛韦主要通过肾小管分泌消除。合用丙磺舒使阿昔洛韦的 AUC 比对照组增加 40%[125]，而总清除率和肾清除率分别降低 29% 和 32%。

三、甲氨蝶呤与丙磺舒相互作用

抗肿瘤药甲氨蝶呤是窄治疗指数的细胞毒性药物。患者甲氨蝶呤的总清除率(107.6 mL/min)接近肾清除率(103.5 mL/min)，这表明甲氨蝶呤主要通过肾小管分泌消除。合用丙磺舒将甲氨蝶呤的总清除率和肾清除率分别降至 68.7 mL/min 和 45.7 mL/min，相应地半衰期和血浆浓度显著升高。与丙磺舒联用后 24 h 内，甲氨蝶呤的平均血清浓度为 0.88 μmol/L，明显高于未接受丙磺舒的患者(0.20 μmol/L)[126]。甲氨蝶呤血浆浓度升高意味着毒性风险升高。有报道显示,合用丙磺舒后类风湿性关节炎患者因低剂量口服甲氨蝶呤产生的毒性可导致危及生命的全血细胞减少症[127]。合用丙磺舒也能显著增加人脑脊液中甲氨蝶呤的浓度,这可能归结于脑 OAT3 的抑制[128]。

四、其他药物间相互作用

吉非贝齐也是 OAT3、OATP1B1 和 OATP1B3 抑制剂。一些他汀类药物如瑞舒伐他汀、匹伐他汀和普伐他汀是人 OAT3 的底物[115]。有研究显示,合用吉非贝齐可增加普伐他汀的血浆浓度,主要归因于吉非贝齐对肝脏 OATPs 的抑制[97]。吉非贝齐也可使普伐他汀的肾清除率降低 44%,这可能因为其对肾脏 OAT3 的抑制作用[97]。合用吉非贝齐会增加 DPP-Ⅳ抑制剂西格列汀的血浆浓度[129]。西格列汀的消除主要是通过 OAT3 介导的肾小管分泌,这表明吉非贝齐增加西格列汀的血浆浓度主要源自肾脏 OAT3 抑制。

第四节　OCTs 或 MATEs 介导的药物相互作用及其临床意义

许多药物是 OCTs 和 MATEs 的底物或抑制剂。在肝脏中,OCT1 和 OCT3 主要表达在肝细胞的窦外侧膜中,介导底物从血液中摄取到肝细胞,而在胆管侧膜中表达的 MATE1 可将药物外排到胆汁中。肾小管细胞表达 OCT2、MATE1 和 MATE2-K,参与肾小管药物的分泌过程[115]。

作为 OCTs 和 MATEs 底物,抗糖尿病药二甲双胍是研究最深入的药物。二甲双胍是一种亲水性碱,在生理 pH 下以阳离子形式存在(>99.9%),因此它在细胞膜上的被动扩散非常有限。二甲双胍的跨膜转运主要由转运体介导(如 OCTs 和 MATEs)。据报道,通过 OCTs 和 MATEs 转运的二甲双胍的表观 K_m 值分别为 MATE1,208~4 565 μmol/L;MATE2-K,2 275~2 986 μmol/L;OCT1,1 470~5 422 μmol/L;OCT2,1 990~1 608 μmol/L;OCT3,2 260 μmol/L[115]。研究最多的是 MATEs 或 OCTs 抑制剂与二甲双胍的相互作用。

一、西咪替丁

H2 受体拮抗剂西咪替丁通过抑制 OCTs 和(或)MATEs 引起药物相互作

用。西咪替丁是最早发现的 OCTs 抑制剂,据报道其对 OCT1 和 OCT2 抑制的 K_i 值分别为 101~275 μmol/L 和 95~207 μmol/L。与 OCTs 相比,西咪替丁对 MATEs 的亲和力更强,其对 MATE1 和 MATE2-K 抑制的 K_i 值分别为 1.1~3.8 μmol/L 和 2.7~6.9 μmol/L[130,131]。口服标准日剂量(1 000 mg)西咪替丁的平均游离血浆浓度为 2.03~5.20 μmol/L[132],接近或高于 MATE1 和 MATE2-K 抑制的 K_i 值,但低于 OCTs 抑制的 K_i 值,这表明在西咪替丁治疗剂量下,转运体介导的药物相互作用主要是由 MATEs 抑制引起的。

西咪替丁引起药物相互作用最早的案例是它和普鲁卡因胺的相互作用[133]。约有 50% 的普鲁卡因胺以原型通过肾脏消除。在 6 名健康志愿者中发现,合用西咪替丁后,普鲁卡因胺的 AUC 增加到对照组的 135%[从(27.0±0.3)μg·h/mL 增至(36.5±3.4)μg·h/mL],普鲁卡因胺的肾清除率降低至对照组的 56%。普鲁卡因胺合用西咪替丁也可使其代谢产物 N-乙酰普鲁卡因胺的 AUC 平均增加 25%,肾清除率降低 24%[134]。

西咪替丁与二甲双胍之间的药物相互作用也得到了广泛研究。在人体,二甲双胍主要以原型从肾脏排泄。二甲双胍的平均总体肾清除率约为肌酐清除率的 4.3 倍。在 7 个健康受试者中,合用西咪替丁(每次 400 mg,每天 2 次)后,二甲双胍的 C_{max} 和 $AUC_{0~24 h}$ 分别增加 73.5% 和 46%,肾清除率下降 28%[135]。一些研究也证实,西咪替丁引起的二甲双胍血浆暴露增加与严重乳酸酸中毒相关[136,137]。西咪替丁联用增加其他 OCTs 底物药物如雷尼替丁、多非利特、美托洛尔和伐尼克兰等的血浆浓度并降低其肾清除率[138-141]。

二、乙胺嘧啶

抗原虫药乙胺嘧啶是强的 MATEs 抑制剂,其对 MATE1 和 MATE2-K 抑制的 K_i 值分别为 0.083~0.131 μmol/L 和 0.056 μmol/L[115]。尽管乙胺嘧啶也能抑制 OCT1 和 OCT2,但 K_i 值(OCT1 为 4.46 μmol/L,OCT2 为 4.55 μmol/L)明显高于对 MATE1 和 MATE2 抑制的 K_i 值[130]。在治疗剂量(50 mg)时,乙胺嘧啶的血浆游离 C_{max} 约为 0.298 μmol/L,高于 MATEs 抑制的 K_i 值,但低于 OCTs 抑制的 K_i 值,这表明在治疗剂量下,乙胺嘧啶诱导的药物相互作用主要是由 MATEs 抑制引起的。Kusuhara 等[142]发现,口服乙胺嘧啶(50 mg)可使口服二甲双胍(500 mg)的 C_{max} 和 AUC 分别增加 42% 和 39%,肾清除率降低了

35%。更重要的是,尽管乙胺嘧啶可以增加二甲双胍的血浆暴露,但二甲双胍的降血糖活性降低。另有研究报道,合用乙胺嘧啶(50 mg)后,二甲双胍的 AUC 和 C_{max} 分别增加为对照组的 1.68 倍和 1.02 倍,降低了二甲双胍的降血糖作用。该现象可能是由于抑制 OCT1 介导的肝对二甲双胍的摄取所致[143]。类似的文献也证实,合用 OCT1 抑制剂维拉帕米会降低二甲双胍的降血糖效果。临床报告还表明,在 OCT1 突变型的个体中,二甲双胍降血糖活性受到损害。相反,利福平因诱导肝中 OCT1 而增强了二甲双胍的降血糖作用[144]。

三、甲氧苄啶

甲氧苄啶也是强的 MATEs 抑制剂(对 MATE1 抑制的 K_i 值为 2.64 μmol/L,对 MATE2 抑制的 K_i 值为 0.35 μmol/L)和弱的 OCT 抑制剂(对 OCT1 抑制的 K_i 值为 27.7 μmol/L,对 OCT2 抑制的 K_i 值为 137 μmol/L)[130]。口服甲氧苄啶(200 mg)的游离 C_{max} 为 7.84~4.26 μmol/L,这表明甲氧苄啶在临床剂量下可与 MATE 底物发生药物相互作用。Vlasses 等[145]在 10 名健康男性中研究了甲氧苄啶对普鲁卡因胺(1g)及其活性代谢产物 N-乙酰普鲁卡因胺的处置的影响发现,与安慰剂相比,甲氧苄啶(200 mg)联用使普鲁卡因胺和 N-乙酰普鲁卡因胺的肾清除率分别降低 45% 和 26%,AUC_{0-12h} 分别增加 39% 和 27%。普鲁卡因胺给药后 2h 的校正 QT 间隔在安慰剂组为(0.40±0.02)s,在甲氧苄啶组为(0.43±0.03)s。同样,8 名健康男性分别口服普鲁卡因胺(500 mg,每天 3 次,持续 3 d)和甲氧苄啶(200 mg,每天 1 次,持续 4 天)发现,联用甲氧苄啶显著增加了普鲁卡因胺和 N-乙酰普鲁卡因胺的 AUC_{0-12h}(分别增加 63% 和 52%),同时降低其肾清除率(分别降低 47% 和 13%)。

二甲双胍联用甲氧苄啶也会增加其血浆暴露。在 12 名健康受试者中发现,联用甲氧苄啶期间,二甲双胍的 C_{max} 和 AUC_{0-24h} 分别为对照组的 122.8% 和 129.5%,肾清除率降低了 26.4%。与乙胺嘧啶联用相同,与甲氧苄啶联用也几乎消除了二甲双胍的降血糖作用。

四、其他

酪氨酸激酶抑制剂也是 OCTs 和 MATEs 的抑制剂。研究者在表达相应转运体的 HEK293 细胞中分析了 7 种酪氨酸激酶抑制剂(伊马替尼、达沙替尼、尼洛替尼、吉非替尼、舒尼替尼、拉帕替尼和索拉非尼)对 OCT1、OCT2、OCT3、MATE1 和 MATE2 - K 介导的二甲双胍摄取的抑制作用[146]发现,除了拉帕替尼和索拉非尼以外,其他 5 种酪氨酸激酶抑制剂都是有效的转运体抑制剂,IC_{50}值通常在较低范围。通过比较酪氨酸激酶抑制剂对人 OCT1、OCT2、OCT3、MATE1 和 MATE2 - K 抑制 IC_{50} 值及体内游离浓度[I]发现,伊马替尼(对 OCT1、MATE1 和 MATE2 - K)、尼洛替尼(对 OCT3)、吉非替尼(对 MATE2 - K)和厄洛替尼(对 OCT1 和 MATE2 - K)在临床对应浓度下具有抑制作用,其 $[I]/IC_{50}>0.1$。

顺铂是一种抗癌药,其使用受到严重肾毒性的限制。顺铂是 OCT2 的优良底物,同时也是弱 MATE1 或 MATE2 - K 底物。OCT2 在顺铂诱导的肾毒性中的体内作用已得到广泛研究[115]。据报道,维拉帕米和西咪替丁可通过抑制 OCT2 介导的顺铂摄取来降低其肾毒性。动物实验表明,联用 OCT 抑制剂西咪替丁、伊马替尼、托烷司琼和卡维地洛或者 Octs 基因敲除可以保护啮齿动物免受顺铂肾毒性。这些结果表明,OCT2 选择性抑制剂可减轻顺铂的肾毒性。应该注意的是,OCT2 和 MATEs 活性之间复杂的相互作用在顺铂的肾毒性中起着至关重要的作用[147]。同样值得注意的是,由于抑制了肾小管上皮细胞对顺铂的外排,抑制 MATE1 的外排功能可增强顺铂的肾毒性。西咪替丁在超治疗剂量下可以同时抑制 OCT2 和 MATEs。据报道,有文献显示,高剂量的西咪替丁通过抑制 OCT2 可以降低顺铂的肾毒性但不影响顺铂的人体药代动力学或抗肿瘤活性[148]。也有临床试验[149]和动物实验[150]表明,昂丹司琼可增强顺铂肾毒性,这可能归因于 MATEs 抑制。鉴于 OCT2 和 MATEs 在顺铂肾蓄积和毒性中的相反作用,应谨慎地将其抑制剂用作顺铂肾保护剂。

雷诺嗪和二甲双胍经常合用于慢性心绞痛和 2 型糖尿病的合并症患者中。Zack 等[136]评估联用雷诺嗪(1 000 mg,每天 4 次或 500 mg,每天 4 次)对二甲双胍(1 000 mg,每天 4 次)的药代动力学和安全性影响发现,雷诺嗪可剂量依赖性地增加稳态下二甲双胍的血浆暴露。与单用二甲双胍相比,联用雷诺嗪(1 000 mg)可导致二甲双胍的稳态 C_{max} 和 $AUC_{0\sim12h}$ 分别增加 1.53 倍和 1.79 倍;联用雷诺嗪(500 mg)可导致二甲双胍的 C_{max} 和 $AUC_{0\sim12h}$ 分别增加 1.22 倍和 1.37 倍。这些结果表明,当联用雷诺嗪(1 000 mg,每天 4 次)时,可能需要调整二甲双胍的剂量[151]。

第五节　其他转运体介导的药物相互作用及其临床意义

BCRP 在肠、肝和肾中高表达,分别介导药物的肠外排、胆汁排泄或肾小管排泄。拓扑替康是 P-gp 和 BCRP 的典型底物[152]。依克立达(GF120918)是 P-gp(IC_{50} = 0.38 μmol/L)和 BCRP(IC_{50} = 0.3 μmol/L)的强抑制剂[137]。据报道,单剂量口服依克立达,依克立达联用显著增加了拓扑替康的 AUC 和 C_{max},分别为单用拓扑替康的 1.43 倍和 1.80 倍[153]。对于拓扑替康静脉给药,依克立达对拓扑替康的 AUC 和总清除率影响很小。这说明口服依克立达可通过抑制肠道 BCRP 和 P-gp 而显著增加口服拓扑替康的全身暴露水平。

瑞舒伐他汀是 BCRP、OATPs 和 OATs 的底物。福坦替尼是一种口服酪氨酸激酶抑制剂,是一种前药(R788),在肠上皮细胞中其通过去磷酸化作用成为活性代谢产物 R406。据报道,口服福坦替尼可使瑞舒伐他汀的 AUC 和 C_{max} 分别增加 96% 的 88%,还使辛伐他汀酸的 AUC 和 C_{max} 分别增加 74% 和 83%[154]。福坦替尼和 R406 是 BCRP 的强抑制剂,IC_{50} 分别为 51 nmol/L 和 31 nmol/L。R406 是弱 OATP1B1 的抑制剂(IC_{50} > 10 μmol/L),但不是 OAT3 的抑制剂。据报道,在福坦替尼给药(100 mg,每天 4 次)达到稳态时,R406 的平均 C_{max} 为 1.86 μmol/L[154]。假定 R406 的游离分数为 0.018[155],福坦替尼完全转化为 R406,$f_u \times I_{inlet}$(进入肝脏的药物浓度)的估计值为 0.241 μmol/L。$f_u \times I_{inlet}$ 和 $f_u \times C_{max}$ 都比 OATP1B1 抑制的 IC_{50} 小得多,其 R 值(1 + $f_u \times I_{inlet}/IC_{50}$ 和 1 + $f_u \times C_{max}/IC_{50}$)小于 1.1,这表明 R406 对肝 OATP1B1 的抑制作用很小。但是对于肝 BCRP 抑制作用的 R 值(1 + $f_u \times I_{inlet}/IC_{50}$ 和 1 + $f_u \times C_{max}/IC_{50}$)分别为 8.8 和 2.02。口服 100 mg 福坦替尼后,估计肠壁中 R406 浓度($I_{gut,\ max}$)和福坦替尼的浓度(I_2)分别为 57.6 μmol/L 和 691 μmol/L。估计 R406 和福坦替尼抑制肠 BCRP 的 R 值分别为 1 858 和 13 820,结果提示,福坦替尼与他汀类药物的药物相互作用应主要归因于肠道和肝 BCRP 的抑制。

艾曲波帕是一种升血小板剂,也是 OATP1B1 和 BCRP 的抑制剂,IC_{50} 为 2.7 μmol/L。有研究显示[156],合用艾曲波帕(75 mg,每天 1 次,连续 5 天),使

瑞舒伐他汀的 AUC 和 C_{max} 分别增加 55% 和 103%。艾曲波帕多剂量给药 (75 mg) 达到稳态后的 C_{max} 为 8.08 μmol/L[156]。假设艾曲波帕多剂量口服给药 (75 mg) 后,肠吸收分数 F_a 和 f_u 分别设为 0.52 和 0.01[155],估计 $f_u \times I_{inlet,max}$、$f_u \times C_{max}$、$I_{gut,max}$ 和 I_2 分别为 0.24 μmol/L、0.08 μmol/L、29.4 μmol/L 和 678 μmol/L。在肝脏,$f_u \times I_{inlet,max}$ 和 $f_u \times C_{max}$ 的估计值均远低于 BCRP 和 OATP1B1 抑制的 IC_{50},R 值($1+f_u \times I_h/IC_{50}$)低于 1.1,但在肠道中 R 值($1+I_{gut,max}/IC_{50}$ 和 $1+I_2/IC_{50}$)均高于 11,这表明口服瑞舒伐他汀血浆暴露增加主要归因于肠道 BCRP 的抑制。

甲氨蝶呤是 BCRP、OATs、MRP2 和 MRP4 等转运体的底物。高剂量甲氨蝶呤是恶性淋巴瘤、骨肉瘤和急性白血病的公认治疗药物,而低剂量的甲氨蝶呤通常用于治疗类风湿关节炎。甲氨蝶呤在细胞内被转化为活性代谢产物甲氨蝶呤聚谷氨酸,部分甲氨蝶呤代谢成活性较低的 7-羟基甲氨蝶呤。甲氨蝶呤主要通过肾小管分泌消除。甲氨蝶呤与许多常用药物如非甾体抗炎药、青霉素、质子泵抑制剂和环丙沙星等存在相互作用,进而增加甲氨蝶呤的毒性。

非甾体抗炎药常与甲氨蝶呤合用,但关于他们之间药物相互作用的报道常常是矛盾的。Joerger 等[157]报道,患者口服高剂量甲氨蝶呤(剂量范围 0.3~1.2 g/m²)的同时,给予非甾体抗炎药可使甲氨蝶呤的总清除率降低 16%,而 7-羟基-甲氨蝶呤的总清除率降低 38%。Tracy 等[158]研究了同时用三水杨酸胆碱镁、布洛芬、萘普生或非甾体抗炎类镇痛药(对照组)对使用甲氨蝶呤治疗类风湿性关节炎患者的药代动力学影响。他们发现,这 3 种药物均显著降低了甲氨蝶呤的总清除率,三水杨酸胆碱镁和布洛芬可显著降低甲氨蝶呤的肾清除率。在接受固定剂量的甲氨蝶呤(最高 20 mg/周)至少 2 个月的 13 名女性和 2 名男性风湿性关节炎患者中发现,联用阿司匹林(3.9 g)显著降低了甲氨蝶呤(10 mg)静脉给药的总清除率,从 (70.6 ± 18.5) mL/(min·m²) 降至 (59.2 ± 11.3) mL/(min·m²);且 14 名患者中有 11 名的甲氨蝶呤的肾清除率降低;$AUC_{0\sim24h}$ 升高[从 $(1\,272.43\pm227.22)$ ng·h/mL 升高到 $(1\,634.0\pm409.00)$ ng·h/mL][159]。一些证据表明,非甾体抗炎药通过影响转运体介导的肾脏排泄,增加了甲氨蝶呤的血浆暴露。据报道,除水杨酸盐外,非甾体抗炎药是大鼠 Oat3 的有效抑制剂(K_I 为 1.3~19 μmol/L)。水杨酸盐、保泰松、吲哚美辛和丙磺舒对 OAT3 介导的甲氨蝶呤摄取的 K_I 值与游离药物的有效血浆浓度相当。非甾体抗炎药还显著抑制由 MRP2 和 MRP4 介导的甲氨蝶呤转运。在临床有效血浆浓度下,水杨酸盐和吲哚美辛也可抑制 MRP4[160]。非甾体抗炎药葡萄糖醛酸苷也对 OAT1 和 OAT3 尤其是 OAT3 介导的甲氨蝶呤摄取表现出浓度依赖性抑制[161]。口服双氯芬酸(50 mg)后,人血浆中的双氯芬酸葡萄糖醛酸苷含量也很高。双氯芬酸葡萄糖醛酸苷与双氯芬酸的 C_{max} 和 AUC 之比分别为 0.62±0.21 和 0.84±0.21。双氯芬酸葡萄糖醛酸苷也是 OAT1、OAT2、OAT3、OAT4 和 MRP2 的底物[162]。这些结果表明,非甾体抗炎药及其代谢产物与甲氨蝶呤之间的药物相互作用是它们对这些转运体抑制的协同作用产生的。

质子泵抑制剂通常与甲氨蝶呤联用,且它们之间药物相互作用主要出现在高剂量甲氨蝶呤时。Bezabeh[163]综合分析了有关 FDA 不良事件报告系统和已发表文献中有关质子泵抑制剂与甲氨蝶呤发生药物相互作用病例,发现大剂量的甲氨蝶呤与质子泵抑制剂(如奥美拉唑、埃索美拉唑和泮托拉唑)合用会降低甲氨蝶呤的肾清除率,导致甲氨蝶呤和(或)羟基甲氨蝶呤的血浆浓度升高,从而增加甲氨蝶呤的毒性。根据这些数据,FDA 更新了甲氨蝶呤说明书,即大剂量甲氨蝶呤与质子泵抑制剂可能发生药物相互作用。Santucci 等[164]还分析了接受 197 个疗程的高剂量静脉给药甲氨蝶呤($>1 \text{ g/m}^2$)治疗的 79 名癌症患者,联用质子泵抑制剂对甲氨蝶呤消除的影响。结果发现,在 16% 的疗程中(32/197)发生了甲氨蝶呤消除延迟(即 24 h 血浆浓度 >15 μmol/L,48 h 血药浓度 >1.5 μmol/L 和 72 h 血药浓度 >0.15 μmol/L)。合用质子泵抑制剂(泮托拉唑、兰索拉唑、奥美拉唑或埃索美拉唑)在 53%(17/32)的疗程中有延迟消除,而在 15%(24/165)的疗程中没有延迟消除。在一项回顾性研究中发现,与没有质子泵抑制剂的患者相比,接受质子泵抑制剂的患者在 48 h(0.38 μmol/L 对比 0.15 μmol/L)和 72 h(0.13 μmol/L 对比 0.05 μmol/L)时的甲氨蝶呤水平明显更高。Suzuki 等[165]在接受大剂量甲氨蝶呤且联用质子泵抑制剂的 74 名患者的研究中发现,24 h、48 h 和 72 h 血浆甲氨蝶呤(分别为 11.5 μmol/L、0.87 μmol/L 和 0.23 μmol/L)的浓度显著高于无质子泵抑制剂的值(1.1 μmol/L、0.11 μmol/L 和 0.05 μmol/L),这提示医生应注意接受大剂量甲氨蝶呤及联用质子泵抑制剂的患者中这种潜在的药物相互作用,以避免严重的不良事件。

奥美拉唑、兰索拉唑、雷贝拉唑和泮托拉唑显示出对甲氨蝶呤转运的抑制作用,其抑制 BCRP 介导的甲氨蝶呤的 IC_{50} 值分别为奥美拉唑 17.6 μmol/L、兰索拉唑 14.4 μmol/L、雷贝拉唑 8.5 μmol/L 和泮托拉唑 5.5 μmol/L[165,166]，远高于质子泵抑制剂的游离血浆浓度（$f_u \times C_{max}$）（0.090 μmol/L、0.081 μmol/L、0.045 μmol/L 和 0.109 μmol/L）。R 值（$1+f_u \times C_{max}/IC_{50}$）小于 1.1。已证明肾脏 OAT1 和 OAT3 可以转运甲氨蝶呤。埃索美拉唑、兰索拉唑、奥美拉唑和雷贝拉唑也可显著抑制 OAT3 介导的甲氨蝶呤摄取，IC_{50} 值分别为 1.2 μmol/L、0.40 μmol/L、5.5 μmol/L 和 4.8 μmol/L。埃索美拉唑 40 mg 给药达到稳态时，C_{max} 和血浆结合率分别为 4.15 μmol/L[167] 和 97%。因此，除兰索拉唑外，其他 3 种质子泵抑制剂的 IC_{50} 也远高于其在治疗浓度下的 $f_u \times C_{max}$ 值（R 值低于 1.1）。甲氨蝶呤和质子泵抑制剂之间的药物相互作用不能仅通过质子泵抑制剂对肾脏 OAT3 或 BCRP 的抑制作用来解释，可能归因于对这些转运体抑制的协同作用，需要进一步研究。兰索拉唑 30 mg 的 $f_u \times C_{max}$ 值为 0.081 μmol/L[165]，R 值（$1+f_u \times C_{max}/IC_{50}$）为 1.2，大于 1.1，这似乎可以部分解释甲氨蝶呤与兰索拉唑的药物相互作用。也有一些研究显示，甲氨蝶呤与质子泵抑制剂间无明显的相互作用。这些矛盾的结果可由于质子泵抑制剂和甲氨蝶呤的剂量或患者的肾功能不同，需要进一步研究。不同的质子泵抑制剂对 OATs 或 BCRP 介导的甲氨蝶呤转运的抑制作用不同的事实似乎也可以解释这些矛盾。

（复旦大学 马 国 刘 烨）

参考文献

[1] Fredriksson R, Nordström K J, Stephansson O, et al. The solute carrier (SLC) complement of the human genome: phylogenetic classification reveals four major families. FEBS let, 2008, 582(27): 3811-3816.

[2] Dean M, Allikmets R. Complete characterization of the human ABC gene family. J Bioenerg Biomembr, 2001, 33(6): 475-479.

[3] Sheps J A, Ling V. Preface: the concept and consequences of multidrug resistance. Pflugers Arch, 2007, 453(5): 545-553.

[4] Szakács G, Váradi A, Ozvegy-Laczka C, et al. The role of ABC transporters in drug absorption, distribution, metabolism, excretion and toxicity (ADME-Tox). Drug Discov Today, 2008, 13(9-10): 379-393.

[5] Pedersen K E, Christiansen B D, Klitgaard N A, et al. Effect of quinidine on digoxin bioavailability. Eur J Clin Pharmacol, 1983, 24(1): 41-47.

[6] Angelin B, Arvidsson A, Dahlqvist R, et al. Quinidine reduces biliary clearance of digoxin

in man. Eur J Clin Invest, 1987, 17(3): 262 – 265.

[7] Hedman A, Angelin B, Arvidsson A, et al. Interactions in the renal and biliary elimination of digoxin: stereoselective difference between quinine and quinidine. J Clin Pharmacol Ther, 1990, 47(1): 20 – 26.

[8] Drescher S, Glaeser H, Mürdter T, et al. P-glycoprotein-mediated intestinal and biliary digoxin transport in humans. Clin Pharmacol Ther, 2003, 73(3): 223 – 231.

[9] Igel S, Drescher S, Mürdter T, et al. Increased absorption of digoxin from the human jejunum due to inhibition of intestinal transporter-mediated efflux. Clin Pharmacokinet, 2007, 46(9): 777 – 785.

[10] Schenck-Gustafsson K, Dahlqvist R. Pharmacokinetics of digoxin in patients subjected to the quinidine-digoxin interaction. Bri J Clin Pharmacol, 1981, 11(2): 181 – 186.

[11] Belz G G, Doering W, Aust P E, et al. Quinidine-digoxin interaction: cardiac efficacy of elevated serum digoxin concentration. C J Clin Pharmacol Ther, 1982, 31(5): 548 – 554.

[12] Doering W. Effect of coadministration of verapamil and quinidine on serum digoxin concentration. Eur J Clin Pharmacol, 1983, 25(4): 517 – 521.

[13] Mordel A, Halkin H, Zulty L, et al. Quinidine enhances digitalis toxicity at therapeutic serum digoxin levels. J Clin Pharmacol Ther, 1993, 53(4): 457 – 462.

[14] Reiffel J A, Leahey Jr E B, Drusin R E, et al. A previously unrecognized drug interaction between quinidine and digoxin. Clin cardiol, 1979, 2(1): 40 – 42.

[15] Dahlqvist R, Ejvinsson G, Schenck-Gustafsson K. Effect of quinidine on plasma concentration and renal clearance of digoxin. a clinically important drug interaction. Brit J Clin Pharmacol, 1980, 9(4): 413 – 418.

[16] Ding R, Tayrouz Y, Riedel K D, et al. Substantial pharmacokinetic interaction between digoxin and ritonavir in healthy volunteers. J Clin Pharmacol Ther, 2004, 76(1): 73 – 84.

[17] Penzak S R, Shen J M, Alfaro R M, et al. Ritonavir decreases the nonrenal clearance of digoxin in healthy volunteers with known MDR1 genotypes. Ther Drug Monit, 2004, 26(3): 322 – 330.

[18] Schmitt C, Kaeser B, Riek M, et al. Effect of saquinavir/ritonavir on P-glycoprotein activity in healthy volunteers using digoxin as a probe. Int J Clin Pharmacol Ther, 2010, 48(3): 192 – 199.

[19] Yoganathan K, Roberts B, Heatley M K. Life-threatening digoxin toxicity due to drug-drug interactions in an HIV-positive man. Int J STD AIDS, 2017, 28(3): 297 – 301.

[20] Klein H O, Lang R, Weiss E, et al. The influence of verapamil on serum digoxin concentration. Circulation, 1982, 65(5): 998 – 1003.

[21] Westphal K, Weinbrenner A, Giessmann T, et al. Oral bioavailability of digoxin is enhanced by talinolol: evidence for involvement of intestinal P-glycoprotein. Clin Pharmacol Ther, 2000, 68(1): 6 – 12.

[22] Jalava K M, Partanen J, Neuvonen P J. Itraconazole decreases renal clearance of digoxin. Ther Drug Monit, 1997, 19(6): 609 – 613.

[23] Hohnloser S H, Halperin J L, Camm A, J et al. Interaction between digoxin and dronedarone in the PALLAS trial. Circ Arrhythm Electrophysiol, 2014, 7(6): 1019 - 1025.

[24] Vallakati A, Chandra P A, Pednekar M, et al. Dronedarone-induced digoxin toxicity: new drug, new interactions. Am J Ther, 2013, 20(6): e717 - e719.

[25] Moffett B S, Valdes S O, Kim J J. Possible digoxin toxicity associated with concomitant ciprofloxacin therapy. Int J Clin Pharmacol, 2013, 35(5): 673 - 676.

[26] Gooderham M J, Bolli P, Fernandez P G. Concomitant digoxin toxicity and warfarin interaction in a patient receiving clarithromycin. Ann Pharmacother, 1999, 33(7 - 8): 796 - 769.

[27] Chan A L, Wang M T, Su C Y, et al. Risk of digoxin intoxication caused by clarithromycin-digoxin interactions in heart failure patients: a population-based study. Eur J Clin Pharmacol, 2009, 65(12): 1237 - 1243.

[28] Englund G, Hallberg P, Artursson P, et al. Association between the number of coadministered P-glycoprotein inhibitors and serum digoxin levels in patients on therapeutic drug monitoring. BMC Med, 2004(2): 8.

[29] Dahan A, Sabit H, Amidon G L, et al. Multiple efflux pumps are involved in the transepithelial transport of colchicine: combined effect of p-glycoprotein and multidrug resistance-associated protein 2 leads to decreased intestinal absorption throughout the entire small intestine. Drug Metab Dispos, 2009, 37(10): 2028 - 2036.

[30] Tateishi T, Soucek P, Caraco Y, et al. Colchicine biotransformation by human liver microsomes. identification of CYP3A4 as the major isoform responsible for colchicine demethylation. Biochem Pharmacol, 1997, 53(1): 111 - 116.

[31] Wason S, Digiacinto J L, Davis M W. Effect of cyclosporine on the pharmacokinetics of colchicine in healthy subjects. Postgrad Med, 2012, 124(4): 189 - 196.

[32] Davis M W, Wason S, Digiacinto J L. Colchicine-antimicrobial drug interactions: what pharmacists need to know in treating gout. Consult Pharm, 2013, 28(3): 176 - 183.

[33] Terkeltaub R A, Furst D E, Digiacinto J L, et al. Novel evidence-based colchicine dose-reduction algorithm to predict and prevent colchicine toxicity in the presence of cytochrome P450 3A4/P-glycoprotein inhibitors. Arthritis Rheum, 2011, 63(8): 2226 - 2237.

[34] Garrouste C, Philipponnet C, Kaysi S, et al. Severe colchicine intoxication in a renal transplant recipient on cyclosporine. Transplant Proc, 2012, 44(9): 2851 - 2852.

[35] Bouquié R, Deslandes G, Renaud C, et al. Colchicine-induced rhabdomyolysis in a heart/lung transplant patient with concurrent use of cyclosporine, pravastatin, and azithromycin. J Clin Pharmacol, 2011, 17(1): 28 - 30.

[36] Hung I F N, Wu A K L, Cheng V C, et al. Fatal interaction between clarithromycin and colchicine in patients with renal insufficiency: a retrospective study. Clin Infect Dis, 2005, 41(3): 291 - 300.

[37] Kim J B, Kim S, Lee T, et al. Colchicine-induced rhabdomyolysis caused by interaction

with clarithromycin in a patient with Behcet disease. J Clin Rheumatol, 2013, 19(2): 108-109.

[38] McKinnell J, Tayek J A. Short term treatment with clarithromycin resulting in colchicine-induced rhabdomyolysis. J Clin Rheumatol, 2009, 15(6): 303-305.

[39] Rollot F, Pajot O, Chauvelot-Moachon L, et al. Acute colchicine intoxication during clarithromycin administration. Ann Pharmacother, 2004, 38(12): 2074-2077.

[40] Abodunde O A, LevakaVeera R R, Desai R, et al. Colchicine toxicity precipitated by interaction with sunitinib. J Clin Pharm Ther, 2013, 38(3): 243-245.

[41] Mendell J, Zahir H, Matsushima N, et al. Drug-drug interaction studies of cardiovascular drugs involving P-glycoprotein, an efflux transporter, on the pharmacokinetics of edoxaban, an oral factor Xa inhibitor. Am J Cardiovasc Drugs, 2013, 13(5): 331-342.

[42] Yasui-Furukori N, Uno T, Sugawara K, et al. Different effects of three transporting inhibitors, verapamil, cimetidine, and probenecid, on fexofenadine pharmacokinetics. Clin Pharmacol Ther, 2005, 77(1): 17-23.

[43] Veltkamp S A, Alderden-Los C, Sharma A, et al. A pharmacokinetic and safety study of a novel polymeric paclitaxel formulation for oral application. Cancer Chemother Pharmacol, 2007, 59(1): 43-50.

[44] Meerum Terwogt J M, Malingré M M, Beijnen J H, et al. Coadministration of oral cyclosporin A enables oral therapy with paclitaxel. Clin Cancer Res, 1999, 5(11): 3379-3384.

[45] Malingré M M, Terwogt J M, Beijnen J H, et al. Phase I and pharmacokinetic study of oral paclitaxel. J Clin Oncol, 2000, 18(12): 2468-2475.

[46] Ikoma Y, Takano A, Ito H, et al. Quantitative analysis of 11C-verapamil transfer at the human blood-brain barrier for evaluation of P-glycoprotein function. J Nucl Med, 2006, 47(9): 1531-1537.

[47] Sasongko L, Link J M, Muzi M, et al. Imaging P-glycoprotein transport activity at the human blood-brain barrier with positron emission tomography. Clin Pharmacol Ther, 2005, 77(6): 503-514.

[48] Kim T E, Lee H, Lim K S, et al. Effects of HM30181, a P-glycoprotein inhibitor, on the pharmacokinetics and pharmacodynamics of loperamide in healthy volunteers. Brit J Clin Pharmacol, 2014, 78(3): 556-564.

[49] Muzi M, Mankoff D A, Link J M, et al. Imaging of cyclosporine inhibition of P-glycoprotein activity using 11C-verapamil in the brain: studies of healthy humans. J Nucl Med, 2009, 50(8): 1267-1275.

[50] Skarke C, Jarrar M, Schmidt H, et al. Effects of ABCB1 (multidrug resistance transporter) gene mutations on disposition and central nervous effects of loperamide in healthy volunteers. Pharmacogenetics, 2003, 13(11): 651-660.

[51] Sadeque A J, Wandel C, He H, et al. Increased drug delivery to the brain by P-glycoprotein inhibition. Clin Pharmacol Ther, 2000, 68(3): 231-237.

[52] Greiner B, Eichelbaum M, Fritz P, et al. The role of intestinal P-glycoprotein in the interaction of digoxin and rifampin. J Clin Invest, 1999, 104(2): 147 – 153.

[53] Westphal K, Weinbrenner A, Zschiesche M, et al. Induction of P-glycoprotein by rifampin increases intestinal secretion of talinolol in human beings: a new type of drug/drug interaction. Clin Pharmacol Ther, 2000, 68(4): 345 – 355.

[54] Schwarz U I, Hanso H, Oertel R, et al. Induction of intestinal P-glycoprotein by St John's wort reduces the oral bioavailability of talinolol. Clin Pharmacol Ther, 2007, 81 (5): 669 – 678.

[55] Yamada S, Yasui-Furukori N, Akamine Y, et al. Effects of the P-glycoprotein inducer carbamazepine on fexofenadine pharmacokinetics. Ther drug monit, 2009, 31(6): 764 – 768.

[56] Hoffmeyer S, Burk O, von Richter O, et al. Functional polymorphisms of the human multidrug-resistance gene: multiple sequence variations and correlation of one allele with P-glycoprotein expression and activity in vivo. Proc Natl Acad Sci USA, 2000, 97 (7): 3473 – 3478.

[57] Kimchi-Sarfaty C, Oh J M, Kim I W, et al. A "silent" polymorphism in the MDR1 gene changes substrate specificity. Science, 2007, 315(5811): 525 – 528.

[58] Kerb R. Implications of genetic polymorphisms in drug transporters for pharmacotherapy. Cancer let, 2006, 234(1): 4 – 33.

[59] Chinn L W, Kroetz D L. ABCB1 pharmacogenetics: progress, pitfalls, and promise. Clin Pharmacol Ther, 2007, 81(2): 265 – 269.

[60] Hung C C, Chen C C, Lin C J, et al. Functional evaluation of polymorphisms in the human ABCB1 gene and the impact on clinical responses of antiepileptic drugs. Pharmacogenet Genomics, 2008, 18(5): 390 – 402.

[61] Kurata Y, Ieiri I, Kimura M, et al. Role of human MDR1 gene polymorphism in bioavailability and interaction of digoxin, a substrate of P-glycoprotein. Clin Pharmcol Ther, 2002, 72(2): 209 – 219.

[62] Verstuyft C, Strabach S, El-Morabet H, et al. Dipyridamole enhances digoxin bioavailability via P-glycoprotein inhibition. lin Pharmcol Ther, 2003, 73(1): 51 – 60.

[63] Shon J H, Yoon Y R, Hong W S, et al. Effect of itraconazole on the pharmacokinetics and pharmacodynamics of fexofenadine in relation to the MDR1 genetic polymorphism. Clin Pharmcol Ther, 2005, 78(2): 191 – 201.

[64] Shitara Y. Clinical importance of OATP1B1 and OATP1B3 in drug-drug interactions. Drug Metab Pharmacokinet, 2011, 26(3): 220 – 227.

[65] Hedman M, Neuvonen P J, Neuvonen M, et al. Pharmacokinetics and pharmacodynamics of pravastatin in pediatric and adolescent cardiac transplant recipients on a regimen of triple immunosuppression. Clin Pharmcol Ther, 2004, 75(1): 101 – 119.

[66] Park J W, Siekmeier R, Merz M, et al. Pharmacokinetics of pravastatin in heart-transplant patients taking cyclosporin A. Int J Clin Pharmcol Ther, 2002, 40(10): 439 – 450.

[67] Simonson S G, Raza A, Martin P D, et al. Rosuvastatin pharmacokinetics in heart

transplant recipients administered an antirejection regimen including cyclosporine. Clin Pharmcol Ther, 2004, 76(2): 167-177.

[68] Kajosaari L I, Niemi M, Neuvonen M, et al. Cyclosporine markedly raises the plasma concentrations of repaglinide. Clinical pharmacology and therapeutics, 2005, 78 (4): 388-399.

[69] Binet I, Wallnöfer A, Weber C, et al. Renal hemodynamics and pharmacokinetics of bosentan with and without cyclosporine A. Kidney Int, 2000, 57(1): 224-231.

[70] Brennan B J, Moreira S A, Morcos P N, et al. Pharmacokinetics of a three-way drug interaction between danoprevir, ritonavir and the organic anion transporting polypeptide (OATP) inhibitor ciclosporin. Clin Pharmacokinet, 2013, 52(9): 805-813.

[71] Takehara I, Yoshikado T, Ishigame K, et al. Comparative study of the dose-dependence of OATP1B inhibition by rifampicin using probe drugs and endogenous substrates in healthy volunteers. Pharm Res, 2018, 35(7): 138.

[72] Chen Y, Zhang W, Huang W H, et al. Effect of a single-dose rifampin on the pharmacokinetics of pitavastatin in healthy volunteers. Eur J Clin Pharmacol, 2013, 69 (11): 1933-1938.

[73] Prueksaritanont T, Chu X, Evers R, et al. Pitavastatin is a more sensitive and selective organic anion-transporting polypeptide 1B clinical probe than rosuvastatin. Briti J Clin Pharmacol, 2014, 78(3): 587-598.

[74] Deng S, Chen X P, Cao D, et al. Effects of a concomitant single oral dose of rifampicin on the pharmacokinetics of pravastatin in a two-phase, randomized, single-blind, placebo-controlled, crossover study in healthy Chinese male subjects. Clin The, 2009, 31 (6): 1256-1263.

[75] Backman J T, Kyrklund C, Neuvonen M, et al. Gemfibrozil greatly increases plasma concentrations of cerivastatin. Clinical Pharamcol Ther, 2002, 72(6): 685-691.

[76] Kyrklund C, Backman J T, Kivistö K T, et al. Plasma concentrations of active lovastatin acid are markedly increased by gemfibrozil but not by bezafibrate. Clin Pharamcol Ther, 2001, 69(5): 340-345.

[77] Schneck D W, Birmingham B K, Zalikowski J A, et al. The effect of gemfibrozil on the pharmacokinetics of rosuvastatin. Clin Pharmacol Ther, 2004, 75(5): 455-463.

[78] Whitfield L R, Porcari A R, Alvey C, et al. Effect of gemfibrozil and fenofibrate on the pharmacokinetics of atorvastatin. J Clin Pharmacol, 2011, 51(3): 378-388.

[79] Backman J T, Kyrklund C, Kivistö K T, et al. Plasma concentrations of active simvastatin acid are increased by gemfibrozil. Clin Pharmacol Ther, 2000, 68(2): 122-129.

[80] König J, Müller F, Fromm M F, et al. Transporters and drug-drug interactions: important determinants of drug disposition and effects. Pharmacol Rev, 2013, 65(3): 944-966.

[81] Catapano A L. Statin-induced myotoxicity: pharmacokinetic differences among statins and the risk of rhabdomyolysis, with particular reference to pitavastatin. Cur Vasc Pharmacol, 2012, 10(2): 257-267.

［82］Li D Q, Kim R, McArthur E, et al. Risk of adverse events among older adults following co-prescription of clarithromycin and statins not metabolized by cytochrome P450 3A4. CMAJ, 2015, 187(3): 174 - 180.

［83］Amundsen R, Christensen H, Zabihyan B, et al. Cyclosporine A, but not tacrolimus, shows relevant inhibition of organic anion-transporting protein 1B1 - mediated transport of atorvastatin. Drug Metab Dispos, 2010, 38(9): 1499 - 1504.

［84］Amundsen R, Åsberg A, Ohm I K, et al. Cyclosporine A- and tacrolimus-mediated inhibition of CYP3A4 and CYP3A5 in vitro. Drug Metab Dispos, 2012, 40(4): 655 - 661.

［85］Shitara Y, Itoh T, Sato H, et al. Inhibition of transporter-mediated hepatic uptake as a mechanism for drug-drug interaction between cerivastatin and cyclosporin A. J Pharmacol Exp Ther, 2003, 304(2): 610 - 616.

［86］Guo H, Liu C, Li J, et al. A mechanistic physiologically based pharmacokinetic-enzyme turnover model involving both intestine and liver to predict CYP3A induction-mediated drug-drug interactions. J Pharm SCi, 2013, 102(8): 2819 - 2836.

［87］Shitara Y, Horie T, Sugiyama Y. Transporters as a determinant of drug clearance and tissue distribution. Eur J Pharm Sci, 2006, 27(5): 425 - 446.

［88］Shitara Y, Takeuchi K, Nagamatsu Y, et al. Long-lasting inhibitory effects of cyclosporine A, but not tacrolimus, on OATP1B1 - and OATP1B3 - mediated uptake. Drug Metab Pharmacokinet, 2012, 27(4): 368 - 378.

［89］Lau Y Y, Huang Y, Frassetto L, et al. effect of OATP1B transporter inhibition on the pharmacokinetics of atorvastatin in healthy volunteers. Clin Pharmacol Ther, 2007, 81(2): 194 - 204.

［90］Backman J T, Luurila H, Neuvonen M, et al. Rifampin markedly decreases and gemfibrozil increases the plasma concentrations of atorvastatin and its metabolites. Clin Pharmacol Ther, 2005, 78(2): 154 - 167.

［91］Wang J S, Neuvonen M, Wen X, et al. Gemfibrozil inhibits CYP2C8 - mediated cerivastatin metabolism in human liver microsomes. Drug Metab Dispos, 2002, 30(12): 1352 - 1356.

［92］Ogilvie B W, Zhang D, Li W, et al. Glucuronidation converts gemfibrozil to a potent, metabolism-dependent inhibitor of CYP2C8: implications for drug-drug interactions. Drug Metab Dispos, 2006, 34(1): 191 - 197.

［93］Wen X, Wang S, Backman J T, et al. Gemfibrozil is a potent inhibitor of human cytochrome P450 2C9. Drug Metab Dispos, 2001, 29(11): 1359 - 1361.

［94］Luo M, Dai M, Lin H, et al. Species-related exposure of phase II metabolite gemfibrozil 1 - O - β - glucuronide between human and mice: A net induction of mouse P450 activity was revealed. Biopharm Drug Dispos, 2017, 38(9): 535 - 542.

［95］Alexandridis G, Pappas G A, Elisaf M S. Rhabdomyolysis due to combination therapy with cerivastatin and gemfibrozil. Am J Med, 2000, 109(3): 261 - 262.

［96］Marsà Carretero M, Manrique C A, Valles Callol J A, et al. Rhabdomyolysis associated with cerivastatin plus gemfibrozil combined regimen. Br J Gen Pract, 2002, 52(476): 235-236.

［97］Kyrklund C, Backman J T, Neuvonen M, et al. Gemfibrozil increases plasma pravastatin concentrations and reduces pravastatin renal clearance. Clin Pharmacol Ther, 2003, 73 (6): 538-544.

［98］Nakagomi-Hagihara R, Nakai D, Tokui T, et al. Gemfibrozil and its glucuronide inhibit the hepatic uptake of pravastatin mediated by OATP1B1. Xenobiotica, 2007, 37(5): 474-486.

［99］Seithel A, Eberl S, Singer K, et al. The influence of macrolide antibiotics on the uptake of organic anions and drugs mediated by OATP1B1 and OATP1B3. Drug Metab Dispos, 2007, 35(5): 779-786.

［100］Jacobson T A. Comparative pharmacokinetic interaction profiles of pravastatin, simvastatin, and atorvastatin when coadministered with cytochrome P450 inhibitors. AM J Cardiol, 2004, 94(9): 1140-1146.

［101］Treiber A, Schneiter R, Häusler S, et al. Bosentan is a substrate of human OATP1B1 and OATP1B3: inhibition of hepatic uptake as the common mechanism of its interactions with cyclosporin A, rifampicin, and sildenafil. Drug Metab Dispos, 2007, 35(8): 1400-1407.

［102］van Giersbergen P L, Treiber A, Schneiter R, et al. Inhibitory and inductive effects of rifampin on the pharmacokinetics of bosentan in healthy subjects. Clin Pharmacol Ther, 2007, 81(3): 414-419.

［103］Tirona R G, Leake B F, Merino G, et al. Polymorphisms in OATP-C: identification of multiple allelic variants associated with altered transport activity among European- and African-Americans. J Biol Chem, 2001, 276(38): 35669-35675.

［104］Iwai M, Suzuki H, Ieiri I, et al. Functional analysis of single nucleotide polymorphisms of hepatic organic anion transporter OATP1B1 (OATP-C). Pharmacogenetics, 2004, 14 (11): 749-757.

［105］Ho R H, Tirona R G, Leake B F, et al. Drug and bile acid transporters in rosuvastatin hepatic uptake: function, expression, and pharmacogenetics. Gastroenterology, 2006, 30 (6): 1793-1806.

［106］Niemi M. Role of OATP transporters in the disposition of drugs. Pharmacogenomics, 2007, 8(7): 787-802.

［107］Kalliokoski A, Backman J T, Kurkinen K J, et al. Effects of gemfibrozil and atorvastatin on the pharmacokinetics of repaglinide in relation to SLCO1B1 polymorphism. Clin Pharmacol Ther, 2008, 84(4): 488-496.

［108］Tirona R G, Leake B F, Wolkoff A W, et al. Human organic anion transporting polypeptide-C (SLC21A6) is a major determinant of rifampin-mediated pregnane X receptor activation. J Pharmacol Exp Ther, 2003, 304(1): 223-228.

[109] Lamba J, Strom S, Venkataramanan R, et al. MDR1 genotype is associated with hepatic cytochrome P450 3A4 basal and induction phenotype. Clin Pharmacol Ther, 2006, 79 (4): 325 - 338.

[110] Niemi M, Kivistö K T, Diczfalusy U, et al. Effect of SLCO1B1 polymorphism on induction of CYP3A4 by rifampicin. Pharmacogenet Genomics, 2006, 16(8): 565 - 568.

[111] Fan L, Zhang W, Guo D, et al. The effect of herbal medicine baicalin on pharmacokinetics of rosuvastatin, substrate of organic anion-transporting polypeptide 1B1. Clin Pharmacol Ther, 2008, 83(3): 471 - 476.

[112] Honkalammi J, Niemi M, Neuvonen P J, et al. Dose-dependent interaction between gemfibrozil and repaglinide in humans: strong inhibition of CYP2C8 with subtherapeutic gemfibrozil doses. Drug Metab Dispos, 2011, 39(10): 1977 - 1986.

[113] Hasannejad H, Takeda M, Taki K, et al. Interactions of human organic anion transporters with diuretics. J Pharmacol Exp Ther, 2004, 308(3): 1021 - 1029.

[114] Hagos Y, Bahn A, Vormfelde S V, et al. Torasemide transport by organic anion transporters contributes to hyperuricemia. J Am Soc Nephrol, 2007, 18(12): 3101 - 3109.

[115] Takeda M, Khamdang S, Narikawa S, et al. Characterization of methotrexate transport and its drug interactions with human organic anion transporters. J Pharmacol Exp Ther, 2002, 302(2): 666 - 671.

[116] Takeda M, Babu E, Narikawa S, et al. Interaction of human organic anion transporters with various cephalosporin antibiotics. Eur J Pharmacol, 2002, 438(3): 137 - 142.

[117] Khamdang S, Takeda M, Babu E, et al. Interaction of human and rat organic anion transporter 2 with various cephalosporin antibiotics. Eur J Pharmacol, 2003, 465(1 - 2): 1 - 7.

[118] Tune B M. Nephrotoxicity of beta-lactam antibiotics: mechanisms and strategies for prevention. Pediatr Nephrol, 1997, 11(6): 768 - 772.

[119] Maeda K, Tian Y, Fujita T, et al. Inhibitory effects of p-aminohippurate and probenecid on the renal clearance of adefovir and benzylpenicillin as probe drugs for organic anion transporter (OAT) 1 and OAT3 in humans. Eur J Pharm Sci, 2014(59): 94 - 103.

[120] Griffith R S, Black H R, Brier G L, et al. Effect of probenecid on the blood levels and urinary excretion of cefamandole. Antimicrob Agents Chemother, 1977, 11(5): 809 - 812.

[121] Lalezari J P, Drew W L, Glutzer E, et al. (S)- 1 -[3 - hydroxy - 2 -(phosphonylmethoxy) propyl]cytosine (cidofovir): results of a phase I/II study of a novel antiviral nucleotide analogue. J Infect Dis, 1995, 171(4): 788 - 796.

[122] Lacy S A, Hitchcock M J, Lee W A, et al. Effect of oral probenecid coadministration on the chronic toxicity and pharmacokinetics of intravenous cidofovir in cynomolgus monkeys. Toxicol Sci, 1998, 44(2): 97 - 106.

[123] Polis M A, Spooner K M, Baird B F, et al. Anticytomegaloviral activity and safety of

cidofovir in patients with human immunodeficiency virus infection and cytomegalovirus viruria. Antimicrob Agents Chemother, 1995, 39(4): 882 – 886.

[124] Cundy K C, Petty B G, Flaherty J, et al. Clinical pharmacokinetics of cidofovir in human immunodeficiency virus-infected patients. Antimicrob Agents Chemother, 1995, 39(6): 1247 – 1252.

[125] Laskin O L, de Miranda P, King D H, et al. Effects of probenecid on the pharmacokinetics and elimination of acyclovir in humans. Antimicrob Agents Chemother, 1982, 21(5): 804 – 807.

[126] Aherne G W, Piall E, Marks V, et al. Prolongation and enhancement of serum methotrexate concentrations by probenecid. Brit Med J, 1978, 1(6120): 1097 – 1099.

[127] Basin K S, Escalante A, Beardmore T D . Severe pancytopenia in a patient taking low dose methotrexate and probenecid. J Rheumatol, 1991, 8(4): 609 – 610.

[128] Howell S B, Olshen R A, Rice J A. Effect of probenecid on cerebrospinal fluid methotrexate kinetics. Clin Pharmacol Ther, 1979, 26(5): 641 – 646.

[129] Arun K P, Meda V S, Kucherlapati V S, et al. Pharmacokinetic drug interaction between gemfibrozil and sitagliptin in healthy Indian male volunteers. Eur J Clin Pharmacol, 2012, 68(5): 709 – 714.

[130] Elsby R, Chidlaw S, Outteridge S, et al. Mechanistic in vitro studies confirm that inhibition of the renal apical efflux transporter multidrug and toxin extrusion (MATE) 1, and not altered absorption, underlies the increased metformin exposure observed in clinical interactions with cimetidine, trimethoprim or pyrimethamine. Pharmacol Res perspect, 2017, 5(5): e00357.

[131] Ito S, Kusuhara H, Yokochi M, et al. Competitive inhibition of the luminal efflux by multidrug and toxin extrusions, but not basolateral uptake by organic cation transporter 2, is the likely mechanism underlying the pharmacokinetic drug-drug interactions caused by cimetidine in the kidney. J Pharmacol Exp Ther, 2012, 340(2): 393 – 403.

[132] Somogyi A, Gugler R. Clinical pharmacokinetics of cimetidine. Clin Pharmacokinet, 1983, 8(6): 463 – 495.

[133] Somogyi A, Heinzow B. Cimetidine reduces procainamide elimination. New Eng J Med, 1982, 307(17): 1080.

[134] Somogyi A, McLean A, Heinzow B. Cimetidine-procainamide pharmacokinetic interaction in man: evidence of competition for tubular secretion of basic drugs. Eur J Clin Pharmacol, 1983, 25(3): 339 – 345.

[135] Somogyi A, Stockley C, Keal J, et al. Reduction of metformin renal tubular secretion by cimetidine in man. Brit J Clin Pharmacol, 1987, 23(5): 545 – 551.

[136] Seo J H, Lee D Y, Hong C W, et al. Severe lactic acidosis and acute pancreatitis associated with cimetidine in a patient with type 2 diabetes mellitus taking metformin. Intern Med, 2013, 52 (19): 2245 – 2248.

[137] Dawson D, Conlon C. Case study: metformin-associated lactic acidosis: could orlistat be

relevant? Diabetes care, 2003(26): 2471 – 2472.

[138] Abel S, Nichols D J, Brearley C J, et al. Effect of cimetidine and ranitidine on pharmacokinetics and pharmacodynamics of a single dose of dofetilide. Brit J Clin Pharmacol, 2000, 49(1): 64 – 71.

[139] Feng B, Obach R S, Burstein A H, et al. Effect of human renal cationic transporter inhibition on the pharmacokinetics of varenicline, a new therapy for smoking cessation: an in vitro-in vivo study. Clin Pharmacol Ther, 2008, 83(4): 567 – 576.

[140] Somogyi A A, Bochner F, Sallustio B C. Stereoselective inhibition of pindolol renal clearance by cimetidine in humans. Clin Pharmacol Ther, 1992, 51(4): 379 – 387.

[141] van Crugten J, Bochner F, Keal J, et al. Selectivity of the cimetidine-induced alterations in the renal handling of organic substrates in humans. studies with anionic, cationic and zwitterionic drugs. J Pharmacol Exp Ther, 1986, 236(2): 481 – 487.

[142] Kusuhara H, Ito S, Kumagai Y, et al. Effects of a MATE protein inhibitor, pyrimethamine, on the renal elimination of metformin at oral microdose and at therapeutic dose in healthy subjects. Clin Pharmacol Ther, 2011, 89(6): 837 – 844.

[143] Oh J, Chung H, Park S I, et al. Inhibition of the multidrug and toxin extrusion (MATE) transporter by pyrimethamine increases the plasma concentration of metformin but does not increase antihyperglycaemic activity in humans. Diabetes Obes Metab, 2016, 18(1): 104 – 108.

[144] Cho S K, Kim C O, Park E S, et al. Verapamil decreases the glucose-lowering effect of metformin in healthy volunteers. Brit J Clin Pharmacol, 2014, 78(6): 1426 – 1432.

[145] Vlasses P H, Kosoglou T, Chase S L, et al. Trimethoprim inhibition of the renal clearance of procainamide and N-acetylprocainamide. Arch Intern Med, 1989, 149(6): 1350 – 1353.

[146] Minematsu T, Giacomini K M. Interactions of tyrosine kinase inhibitors with organic cation transporters and multidrug and toxic compound extrusion proteins. Mol Cancer Ther, 2011, 10(3): 531 – 539.

[147] El-Arabey A A. Dual function of OCT2 and MATE1 in cisplatin induced nephrotoxicity. Pharmacol Res, 2017(119): 493.

[148] Sprowl J A, van Doorn L, Hu S, et al. Conjunctive therapy of cisplatin with the OCT2 inhibitor cimetidine: influence on antitumor efficacy and systemic clearance. Clin Pharmacol Ther, 2013, 94(5): 585 – 592.

[149] Kou W, Qin H, Hanif S, et al. Nephrotoxicity evaluation on cisplatin combined with 5 – HT$_3$ receptor antagonists: a retrospective study. Biomed Res Int, 2018(2018): 1024324.

[150] Li Q, Guo D, Dong Z, et al. Ondansetron can enhance cisplatin-induced nephrotoxicity via inhibition of multiple toxin and extrusion proteins (MATEs). Toxicol appl Pharmacol, 2013, 273(1): 100 – 109.

[151] Zack J, Berg J, Juan A, et al. Pharmacokinetic drug-drug interaction study of ranolazine and metformin in subjects with type 2 diabetes mellitus. Clin Pharmacol Drug Dev, 2015,

4(2): 121-129.

[152] Li H, Jin H E, Kim W, et al. Involvement of P-glycoprotein, multidrug resistance protein 2 and breast cancer resistance protein in the transport of belotecan and topotecan in Caco-2 and MDCKII cells. Pharm Res, 2008, 25(11): 2601-2612.

[153] Kruijtzer C M, Beijnen J H, Rosing H, et al. Increased oral bioavailability of topotecan in combination with the breast cancer resistance protein and P-glycoprotein inhibitor GF120918. J Clin Oncol, 2002, 20(13): 2943-2950.

[154] Martin P, Gillen M, Ritter J, et al. Effects of fostamatinib on the pharmacokinetics of oral contraceptive, warfarin, and the statins rosuvastatin and simvastatin: results from phase I clinical studies. Drugs RD, 2016, 16(1): 93-107.

[155] Elsby R, Martin P, Surry D, et al. Solitary inhibition of the breast cancer resistance protein efflux transporter results in a clinically significant drug-drug interaction with rosuvastatin by causing up to a 2-fold increase in statin exposure. Drug Metab Dispos, 2016, 44(3): 398-408.

[156] Allred A J, Bowen C J, Park J W, et al. Eltrombopag increases plasma rosuvastatin exposure in healthy volunteers. Brit J Clin Pharmacol, 2011, 72(2): 321-329.

[157] Joerger M, Huitema A D, van den Bongard H J, et al. Determinants of the elimination of methotrexate and 7-hydroxy-methotrexate following high-dose infusional therapy to cancer patients. Brit J Clin Pharmacol, 2006, 62(1): 71-80.

[158] Tracy T S, Krohn K, Jones D R, et al. The effects of a salicylate, ibuprofen, and naproxen on the disposition of methotrexate in patients with rheumatoid arthritis. Eur J Clin Pharmacol, 1992, 42(2): 121-125.

[159] Stewart C F, Fleming R A, Germain B F, et al. Aspirin alters methotrexate disposition in rheumatoid arthritis patients. Arthritis Rheum, 1991, 34(12): 1514-1520.

[160] Nozaki Y, Kusuhara H, Kondo T, et al. Species difference in the inhibitory effect of nonsteroidal anti-inflammatory drugs on the uptake of methotrexate by human kidney slices. J Pharmacol Exp Ther, 2007, 322(3): 1162-1170.

[161] Iwaki M, Shimada H, Irino Y, et al. Inhibition of methotrexate uptake via organic anion transporters OAT1 and OAT3 by glucuronides of nonsteroidal anti-inflammatory drugs. Biol Pharm Bull, 2017, 40(6): 926-931.

[162] Zhang Y, Han Y H, Putluru S P, et al. Diclofenac and its acyl glucuronide: determination of in vivo exposure in human subjects and characterization as human drug transporter substrates in vitro. Drug Metab Dispos, 2016, 44(3): 320-328.

[163] Bezabeh S, Mackey A C, Kluetz P, et al. Accumulating evidence for a drug-drug interaction between methotrexate and proton pump inhibitors. Oncologist, 2012, 17(4): 550-554.

[164] Santucci R, Levêque D, Lescoute A, et al. Delayed elimination of methotrexate associated with co-administration of proton pump inhibitors. Anticancer Res, 2010, 30(9): 3807-3810.

[165] Suzuki K, Doki K, Homma M, et al. Co-administration of proton pump inhibitors delays elimination of plasma methotrexate in high-dose methotrexate therapy. Brit J Clin Pharmacol, 2009, 67(1): 44 - 49.

[166] Santucci R, Levêque D, Kemmel V, et al. Severe intoxication with methotrexate possibly associated with concomitant use of proton pump inhibitors. Anticancer Res, 2010, 30 (3): 963 - 965.

[167] Breedveld P, Zelcer N, Pluim D, et al. Mechanism of the pharmacokinetic interaction between methotrexate and benzimidazoles: potential role for breast cancer resistance protein in clinical drug-drug interactions. Cancer Res, 2004, 64(16): 5804 - 5811.

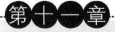

代谢酶介导的临床药物
相互作用及其临床意义

　　药物相互作用可引起严重的不良反应,从而导致研究中止、处方限制和药物撤出市场等。CYP450s 是主要的代谢酶。已有因 CYP450s 活性改变引起临床上严重药物相互作用的报道。例如,1998 年 6 月中旬,一名 88 岁老人,尽管已经停用米贝拉地尔 2 天,但其在服用美托洛尔和维拉帕米缓释片后,仍然出现严重的不良反应。心率只有 41 次/分,血压 59/30 mmHg,且出现窦性心动过缓症状,导致米贝拉地尔-维拉帕米事件。另外,药物代谢酶活性的诱导,可增加药物代谢,药物浓度降低可导致治疗失败或毒性代谢产物形成加速,从而导致不良事件风险增加[1]。本章重点论述药物代谢酶抑制/诱导的药物相互作用及其临床意义。常用在合用施害药物(perpetrators)后,受害药物(victims)血药浓度-时间 $AUCR$ 和峰浓度比($C_{max}R$)来表征药物相互作用程度,即:

$$AUCR = AUC_{合用}/AUC_{单用} \qquad (11-1)$$

$$C_{max}R = C_{max,合用}/C_{max,单用} \qquad (11-2)$$

式中,$C_{max,合用}$ 和 $AUC_{合用}$ 分别为在施害药物存在下受害药物的 C_{max} 和 AUC,$C_{max,单用}$ 和 $AUC_{单用}$ 分别为无施害药物存在下受害药物的 C_{max} 和 AUC。

第一节　CYP3As 介导的药物相互
作用及其临床意义

　　CYP3As 是最重要的人体 CYP450s,主要是 CYP3A4,参与约 50% 的药物代谢。一些药物是 CYP3A4 抑制剂或诱导剂,合用时,因 CYP3A4 诱导或抑制而发生药物相互作用。

一、CYP3As 诱导引起的药物相互作用及其临床意义

CYP3As 表达主要受 PXR 调控。一些药物如地塞米松、利福平、紫杉醇和贯叶金丝桃素等是 PXR 激活剂。这些药物与 CYP3As 底物药物合用,因 CYP3As 的诱导而加速药物代谢,导致药物治疗失败或毒性代谢产物形成,从而增加药物毒性。

典型的例子是 PXR 激动剂利福平介导的药物相互作用[2]。例如,有文献报道[3],8 名受试者口服 120 mg 维拉帕米,连续 24 天,第 5~16 天时每天服用利福平 600 mg。在第 4 天、第 16 天和第 24 天同时静脉注射氘代维拉帕米,估算维拉帕米血浆暴露 AUC(图 11-1)。

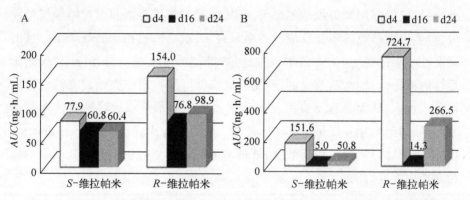

图 11-1 8 名受试者每天口服 120 mg 维拉帕米,连续 24 天,第 5~16 天同时服用利福平 600 mg。测定的维拉帕米在第 4 天,第 16 天和第 24 天静脉注射 10 mg 氘代维拉帕米,估算的 S-维拉帕米和 R-维拉帕米的 AUC 均值[3]
(A)维拉帕米;(B)氘维拉帕米

结果显示,与合用利福平前(第 4 天)比较,合用利福平后,维拉帕米 AUC 显著降低,清除率显著增加,同时发现利福平对口服维拉帕米血浆暴露水平的影响强于静脉注射给药提示对肠的诱导作用强于肝脏,且对 S-维拉帕米代谢的诱导作用强于 R-维拉帕米。维拉帕米也是 P-gp 底物,肠 P-gp 也可以被利福平诱导,这也可能是利福平对口服维拉帕米 AUC 的影响强于静脉注射给药原因之一。停用利福平后,维拉帕米的药代动力学改变部分恢复。

一些临床上常用的药物如咪达唑仑、可待因、环己烯巴比妥、阿普唑仑、三

唑仑、佐匹克隆、奎宁、奎尼丁、克拉霉素、氨苯砜、伊曲康唑、酮康唑、地拉韦定、茚地那韦、奈非那韦、沙喹那韦、普罗帕酮、华法林、普萘洛尔、尼非地平、尼伐地平、维拉帕米、辛伐他汀、西罗莫司、异环磷酰胺、罗哌卡因、他莫昔芬、吡喹酮、利托那韦、唑吡坦、氯胺酮、他克莫司和芬太尼等与利福平合用后,这些药物的 AUC 往往 < 20%,导致疗效降低甚至治疗失败。这类药物多数是 CYP3A4 底物,应禁止与利福平合用。值得注意的是,利福平对口服给药的影响强于静脉注射给药(表 11-1)。

表 11-1 多剂量口服利福平(600 mg,每天 1 次)后口服和静脉注射相应受害药物后的 AUC(均值)及其 $AUCR$[4]

受害药物	静 脉 注 射				口 服			
	剂量(mg)	$AUC_{单用}$(ng·h/mL)	$AUC_{合用}$(ng·h/mL)	$AUCR$	剂量(mg)	$AUC_{单用}$(ng·h/mL)	$AUC_{合用}$(ng·h/mL)	$AUCR$
阿芬太尼	1	59	21	0.36	4	108	6.4	0.06
环孢素 A	210	10 092	7 293	0.72	700	8 986	2 399	0.27
地高辛	1	22.1	20	0.90	1	8.8	5.0	0.57
咪达唑仑	2	43.7	33.74	0.77	2	13.6	2.12	0.16
尼非地平	1.4	38.1	26.7	0.70	20	229	18.8	0.08
昂丹司琼	8	326	170	0.52	8	198	68.7	0.35
奎尼丁	420	22 516.7	6 067.0	0.27	420	18 083.0	3 033.3	0.17
S-氯胺酮	7	81	68	0.84	21	27.2	3.1	0.11
他克莫司	1.75	653.9	427	0.65	7	350.9	111.9	0.32
他林洛尔	30	1 421	1 099	0.77	100	2 588	1 725	0.67
曲马多	50	1 446	824.9	0.57	100	1 966.9	798	0.41
维拉帕米	10	173.7	142.2	0.82	120	389.05	34.3	0.09
羟考酮	7	121.7	55	0.45	15	178.3	25	0.14

另一个典型的案例是 St John's wort 介导的药物相互作用。类似利福平,St John's wort 也通过激活 PXR 诱导 CYP3A4 和 P-gp 表达,加速 CYP3A4 底物药物代谢或肠外排,引起严重的药物相互作用,尤其是口服给药。有文献报道,受试者每天 3 次,每次 300 mg St John's wort 连续 12 天后,茚地那韦的 AUC、C_{max} 和给药 8 h 的浓度分别下降 57%、20% 和 90%[5]。临床上也有多例合用 St John's wort 引起治疗失败的临床报道。例如,12 名绝经前口服避孕药妇女按每天 3 次,每次 300 mg St John's wort。结果显示,合用 St John's wort 炔诺酮的

清除率增加 15%，炔雌醇的半衰期缩短约 48%。合用 St John's wort 后，突破性出血的发生率为 7/12，而对照组仅为 2/12[6]。环孢素 A 是器官移植抗排异反应的主要药物，也是 CYP3A 底物。临床报道，合用 St John's wort 后，药物代谢酶诱导可导致血浆中环孢素 A 浓度显著降低，从而出现免疫排斥反应。有相应临床案例报道：

案例 11 - 1：61 岁心脏移植患者接受环孢素为 A（每次 125 mg，每天 2 次）基础治疗，维持稳态环孢素为 A 血药谷浓度，国际心肺移植协会（ISHLT）评分等级为 0 或 1A。口服 St John's wort 提取物，每天 3 次，每次 300 mg。3 周后环孢素为 A 浓度降到 95 μg/L，ISHLT 评分等级达到 3A。

案例 11 - 2：63 岁心脏移植患者接受环孢素为 A（每次 125 mg，每天 2 次）基础治疗，血浆中环孢素为 A 谷浓度维持在 200 μg/L 左右，ISHLT 评分为 0 或 1。口服 St John's wort（每次 300 mg，每天 3 次）3 周后，环孢素为 A 浓度下降到 87 μg/L，ISHLT 评分等级达到 2A。

上述两例患者，停用 St John's wort 后，环孢素为 A 浓度恢复到正常[7]。因此，在临床上尽量避免 CYP3A4 底物药物或 P-gp 底物与 St John's wort 合用，以防治疗失败。

也有因 CYP3A 诱导增加药物毒性的临床案例报道。在一项 120 例接受拉帕替尼治疗转移性乳腺癌患者的研究中，合用地塞米松后患者发生肝毒性风险显著增加，其调整比值比（*OR*）约 4.7。拉帕替尼肝毒性主要是醌亚胺代谢产物引起的，该毒性代谢形成主要由 CYP3A4/5 介导。拉帕替尼的肝毒性增加可能是在 CYP3A 诱导作用下毒性醌亚胺类形成增加所致[8]。

二、CYP3As 抑制引起的药物相互作用及其临床意义

1. CYP3A4 抑制剂与他汀类药物相互作用

尽管他汀类药物具有良好的耐受性，但致死性横纹肌溶解综合征是主要不良反应，有因严重的横纹肌溶解导致急性肾衰竭或死亡的临床案例。这种不良反应与血浆中他汀类药物暴露水平正相关。CYP3A 抑制剂介导的他汀类药物相互作用程度取决于他汀类药物的动力学特性。辛伐他汀、洛伐他汀、辛伐他汀和阿托伐他汀在体内代谢主要是由 CYP3A4 介导的，容易受到 CYP3A4 抑制剂显著影响（表 11 - 2），而普伐他汀和瑞舒伐他汀主要以原型从体内消除，氟伐他汀在体内代谢主要是由 CYP2C9 介导的，因此这些他汀类药

物对 CYP3A4 抑制剂不敏感。因此,辛伐他汀、洛伐他汀、辛伐他汀和阿托伐他汀等他汀类药物应尽量避免与 CYP3A4 抑制剂合用,尤其是肾功能不全者和接受免疫抑制剂的患者,以防止横纹肌溶解综合征发生。此外,他汀类药物的肝摄取是由 OATP 介导的,一些 CYP3A 抑制剂如克拉霉素和环孢素 A 也是强 OATP 抑制剂,因此 OATP 抑制也参与了他汀类药物的药物相互作用。

表 11-2　几种 CYP3As 抑制剂对他汀类药物药代动力学
参数(中位数)影响及其 $AUCR/C_{max}R$ [9]

抑制剂/剂量(mg)	他汀类药物/剂量(mg)	标志物	参　数	单用	合用	$AUCR/C_{max}R$
维拉帕米/120	辛伐他汀/40	辛伐他汀	C_{max}(ng/mL)	6	31	5.17
			AUC[ng/(h·mL)]	32	135	4.22
		辛伐他汀酸	C_{max}(ng/mL)	2	5	2.50
			AUC[ng/(h·mL)]	8	34	4.25
米贝拉地尔/100	阿托伐他汀/80	阿托伐他汀	C_{max}(ng/mL)	24	111	4.63
			AUC[ng/(h·mL)]	134	594	4.43
伊曲康唑/200	阿托伐他汀/80	阿托伐他汀	C_{max}(ng/mL)	54	130	2.41
			AUC[ng/(h·mL)]	799	1 174	1.47
克拉霉素/80	辛伐他汀/40	辛伐他汀	C_{max}(ng/mL)	7	50	7.14
			AUC[ng/(h·mL)]	22	219	9.95
		辛伐他汀酸	C_{max}(ng/mL)	1	10	10
			AUC[ng/(h·mL)]	6	73	12.17
	阿托伐他汀/80	阿托伐他汀	C_{max}(ng/mL)	21	113	5.38
			AUC[ng/(h·mL)]	102	454	4.45
环孢素 A/886	阿托伐他汀/10		C_{max}(ng/mL)	3.5	37.3	10.66
			AUC[ng/(h·mL)]	26	226	8.69
环孢素 A/175	阿托伐他汀/40		C_{max}(ng/mL)	26.5	362	13.66
			AUC[ng/(h·mL)]	67	1 026	15.31
环孢素 A/266	辛伐他汀/20		C_{max}(ng/mL)	9.9	20.6	2.08
			AUC[ng/(h·mL)]	39.6	101	2.55

　　2. HIV 蛋白酶抑制剂介导的药物相互作用

　　HIV 蛋白酶抑制剂在治疗 HIV 时推荐的用法是联合用药。而多数 HIV 蛋白酶抑制剂既是 CYP3A4 的底物,也是强的 CYP3A4 抑制剂和 OATP1B1 抑制剂。HIV 的患者常伴有血脂异常和其他并发症。HIV 蛋白酶抑制剂与其他药物合用时,也有可能因 CYP3A4 和 OATP1B1 抑制,而引起较强的药物相互作用。

一项研究比较了奈非那韦(1 250 mg)对辛伐他汀和阿托伐他汀的药代动力学行为影响[10]。结果显示,合用奈非那韦可显著增加辛伐他汀稳态浓度。合用奈非那韦后,辛伐他汀 AUC_{ss} 和 C_{max} 分别增加 505% 和 517%,而对阿托伐他汀稳态浓度影响较小,其 AUC_{ss} 和 C_{max} 仅增加了 74% 和 122%[10]。表 11-3 列举了几种 HIV 蛋白酶抑制剂对他汀类药物 AUC 的影响。可见,HIV 蛋白酶抑制剂与他汀类药物相互作用强弱取决于 HIV 蛋白酶抑制剂和他汀类药物本身药代动力学特性。

表 11-3 几种 HIV 蛋白酶抑制剂对他汀类药物
AUC 的影响(用 $AUCR$ 表示)[10]

HIV 蛋白酶抑制剂及其用药方案	他汀类及其用药方案	AUCR
奈非那韦,每次 1 250 mg,每天 2 次	辛伐他汀,每次 20 mg,每天 1 次	6.05
沙奎那韦/利托那韦,每次 400 mg/400 mg,每天 2 次	辛伐他汀,每次 40 mg,每天 1 次	31.59
替拉那韦/利托那韦,每次 400 mg/100 mg,每天 2 次	阿托伐他汀,每次 20 mg,每天 1 次	5.9
沙奎那韦/利托那韦,每次 400 mg/400 mg,每天 2 次	阿托伐他汀,每次 40 mg,每天 1 次	3.90
夫沙那韦/利托那韦,每次 700 mg/100 mg,每天 2 次	阿托伐他汀,每次 10 mg,每天 1 次	2.53
夫沙那韦,每次 1 400 mg,每天 2 次	阿托伐他汀,每次 10 mg,每天 1 次	2.30
替拉那韦/利托那韦,每次 500 mg/200 mg,每天 2 次	阿托伐他汀,每次 40 mg,每天 1 次	9.36
达芦那韦/利托那韦,每次 300 mg/100 mg,每天 2 次	阿托伐他汀,每次 10 mg,每天 1 次	3.4
替拉那韦,每次 750 mg,每天 3 次	阿托伐他汀,每次 20 mg,每天 1 次	7.88
博赛泼维,每次 800 mg,每天 3 次	阿托伐他汀,每次 40 mg,每天 1 次	2.30
奈非那韦,每次 1 250 mg,每天 2 次	阿托伐他汀,每次 10 mg,每天 1 次	1.74
阿扎那韦/利托那韦,每次 300 mg/100 mg,每天 1 次	瑞舒伐他汀,每次 10 mg,每天 1 次	3.13
替拉那韦/利托那韦,每次 400 mg/100 mg,每天 2 次	瑞舒伐他汀,每次 20 mg,每天 1 次	2.1
达芦那韦/利托那韦,每次 600 mg/100 mg,每天 2 次	普伐他汀,每次 40 mg,每天 1 次	1.81
博赛泼维,每次 800 mg,每天 3 次	普伐他汀,每次 40 mg,每天 1 次	1.63

HIV 蛋白酶抑制剂与其他类药物也发生药物相互作用。例如,贝达喹啉是新型的抗结核病药物,体内代谢主要是由 CYP3A4 代谢的。HIV 蛋白酶抑制剂和贝达喹啉合用可治疗 HIV 感染患者伴随的结核菌感染。在 48 例接受 200 mg 贝达喹啉作为维持剂量治疗患者中,17 例为非抗逆转录病毒疗法患者,17 例为奈韦拉平治疗组和 14 例为洛匹那韦/利托那韦组,结果显示,洛匹那韦/利托那韦组患者中贝达喹啉的 AUC 比非抗逆转录病毒疗法患者高 93%,半衰期延长 77%,但非抗逆转录病毒疗法患者和奈韦拉平治疗患者中贝达喹啉的血浆暴露

无差异[11]。类似,在健康受试者中,每天 2 次口服洛匹那韦/利托那韦(400/100 mg)连续 10 天后,贝达喹啉及其代谢产物 M2 的清除率分别下降 35% 和 58%[12]。利托那韦和酮康唑均是强的 CYP3A4 抑制剂。有研究表明,尽管酮康唑(200 mg)不影响沙奎那韦/利托那韦的血浆暴露水平,但合用沙奎那韦/利托那韦(1 000/100 mg)使酮康唑的 C_{max} 和 $AUC_{0~12h}$ 分别增加 45% 和 168%[13]。

3. 唑类抗真菌药介导的药物相互作用

常用的唑类抗真菌药如伏立康唑、泊沙康唑、伊曲康唑、艾沙康唑和酮康唑均为强 CYP3A4 抑制剂,相比之下氟康唑对 CYP3A4 的抑制作用较弱。

咪达唑仑常用于在体内评价 CYP3A4 活性及其鉴定施害药物是否是 CYP3A4 的抑制剂或诱导剂及其强弱。FDA 和 EMA 分类如下:$AUCR \geqslant 5$ 属于强 CYP3A4 抑制剂或 $AUCR \leqslant 0.2$ 属于强诱导剂;$2 \geqslant AUCR < 5$ 属于中等强度的 CYP3A 抑制剂或 $0.2 > AUCR \leqslant 0.5$ 的属于中等强度诱导剂;$1.25 \leqslant AUCR < 2$ 为弱 CYP3A 抑制剂或 $0.5 < AUCR \leqslant 0.8$ 属于弱诱导剂。表 11-4 列举了一些临床报道的几种口服唑类抗真菌药与咪达唑仑药物相互作用及其程度。

表 11-4　几种口服唑类抗真菌药与咪达唑仑药物相互作用

唑类(例数)及其用药方案	咪达唑仑/剂量	$AUCR$	$C_{max}R$
伏立康唑(10),第 1 天 2 次,每次 400 mg;第 2 天 2 次,每次 200 mg[14]	7.5 mg,口服	11.28	3.80
	0.05 mg/kg,静脉注射	3.54	
泊沙康唑(11),每天 1 次,50 mg,7 天[15]	2 mg,口服	3.04	1.96
泊沙康唑(12),每天 1 次,100 mg,7 天[15]		3.95	2.38
泊沙康唑(12),每天 1 次,100 mg,7 天[15]		5.97	2.69
泊沙康唑(12),每天 2 次,每次 200 mg,7 天[16]	2 mg,口服	4.98	5.26
	0.4 mg,静脉注射	4.42	
泊沙康唑(12),每天 2 次,每次 400 mg,7 天[16]	2 mg,口服	5.26	2.32
	0.4 mg,静脉注射	6.23	
酮康唑每天(12),每天 1 次,400 mg,7 天[16]	2 mg,口服	7.64	2.70
	0.4 mg,静脉注射	7.86	
伊曲康唑(12),每天 1 次,100 mg,4 天[17]	7.5 mg,口服	5.74	2.56
伊曲康唑(9),每天 1 次,200 mg,4 天[18]	15 mg 单用,7.5 mg 合用	7.97	3.12
艾沙康唑(22),第 1~2 天,每天 3 次,每次 200 mg;第 3~11 天,每天 1 次,每次 200 mg[19]	3 mg,口服	2.03	1.69

酮康唑属于强 CYP3A4 抑制剂,也是 P-gp 抑制剂,与其他药物尤其是 CYP3A4 底物药物合用会引起严重的药物相互作用。多潘立酮是 CYP3A4 和 P-gp 底物。有研究显示,受试者每天 2 次(每天 4 次)口服 200 mg 酮康唑,连续 7 天。结果显示与对照比较,合用酮康唑后,多潘立酮的稳态 AUC_{ss}、$C_{max, ss}$ 和 $C_{min, ss}$ 分别增加 257%、193% 和 212%[20]。多潘立酮和酮康唑均可延长 QT 间期,合用后,这种 Q - T 间期延长作用进一步加强,尤其是男性受试者。因此,多潘立酮和酮康唑不应同时使用。

伊曲康唑也是强 CYP3A 抑制剂。研究显示,合用伊曲康唑可显著增加地塞米松的血药浓度及其对肾上腺功能抑制作用[21]。例如,8 名受试者交叉口服 200 mg 伊曲康唑或安慰剂,连续 4 天,第 4 天口服 4.5 mg 地塞米松,测定血浆中地塞米松和可的松浓度(图 11 - 2)。结果显示,合用伊曲康唑后地塞米松的 $AUCR$ 和 $C_{max}R$ 分别为安慰剂对照组的 3.7 倍和 1.7 倍。同时发现,合用伊曲康唑早上血浆中可的松的浓度显著低于安慰剂对照组,这提示合用伊曲康唑后地塞米松对肾上腺功能抑制显著增加[21]。

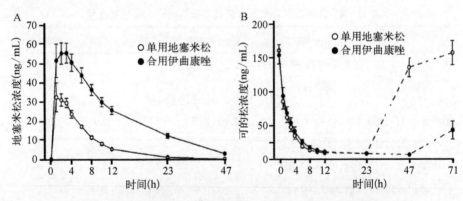

图 11 - 2　每天口服 200 mg 伊曲康唑 4 天后对口服 4.5 mg 地塞米松后血浆中地塞米松浓度(A)和可的松浓度(B)的影响[21]

4. CYP3A4 抑制剂与二氢吡啶类钙拮抗剂药物相互作用

多数钙拮抗剂是 CYP3A4 的底物,尤其是二氢吡啶类钙拮抗剂。有案例报道,患者服用非洛地平治疗高血压的同时服用伊曲康唑治疗足癣会出现下肢水肿,停用伊曲康唑后,这种不良反应消失。药代动力学分析显示,该患者合用伊曲康唑后,血浆中非洛地平的 $AUC_{0\sim6h}$ 至少增加 4 倍。下肢水肿是二氢吡啶类钙拮抗剂的不良反应,与血浆暴露水平有关。合用环孢素 A(5 mg/kg)

可使非洛地平的 AUC 和 C_{max} 分别增加 58% 和 151%[22]。临床报道,每天 1 次 200 mg 伊曲康唑 4 天后,非洛地平 C_{max} 和 AUC 分别增加约 8 倍和 6 倍,非洛地平的降血压和心率增加作用显著增加[23]。大环内酯类抗生素也是 CYP3A 抑制剂。有文献报道,克拉霉素和红霉素与钙拮抗剂可增加低血压不良反应甚至有休克的风险[24],这些作用与 CYP3A 活性被抑制,钙拮抗剂血浆暴露水平增加有关。可见钙拮抗剂,尤其是二氢吡啶类钙拮抗剂应尽量避免与 CYP3A4 抑制剂合用,必须合用时,应注意调控剂量。

第二节　CYP2B6 介导的药物相互作用及其临床意义

CYP2B6 是人体 CYP450s 之一,表达量占总肝 CYP450s 的 2% ~ 10%,介导约 8% 的药物代谢,包括环磷酰胺、异环磷酰胺、丙泊酚、氯胺酮、哌替啶、美沙酮、蒿甲醚、奈韦拉平、安非他酮和依法韦仑等。CYP2B6 活性可被苯巴比妥、苯妥英钠、利福平、安乃近和卡马西平等诱导,也可被噻替派、氯吡格雷、克霉唑、伊曲康唑、舍曲林和拉洛昔芬等药物抑制[25,26]。

一、CYP2B6 诱导引起的药物相互作用及其临床意义

安乃近是强 CYP3A4 和 CYP2B6 诱导剂[27]。有研究显示,与服用安乃近前比较,16 名在合用安乃近(500 mg,口服,每天 3 次,4 天)后,安非他酮的 C_{max} 和 AUC 分别降低 60% 和 30%,而 4 -羟基安非他酮的 C_{max} 和 AUC 分别增加 163% 和 43%,4 -羟基安非他酮及安非他酮的 $AUC_{0 \sim \infty}$ 比值增加 111%[28]。舍曲林也是 CYP2B6 底物。在临床血药浓度检测过程中,将患者分成 3 组:接受舍曲林和安乃近($n = 15$)的患者,接受舍曲林和布洛芬的患者($n = 19$)及单用舍曲林的对照组($n = 19$)。结果显示,合用安乃近组舍曲林的血药浓度中位数比单用舍曲林组低 67%,而舍曲林和布洛芬与单用舍曲林无差异。合用安乃近组的剂量校正浓度[0.10(ng/mL)/(mg/d)]也显著低于合用布洛芬组[0.26 (ng/mL)/(mg/d)]。合用安乃近组中舍曲林浓度出现低于有效浓度频率 (40%)且高于合用布洛芬组(5%)和单用舍曲林组(0%),提示舍曲林与安乃近合用时,应调整舍曲林剂量。

利托那韦是强的 CYP2B6 和 CYP3A4 抑制剂[29],也是 CYP1A2、CYP2B6 和 CYP2C9 诱导剂[30]。有研究比较了在 13 名感染 HIV 患者中 3 天利托那韦(400 mg 每天 2 次)治疗和 2.5 周利托那韦(400 mg,每天 2 次)治疗对安非他酮药代动力学行为的影响。结果显示合用利托那韦 3 天后,消旋体安非他酮、R-安非他酮和 S-安非他酮的 AUC 仅轻微地降到对照的 84%、86% 和 80%,合用利托那韦 2.5 周后,消旋体安非他酮、R-安非他酮和 S-安非他酮的 AUC 分别显著降低到对照的 67%、69% 和 60%,说明利托那韦对 CYP2B6 的诱导作用呈时间依赖性[31]。另外,健康男性受试者分别接受两种 24 天的利托那韦处理,处理 1:口服 100 mg 利托那韦(每天 4 次)24 天。处理 2:起始剂量 300 mg 利托那韦(每天 4 次),逐渐增加到 600 mg(每天 4 次)。结果显示,与对照比较,高剂量利托那韦使安非他酮 AUC 和 C_{max} 下降 62% 和 67%,而低剂量则使安非他酮 AUC 和 C_{max} 下降 21% 和 22%[32]。另有临床研究表明,合用洛匹那韦 400 mg/利托那韦 100 mg 2 周后,血浆中安非他酮 C_{max} 和 AUC 下降 57%[33]。利托那韦也可增加哌替啶、炔雌醇、奥氮平和美沙酮等代谢或清除率,这也可能归功于 CYP2B6 诱导[34]。

蒿甲醚-本芴醇是治疗疟疾的高效联合用药方法。蒿甲醚主要由 CYP3A4/5 和 CYP2B6 代谢生成活性代谢产物双氢青蒿素,而本芴醇主要由 CYP3A4/5 代谢生成去丁基本芴醇。奈韦拉平是 CYP3A4 和 CYP2B6 的底物和诱导剂,蒿甲醚-本芴醇和奈韦拉平联合用于治疗 HIV 与疟疾合并感染。临床综合试验显示,合用奈韦拉平后,蒿甲醚口服清除率 CL/F 增加 64%,AUC 降低 39%,而双氢青蒿素口服清除率下降 32%,AUC 升高 32%;蒿甲醚与双氢蒿甲醚代谢比下降 58%;本芴醇 AUC 升高约 34%,脱丁基本芴醇 AUC 下降约 34%,本芴醇与脱丁基本芴醇代谢比升高 98%。临床研究认为,低的蒿甲醚与双氢青蒿素代谢比和高本芴醇与脱丁基本芴醇代谢比有相对更好的临床疗效,可见奈韦拉平与蒿甲醚-本芴醇合用在临床上是有益的[35]。但对另一些药物而言,奈韦拉平的这种 CYP2B6 诱导则是有害的。如有研究显示,10 名 HIV 阳性受试者接受奈韦拉平治疗 7 天后,美沙酮 AUC 及 C_{max} 分别降低 63.3% 和 55.2%,10 名受试者中有 9 名表现出戒断症状[36]。类似,在 20 名 HIV 阳性受试者接受奈韦拉平后,消旋体美沙酮($n=11$)和 R-美沙酮($n=9$)的剂量校正 AUC 分别下降 41% 和 37%,20 人中有 14 人因戒断症状需要增加美沙酮的剂量[37]。

依法韦仑也是强 CYP2B6 诱导剂。临床研究显示,13 名受试者每天 1 次合用 600 mg 依法韦仑 12 天后,安非他酮的 AUC 和 C_{max} 分别降低 55% 和 34%。羟基安非他酮与安非他酮的 $AUCR$ 增加 130%[38]。依法韦仑也能降低美沙酮血浆暴露约 50%,导致出现戒断症状或需要增加美沙酮剂量[34]。除了诱导 CYP2B6,依法韦仑也诱导 CYP3A4 和 P-gp。以阿芬太尼和非索非那定为 CYP3A4 和 P-gp 探针研究显示,口服 600 mg 依法韦仑连续 2 周后,静脉注射和口服阿芬太尼的 $AUCR$ 分别为 0.54 和 0.22,口服非索非那定的 $AUCR$ 为 0.73。依法韦仑引起的 CYP2B6 诱导也会加速自身代谢,其口服清除率由单次用药物的 (12.3 ± 6.1) L/h 增加到服用依法韦仑 2 周后的 (20.1 ± 9.5) L/h,8-羟基依法韦仑形成清除率由单次的 (1.0 ± 0.6) L/h 显著增加到服用依法韦仑 2 周后的 (10.7 ± 5.7) L/h[39]。

青蒿素是 CYP2B6 底物,也是 CYP2B6 诱导剂[40]。在 6 名 CYP2C19 PM 和 8 名 CYP2C19 EM 中,分别用 S-美芬妥因的 N-去甲化代谢和甲苯磺丁脲羟化代谢评判 CYP2B6 和 CYP2C9 活性。受试者口服青蒿素(250 mg/d) 9 天,第 10 天口服 500 mg 青蒿素。结果显示与单次用药比较,在两种人群中,服用青蒿素 10 天后,在两种人群中青蒿素和 R-美芬妥因的口服清除率分别增加 5.3 倍和 1.7 倍。在 CYP2C19 PM 中,S-尼凡诺和 S-美芬妥英的 $AUCR$ 增加 1.9 倍,但尿中羟基甲苯磺丁脲+碳酸甲苯磺丁脲与甲苯磺丁脲比不变。由此可见,青蒿素增加 S-美芬妥英的 N-去甲化代谢与 CYP2B6 诱导有关,青蒿素自身诱导也部分归功于 CYP2B6 诱导。青蒿素也诱导 R-美芬妥英代谢酶[41]。利福平也是 CYP2B6 诱导剂。临床研究受试者口服 600 mg 利福平 6 天可显著降低口服和静脉注射 S-氯胺酮的血浆暴露水平,对口服 S-氯胺酮血浆暴露水平影响强于静脉注射,其 AUC 分别降低 14% 和 86%。去甲氯胺酮/氯胺酮的 $AUCR$ 分别增加 66% 和 147%[42]。氯胺酮在体内代谢主要是由 CYP2B6 和 CYP3A4 介导的,提示利福平增加 S-氯胺酮代谢部分归功于 CYP2B6 诱导。

二、CYP2B6 抑制引起的药物相互作用及其临床意义

伏立康唑是强 CYP2B6 抑制剂,其 $K_i<0.5$ μmol/L,与 CYP2B6 底物合用后,有可能出现较强的药物相互作用。有文献报道,健康受试者每天 4 次口服

200 mg 伏立康唑 7 天后,依法韦仑的半衰期、C_{max} 和 AUC 分别增加 51%、36% 和 89%[43]。另有文献报道,16 名受试者口服伏立康唑(第 1 天:400 mg,每天 4 次;第 2~5 天:200 mg,每天 4 次),另 7 名受试者为对照,结果显示,合用伏立康唑后,R-美沙酮的 AUC 和 C_{max} 分别增加到对照的 147.2% 和 130.7%。S-美沙酮的血浆暴露水平增加程度更大。相比对照组,S-美沙酮 AUC 和 C_{max} 分别增加到对照的 203.4% 和 165.4%[44]。美沙酮临床给药通常采用外消旋混合物,其中 R-对映体为活性对映体,而 S-对映体则可阻断 hERG 的电压门控钾通道,延长心电图的 QT 间隔,与尖端扭转不良事件有关。CYP2B6 活性降低将使 S-对映体代谢降低,血浆浓度升高,更易产生心脏毒性。有合用加重美沙酮诱发尖端扭转不良事件的临床报道[45]。

噻氯匹定属于时间依赖性 CYP2B6 抑制剂。有研究显示,口服 6 天噻氯匹定(250 mg,每天 2 次)后,S-氯胺酮的 AUC 和 C_{max} 分别增加到对照的 233% 和 172%[46]。类似,口服噻氯匹定(250 mg,每天 4 次)4 天后,静脉注射美沙酮和口服美沙酮后 S-美沙酮的 $AUC_{0\sim\infty}$/剂量分别增加 57% 和 62%,而 R-美沙酮 $AUC_{0\sim\infty}$/剂量仅增加 20%[47]。

第三节 CYP2Cs 介导的药物相互作用及其临床意义

一、CYP2Cs 诱导引起的药物相互作用及其临床意义

华法林与利福平药物相互作用是 CYP2C9 诱导导致药物药效降低的典型例子。华法林是一线抗凝药物,同时也是 CYP2C9 的底物。一项临床研究[48]中,4 个健康男性每天口服 300 mg 利福平(每天 4 次)第 4 天后,口服 0.75 mg/kg 体重的华法林消旋体,结果显示,合用利福平后 S-华法林和 R-华法林 AUC 分别从服用利福平前的 232 μg·h/mL 和 159 μg·h/mL 显著降低至 60 μg·h/mL 和 47 μg·h/mL,凝血酶原-时间 AUC 降低到服用利福平前的 54%[48]。也有因利福平与华法林合用导致治疗失败或需要增加华法林剂量的临床案例[49]。例如,一位同患分枝杆菌感染和脑室内血栓患者,需要接受华法林和利福平联

合治疗。国际标准化比值评价指标显示,在合用利福平过程中需要逐渐增加华法林剂量,最后需要服用 5~6 倍常规剂量的华法林才能勉强维持期望国际标准化比值。停用利福平需要逐渐降低华法林剂量约 70% 以维持期望国际标准化比值[50]。又如,1 名深静脉血栓及肺栓塞病患者,接受华法林 5 mg/d 常规抗凝治疗,因外科受术后接受利福平等抗感染治疗。在接受利福平治疗 2 个月的过程中华法林的剂量需要增加到常规剂量的 5~6 倍[51]。同样,停用利福平需要逐渐降低华法林的剂量。有因停用华法林的剂量不及时,导致国际标准化比值严重高出正常值,患者出现显性血尿需要的不良反应[52]。

罗格列酮、格列美脲和格列苯脲等口服降血糖药物是 CYP2Cs 底物。合用利福平因 CYP2Cs 诱导,加速这些药物代谢,降低血药浓度,从而减弱这些降血糖药的降血糖效果(表 11-5)。

表 11-5 利福平对于几种 CYP2Cs 底物药物的 AUC 和 C_{max} 的影响

底物/剂量(mg)	利福平(mg)/服药时间(d)	$AUC_{单用}$ [ng/(mL·h)]	$AUC_{合用}$ [ng/(mL·h)]	$AUCR$	$C_{max,单用}$ (ng/mL)	$C_{max,合用}$ (ng/mL)	$C_{max}R$
罗格列酮/8[53]	600 mg/6 d	2947.9	991.5	0.34	537.7	362.3	0.67
格列美脲/1[54]	600 mg/5 d	286.7	190.3	0.66	64.2	55.5	0.86
格列齐特/80[55]	600 mg/6 d	4 420	1 530	0.35	4 600	2 600	0.57
格列苯脲/1.75[56]	600 mg/5 d	323.9	197.9	0.61	91.1	71.2	0.78
格列吡嗪/2.5[56]	600 mg/5 d	801.0	621.2	0.78	154.4	182.6	1.18
那格列奈/60[57]	600 mg/5 d	7 161	5 448	0.76	4 934	3 931	0.80
塞来昔布/200[58]	600 mg/5 d	4 632.42	1 629.46	0.35	544.89	238.61	0.44

二、CYP2Cs 抑制引起的药物相互作用及其临床意义

1. 吉非贝齐介导的药物相互作用

吉非贝齐及其代谢产物吉非贝齐葡萄糖醛酸苷均是强 CYP2C8 和 OATPs 抑制剂,与 CYP2C8 底物药物如恩杂鲁胺、西立伐他汀、瑞格列奈和孟鲁斯特等合用,因 CYP2C8 活性抑制,增加底物药物血浆暴露水平和药物疗效或毒性。西立伐他汀是 CYP2C8 和 OATPs 底物。在一项临床随机对照、双盲交叉试验研究中,10 位健康受试者口服 600 mg 吉非贝齐(每天 4 次)连续 3 天,结果显示,合用吉非贝齐后西立伐他汀的 AUC 和 C_{max} 分别平均增加到安慰剂的

559%和307%,西立伐他汀酮的 AUC 平均增加到安慰剂的340%,其代谢产物 M-1 增加到安慰剂的435%,而 M-23(由 CYP2C8 介导形成的)的 AUC 则降低到安慰剂的11%[59]。吉非贝齐与西立伐他汀的相互作用应该是肝 OATPs 和 CYP2C8 被抑制的共同结果。

降血糖药瑞格列奈被 FDA 推荐为 CYP2C8 的探针底物。一项研究考察了不同剂量的吉非贝齐对于瑞格列奈药代动力学及其降血糖作用的影响[60]。受试者分别单剂量口服 30 mg、100 mg、300 mg、900 mg 的吉非贝齐或安慰剂后 1 h,口服 0.25 mg 瑞格列奈进行药代动力学和降血糖作用研究,结果显示,吉非贝齐剂量依赖性地增加瑞格列奈的血浆暴露水平。单剂量口服 30 mg、100 mg、300 mg 和 900 mg 的吉非贝齐可分别将瑞格列奈的 AUC 增加到安慰剂的 1.8 倍、4.5 倍、6.7 倍和 8.3 倍,瑞格列奈的 C_{max} 增加到安慰剂的 1.4 倍、1.7 倍、2.1 倍和 2.4 倍。与血浆中瑞格列奈暴露水平增加一致的是其降血糖作用加强。例如,合用 100 mg、300 mg 或 900 mg 吉非贝齐后,最低血糖值均显著低于安慰剂,合用 300 mg 或 900 mg 吉非贝齐后服用瑞格列奈后 0~3 h 和 0~9 h 的血糖值也显著低于安慰剂。

抗肿瘤药物恩杂鲁胺在体内代谢也是由 CYP2C8 介导的。有研究显示,受试者口服吉非贝齐 600 mg(每天 4 次)和安慰剂 21 天后,恩杂鲁胺和恩杂鲁胺+活性代谢产物的 AUC 分别增加到安慰剂的 4.26 倍和 2.17 倍,提示恩杂鲁胺与 CYP2C8 抑制剂合用,应该降低剂量[61]。

2. 质子泵抑制剂与氯吡格雷的药物相互作用

氯吡格雷用于治疗心血管疾病,可预防心肌梗死和脑梗死。在进行抗血栓治疗时,往往给予患者质子泵抑制剂以防止胃肠道出血,因此氯吡格雷等抗凝血药与质子泵抑制剂合用是可能的。氯吡格雷在体内代谢活化主要是由 CYP2C19 介导的,而一些质子泵抑制剂如奥美拉唑是 CYP2C19 抑制剂,两者合用会出现药物相互作用。例如,Gilard 等[62]报道了奥美拉唑与氯吡格雷的药物相互作用。将接受阿司匹林和氯吡格雷治疗患者随机分成合用安慰剂或合用奥美拉唑(20 mg/day)7 天两组,并测定第 1 天和第 7 天的血小板活性,结果显示,尽管在第 1 天两组患者的血小板活性无差异,但治疗 7 天后,合用奥美拉唑治疗患者血小板活性显著高于安慰剂组[62]。在一项涉及 1 000 例使用氯吡格雷治疗患者中,有 268 人接受质子泵抑制剂治疗(其中,泮托拉唑 162 例、奥美拉唑 64 例、埃索美拉唑 42 例),用 ADP 诱导血小板聚集表征血小板活性,结果显示,合用奥美拉唑患者血小板活性(295.5)显著高于未使用质子泵抑制剂治疗的患者(220.0),而合用泮托拉唑和埃索美拉唑患者中血小板活性与未使用质子泵抑制剂的患者类似。这提示氯吡格雷尽可能不要与奥美拉唑合用[63]。在一项282名健康受试者参与的5个随机交叉和安慰剂对照的试验中,比较奥美拉唑和泮托拉唑对氯吡格雷的血浆暴露水平和抗血小板活性的影响。研究1:氯吡格雷(负荷剂量300 mg/维持剂量75 mg/d)与奥美拉唑80 mg/d同服;研究2:氯吡格雷(负荷剂量300 mg/维持剂量75 mg/d),奥美拉唑80 mg/d,分开服;研究3:氯吡格雷(负荷剂量600 mg/维持剂量150 mg/d)与奥美拉唑80 mg/d同服;研究4:氯吡格雷(负荷剂量300 mg/维持剂量75 mg/d)与泮托拉唑80 mg/d同服,共5天。在1天和第5天进行氯吡格雷药代动力学研究,结果显示,合用质子泵抑制剂可降低氯吡格雷活性代谢产物的血浆暴露。相对于安慰剂,研究1、2、3和4中氯吡格雷活性代谢产物 AUC 分别下降40%、47%、41%和14%,伴随氯吡格雷的抗血小板聚集作用降低。相对于安慰剂,研究方案1、2、3和4中,5 μmol/L ADP 诱导血小板最大集聚分别增加8.0%、5.6%、8.1%和4.3%,血管扩张刺激磷蛋白磷酸化-血小板反应指数(VASP‐PRI)分别增加20.7%、27.1%、19.0%和3.9%,这提示奥美拉唑与氯吡格雷存在中等强度的相互作用,进而影响氯吡格雷的临床疗效,而泮托拉唑与氯吡格雷间无明显的药物相互作用[64]。另有文献比较了埃索美拉唑、右兰索拉唑、兰索拉唑和奥美拉唑与氯吡格雷的药物相互作用。即受试者接受氯吡格雷(75 mg)与质子泵抑制剂(右兰索拉唑60 mg、埃索美拉唑40 mg、兰索拉唑30 mg 或奥美拉唑80 mg)联合治疗9天,结果显示,在4种质子泵抑制剂中,奥美拉唑可显著降低氯吡格雷活性代谢产物血浆暴露,埃索美拉唑呈现弱的药物相互作用,而右兰索拉唑和兰索拉唑几乎不影响氯吡格雷活性代谢产物水平(表11-6)。合用奥美拉唑、埃索美拉唑、右兰索拉唑和兰索拉唑后引起 VASP‐PRI 分别增加11%、11.4%、2.0%和4.1%[65]。

表11-6　几种质子泵抑制剂对氯吡格雷活性代谢产物血浆暴露的影响[65]

参　　数	兰索拉唑/ 30 mg	右兰索拉唑/ 60 mg	埃索美拉唑/ 40 mg	奥美拉唑/ 80 mg
$AUC_{单用}$(ng・h/mL)	41.69±10.02	41.25±14.69	42.35±18.79	37.78±12.04
$AUC_{合用}$(ng・h/mL)	36.42±10.82	37.75±13.13	31.23±9.94	26.28±8.80

参　　数	兰索拉唑/ 30 mg	右兰索拉唑/ 60 mg	埃索美拉唑/ 40 mg	奥美拉唑/ 80 mg
AUCR	0.86(0.802~ 0.916)	0.91(0.857~ 0.967)	0.84(0.644~ 1.093)	0.69(0.644~ 0.749)
$C_{max,单用}$(ng/mL)	39.14±12.55	38.85±15.7	40.97±22.91	38.25±12.46
$C_{max,合用}$(ng/mL)	30.01±15.26	29.33±12.4	24.69±10.64	22.55±10.68
$C_{max}R$	0.70(0.611~ 0.803)	0.73(0.652~ 0.827)	0.68(0.506~ 0.909)	0.56(0.488~ 0.635)

但有文献显示,在 21 名氯吡格雷敏感受试者中,加服兰索拉唑 30 mg/d,7 天后,血小板活性降低低于单用氯吡格雷。21 人中有 10 人对氯吡格雷响应降低,有 3 人出现氯吡格雷抵抗[66]。奥美拉唑和雷贝拉唑也能显著降低 CYP2C19 EM 携带者中氯吡格雷活性代谢产物的 *AUC*,而这种降低作用仅在 CYP2C19EM 携带者中发生[67]。类似,在氯吡格雷敏感的受试者中,合用奥美拉唑后,ADP 诱导最大血小板聚集率的由 40.68%±18.82% 显著增加到 55.73%±19.66%。2 周的雷贝拉唑治疗也能使最大血小板聚集率由 36.42%±21.39% 显著增加到 48.46%±18.80%,而对氯吡格雷不敏感的药物无这种作用[68]。

第四节　CYP1A2 介导的药物相互作用及其临床意义

CYP1As 是 P450 家族中的一种亚族,主要在人体肝脏中表达,该亚族主要由 CYP1A1 和 CYP1A2 构成。其中,CYP1A2 约占肝脏 CYP450s 的 13%。由 CYP1A2 介导代谢的药物包括抗精神病药物氯丙嗪、抗凝药华法林和治疗哮喘的茶碱等[69]。一些药物如沙星类和氟伏沙明等也是 CYP1A2 抑制剂。

一、CYP1A2 诱导引起的药物相互作用及其临床意义

1. 烟草介导的药物相互作用

吸烟通过诱导 CYP1A2 的活性而加速 CYP1A2 底物药物代谢。褪黑素是 CYP1A2 底物。有研究证实,吸烟可以降低褪黑素血浆暴露水平。例如,在 12 名健康志愿者(其中 6 名为吸烟者)中研究褪黑素的药代动力学,结果显示,吸

烟者中褪黑素血药浓度显著低于非吸烟者,其 AUC 和 C_{max} 约为非吸烟者的 57% 和 60%[70]。奥氮平在体内代谢也是由 CYP1A2 介导的。有研究者在 17 名精神病患者(8 名吸烟者和 9 名非吸烟者)中研究口服奥氮平药代动力学和药效学,同时用口服 150 mg 咖啡因后 24 h 内尿中咖啡因总代谢产物与咖啡因比(咖啡因-N-3 去甲基化代谢指标)表征 CYP1A2 活性,即:(5-乙酰氨基-6-甲酰氨基-3-甲基尿嘧啶+1-甲基尿嘧啶+1-甲基黄嘌呤+1,7-二乙基尿酸+副黄嘌呤)/咖啡因。结果显示,吸烟者的咖啡因-N-3 去甲基化代谢指数是非吸烟者的 6 倍,这说明 CYP1A2 活性被显著诱导。在吸烟者中奥氮平稳态浓度/剂量低于非吸烟者的 20%。奥氮平治疗 15 天后,吸烟者相对治疗前的简明精神病状态评定量表积分(12.5%±14%)也显著低于非吸烟者(30.4%±10%),这说明奥氮平的治疗效果受损[71]。在 80 名至少服用氯氮平 3 个月的精神病患者(45 名吸烟者和 35 名非吸烟者)中也发现,在吸烟者中氯氮平的稳态血药浓度/剂量降到非吸烟者的 1/4,吸烟者所需维持剂量(382 mg/d)也显著高于非吸烟者(197 mg/d)[72]。临床血药浓度检测也表明吸烟者中显示出低浓氯氮平浓度/剂量值和高的代谢产物/母药值[73]。他司美琼也是 CYP1A2 底物。吸烟也能加速他司美琼的代谢,他司美琼在吸烟者中的 AUC 和 C_{max} 分别约为非吸烟者的 60.1% 和 64%[74]。需要注意的是,这些吸烟者在戒烟时,需要调整相应药物的剂量,有因突然戒烟而引起氯氮平浓度升高和不良反应增加的临床案例[75]。

2. 药物诱导 CYP1A2 引起的药物相互作用

卡马西平和利福平也是 CYP1A2 诱导剂。有研究显示,2 周的卡马西平(200 mg,每天 4 次)和安慰剂处理可使奥氮平的 C_{max} 和 AUC 降低到安慰剂的 75.2% 和 66.4%[76]。合用马西平和利福平也能使氯氮平浓度/剂量降低到对照的 50% 以下[77]。类似研究显示,5 天 600 mg 利福平治疗可使替扎尼定的 AUC 和 C_{max} 分别降低 54% 和 51%[78]。磷酸二酯酶-4(PDE4)抑制剂罗氟司特在 CYP1A2 和 CYP3A4 介导下生成罗氟司特-N-氧化物。有文献报道,11 天的 600 mg 利福平处理也能使罗氟司特的 AUC 和 C_{max} 分别降低 80% 和 68%,罗氟司特 N-氧化物的 AUC 和 C_{max} 也分别降低 56% 和 30%,其总 PDE4 抑制作用降低 58%[79]。同样,6 天口服 600 mg 利福平后,他司美琼 AUC 和 C_{max} 分别降低到对照的 10.8% 和 17.2%[74]。

二、CYP1A2 抑制引起的药物相互作用及其临床意义

1. 氟伏沙明抑制 CYP1A2 引起的药物相互作用

氟伏沙明是强 CYP1A2 抑制剂,与多种 CYP1A2 底物药物合用后会引起强烈的药物相互作用。典型案例是氟伏沙明与替扎尼定的药物相互作用。解痉药替扎尼定在体内代谢主要是由 CYP1A2 介导的。一项研究显示,10 名健康受试者每天 1 次给予 100 mg 氟伏沙明或安慰剂连续 4 天,第 4 天同时进行单剂量口服 4 mg 替扎尼定药代动力学研究,结果显示,合用氟伏沙明后,替扎尼定的 AUC 和 C_{max} 分别增加到安慰剂的 33 倍和 12 倍,半衰期从 1.5 h 增加到 4.3 h。药效学研究也显示,合用氟伏沙明后患者收缩压和舒张压与替扎尼定的最大差值分别为-35 mmHg 和-20 mmHg,舒张压达到临界水平。数字符号试验、主观药物效应和睡意等评判指标均显示替扎尼定的中枢效应显著加强,提示替扎尼定应避免与氟伏沙明等 CYP1A2 抑制剂合用[80]。

抗抑郁药物度洛西汀在体内代谢主要是由 CYP1A2 介导的。有研究显示,受试者多剂量口服氟伏沙明(第 1 天,50 mg;第 2~16 天,每天 1 次,100 mg)后,使口服度洛西汀的 AUC 和 C_{max} 分别增加 460% 和 141%,口服生物利用度由 42.8% 增加到 81.9%。静脉注射度洛西汀的 AUC 也增加 170%[81]。同样发现,在 8 名服用度洛西汀抑郁患者中,加服 50 mg 氟伏沙明后,度洛西汀浓度/剂量平均增加 3 倍[82]。泊马度胺在体内代谢主要是由 CYP1A2 和 CYP3A4 介导的。口服 50 mg 氟伏沙明(每天 4 次,4 天)可使口服泊马度胺的 AUC 和 C_{max} 增加 125.1% 和 23.7%[83]。同样,合用氟伏沙明(每天 4 次,25 mg,2 天)也可使罗哌卡因的清除率从 354 mL/min 降到 112 mL/min[84]。口服氟伏沙明(50 mg/d,4 天)可使咖啡因的总清除率从 107 mL/min 降到 21 mL/min,半衰期从 5 h 延长到 31 h,咖啡因的 $N-3$ 去甲基化、$N-1$ 去甲基化和 $N-7$ 去甲基化清除率分别降低到对照的 19.5%、37.5% 和 42.8%[85]。他克林体内代谢是由 CYP1A2 介导的。13 名健康受试者每天口服 100 mg 氟伏沙明或安慰剂连续 6 天。在第 6 天,进行他克林(40 mg)的药代动力学研究。结果显示,口服氟伏沙明后,他克林的 AUC 从 27 ng·h/mL 显著增加到 224 ng·h/mL,C_{max} 从 7 ng/mL 显著增加到 39ng/mL。合用氟伏沙明的 5 名受试者出现恶心、呕吐、流涎和腹泻等胃肠道不良反应,而服用安慰剂的患者无这种症状[86]。在另一项 18 名健康受试者参与的研究中发现,每天口服 50 mg 或 100 mg 氟伏沙明达

稳态后可使他克林的清除率约降低 85%，且血浆中他克林浓度与氟伏沙明剂量正相关[87]。

在 10 名服用硫利达嗪（88±54 mg/d）治疗的患者中发现，加服氟伏沙明（每天 4 次，25 mg）一周后，硫利达嗪浓度从 0.40 μmol/L 显著增加到 1.21 μmol/L。其代谢产物美索达嗪和磺达嗪浓度也分别从 0.65 μmol/L 和 0.21 μmol/L 显著增加到 2.0 μmol/L 和 0.56 μmol/L，而停用氟伏沙明 2 周后，硫利达嗪、美索达嗪和磺达嗪的浓度均降低[88]，说明硫利达嗪的代谢被氟伏沙明抑制。有文献显示，每天口服氟伏沙明 50 mg，6 天后，他司美琼的 AUC 和 C_{max} 分别增加到对照组的 653% 和 232%[74]。口服氟伏沙明（50 mg，每天 4 次，7 天）可以使口服美西律（200 mg）的 AUC 和 C_{max} 分别由对照的 6.70±3.21 μg·h/mL和 0.536±0.164 μg/mL 显著增加到 10.4±4.85 μg·h/mL 和 0.623±0.133 μg/mL[89]。口服氟伏沙明（50 mg，每天 1 次，14 天）也会使罗氟司特和罗氟司特-N-氧化物的 AUC 分别增加到对照的 256% 和 152%。总 PDE4 抑制活性增加 58%[90]。

2. 沙星类药物抑制 CYP1A2 引起的药物相互作用

一些沙星类药物，尤其是依诺沙星和环丙沙星，也是 CYP1A2 抑制剂。以咖啡因为探针的研究显示，对 CYP1A2 的抑制作用强度依次是依诺沙星>吡哌酸>环丙沙星>氧氟沙星[91]。在 12 名受试者中，以咖啡因为探针，比较了氧氟沙星（200 mg，每天 2 次），环丙沙星（250 mg，每天 2 次）和依诺沙星对 CYP1A2 活性的抑制作用。先进行单剂量咖啡因药代动力学研究，受试者接受氧氟沙星（200 mg，每天 2 次），环丙沙星（250 mg，每天 2 次）和依诺沙星（400 mg，每天 2 次）处理 4 天，于第 4 天再进行咖啡因药代动力学研究。结果显示，合用氧氟沙星、环丙沙星和依诺沙星达稳态后，测得咖啡因的 $AUCR$ 分别为 0.99、1.57 和 4.46，$C_{max}R$ 分别为 1.06、1.09 和 1.41[92]。在另一项三交叉试验中，12 名健康受试者接受 A、B 和 C 处置。A 处置：服咖啡因（183 mg，每天 1 次），连续 5 天；B 和 C 处置：同时服用培氟沙星（400 mg，每天 2 次）或 400 mg 依诺沙星和咖啡因（180 mg，每天 1 次）连续 4 天。于第 5 天早上在服用培氟沙星或依诺沙星 1.5 h 后，再口服咖啡因。结果显示，合用培氟沙星和依诺沙星均显著增加咖啡因的稳态血药浓度及其暴露水平。合用依诺沙星后，估算咖啡因的 $AUCR$ 和 $C_{max}R$ 分别为 5.81 和 1.99，而合用培氟沙星后，估算咖啡因的 $AUCR$ 和 $C_{max}R$ 分别为 1.88 和 1.11[93]。有文献比较了 5 种沙星类药物对咖啡因药代动力学的影响。受试者第一天进行咖啡因药代动力学研究,第 2 天开始连续 3 天口服氧氟沙星(200 mg,每天 4 次),诺氟沙星(400 mg,每天 4 次),吡哌酸(400 mg,每天 4 次),环丙沙星(500 mg,每天 4 次)或依诺沙星(400 mg,每天 4 次)。第 5 天再次进行咖啡因药代动力学研究。估算多剂量合用氧氟沙星、诺氟沙星、吡哌酸、环丙沙星和依诺沙星后,咖啡因的 $AUCR$ 分别为 0.99、1.16、2.79、1.58 和 4.46,即在体对咖啡因(CYP1A2)的代谢抑制作用强度排序为诺氟沙星>吡哌酸>环丙沙星>诺氟沙星>氧氟沙星。诺氟沙星对 CYP1A2 呈强抑制作用,而氧氟沙星几乎不影响 CYP1A2 活性[94]。参照 FDA 的评判标准提示,在体依诺沙星属于强 CYP1A2 抑制剂,吡哌酸属于中等强度 CYP1A2 抑制剂,环丙沙星和培氟沙星属于弱 CYP1A2 抑制剂,而氧氟沙星和诺氟沙星对 CYP1A2 活性几乎无影响。

依诺沙星与茶碱药物相互作用的研究比较广泛。有研究者比较了不同剂量的依诺沙星对茶碱药代动力学的影响[95],即受试者口服依诺沙星 0 mg、25 mg、100 mg 和 400 mg(每天 4 次)7 天,第 5 天进行茶碱的药代动力学研究。结果显示,依诺沙星剂量依赖性地增加茶碱的血浆暴露水平,伴随尿中代谢产物回收量减少(表 11 - 7)。

表 11 - 7　不同剂量依诺沙星对口服 200 mg 茶碱血浆暴露
水平及其尿中茶碱及其代谢产物排泄的影响[95]

参　数	依诺沙星剂量(mg)			
	0	25	100	400
$AUC(mg \cdot h/L)$	44.2	62.9	88.8	121
$C_{max}(mg/L)$	2.81	3.65	4.00	4.02
72 h 尿药回收量				
茶碱(mg)	29.2	28.2	48.2	46.1
3 -甲基嘌呤(mg)	23.4	16.0	35	6.31
1 -甲基尿酸(mg)	34.9	61.2	45.7	10.4
1,3 -二甲基尿酸(mg)	99.4	45.9	27.7	26.3

400 mg 依诺沙星引起茶碱的 AUC 约增加到对照(依诺沙星剂量为 0 mg)的 2.7 倍,尿中茶碱代谢产物(3 - MX、1 - MU、1,3 - MU)回收量降低到对照的 20% ~ 30%。在另一项由 8 名受试者参与的序列设计试验中,受试者口服 150 mg 茶碱(每天 4 次)12 天,第 5 天开始加服 400 mg 依诺沙星,第 9 天停服

依诺沙星,结果显示,加服依诺沙星期间茶碱的稳态谷浓度从 3.17 $\mu g/mL$ 显著增加到 8.23 $\mu g/mL$,稳态峰浓度也由 4.79 $\mu g/mL$ 显著增加到 9.99 $\mu g/mL$,12 h内总茶碱代谢产物回收量从 76.3 mg 降低到 38.6 mg。停用依诺沙星后,茶碱的稳态谷浓度和峰浓度又降到 3.43 $\mu g/mL$ 和 4.80 $\mu g/mL$,接近加服依诺沙星前的水平[96]。依诺沙星也会增加其他 CYP1A2 底物药物的血浆暴露水平。例如,在 20 名受试者中,合用依诺沙星后罗氟司特的 $AUCR$ 和 $C_{max}R$ 分别为 1.55和 1.20,总 PDE_4 抑制作用增加约 25%[97]。

尽管环丙沙星与茶碱的相互作用的研究比较广泛,但也有些矛盾的结论。例如,在 9 名健康受试者中,先进行口服茶碱的药代动力学研究,随后口服500 mg 环丙沙星(每天 2 次),60 h 后再进行茶碱的药代动力学研究,结果显示,口服环丙沙星对茶碱药代动力学行为影响比较弱,其口服清除率仅降低19%[98]。但另一文献报道显示,受试者口服环丙沙星(750 mg,每天 2 次,11个剂量)后,茶碱的稳态谷浓度显著增加,其口服清除率约降低 31%[99]。另外,在 33 个临床住院患者中,也发现接受 750 mg 环丙沙星治疗后,茶碱的浓度由治疗前的 7.8±4.6 $\mu g/mL$ 增加到 14.6±7.4 $\mu g/mL$。33 名患者中有 20 名患者的茶碱浓度约平均增加 10.5 $\mu g/mL$,有 30% 患者血药浓度达到中毒水平[100]。同样,也有因合用环丙沙星出现严重药物相互作用,导致患者茶碱中毒的临床案例[101]。

环丙沙星也会与其他 CYP1A2 底物药物间发生相互作用。在一项随机、双盲交叉试验中,10 名健康受试者口服 500 mg 环丙沙星(每天 2 次)或安慰剂3 天,第 3 天早上口服环丙沙星 1 h 后进行替扎尼定药代动力学研究,结果显示,合用环丙沙星后,替扎尼定的 AUC 和 C_{max} 分别增加 10 倍和 7 倍。替扎尼定药效学相关指标如舒张压、收缩压、数字符号试验、主观药物效应和主观睡意等指标均显著强于安慰剂[102]。也有因替扎尼定合并环丙沙星后出现严重不良反应如低体温、低血压和低心率[103]或严重胃肠道反应[104]等的临床报道。有报道显示,环丙沙星可使罗哌卡因的清除率降低 31%、3-羟基罗哌卡因代谢产物的 AUC 降低 38%[105]、氯氮平和 N-去甲基氯氮平的平均血药浓度增加 29%和 31%[106]等。抗精神病药物阿塞那平在体内代谢是由 CYP1A2 和 UGT1A1A4介导的。有文献报道,阿塞那平合用环丙沙星后出现肌张力障碍不良反应,停用环丙沙星后,这种症状消失[107]。也有长期服用硫唑嘌呤、奥氮平和缬沙坦患者在接受静脉注射环丙沙星治疗后出现 Q-T 间期延长的不良反应,停用环丙沙星后,这种不良反应消失[108]的临床案例。

3. 其他 CYP1A2 抑制剂介导的药物相互作用

美西律也是 CYP1A2 抑制剂。合用美西律也能使替扎尼定的 AUC 和 C_{max} 显著增加 3.4 倍和 2.9 倍。其舒张压和收缩压降低程度也强于对照组。在 15 例美西律与替扎尼定合用者中,有 4 人出现替扎尼定相关的不良反应如困倦、口干[109]。美西律也会增加茶碱的血药浓度。有文献报道,合用 5 个剂量美西律(200 mg,每天 3 次)就可以使茶碱的平均谷浓度和 AUC 分别增加至使用美西律前的 165% 和 165%,茶碱及其 N -去甲基化产物清除率则分别降低 43% 和 60%[110]。

含炔雌醇和孕二烯酮的口服避孕药对 CYP1A2 也有一定抑制作用。有文献报道,含炔雌醇和孕二烯酮的口服避孕药也能使替扎尼定的 AUC 和 C_{max} 增加 3.9 倍和 3.1 倍、咖啡因/副黄嘌呤增加 2.8 倍。合用含炔雌醇和孕二烯酮的口服避孕药后,替扎尼定引起舒张压和收缩压降低幅度也显著强于安慰剂[111]。罗非昔布是 CYP1A2 底物和 CYP1A2 抑制剂。有文献报道,罗非昔布(25 mg/d,4 天)治疗可使替扎尼定的 AUC 和 C_{max} 分别增加 13.6 倍和 6.1 倍、血浆中咖啡因/副黄嘌呤增加 2.4 倍[112]。

第五节　CYP2D6 介导的药物相互作用及其临床意义

尽管肝 CYP2D6 的含量不到总肝 CYP450s 的 2%,但其参与了抗心律失常药、抗抑郁药、β 受体阻滞剂、阿片类镇痛药和抗肿瘤药等约 20% 临床药物的代谢。CYP2D6 活性存在较大的个体差异,根据活性强弱,将 CYP2D6 群体分为 4 个表型,即 UM、EM、IM 和 PM。一些药物如帕罗西汀和氟西汀等也是 CYP2D6 抑制剂,合用这些药物也会引起强的药物相互作用。值得注意的是,CYP2D6 介导的药物相互作用往往存在基因型依赖性。

一、CYP2D6 的表型转化及其表型-表型不和谐

合用一些 CYP2D6 抑制剂后,受试者 CYP2D6 的表型往往会发生改变,这种现象称为表型转化。而这种表现转化往往是无规律的,从而导致表型-表型

不和谐现象[113]。例如,在 16 名接受硫利达嗪(20~300 mg/d)治疗的患者中发现,异喹胍代谢比随硫利达嗪剂量而变(图 11 - 3)[114]。16 名患者中有 14 名患者属于 CYP2D6 PM(代谢比>12.6),而其中 10 名患者完全停用硫利达嗪后,又变成 CYP2D6 EM。在 50 mg 和 100 mg 硫利达嗪中,CYP2D6 EM 个体比例分别降低到 33% 和 29%。CYP2D6 IM 患者在接受 50 mg 硫利达嗪后全部转化为 CYP2D6 PM,而 CYP2D6 EM 个体仅 67% 转化为 CYP2D6 PM。

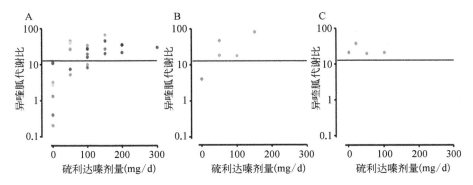

图 11 - 3　不同 CYP2D6 表型中异喹胍代谢比与硫利达嗪剂量关系

A. 野生型携带者($n=11$);B. 野生/CYP2D6 *4 混杂性($n=3$);C. CYP2D6 *4/CYP2D6 *4($n=2$);代谢比=12.6[114]

　　在另一项 9 名抑郁患者中进行前瞻性研究中发现,在 CYP2D6 EM 携带者中,合用氟西汀后托特罗定的口服清除率降低程度不及 CYP2D6 IM 携带者,分别为 80% 和 93%,这提示 CYP2D6 IM 更容易转化为 CYP2D6 PM[115]。有研究者在 7 名 CYP2D6 EM 和 7 名 CYP2D6 IM 中研究帕罗西汀对阿立哌唑药代动力学的影响,结果显示,与合用帕罗西汀前比较,每天口服 20 mg 帕罗西汀达稳态后,阿立哌唑的口服清除率分别降低 58% 和 23%,这提示帕罗西汀对 CYP2D6 EM 携带者中阿立哌唑的代谢抑制作用强于 CYP2D6 IM 携带者[116]。又有研究用右美沙芬/右啡烷比较帕罗西汀和度洛西汀对 CYP2D6 表型转化程度。16 名携带 2 个功能 *CYP2D6* 等位基因者(gAS2)和 17 名携带 1 个功能 *CYP2D6* 等位基因和 1 个无功能 *CYP2D6* 等位基因者(gAS1)参与此项研究。CYP2D6 表型分析显示,在服用帕罗西汀或度洛西汀后,CYP2D6 表型发生了改变。例如,服用帕罗西汀或度洛西汀前,gAS1 组中属于 CYP2D6 EM 和 CYP2D6 IM 的频率分别占 59% 和 41%,而合用度洛西汀后 gAS1 组中 CYP2D6 EM 和 CYP2D6 IM 频率分别变为占 29% 和 71%,合用帕罗西汀后 gAS1 组中

94%的人群转化为 CYP2D6 PM。同样,在 gAS2 组中 CYP2D6 UM、CYP2D6 EM 和 CYP2D6 IM 频率分别占 12.5%、75% 和 12.5%,而合用度洛西汀后 gAS1 组中 CYP2D6 EM 和 CYP2D6 IM 分别改变为占 75% 和 25%,合用帕罗西汀后 gAS1 组中 56% 为 CYP2D6 PM,44% 为 CYP2D6 IM。同时发现,合用帕罗西汀 与右美沙芬相互作用程度大于合用度洛西汀,且在 gAS2 组中相互作用程度也 大于 gAS1 组。服用帕罗西汀后,在 gAS1 组中右美沙芬 $AUCR$ 和 $C_{max}R$ 分别为 8.5 和 5.6,而在 gAS2 组中右美沙芬 $AUCR$ 和 $C_{max}R$ 分别高达 14.6 和 14.3。服 用度洛西汀后,在 gAS1 组中右美沙芬 $AUCR$ 和 $C_{max}R$ 分别为 1.8 和 1.5,而在 gAS2 组中度洛西汀 $AUCR$ 和 $C_{max}R$ 分别为 2.4 和 1.9[117]。另有文献比较了在 82 名精神患者中 CYP2D6 抑制剂对阿立哌唑、氟哌啶醇、帕利哌酮、利培酮或 氯哌噻吨等血药浓度的影响,结果显示,除帕利哌酮外,其余药物合用 CYP2D6 抑制剂均能增加药物的血药浓度增加。其中 8 名患者的 CYP2D6 表型不同于 基因分型预测的 CYP2D6 表型。5 名基因预测的 CYP2D6 EM 患者和 1 名 CYP2D6 IM 患者转化为 CYP2D6 PM。3 名基因预测的患者 CYP2D6 EM 转化 为 CYP2D6 IM[118]。同样,在有 93 名患者参与的研究中发现,CYP2D6 抑制剂 引起阿立哌唑的浓度增加依赖 $CYP2D6$ 基因分型,CYP2D6 EM 人群中阿立哌 唑浓度增加约 50%,而 CYP2D6 IM 人群中阿立哌唑浓度仅增加 20%[119]。在 14 名日本人中发现,合用左旋甲丙嗪和哌立登可以增加血浆中氯丙嗪的浓度, 以右美沙芬代谢比为探针显示,有 7 名 CYP2D6 的表型与基因预测一致,有 3 名 CYP2D6 EM 患者转化为 CYP2D6 PM,2 名 CYP2D6 EM 转化为 CYP2D6 IM[120]。有研究显示,在 143 名服用氟卡尼的心律失常患者中,有 118 例属于 CYP2D6 EM、25 例属于 CYP2D6 IM/PM,其中 21 例合用了苄普地尔(CYP2D6 抑制剂),合用苄普地尔前在 CYP2D6 EM 中 S-氟卡尼与 R-氟卡尼之比 (1.00±0.09)显著高于 CYP2D6 IM/PM(0.91±0.07),合用苄普地尔后,这种 差异消失。所有合用苄普地尔后 17 名 CYP2D6 EM 均转化为 CYP2D6 IM/PM[121]。

一些疾病也会引起 CYP2D6 的表型改变[122]。在接受文拉法辛缓释制剂 (37.5~225 mg/d) 8 周以上抑郁患者中发现,在调查的 865 名患者中有 209 (24%)人 CYP2D6 表型转向 CYP2D6 PM[123]。其他 CYP450s 如 CYP2C19、 CYP2C9 等也会发生类似的表型转化[122]。

二、CYP2D6 抑制引起的药物相互作用

帕罗西汀引起的相互作用的研究很多。帕罗西汀是常用的抗抑郁药,也是强 CYP2D6 抑制剂,常与美托洛尔等一些 CYP2D6 底物药物合用。系列文献证实,帕罗西汀与 CYP2D6 底物药物合用会引起强烈的相互作用。例如,15 名 CYP2D6 EM/IM 健康受试者接受三交叉随机 3 种处理:口服帕罗西汀 20 mg/d 达稳态后口服 200 mg 美托洛尔速释制剂(2 次)、100 mg 缓释制剂或 200 mg 缓释制剂药代动力学研究,结果显示,合用帕罗西汀后 R -美托洛尔和 S -美托洛尔的 AUC 分别增加到合用前的 3 倍和 4 倍。峰浓度和半衰期约增加 2 倍。S -美托洛尔/R -美托洛尔 $AUCR$ 均值由 1.5 降到 1.1,美托洛尔的立体选择性代谢差异消失。合用帕罗西汀也可使心率及其收缩压效应-时间曲线下面积显著降低[124]。有文献报道,8 名男性健康受试者口服帕罗西汀 20 mg/d 达稳态后,估算 R -美托洛尔和 S -美托洛尔的 $AUCR$ 分别为 7.9 和 5.08,β -阻断作用显著增加。这提示与帕罗西汀合用时,应注意调整美托洛尔的剂量,以防发生不良反应[125]。类似,17 名接受(75±39) mg/d 美托洛尔的 CYP2D6 EM 急性心肌梗死患者,加服 20 mg/d 帕罗西汀达稳态时,测定的美托洛尔的 $AUCR$ 为 4.21,α -羟基美托洛尔的 AUC 降低到合用帕罗西汀前的 23.3%。合用帕罗西汀后,患者心率显著降低,其时间-心率下面积(AUE)由 835±88 搏·h/min 显著降低到 728±84 搏·h/min。有两例因心动过缓和重度直立性低血压而需要降低美托洛尔剂量[126]的临床案例。也有因帕罗西汀与美托洛尔合用诱发完全阻断房室传导的临床案例[127]。在一项调查使用 β -受体阻滞剂(美托洛尔、普萘洛尔或卡维地洛)和抗抑郁药的 21 292 人中,发现约 4.3%患者在合并用药 30 天内,需要住院治疗或出现急症。接受中等或强 CYP2D6 抑制作用的抗抑郁药(氟西汀、帕罗西汀、度洛西汀或安非他酮)患者因血流动力学事件到医院的风险高于使用弱 CYP2D6 抑制作用的抗抑郁药[128]。在 8 名 CYP2D6 EM 者中,帕罗西汀也能增加奋乃静的血药浓度,使奋乃静的 AUC 和 C_{max} 的增加到对照的 7 倍和 13 倍,中枢不良反应也显著增加[129]。合用帕罗西汀也会增加其他 CYP2D6 底物药物如文拉法辛[130]、托莫西汀[131]、地昔帕明[132]和卡维地洛[133]等的血药浓度,CYP2D6 EM 人群中药物相互作用程度大于 CYP2D6 PM 人群。

CYP2D6 介导的药物相互作用也可影响 CYP2D6 底物药物的疗效。例如,

他莫昔芬是前药,在 CYP2D6 作用下代谢活性代谢产物恩多昔芬。而约 25%
乳腺癌患者往往伴随抑郁症状,常合用抗抑郁药物。在调研的 2 430 例他莫昔
芬+抗抑郁药物治疗乳腺癌患者中,有 374(15.4%)人死亡。在校正年龄、他莫
昔芬使用时间和其他因素后发现,合用帕罗西汀的比例(25%、50%和 75%)增
加与死亡风险增加(24%、54%和 91%)正相关。即在使用他莫昔芬期间合用
帕罗西汀会增加乳腺癌患者死亡风险[134]。

其他 CYP2D6 抑制剂如舍曲林、苯海拉明和氟西汀等也会与 CYP2D6 底
物药物相互作用,尽管程度不及帕罗西汀。例如,24 名 CYP2D6 EM 者合用帕
罗西(20 mg/d)达稳态后,地昔帕明的 $AUCR$ 和 $C_{max}R$ 分别为 5.21 和 4.57,而合
用舍曲林(50 mg/d)后,地昔帕明的 $AUCR$ 和 $C_{max}R$ 仅分别为 1.37 和 1.43[135]。在
10 名 CYP2D6 EM 者和 6 名 CYP2D6 PM 者口服苯海拉明(50 mg/d)达稳态后,
在 CYP2D6 EM 者中合用苯海拉明使美托洛尔的口服清除率和非肾清除率分
别降低 45%和 48%,心率降低与血压降低程度显著增加。但 CYP2D6 PM 者中
美托洛尔药代动力学不受苯海拉明的影响[136]。例如,11 名精神病患者(3 名
CYP2D6 PM 和 8 名 CYP2D6 EM),合用氟西汀达稳态后,在 CYP2D6 EM 者中
利培酮的 $AUCR$ 为 4.15,而在 CYP2D6 PM 者中利培酮的 $AUCR$ 仅为 1.29[137]。
类似,9 名接受利培酮治疗精神患者合用氟西汀(20 mg/d)治疗 4 周后,利培
酮的血药浓度增加 4.7 倍,两个患者出现帕金森症状[138]。10 名接受卡维地洛
治疗的心力衰竭的 CYP2D6 EM 患者,加服氟西汀或安慰剂治疗 28 天后,相对
安慰剂,合用氟西汀后,R-卡维地洛的 AUC 显著增加,约增加 77%,而 S-卡维
地洛的 AUC 无显著变化。其药效学指标如血压、心率或不良反应也均未见明
显改变[139]。

第六节　通过影响转运体-代谢酶联盟而引起的药物作用及其临床意义

多数药物往往是多种药物转运体和代谢酶的底物,而这些转运体和代谢
酶往往共表达于肝或肠等组织中,因此药物在组织中的处置依赖于这些转运
体和代谢酶协同有序的工作,这些转运体和代谢酶简称药物转运体-代谢酶联
盟。而另一些药物则是多种代谢酶或转运体的抑制剂。这些药物合用是必然

同时通过影响代谢酶和转运体活性,打破药物转运体-代谢酶联盟而发生相互作用。关于转运体-代谢酶联盟的详细内容见第一章。本节主要用案例阐述通过影响转运体-代谢酶联盟而引起的药物相互作用及其临床意义。

一、通过影响肝/肠 P-gp 和 CYP3A4 联盟而引起的药物相互作用

P-gp 和 CYP3A4 往往共表达于肠上皮细胞中,参与药物的肠首过效应。例如,维拉帕米、奎尼丁和环孢素 A 是 CYP3A4 和 P-gp 的共同底物。而另一些药物如维拉帕米、奎尼丁、环孢素 A 和酮康唑是 CYP3A4 和 P-gp 抑制剂,因此这些药物与 CYP3A4 和 P-gp 底物合用时可同时抑制肠 P-gp 和肝/肠 CYP3A4 活性,从而引导药物相互作用。又如,伏环孢素在体内代谢主要是由 CYP3A4 介导的,伏环孢素同时也是 P-gp 抑制剂。有文献分别研究了酮康唑和维拉帕米在稳态时对伏环孢素稳态血药浓度的影响,结果显示,合用酮康唑(400 mg,每天 1 次,10 天)后,估算伏环孢素的 $AUCR$ 和 $C_{max}R$ 分别为 18.55 和 6.45,并伴随肌酐水平显著增加,超过正常值范围。合用维拉帕米(80 mg,每天 3 次,10 天)也能增加伏环孢素的血浆暴露,其 $AUCR$ 和 $C_{max}R$ 分别为 2.71 和 2.08,可见维拉帕米与伏环孢素相互作用程度不及酮康唑[140]。奎尼丁在体内代谢也是由 CYP3A4 介导的,同时奎尼丁也是 P-gp 底物。与对照比较,合用 80 mg 维拉帕米和 120 mg 维拉帕米(每天 3 次,3 天)后,奎尼丁的口服清除率由 17.0 L/h 分别显著降低到 11.6 L/h 和 11.3 L/h。3-羟基奎尼丁的清除率分别降低 61.2% 和 70.6%[141]。类似,多剂量口服维拉帕米(80 mg,每天 3 次,6 天)后,依维莫司血药浓度显著增加,其 $AUCR$ 和 $C_{max}R$ 分别为 3.41 和 2.23[142]。有文献报道,接受环孢素 A 治疗的肾移植患者因高血压,加服维拉帕米 40 mg,每天 4 次(1 周),随后维拉帕米剂量增加至 80 mg,每天 4 次。环孢素 A 的浓度需要随维拉帕米剂量增加由 350 ng/mL 增加至 704 ng/mL 和 1 054 ng/mL[143]。

CYP3A4 和 P-gp 的调控受 PRX 介导,一些药物如利福平等可以同时诱导肠/肝 CYP3A4 和 P-gp 的表达。合用利福平后,维拉帕米和奎尼丁等 CYP3A4 和 P-gp 底物药物血药浓度显著降低,这可能与肝/肠 CYP3A4 诱导导致代谢加快及肠 P-gp 诱导,促进药物外排,药物吸收减少的共同作用结果[4]。

二、通过影响肝药物转运体-代谢酶联盟引起的药物相互作用

药物进入肝脏往往是由 OATPs 转运体介导的,随后其被 CYP450s 等酶代

谢,原药和代谢产物又被肝细胞胆管侧膜上 P-gp、BCRP 或 MRP2 等外排转运体排入胆汁或经肝细胞基底侧膜返回血液。药物在肝细胞中处置是这些代谢酶和转运体的整合效应。典型例子是环孢素 A 与阿托伐他汀等他汀类药物的相互作用[9]。例如,阿托伐他汀是 OATP1B1、CYP3A4、P-gp、BCRP 和 MRP2 底物,而环孢素 A 又是 ATP1B1、CYP3A4、P-gp、BCRP 和 MRP2 等抑制剂,通过抑制 OATP1B1 介导的阿托伐他汀肝摄取、CYP3A4 介导的代谢及 P-gp 等介导的胆汁排泄等环节损伤阿托伐他汀的体内消除,从而导致阿托伐他汀血浆暴露水平显著增加[9]。另一个例子是吉非贝齐与西立伐他汀相互作用。西立伐他汀是 OATP1B1 和 CYP2C8 的底物,而吉非贝齐及其代谢产物吉非贝齐葡萄糖醛酸苷是 OATP1B1 和 CYP2C8 抑制剂。吉非贝齐及其代谢产物通过抑制 OATP1B1 和 CYP2C8 活性,损伤西立伐他汀体内消除,增加西立伐他汀的血浆暴露[144]。

三、通过影响肝/肾转运体联盟引起的药物相互作用

在肾小管上皮细胞的腔侧膜和基底侧上表达相应的药物转运体,这些转运体间协同介导药物的肾小管主动分泌或重吸收。药物也可以通过影响这些转运体功能进而影响药物肾清除。典型案例是西咪替丁和二甲双胍间的相互作用[145]。二甲双胍是 MATEs 和 OCT2 底物,该药主要以原型从肾脏小管分泌排泄。肾小管上皮细胞基底膜上 OCT2 将二甲双胍摄取进入肾小管上皮细胞,随即被腔侧膜上 MATEs 外排至尿液中,即二甲双胍的肾小管主动分泌依赖 OCT2 - MATEs 联盟(图 11 - 4)。西咪替丁是强 MATEs 抑制剂,弱 OCT2 抑制剂。西咪替丁通过抑制 OCT2 和 MATEs 来损伤二甲双胍的肾小管主动分泌。

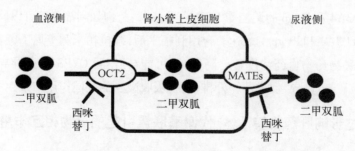

图 11 - 4　OCT2 - MATEs 联盟参与的西咪替丁与二甲双胍的药物相互作用

另一个例子是环孢素 A 与甲氨蝶呤间相互作用(图 11 - 5)。有文献报道,合用环孢素 A 可导致甲氨蝶呤的 AUC 和 C_{max} 增加 18% 和 26%,其 7 -羟基甲氨蝶呤的 AUC 和 C_{max} 分别降低到单用甲氨蝶呤的 20% 和 26%[146]。甲氨蝶呤是 OATP1B1、OAT3、BCRP 和 MRP2 等转运体的底物。环孢素 A 是这些转运体的抑制剂。在肝脏中,环孢素 A 可抑制 OATP1B1 介导的甲氨蝶呤摄取入肝脏,抑制 BCRP、P-gp 和 MRP2 介导的胆汁排泄,抑制甲氨蝶呤的肝消除。在肾脏中,环孢素 A 可抑制 OAT3 介导的甲氨蝶呤入肾小管上皮细胞,抑制 BCRP、P-gp 和 MRP2 介导的甲氨蝶呤外排至尿液。

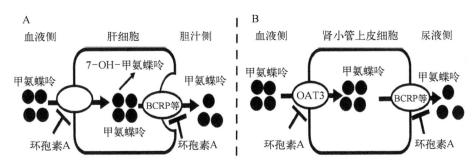

图 11 - 5 肝/肾转运体联盟参与的环孢素 A 与甲氨蝶呤的药物相互作用

(中国药科大学   刘   李)

参考文献

[1] 刘晓东,柳晓泉. 药物代谢动力学教程. 南京: 江苏凤凰科学技术出版社,2015: 292 -354.

[2] Niemi M, Backman J T, Fromm M F, et al. Pharmacokinetic interactions with rifampicin: clinical relevance. Clin Pharmacokinet, 2003, 42(9): 819 - 850.

[3] Fromm M F, Busse D, Kroemer H K, et al. Differential induction of prehepatic and hepatic metabolism of verapamil by rifampin. Hepatology, 1996, 24(4): 796 - 801.

[4] Qian C Q, Zhao K J, Chen Y, et al. Simultaneously predict pharmacokinetic interaction of rifampicin with oral versus intravenous substrates of cytochrome P450 3A/P glycoprotein to healthy human using a semi-physiologically based pharmacokinetic model involving both enzyme and transporter turnover. Eur J Pharm Sci, 2019(134): 194 - 204.

[5] Piscitelli S C, Burstein A H, Chaitt D, et al. Indinavir concentrations and St John's wort. Lancet, 2000, 355(9203): 547 - 548.

[6] Hall S D, Wang Z, Huang S M, et al. The interaction between St John's wort and an oral

contraceptive. Clin Pharmacol Ther, 2003, 74(6): 525 – 535.

[7] Ruschitzka F, Meier P J, Turina M, et al. Acute heart transplant rejection due to Saint John's wort. Lancet, 2000, 355(9203): 548 – 549.

[8] Teo Y L, Saetaew M, Chanthawong S, et al. Effect of CYP3A4 inducer dexamethasone on hepatotoxicity of lapatinib: clinical and in vitro evidence. Breast Cancer Res Treat, 2012, 133(2): 703 – 711.

[9] Yang Y, Li P, Zhang Z, et al. Prediction of cyclosporin-mediated drug interaction using physiologically based pharmacokinetic model characterizing interplay of drug transporters and enzymes. Int J Mol Sci, 2020, 21(19): 7023.

[10] Chauvin B, Drouot S, Barrail-Tran A, et al. Drug-drug interactions between HMG-CoA reductase inhibitors (statins) and antiviral protease inhibitors. Clin Pharmacokinet, 2013, 52(10): 815 – 831.

[11] Pandie M, Wiesner L, McIlleron H, et al. Drug-drug interactions between bedaquiline and the antiretrovirals lopinavir/ritonavir and nevirapine in HIV-infected patients with drug-resistant TB. J Antimicrob Chemother, 2016, 71(4): 1037 – 1040.

[12] Svensson E M, Dooley K E, Karlsson M O. Impact of lopinavir-ritonavir or nevirapine on bedaquiline exposures and potential implications for patients with tuberculosis-HIV coinfection. Antimicrob Agents Chemother, 2014, 58(11): 6406 – 6412.

[13] Kaeser B, Zandt H, Bour F, et al. Drug-drug interaction study of ketoconazole and ritonavir-boosted saquinavir. Antimicrob Agents Chemother, 2009, 53(2): 609 – 614.

[14] Saari T I, Laine K, Leino K, et al. Effect of voriconazole on the pharmacokinetics and pharmacodynamics of intravenous and oral midazolam. Clin Pharmacol Ther. 2006. 79(4): 362 – 370.

[15] Krishna G, Ma L, Prasad P, et al. Effect of posaconazole on the pharmacokinetics of simvastatin and midazolam in healthy volunteers. Expert Opin Drug Metab Toxicol, 2012, 8 (1): 1 – 10.

[16] Krishna G, Moton A, Ma L, et al. Effects of oral posaconazole on the pharmacokinetic properties of oral and intravenous midazolam: a phase I, randomized, open-label, crossover study in healthy volunteers. Clin Ther, 2009, 31(2): 286 – 298.

[17] Ahonen J, Olkkola K T, Neuvonen P J. Effect of itraconazole and terbinafine on the pharmacokinetics and pharmacodynamics of midazolam in healthy volunteers. Brit J Clin Pharmacol, 1995, 40(3): 270 – 272.

[18] Backman J T, Kivistö K T, Olkkola K T, et al. The area under the plasma concentration-time curve for oral midazolam is 400 – fold larger during treatment with itraconazole than with rifampicin. Eur J Clin Pharmacol, 1998, 54(1): 53 – 58.

[19] Townsend R, Dietz A, Hale C, et al. Pharmacokinetic evaluation of CYP3A4 – mediated drug-drug interactions of isavuconazole with rifampin, ketoconazole, midazolam, and ethinyl estradiol/norethindrone in healthy adults. Clin Pharmacol Drug Dev, 2017, 6(1): 44 – 53.

[20] Boyce M J, Baisley K J, Warrington S J. Pharmacokinetic interaction between domperidone and ketoconazole leads to QT prolongation in healthy volunteers: a randomized, placebo-controlled, double-blind, crossover study. Br J Clin Pharmacol, 2012, 73(3): 411 – 421.

[21] Varis T, Kivistö K T, Backman J T, et al. The cytochrome P450 3A4 inhibitor itraconazole markedly increases the plasma concentrations of dexamethasone and enhances its adrenal-suppressant effect. Clin Pharmacol Ther, 2000, 68(5): 487 – 494.

[22] Madsen J K, Jensen J D, Jensen L W, et al. Pharmacokinetic interaction between cyclosporine and the dihydropyridine calcium antagonist felodipine. Eur J Clin Pharmacol, 1996, 50(3): 203 – 208.

[23] Jalava K M, Olkkola K T, Neuvonen P J. Itraconazole greatly increases plasma concentrations and effects of felodipine. Clin Pharmacol Ther, 1997, 61(4): 410 – 415.

[24] Henneman A, Thornby K A. Risk of hypotension with concomitant use of calcium-channel blockers and macrolide antibiotics. Am J Health Syst Pharm, 2012, 69(12): 1038 – 1043.

[25] Mo S L, Liu Y H, Duan W, et al. Substrate specificity, regulation, and polymorphism of human cytochrome P450 2B6. Curr Drug Metab, 2009, 10(7): 730 – 753.

[26] Hedrich W D, Hassan H E, Wang H. Insights into CYP2B6 – mediated drug-drug interactions. Acta Pharm Sin B, 2016, 6(5): 413 – 425.

[27] Saussele T, Burk O, Blievernicht J K, et al. Selective induction of human hepatic cytochromes P450 2B6 and 3A4 by metamizole. Clin Pharmacol Ther, 2007, 82(3): 265 – 274.

[28] Qin W J, Zhang W, Liu Z Q, et al. Rapid clinical induction of bupropion hydroxylation by metamizole in healthy Chinese men. Br J Clin Pharmacol, 2012, 74(6): 999 – 1004.

[29] Lin H L, D'Agostino J, Kenaan C, et al. The effect of ritonavir on human CYP2B6 catalytic activity: heme modification contributes to the mechanism-based inactivation of CYP2B6 and CYP3A4 by ritonavir. Drug Metab Dispos, 2013, 41(10): 1813 – 1824.

[30] Kirby B J, Collier A C, Kharasch E D, et al. Complex drug interactions of HIV protease inhibitors 2: in vivo induction and in vitro to in vivo correlation of induction of cytochrome P450 1A2, 2B6, and 2C9 by ritonavir or nelfinavir. Drug Metab Dispos, 2011, 39(12): 2329 – 2337.

[31] Kharasch E D, Mitchell D, Coles R, et al. Rapid clinical induction of hepatic cytochrome P4502B6 activity by ritonavir. Antimicrob Agents Chemother, 2008, 52(5): 1663 – 1669.

[32] Park J, Vousden M, Brittain C, et al. Dose-related reduction in bupropion plasma concentrations by ritonavir. J Clin Pharmacol, 2010, 50(10): 1180 – 1187.

[33] Hogeland G W, Swindells S, McNabb J C, et al. Lopinavir/ritonavir reduces bupropion plasma concentrations in healthy subjects. Clin Pharmacol Ther, 2007, 81(1): 69 – 75.

[34] Robertson S M, Penzak S R, Pau A. Drug interactions in the management of HIV infection: an update. Expert Opin Pharmacother, 2007, 8(17): 2947 – 2963.

[35] Abdullahi S T, Soyinka J O, Olagunju A, et al. Differential impact of nevirapine on artemether-lumefantrine pharmacokinetics in individuals stratified by CYP2B6 c.516G > T

genotypes. Antimicrob Agents Chemother, 2020, 64(3): e00947 - e01019.

[36] Arroyo E, Valenzuela B, Portilla J, et al. Pharmacokinetics of methadone in human-immunodeficiency-virus-infected p atients receiving nevirapine once daily. Eur J Clin Pharmacol, 2007, 63(7): 669 - 675.

[37] Stocker H, Kruse G, Kreckel P, et al. Nevirapine significantly reduces the levels of racemic methadone and (R)-methadone in human immunodeficiency virus-infected patients. Antimicrob Agents Chemother, 2004, 48(11): 4148 - 4153.

[38] Robertson S M, Maldarelli F, Natarajan V, et al. Efavirenz induces CYP2B6 - mediated hydroxylation of bupropion in healthy subjects. J Acquir Immune Defic Syndr, 2008, 49 (5): 513 - 519.

[39] Kharasch E D, Whittington D, Ensign D, et al. Mechanism of efavirenz influence on methadone pharmacokinetics and pharmacodynamics. Clin Pharmacol Ther, 2012, 91(4): 673 - 684 .

[40] Xing J, Kirby B J, Whittington D, et al. Evaluation of P450 inhibition and induction by artemisinin antimalarials in human liver microsomes and primary human hepatocytes. Drug Metab Dispos, 2012, 40(9): 1757 - 1764.

[41] Simonsson U S, Jansson B, Hai T N, et al. Artemisinin autoinduction is caused by involvement of cytochrome P450 2B6 but not 2C9. Clin Pharmacol Ther, 2003, 74(1): 32 -43.

[42] Peltoniemi M A, Saari T I, Hagelberg N M, et al. Rifampicin has a profound effect on the pharmacokinetics of oral S-ketamine and less on intravenous S-ketamine. Basic Clin Pharmacol Toxicol, 2012, 111(5): 325 - 332.

[43] Desta Z, Metzger I F, Thong N, et al. Inhibition of cytochrome P450 2B6 activity by voriconazole profiled using efavirenz disposition in healthy volunteers. Antimicrob Agents Chemother, 2016, 60(11): 6813 - 6822.

[44] Liu P, Foster G, Labadie R, et al. Pharmacokinetic interaction between voriconazole and methadone at steady state in patients on methadone therapy. Antimicrob Agents Chemother, 2007, 51(1): 110 - 118.

[45] Reinhold J A, Sanoski C A, Russo A M, et al. Torsades de pointes associated with methadone and voriconazole. BMJ Case Rep, 2009(2009): 2119.

[46] Peltoniemi M A, Saari T I, Hagelberg N M, et al. Exposure to oral S-ketamine is unaffected by itraconazole but greatly increased by ticlopidine. Clin Pharmacol Ther, 2011, 90(2): 296 - 302.

[47] Kharasch E D, Stubbert K. Role of cytochrome P4502B6 in methadone metabolism and clearance. J Clin Pharmacol, 2013, 53(3): 305 - 313.

[48] Heimark L D, Gibaldi M, Trager W F, et al. The mechanism of the warfarin-rifampin drug interaction in humans. Clin Pharmacol Ther, 1987, 42(4): 388 - 394.

[49] Maina M W, Pastakia S D, Manji I, et al. Describing the profile of patients on concurrent rifampin and warfarin therapy in western Kenya: a case series. Drugs R D, 2013, 13(3):

191 – 197.

[50] Lee C R, Thrasher K A. Difficulties in anticoagulation management during coadministration of warfarin and rifampin. Pharmacotherapy, 2001, 21(10): 1240 – 1246.

[51] Kim K Y, Epplen K, Foruhari F, et al. Update on the interaction of rifampin and warfarin. Prog Cardiovasc Nurs, 2007, 22(2): 97 – 100.

[52] Martins M A, Reis A M, Sales M F, et al. Rifampicin-warfarin interaction leading to macroscopic hematuria: a case report and review of the literature. BMC Pharmacol Toxicol, 2013(14): 27.

[53] Park J Y, Kim K A, Kang M H, et al. Effect of rifampin on the pharmacokinetics of rosiglitazone in healthy subjects. Clin Pharmacol Ther, 2004, 75(3): 157 – 162.

[54] Niemi M, Kivistö K T, Backman J T, et al. Effect of rifampicin on the pharmacokinetics and pharmacodynamics of glimepiride. Br J Clin Pharmacol, 2000, 50(6): 591 – 595.

[55] Park J Y, Kim K A, Park P W, et al. Effect of rifampin on the pharmacokinetics and pharmacodynamics of gliclazide. Clin Pharmacol Ther, 200, 74(4): 334 – 340.

[56] Niemi M, Backman J T, Neuvonen M, et al. Effects of rifampin on the pharmacokinetics and pharmacodynamics of glyburide and glipizide. Clin Pharmacol Ther, 2001, 69(6): 400 – 406.

[57] Niemi M, Backman J T, Neuvonen M, et al. Effect of rifampicin on the pharmacokinetics and pharmacodynamics of nateglinide in healthy subjects. Br J Clin Pharmacol, 2003, 56 (4): 427 – 432.

[58] Jayasagar G, Krishna Kumar M, Chandrasekhar K, et al. Influence of rifampicin pretreatment on the pharmacokinetics of celecoxib in healthy male volunteers. Drug Metabol Drug Interact, 2003, 9(4): 287 – 295.

[59] Backman J T, Kyrklund C, Neuvonen M, et al, Gemfibrozil greatly increases plasma concentrations of cerivastatin. Clin Pharmacol Ther, 2002, 72(6): 685 – 691.

[60] Honkalammi J, Niemi M, Neuvonen P J, et al. Dose-dependent interaction between gemfibrozil and repaglinide in humans: strong inhibition of CYP2C8 with subtherapeutic gemfibrozil doses. Drug Metab Dispos, 2011, 39(10): 1977 – 1986.

[61] Gibbons J A, de Vries M, Krauwinkel W, et al. Pharmacokinetic drug interaction studies with enzalutamide. Clin Pharmacokinet, 2015, 54(10): 1057 – 1069.

[62] Gilard M, Arnaud B, Cornily J C, et al. Influence of omeprazole on the antiplatelet action of clopidogrel associated with aspirin: the randomized, double-blind OCLA (Omeprazole CLopidogrel Aspirin) study. J Am Coll Cardiol, 2008, 51(3): 256 – 260.

[63] Sibbing D, Morath T, Stegherr J, et al. Impact of proton pump inhibitors on the antiplatelet effects of clopidogrel. Thromb Haemost, 2009, 101(4): 714 – 719.

[64] Angiolillo D J, Gibson C M, Cheng S, et al. Differential effects of omeprazole and pantoprazole on the pharmacodynamics and pharmacokinetics of clopidogrel in healthy subjects: randomized, placebo-controlled, crossover comparison studies. Clin Pharmacol Ther, 2011, 89(1): 65 – 74.

[65] Frelinger A L 3rd, Lee R D, Mulford D J, et al. A randomized, 2 - period, crossover design study to assess the effects of dexlansoprazole, lansoprazole, esomeprazole, and omeprazole on the steady-state pharmacokinetics and pharmacodynamics of clopidogrel in healthy volunteers. J Am Coll Cardiol, 2012, 59(14): 1304 - 1311.

[66] Hulot J S, Wuerzner G, Bachelot-Loza C, et al. Effect of an increased clopidogrel maintenance dose or lansoprazole co-administration on the antiplatelet response to clopidogrel in CYP2C19 - genotyped healthy subjects. J Thromb Haemost, 2010, 8(3): 610 - 613.

[67] Funck-Brentano C, Szymezak J, Steichen O, et al. Effects of rabeprazole on the antiplatelet effects and pharmacokinetics of clopidogrel in healthy volunteers. Arch Cardiovasc Dis, 2013, 106(12): 661 - 671.

[68] Siriswangvat S, Sansanayudh N, Nathisuwan S, et al. Comparison between the effect of omeprazole and rabeprazole on the antiplatelet action of clopidogrel. Circ J, 2010, 74 (10): 2187 - 2192.

[69] Zhou S F, Chan E, Zhou Z W, et al. Insights into the structure, function, and regulation of human cytochrome P450 1A2. Curr Drug Metab, 2009, 10(7): 713 - 729.

[70] Härtter S, Nordmark A, Rose D M, et al. Effects of caffeine intake on the pharmacokinetics of melatonin, a probe drug for CYP1A2 activity. Br J Clin Pharmacol, 2003, 56(6): 679 - 682.

[71] Carrillo J A, Herráiz A G, Ramos S I, et al. Role of the smoking-induced cytochrome P450 (CYP)1A2 and polymorphic CYP2D6 in steady-state concentration of olanzapine. J Clin Psychopharmacol, 2003, 23(2): 119 - 127.

[72] van der Weide J, Steijns L S, van Weelden M J, et al. The effect of smoking and cytochrome P450 CYP1A2 genetic polymorphism on clozapine clearance and dose requirement. Pharmacogenetics, 2003, 13(3): 169 - 172.

[73] Augustin M, Schoretsanitis G, Pfeifer P, et al. Effect of fluvoxamine augmentation and smoking on clozapine serum concentrations. Schizophr Res, 2019(210): 143 - 148.

[74] Ogilvie B W, Torres R, Dressman M A, et al. Clinical assessment of drug-drug interactions of tasimelteon, a novel dual melatonin receptor agonist. J Clin Pharmacol, 2015, 55(9): 1004 - 1011.

[75] Bondolfi G, Morel F, Crettol S, et al. Increased clozapine plasma concentrations and side effects induced by smoking cessation in 2 CYP1A2 genotyped patients. Ther Drug Monit, 2005, 27(4): 539 - 543.

[76] Lucas R A, Gilfillan D J, Bergstrom R F. A pharmacokinetic interaction between carbamazepine and olanzapine: observations on possible mechanism. Eur J Clin Pharmacol, 1998, 54(8): 639 - 643.

[77] Jerling M, Lindström L, Bondesson U, et al. Fluvoxamine inhibition and carbamazepine induction of the metabolism of clozapine: evidence from a therapeutic drug monitoring service. Ther Drug Monit, 1994, 16(4): 368 - 374.

[78] Backman J T, Granfors M T, Neuvonen P J. Rifampicin is only a weak inducer of CYP1A2 -

mediated presystemic and systemic metabolism: studies with tizanidine and caffeine. Eur J Clin Pharmacol, 2006, 62(6): 451 – 461.

[79] Nassr N, Huennemeyer A, Herzog R, et al. Effects of rifampicin on the pharmacokinetics of roflumilast and roflumilast N-oxide in healthy subjects. Br J Clin Pharmacol, 2009, 68 (4): 580 – 587.

[80] Granfors M T, Backman J T, Neuvonen M, et al. Fluvoxamine drastically increases concentrations and effects of tizanidine: a potentially hazardous interaction. Clin Pharmacol Ther, 2004, 75(4): 331 – 341.

[81] Lobo E D, Bergstrom R F, Reddy S, et al. In vitro and in vivo evaluations of cytochrome P450 1A2 interactions with duloxetine. Clin Pharmacokinet, 2008, 47(3): 191 – 202.

[82] Paulzen M, inkelmeyer A F, Grözinger M. Augmentative effects of fluvoxamine on duloxetine plasma levels in depressed patients. Pharmacopsychiatry, 2011, 44(7): 317 – 323.

[83] Li Y, Liu L, Wang X, et al. In vivo assessment of the effect of CYP1A2 inhibition and induction on pomalidomide pharmacokinetics in healthy subjects. J Clin Pharmacol, 2018, 58(10): 1295 – 1304.

[84] Arlander E, Ekström G, Alm C, et al. Metabolism of ropivacaine in humans is mediated by CYP1A2 and to a minor extent by CYP3A4: an interaction study with fluvoxamine and ketoconazole as in vivo inhibitors. Clin Pharmacol Ther, 1998, 64(5): 484 – 491.

[85] Jeppesen U, Loft S, Poulsen H E, et al. A fluvoxamine-caffeine interaction study. Pharmacogenetics, 1996, 6(3): 213 – 222.

[86] Becquemont L, Ragueneau I, Le Bot M A, et al. Influence of the CYP1A2 inhibitor fluvoxamine on tacrine pharmacokinetics in humans. Clin Pharmacol Ther, 1997, 61(6): 619 – 627.

[87] Larsen J T, Hansen L L, Spigset O, et al. Fluvoxamine is a potent inhibitor of tacrine metabolism in vivo. Eur J Clin Pharmacol, 1999, 55(5): 375 – 382.

[88] Carrillo J A, Ramos S I, Herraiz A G, et al. Pharmacokinetic interaction of fluvoxamine and thioridazine in schizophrenic patients. J Clin Psychopharmacol, 1999, 19(6): 494 – 499.

[89] Kusumoto M, Ueno K, Oda A, et al. Effect of fluvoxamine on the pharmacokinetics of mexiletine in healthy Japanese men. Clin Pharmacol Ther, 2001, 69(3): 104 – 107.

[90] von Richter O, Lahu G, Huennemeyer A, et al. Effect of fluvoxamine on the pharmacokinetics of roflumilast and roflumilast N-oxide. Clin Pharmacokinet, 2007, 46 (7): 613 – 622.

[91] Barnett G, Segura J, de la Torre R, et al. Pharmacokinetic determination of relative potency of quinolone inhibition of caffeine disposition. Eur J Clin Pharmacol, 1990, 39 (1): 63 – 69.

[92] Stille W, Harder S, Mieke S, et al. Decrease of caffeine elimination in man during co-administration of 4 – quinolones. J Antimicrob Chemother, 1987, 20(5): 729 – 734.

[93] Kinzig-Schippers M, Fuhr U, Zaigler M, et al. Interaction of pefloxacin and enoxacin with the human cytochrome P450 enzyme CYP1A2. Clin Pharmacol Ther, 1999, 65(3): 262 – 374.

［94］ Harder S, Staib A H, Beer C, et al. 4 – quinolones inhibit biotransformation of caffeine. Eur J Clin Pharmacol, 1988, 35(6): 651 – 656.

［95］ Rogge M C, Solomon W R, Sedman A J, et al. The theophylline-enoxacin interaction: I. effect of enoxacin dose size on theophylline disposition. Clin Pharmacol Ther, 1988, 44 (5): 579 – 587.

［96］ Rogge M C, Solomon W R, Sedman A J, et al. The theophylline-enoxacin interaction: II. changes in the disposition of theophylline and its metabolites during intermittent administration of enoxacin. Clin Pharmacol Ther, 1989, 46(4): 420 – 428.

［97］ Lahu G, Nassr N, Herzog R, et al. Effect of steady-state enoxacin on single-dose pharmacokinetics of roflumilast and roflumilast N-oxide. J Clin Pharmacol, 2011, 51(4): 586 – 593.

［98］ Batty K T, Davis T M, Ilett K F, et al. The effect of ciprofloxacin on theophylline pharmacokinetics in healthy subjects. Br J Clin Pharmacol, 1995, 39(3): 305 – 311.

［99］ Schwartz J, Jauregui L, Lettieri J, et al. Impact of ciprofloxacin on theophylline clearance and steady-state concentrations in serum. Antimicrob Agents Chemother, 1988, 32(1): 75 – 77.

［100］ Raoof S, Wollschlager C, Khan F A, et al. Ciprofloxacin increases serum levels of theophylline. Am J Med, 1987, 82(4A): 115 – 118.

［101］ Antoniou T, Gomes T, Mamdani M M, et al. Ciprofloxacin-induced theophylline toxicity: a population-based study. Eur J Clin Pharmacol, 2011, 67(5): 521 – 526.

［102］ Granfors M T, Backman J T, Neuvonen M, et al. Ciprofloxacin greatly increases concentrations and hypotensive effect of tizanidine by inhibiting its cytochrome P450 1A2 – mediated presystemic metabolism. Clin Pharmacol Ther, 2004, 76(6): 598 – 606.

［103］ Momo K, Homma M, Kohda Y, et al. Drug interaction of tizanidine and ciprofloxacin: case report. Clin Pharmacol Ther, 2006, 80(6): 717 – 719.

［104］ Abd-Elsayed A, Elsharkawy H, Sakr W. A severe interaction between tizanidine and ciprofloxacin. J Clin Anesth, 2015, 27(8): 698.

［105］ Jokinen M J, Olkkola K T, Ahonen J, et al. Effect of ciprofloxacin on the pharmacokinetics of ropivacaine. Eur J Clin Pharmacol, 2003, 58(10): 653 – 657.

［106］ Raaska K, Neuvonen P J. Ciprofloxacin increases serum clozapine and N-desmethylclozapine: a study in patients with schizophrenia. Eur J Clin Pharmacol, 2000, 56(8): 585 – 589.

［107］ Ridout K K, Ridout S J, Pirnie L F, et al. Sudden-onset dystonia in a patient taking asenapine: interaction between ciprofloxacin and asenapine metabolism. Am J Psychiatry, 2015, 172(11): 1162 – 1163.

［108］ Letsas K P, Sideris A, Kounas S P, et al. Drug-induced QT interval prolongation after ciprofloxacin administration in a patient receiving olanzapine. Int J Cardiol, 2006, 109 (2): 273 – 274.

［109］ Momo K, Homma M, Osaka Y, et al. Effects of mexiletine, a CYP1A2 inhibitor, on tizanidine pharmacokinetics and pharmacodynamics. J Clin Pharmacol, 2010, 50(3): 331-337.

[110] Hurwitz A, Vacek J L, Botteron G W, et al. Mexiletine effects on theophylline disposition. Clin Pharmacol Ther, 1991, 50(3): 299-307.

[111] Granfors M T, Backman J T, Laitila J, et al. Oral contraceptives containing ethinyl estradiol and gestodene markedly increase plasma concentrations and effects of tizanidine by inhibiting cytochrome P450 1A2. Clin Pharmacol Ther, 2005, 78(4): 400-411.

[112] Backman J T, Karjalainen M J, Neuvonen M, et al. Rofecoxib is a potent inhibitor of cytochrome P450 1A2: studies with tizanidine and caffeine in healthy subjects. Br J Clin Pharmacol, 2006, 62(3): 345-357.

[113] Monte A A, West K, McDaniel K T, et al. CYP2D6 genotype phenotype discordance due to drug-drug interaction. Clin Pharmacol Ther, 2018, 104(5): 933-939.

[114] Llerena A, Berecz R, de la Rubia A, et al. Effect of thioridazine dosage on the debrisoquine hydroxylation phenotype in psychiatric patients with different CYP2D6 genotypes. Ther Drug Monit, 2001, 23(6): 616-620.

[115] Brynne N, Svanström C, Aberg-Wistedt A, et al. Fluoxetine inhibits the metabolism of tolterodine-pharmacokinetic implications and proposed clinical relevance. Brit J Clin Pharmacol, 1999, 48(4): 553-563.

[116] Azuma J, Hasunuma T, Kubo M, et al. The relationship between clinical pharmacokinetics of aripiprazole and CYP2D6 genetic polymorphism: effects of CYP enzyme inhibition by coadministration of paroxetine or fluvoxamine. Eur J Clin Pharmacol, 2012, 68(1): 29-37.

[117] Storelli F, Matthey A, Lenglet S, et al. Impact of CYP2D6 functional allelic variations on phenoconversion and drug-drug interactions. Clin Pharmacol Ther, 2018, 104(1): 148-157.

[118] Lisbeth P, Vincent H, Kristof M, et al. Genotype and co-medication dependent CYP2D6 metabolic activity: effects on serum concentrations of aripiprazole, haloperidol, risperidone, paliperidone and zuclopenthixol. Eur J Clin Pharmacol, 2016, 72(2): 175-184.

[119] Kiss A, Menus Á, Tóth K, et al. Phenoconversion of CYP2D6 by inhibitors modifies aripiprazole exposure. Eur Arch Psychiatry Clin Neurosci, 2020, 270(1): 71-82.

[120] Ieiri I, Yamada S, Seto K, et al. A CYP2D6 phenotype-genotype mismatch in Japanese psychiatric patients. Pharmacopsychiatry, 2003, 36(5): 192-196.

[121] Doki K, Sekiguchi Y, Kuga K, et al. Serum flecainide S/R ratio reflects the CYP2D6 genotype and changes in CYP2D6 activity. Drug Metab Pharmacokinet, 2015, 30(4): 257-262.

[122] Klomp S D, Manson M L, Guchelaar H J, et al. Phenoconversion of cytochrome P450 metabolism: a systematic review. J Clin Med, 2020, 9(9): 2890.

[123] Preskorn S H, Kane C P, Lobello K, et al. Cytochrome P450 2D6 phenoconversion is

common in patients being treated for depression: implications for personalized medicine. J Clin Psychiatry, 2013, 74(6): 614 - 621.

[124] Parker R B, Soberman J E. Effects of paroxetine on the pharmacokinetics and pharmacodynamics of immediate-release and extended-release metoprolol. Pharmacotherapy, 2011, 31(7): 630 - 641.

[125] Hemeryck A, Lefebvre R A, De Vriendt C, et al. Paroxetine affects metoprolol pharmacokinetics and pharmacodynamics in healthy volunteers. Clin Pharmacol Ther, 2000, 67(3): 283 - 291.

[126] Goryachkina K, Burbello A, Boldueva S, et al. Inhibition of metoprolol metabolism and potentiation of its effects by paroxetine in routinely treated patients with acute myocardial infarction (AMI). Eur J Clin Pharmacol, 2008, 64(3): 275 - 282.

[127] Onalan Q, Cumurcu B E, Bekar L. Complete atrioventricular block associated with concomitant use of metoprolol and paroxetine. Mayo Clin Proc, 2008, 83(5): 595 - 599.

[128] Shin J, Hills N K, Finley P R. Combining antidepressants with β - blockers: evidence of a clinically significant CYP2D6 drug interaction. Pharmacotherapy, 2020, 40(6): 507 - 516.

[129] Ozdemir V, Naranjo C A, Herrmann N, et al. Paroxetine potentiates the central nervous system side effects of perphenazine: contribution of cytochrome P4502D6 inhibition in vivo. Clin Pharmacol Ther, 1997, 62(3): 334 - 347.

[130] Jiang F, Kim H D, Na H S, et al. The influences of CYP2D6 genotypes and drug interactions on the pharmacokinetics of venlafaxine: exploring predictive biomarkers for treatment outcomes. Psychopharmacology (Berl), 2015, 232(11): 1899 - 1909.

[131] Belle D J, Ernest C S, Sauer J M, et al. Effect of potent CYP2D6 inhibition by paroxetine on atomoxetine pharmacokinetics. J Clin Pharmacol, 2002, 42(11): 1219 - 1227.

[132] Alderman J, Preskorn S H, Greenblatt D J, et al. Desipramine pharmacokinetics when coadministered with paroxetine or sertraline in extensive metabolizers. J Clin Psychopharmacol, 1997, 17(4): 284 - 291.

[133] Stout S M, Nielsen J, Bleske B E, et al. The impact of paroxetine coadministration on stereospecific carvedilol pharmacokinetics. J Cardiovasc Pharmacol Ther, 2010, 15(4): 373 - 379.

[134] Kelly C M, Juurlink D N, Gomes T, et al. Selective serotonin reuptake inhibitors and breast cancer mortality in women receiving tamoxifen: a population based cohort study. BMJ, 2010(340): c693.

[135] Alderman J, Preskorn S H, Greenblatt D J, et al. Desipramine pharmacokinetics when coadministered with paroxetine or sertraline in extensive metabolizers. J Clin Psychopharmacol, 1997, 17(4): 284 - 291.

[136] Hamelin B A, Bouayad A, Méthot J, et al. Significant interaction between the nonprescription antihistamine diphenhydramine and the CYP2D6 substrate metoprolol in healthy men with high or low CYP2D6 activity. Clin Pharmacol Ther, 2000, 67(5):

466 −477.

[137] Bondolfi G, Eap C B, Bertschy G, et al. The effect of fluoxetine on the pharmacokinetics and safety of risperidone in psychotic patients. Pharmacopsychiatry, 2002, 35 (2): 50 −56.

[138] Spina E, Avenoso A, Scordo M G, et al. Inhibition of risperidone metabolism by fluoxetine in patients with schizophrenia: a clinically relevant pharmacokinetic drug interaction. J Clin Psychopharmacol, 2002, 22(4): 419 −423.

[139] Graff D W, Williamson K M, Pieper J A, et al. Effect of fluoxetine on carvedilol pharmacokinetics, CYP2D6 activity, and autonomic balance in heart failure patients. J Clin Pharmacol, 2001, 41(1): 97 −106.

[140] Ling S Y, Huizinga R B, Mayo P R, et al. Cytochrome P450 3A and P-glycoprotein drug-drug interactions with voclosporin. Br J Clin Pharmacol , 2014, 77(6): 1039 −1050.

[141] Edwards D J, Lavoie R, Beckman H, et al. The effect of coadministration of verapamil on the pharmacokinetics and metabolism of quinidine. Clin Pharmacol Ther, 1987, 41(1): 68 −73.

[142] Kovarik J M, Beyer D, Bizot M N, et al. Pharmacokinetic interaction between verapamil and everolimus in healthy subjects. Br J Clin Pharmacol, 2005, 60(4): 434 −437.

[143] Robson R A, Fraenkel M, Barratt L J, et al. Cyclosporin-verapamil interaction. Br J Clin Pharmacol, 1988, 25(3): 402 −403.

[144] Shitara Y, Hirano M, Sato H, et al. Gemfibrozil and its glucuronide inhibit the organic anion transporting polypeptide 2 (OATP2/OATP1B1: SLC21A6)-mediated hepatic uptake and CYP2C8 − mediated metabolism of cerivastatin: analysis of the mechanism of the clinically relevant drug-drug interaction between cerivastatin and gemfibrozil. J Pharmacol Exp Ther, 2004, 311(1): 228 −236.

[145] Burt H J, Neuhoff S, Almond L, et al. Metformin and cimetidine: physiologically based pharmacokinetic modelling to investigate transporter mediated drug-drug interactions. Eur J Pharm Sci, 2016(88): 70 −82.

[146] Fox R I, Morgan S L, Smith H T, et al. Combined oral cyclosporin and methotrexate therapy in patients with rheumatoid arthritis elevates methotrexate levels and reduces 7 − hydroxymethotrexate levels when compared with methotrexate alone. Rheumatology (Oxford), 2003(42): 989 −994.

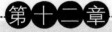

植物药与化学药相互
作用及其临床意义

第一节　概　　述

　　临床研究证实,植物药在疾病治疗和保健方面具有独特优势,尤其是一些慢性和严重疾病,如焦虑和抑郁、糖尿病、心血管疾病、艾滋病和癌症等。据估计,发达国家约有 1/4 的成年人和大多数发展中国家约 80% 以上的人使用过植物药。流行病学统计表明,约有 40% 的美国人使用过植物药产品,其中大约有 15% 的患者曾经将植物药与化学药同时服用[1]。在其他国家,这一比例为19.3% ~ 49.5%[2,3]。以往大多数人认为,植物药来源于天然植物,安全无毒,也不会像化学药一样会发生药物相互作用。事实上,植物药含有多种生物活性成分包括糖类、苷类、醌类、香豆素类、黄酮类、萜类和挥发油、生物碱等。植物药与化学药合用时,这些活性成分也会通过影响人体内的药物代谢酶和转运体活性与表达,引起药代动力学方面的相互作用,或通过作用于药物受体引起药效学方面的相互作用,合称植物药与化学药相互作用(herb-drug interactions,HDI)(图 12 - 1)。类似化学药的药物相互作用,HDI 也会导致药物疗效降低或增加药物不良反应[4,5]。

　　HDI 引起的不良反应增加或药物疗效降低或治疗失败的临床结果凸显了研究 HDI 及其机制的必要性。HDI 包括药效学相互作用和药代动力学相互作用。药效学相互作用即植物药活性成分与化学药作用于同一受体、作用部位或靶器官,通过叠加/协同作用增强药物活性或通过拮抗作用降低药物活性,进而改变化学药的生物活性或药理效应。而药代动力学 HDI,即植物药活性成分通过影响药物代谢酶和转运体的功能与表达,改变化学药的吸收、分布、代谢

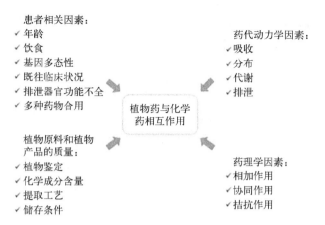

图 12-1　植物药与化学药间发生相互作用可能环节及其影响因素

或排泄,进而影响药物在血浆或靶器官中的药物暴露水平[6-8]。例如,贯叶连翘通过影响肠 P-gp 和肠或肝 CYP3A4 的活性而改变合用药物的血浆浓度[9]。

由 FDA 发起的一项全国性调查中发现,7% 的植物药与化学药合用出现不良反应[1]。植物药含有多种成分[10],这些成分通过作用不同酶、转运体和受体而引起复杂和难以预测的 HDI。加之人们对 HDI 认识匮乏及植物药的复杂性和产品的多样性,从而导致 HDI 的风险可能高于化学药的药物相互作用。类似于化学药的药物相互作用,HDI 也可以引起严重的甚至是致命的不良反应[11],尤其是与治疗窗窄的药物(如华法林和地高辛等)等合用时。例如,华法林与贯叶连翘、大蒜、银杏和当归等植物药合用时会发生 HDI,导致严重的不良反应。有临床案例报道,多剂量口服银杏叶制剂与华法林合用可诱发脑出血[12],但在健康受试者中口服银杏叶制剂不会改变华法林的药代动力学或药效学参数[13],这种不一致的临床结果也体现出 HDI 复杂性的特点。鉴于复杂的 HDI 有可能导致药物治疗失败或不良反应增加的特点,需要在 HDI 方面进行更多作用机制和临床研究,以确保临床用药的安全性和有效性。本章重点是论述基于药代动力学的 HDI。

第二节　植物药与化学药相互
作用的研究方法

HDI 多数是通过影响药物代谢酶(如 CYP450s)和药物转运体(如 P-gp)

表达与活性引起的。一些常用于研究化学药相互作用的方法也可以用于研究 HDI,包括体外方法、体内方法和在体研究。

一、体外药物代谢酶抑制/诱导模型

药物在体内代谢主要是由 CYP450s 或 UGTs 介导的,而一些植物药通过影响 CYP450 或 UGTs 的活性与表达引起 HDI。常用的体外研究 CYP450s 或 UGTs 活性的模型包括人肝/肠微粒体模型、原代人肝细胞模型、永生化人肝细胞株体外模型等。每个体外模型都有其优点和局限性。

1. 人肝/肠微粒体模型

人肝微粒体和肠微粒体,尤其是人肝微粒体是常用的研究药物代谢及其途径、代谢酶抑制剂性质及由此进行药物相互作用和 HDI 研究的常用的模型。相比其他模型,肝微粒体具有制备方法简易、实验结果重现性好、易于保存、孵育条件可优化及可以商业化等优点。例如,左金丸是黄连和吴茱萸组成的方剂,其黄连中主要成分黄连碱和小檗碱是强 CYP450s 抑制剂。一项研究表明,左金丸可增加 CYP2D6*1/*1 和 CYP2D6*1/*10 健康携带者口服右美沙芬的 AUC,其增加程度 CYP2D6*1/*1>CYP2D6*1/*10,但不影响 CYP2D6*10/*10 携带者中的右美沙芬的 AUC[14]。在大鼠中,左金丸也能显著增加大鼠体内文拉法辛和代谢产物 O-去甲文拉法辛的 AUC。文拉法辛和右美沙芬的代谢主要是由 CYP2D6 介导的,这提示左金丸可通过抑制 CYP2D6 活性而增加血浆中文拉法辛和右美沙芬暴露的。与在体结果一致的是在人肝和大鼠肝微粒体中,左金丸也能显著抑制 CYP2D 介导的文拉法辛的 O-去甲基化代谢[15]。

2. 原代人肝细胞模型

原代人肝细胞模型是评估药物代谢酶诱导的金标准[16]。冷冻原代人肝细胞培养已被 FDA、EMA 和 CDE 等药物注册审评机构推荐为评估药物代谢酶诱导的模型。人和动物肝细胞能够提供细胞完整的结构,含有天然药物代谢酶和转运体及其调控药物代谢酶/转运体表达的核受体如 PXR、CAR 和 AhR 等。原代人肝细胞模型也可以用来评价植物药对 CYP450s 等蛋白质和 mRNA 表达及其酶活性的影响水平上的影响[17]。例如,Wright 等用三明治培养的人肝细胞研究显示,积雪草水提取物 CAW－R61J(16.7 μg/mL)对 CYP1A2、CYP2C9 和 CYP3A 的 mRNA 表达无诱导作用。人肝微粒体试验也显示,CAW－R61J 是弱的可逆性 CYP450s 抑制剂。上述结果提示积雪草提取物不会产生 HDI[18]。

需要注意的是,有时用肝微粒体和肝细胞所得的结论是相反的。例如,用重组酶和人肝微粒体研究显示,银杏叶提取物可以抑制 CYP1A1、CYP1A2 和 CYP1B1 介导的乙氧基试卤灵-O-去乙基化反应[19],但在原代人肝细胞中,银杏叶提取物通过激活 PXR、CAR 和 AhR 等核受体,而诱导 CYP2B6、CYP3A4、UGT1A1、MDR1 和 MRP2 等代谢酶和转运体的表达[20]。因此,在进行 HDI 研究时,建议同时采用人肝细胞和人肝微粒体等体外模型综合评估药物代谢酶的抑制和诱导作用。

3. 永生化人肝细胞株体外模型

Fa2N-4、HepG2、HepaRG2 和 BC2 细胞等永生化人肝细胞也可以用作体外药物代谢酶诱导模型。例如,Fa2N-4 细胞是一种非致瘤性永生化人肝细胞系,其 CYP1A1/2、CYP3A4、CYP2C9、UGT1A 和 MDR1 mRNA 的表达与酶活性可以被药物代谢酶诱导剂诱导。人肝癌细胞系(如 HepG2、HepaRG 和 BC2)也已广泛用于 CYP450s 诱导研究。例如,CYP1A1/2 和 CYP3A4 诱导剂可以诱导 HepG2 和 HepaRG 细胞中相应 CYP450s 的表达。CYP1A 诱导剂也能诱导 BC2 细胞中 CYP1A 的表达[21]。然而,这些细胞系有一些限制,其相关基础酶的活性低于原代人肝细胞。

4. 其他模型

肝组织切片最接近体内代谢情况,它保留了Ⅰ相和Ⅱ相反应中需要的酶和辅助因子的生理环境,并且部分保留了肝脏的结构。然而,肝切片的摄取和(或)代谢通常低于肝细胞,从而限制了其作为药代动力学预测模型的应用。重组 CYP450s、UGTs 也广泛用于研究药物代谢及其代谢酶抑制剂。应该注意的是,重组酶与人肝微粒体中实际酶含量的差异,有时体外结果不能反映体内情况。

二、体外转运模型

常用 Caco-2 细胞、基因转染细胞系(基因转染的 MDCKⅡ、HEK293 和 CHO 细胞)、高度表达药物转运体的原代细胞和膜囊泡等研究药物与转运体之间的关系(关于体外转运模型的内容详见第六章)。这些实验方法或模型各有自己的优缺点,因此应该加以整合和灵活运用,以便更精确地测定植物药对不同种转运体的调控作用及可能发生的转运体介导的 HDI。

三、在体模型

尽管体外模型可为 HDI 提供一种快速筛选方法，但最终需要用在体试验进行验证。在体外试验的基础上，通过合理地实验设计和选择合适的探针，可以开展动物 HDI 和人体内 HDI 的研究。常用的 CYP450s 探针包括甲苯磺丁脲（CYP2C9）、咖啡因（CYP1A2）、右美沙芬（CYP2D6）、口服咪达唑仑（肠壁和肝脏 CYP3A）和静脉注射咪达唑仑（肝 CYP3A），以及转运体探针地高辛（P-gp）、瑞舒伐他汀（BCRP 和 OATPs）和二甲双胍（OCTs/MATEs）等。需要注意的是，由于动物和人在代谢酶和转运体等方面存在质或量的差异，有时动物的研究结果不能外推至人[22]。例如，对硝基酚和氯唑沙宗在人体中的羟化代谢是由 CYP2E1 介导的，但在大鼠中也被 Cyp1a2 和 Cyp3a1 催化[23]。此外，在进行在体 HDI 研究时，需要注意药物剂量和用药时间长短。有研究者研究了人单剂量和多剂量口服丹参醇提取物对口服咪达唑仑的血浆暴露的影响，结果显示，单剂量口服 1 g 丹参醇提取物 0.5 h 后，再口服 1.5 mg 咪达唑仑，与对照比较，测得咪达唑仑的 $C_{max}R$ 为 1.87，1′-羟基咪达唑仑的 $C_{max}R$ 为 1.68。而每天 3 次口服 1 g 丹参醇提取物，连续 10 天。第 10 天口服丹参提取物 0.5 h 后再口服 15 mg 咪达唑仑。与对照比较，估算的咪达唑仑的 $AUCR$ 为 0.20、$C_{max}R$ 为 0.34；1′-羟基咪达唑仑的 $AUCR$ 为 0.55[24]。由此可见，单剂量和多剂量对咪达唑仑血浆暴露的影响是相反的，这提示单剂量抑制 CYP3A4 活性，而多剂量则诱导 CYP3A4 活性。

四、计算机模拟

用计算机模拟方法来研究代谢酶和转运体在药物相互作用中发挥的作用备受关注。主要的计算机软件方法包括基于规则的简单建模、结构-活性关系、三维定量结构-活性关系（QSAR）和药效团模型[25,26]。通过构建这些模型了解药物的底物特性或对 CYP450s 的调节活性，预测可能的 HDI 及其他药代动力学参数。结构-活性关系分析用于研究胡椒碱的结构修饰对 CYP450s 催化反应，这项研究表明，侧链的饱和导致对 CYP450s 的抑制作用显著增加[27]。QSAR 研究已用于分析咖啡因 $N-3$ 去甲基作用（CYP1A2 的标志活性）对人肝微粒体中天然存在的黄酮类化合物的抑制作用。这项研究表明，羟基的数目及其糖基化对各种类黄酮的抑制作用具有重要影响。QSAR 研究表明，体积与表面积之比是这些类黄酮抑制咖啡因 $N-3$ 去甲基化的最有效因素,并且 C3 和 C40 原子上的电子密度对该抑制作用产生重大影响[28]。需要注意的是,QSAR 和药效团模型等仍然存在无法解决植物药成分复杂且含量变化较大,以及一些未知成分有待进一步鉴定等问题。

第三节　临床上常见的植物药与 化学药相互作用

关于 HDI 的基础研究很少,许多观察到的 HDI 都是基于病例报告的不良反应事件。本节基于文献检索和临床病例报告,主要介绍一些常见的引起 HDI 的植物药,包括大蒜、银杏叶、人参、贯叶连翘、生姜、奶蓟、丹参和胡椒等。对已知存在 HDI 风险的植物药,我们在临床上应该谨慎使用,避免因 HDI 造成的不良反应事件。

一、大蒜

大蒜以其多种药理作用而闻名,具有抗菌、降血脂、抗血小板聚集、抗高血压、抗癌、增强免疫及抗血栓和抗动脉粥样硬化等心脏保护作用[29,30]。其主要活性成分包括含硫化合物、黄酮类(如野百合素、槲皮苷、芦丁和丹皮苷)、多糖、PG、皂苷和萜烯等。其中,高含量的含硫化合物(如大蒜素和蒜氨酸)是其发挥生物活性的重要物质基础。

体外和在体试验研究表明,大蒜的多种成分可以作为各种 CYP450s 的底物、抑制剂和(或)诱导剂。其中的有机含硫化合物是影响 CYP450s 活性的主要成分。在体内,二烯丙基硫醚(DAS)被 CYP2E1 代谢成二烯丙基亚砜(DASO)和二烯丙基砜(DASO2)。DAS、DASO 和 DASO2 均是 CYP2E1 的竞争性抑制剂,其中 DASO2 是 CYP2E1 的不可逆抑制剂[31]。Foster 等研究发现,大蒜制剂和新鲜大蒜鳞茎均可不同程度地影响重组人 CYP2C9*1、CYP2C9*2、CYP2C19、CYP2D6、CYP3A4、CYP3A5 和 CYP3A7 活性[32]。在 Fa2N-4 细胞中,50 μg/mL 大蒜提取物培养 4 天可显著降低 CYP2C9 的活性(约降低 90%)和 mRNA 表达,但不影响 CYP3A4 活性与表达[33]。有研究显示,大蒜对 CYP450s 活性的影响存在动物种属差异。例如,在小鼠中,大蒜可增加 CYP2E1

和 CYP1A2 表达,但不改变肝脏 CYP450s 的总量[34]。但在大鼠中,大蒜成分(如二烯丙基二硫)可显著降低 CYP2E1 蛋白表达,相反显著增加 CYP2B1 的活性和蛋白质表达[35]。Reddy 等报道了以含大蒜油(0.25%~1%)的饮食饲养高脂大鼠 12 周后,与对照鼠比较,阿托伐他汀在用含大蒜油饲养大鼠中血浆暴露水平显著增加,其增加程度呈大蒜油剂量依赖性,这提示大蒜油可能抑制肝 CYP3A 活性[36]。

大蒜常作为 HIV 感染患者辅助治疗药[37]。沙奎那韦是 CYP3A4 和 P-gp 的底物[38,39]。大蒜成分可诱导肠道 P-gp 和 CYP3A4 活性,降低其 AUC 和 C_{max}。在健康人体志愿者的研究发现,食用大蒜可显著降低沙奎那韦的血浆水平,使其 AUC 和 C_{max} 分别下降 51% 和 54%,停用大蒜 10 天后,沙奎那韦的 AUC 和 C_{max} 值仅恢复到基线的 60%~70%[40],说明大蒜对 CYP3A4 或 P-gp 的作用可维持较长的时间。上述结果提示,P-gp 或 CYP3A4 底物药物(如秋水仙碱、地高辛、多柔比星、奎尼丁、瑞舒伐他汀、他克莫司和维拉帕米)应避免与大蒜合用。

尽管人体研究表明,大蒜与西洛他唑合用在抗血小板聚集方面并不存在药效学相互作用[41],有两个病例报告表明华法林和大蒜提取物合用导致凝血酶原时间和国际标准化比值增加[42]。这种增强效应可能归功于大蒜的某些成分本身具有抗凝血作用[43]或降低 CYP2C9 介导的华法林[33]的代谢所致。然而在另一篇由 48 例患者参与的临床试验结果显示,大蒜油提取物与华法林适当合用是相对安全的,未出现严重的出血风险[44]。类似文献报道显示,12 名健康受试者食用 2 周大蒜也没有明显改变华法林的药代动力学行为或抗凝血作用[45]。大蒜与华法林的相互作用需要进一步临床验证。

二、银杏叶

银杏叶提取物(如 EGB761)主要从银杏干叶中提取,含有 5%~7% 的萜烯内酯(银杏内酯 A、银杏内酯 B 和银杏内酯 C)、22%~27% 的黄酮苷(槲皮苷和异鼠李素)和有机酸(如银杏酚酸和烷基酚类)[46,47]。在荷兰药物警戒中心自发报告的 55 种药物与食物或植物药的相互作用中发现,服用银杏叶导致了 6 例药物不良反应的报告,这种作用与抑制 CYP2C9 有关,从而增加了患者出血的风险。银杏叶的化学成分和提取物对人 CYP450s 活性已进行了广泛研究,研究显示,萜烯内酯如银杏内酯(A、B、C 和 J)、黄烷醇苷及其银杏叶提取物对

CYP2C9、CYP1A2、CYP2E1 和 CYP3A4 等有微弱的抑制作用[19]，相反，银杏叶提取物可显著诱导 CYP2C19 等 CYP450s 活性与表达，这种诱导可能与激活 PXR、CAR 和 AhR 等有关[20]。

在 18 名健康志愿者中研究显示，每天口服 140 mg 银杏叶提取物（每天 2 次）12 天，可显著降低奥美拉唑和奥美拉唑砜的血浆暴露水平，相反可显著增加 5-羟基奥美拉唑血浆暴露水平，这提示其可诱导 CYP2C19 表达。5-羟基奥美拉唑血浆暴露水平的增加（CYP2C19 诱导）存在 CYP2C19 基因型依赖性[48]，其 5-羟基奥美拉唑的 $AUCR$：纯合 CYP2C19 EM（1.34）<杂合 CYP2C19 EM（1.66）<CYP2C19 PM（2.23）。同时发现，银杏叶也可以降低 5-羟基奥美拉唑的肾清除率。然而，健康受试者口服银杏（120 mg，每天 4 次）28 天，并未改变地西泮（CYP2C19 底物）的药代动力学参数[49]。同样，健康受试者口服银杏叶提取物（120 mg，每天 4 次）12 天也未改变伏立康唑（CYP2C19 的底物）的药代动力学参数[50]，这提示银杏叶提取物对 CYP2C19 的影响是底物依赖性的。在大鼠中，口服银杏叶提取物（20 mg/kg）可显著增加口服地尔硫草生物利用度，可时间依赖性地抑制肠和肝 Cyp3a 所致[51]。另文献报道，灌胃、口服银杏叶提取物（20 mg/kg）可显著增加大鼠灌胃给予尼非地平的血浆暴露水平，但不影响静脉给予尼非地平的血浆暴露水平[52]。在人中，尽管银杏叶提取物（240 mg）不显著影响口服尼非地平及其代谢产物脱氢尼非地平的药代动力学参数，然而 8 名受试者中有 2 名受试者尼非地平峰浓度约增加 2 倍，并伴有严重的和长时间的头痛、头晕或潮红，平均心率也显示出加快的趋势[53]，因此，银杏叶提取物尽可能不要与尼非地平合用。

银杏叶提取物能抑制血小板聚集，理论上可增加出血风险。有临床案例显示，银杏叶提取物和华法林合用会增加出血风险，导致脑出血[12]，但在健康受试者中的研究显示，连续 7 天合用银杏提取物并未显著影响华法林药代动力学和药效学[13]。因此，银杏叶提取物与华法林合用的风险需要进一步研究。有临床案例显示，艾滋病患者合用银杏叶提取物可显著降低齐多夫定、拉米夫定和依法韦仑等药物的疗效，使病毒载量由 50 kb/mL 猛增到 1 350 kb/mL，在停用银杏后的一个月内，病毒载量再次降到 50 kb/mL 以下[54]，这可能与 CYP2B6 的诱导并加速依法韦仑代谢有关。有作者研究了人 14 天口服银杏提取物对多剂量匹那韦/利托那韦达稳态血浆暴露及其单剂量咪达唑仑和非索非那定血浆暴露的影响，结果显示，银杏叶提取物不显著改变洛匹那韦、利托那韦和非索非那定血浆暴露水平,但可降低咪达唑仑生物利用度,其 AUC 和 $C_{\max}$ 分别降低 34% 和 31%,这提示其可诱导肝和肠 CYP3A 表达[55]。相反,15 天银杏提取物能轻微地升高拉替拉韦的血浆暴露水平,其 $AUCR$ 和 $C_{\max}R$ 分别为 1.21和 1.44 [56]。

三、人参

人参是一种常用的中药,具有降压、抗疲劳、神经保护、抗氧化、化学预防、降血脂、增强认知、增强免疫和愈合溃疡等药理作用。它的活性成分包括人参皂苷、甾醇、类黄酮、肽、维生素、矿物质、榄香烯和胆碱等。人参皂苷被认为是其主要的药理活性成分。目前从不同种类的人参中提取了 20 多种人参皂苷,含量为 2%~20%[57]。

用重组 CYP450s 研究显示,人参皂苷 Rd 对 CYP3A4、CYP2D6、CYP2C19和 CYP2C9 等呈现出弱的抑制作用,而人参皂苷 Re 对 CYP2C9 和人参皂苷 Rf对 CYP3A4 活性呈现出激活作用,分别增加 70% 和 54%[58]。有研究显示,亚洲人参可以诱导 CYP3A4,提示人参可能降低许多药物的疗效,包括钙通道阻滞剂、许多化疗药物、抗 HIV 药物、某些抗高血压药、他汀类药物和一些抗抑郁药。一项评价人参和华法林相互作用的随机双盲安慰剂对照试验表明,口服人参 2 周后,与安慰剂比较,患者国际标准化比值的峰值、AUC 和华法林的$C_{\max}$ 和 AUC 均显著降低[59],尽管在患者中这种改变在健康人群中没有重现[60]。大鼠试验也显示,合用总人参皂苷(300 mg/d,21 天)可显著降低华法林的 AUC 和国际标准化比值[61],这提示出于安全考虑,应避免同时使用人参和华法林。

在另一项研究中,健康志愿者服用人参(500 mg)28 天可显著降低口服咪达唑仑(8 mg)的 $C_{\max}$ 和 AUC,其 $C_{\max}R$ 和 $AUCR$ 分别为 0.71 和 0.66[62],这提示人参可诱导肝和肠 CYP3A 酶活性,如 CYP3A 底物药物与人参合用,应注意调整剂量。有临床案例显示人参与拉替拉韦间可能存在严重的 HDI。56 岁感染HIV 患者接受洛匹那韦/利托那韦和拉替拉韦治疗 4 年,合用人参 39 天后,突然出现黄疸、肝损伤指标增加和血中拉替拉韦浓度增加,停用人参后,这些症状改善[63]。类似临床案例显示合用人参 3 个月后,伊马替尼的肝毒性增加,停用人参后症状改善[64]。

四、贯叶连翘

贯叶连翘是一种常用的抗抑郁药。它主要含有萘二蒽醌类（金丝桃素和假金丝桃素）、黄酮类化合物（芦丁、槲皮苷、金丝桃苷、异槲皮苷和槲皮苷）和酚酸衍生物（绿原酸、阿魏酸、异黄酮酸）。体内外试验均证实，贯叶连翘可以诱导 CYP2C19、CYP2E1、CYP3A4、UGTs 和 P-gp 表达。金丝桃苷是诱导这些代谢酶和转运体的主要成分，后者通过激活 PXR 而诱导相应的代谢酶和转运体的表达[65]。金丝桃苷在人体内生物利用度高，其消除半衰期长（9～12 h），按提取物 300 mg/d、给药 3 天的方式给药，其血浆中金丝桃苷浓度可达 180 nmol/L[66]，高于激活 PXR 的 EC_{50}（32nmol/L）[67]。已广泛研究的与贯叶连翘间发生 HDI 的药物包括抗凝剂（如华法林和苯丙香豆素）、抗 HIV 药物（奈韦拉平和茚地那韦），作用于中枢神经系统药物（阿米替林、美芬妥英、美沙酮、咪达唑仑、夸西泮和阿普唑仑）、免疫调节剂（如环孢素 A、他克莫司、霉酚酸和泼尼松）、抗菌药物（红霉素和伏立康唑）、降血糖药物（格列齐特）、口服避孕药、作用于心血管系统药物（地高辛、维拉帕米、尼非地平和他林洛尔）和抗肿瘤药（伊立替康和伊马替尼）[68]。临床试验显示，一些药物尤其是 CYP3A4 和 P-gp 底物药物与贯叶连翘合用会引起严重的 HDI，甚至导致治疗失败。有文献报道，合用贯叶连翘（300 mg，每天 3 次，14 天）可导致茚地那韦的 AUC 降低 57%，给药后 8 h 茚地那韦谷浓度降低 81%[69]，这提示合用贯叶连翘会增加耐药和治疗失败的风险，贯叶连翘不宜与抗 HIV 药物合用。类似，临床上也有合用贯叶连翘显著降低环孢素 A 和他克莫司血药浓度，导致治疗失败的案例[70,71]。例如，在 11 名肾移植患者中研究发现，接受贯叶连翘提取物（600 mg）治疗 14 天，环孢素 A 的剂量校正的 $AUC_{0～12\,h}$、C_{max} 和谷浓度分别显著降低 46%、42% 和 41%。环孢素 A 维持剂量由合用贯叶连翘提取物前的 2.7 mg/（kg·d）增加到合用贯叶连翘提取物 15 天的 4.2 mg/（kg·d）[72]。口服避孕药物与贯叶连翘合用也会引起避孕失败和有突发性出血风险[68]。因此，原则上贯叶连翘不宜与相关药物尤其是 CYP3A4 或 P-gp 底物合用，以免造成 HDI，降低药物疗效或使治疗失败。

五、其他植物药

胡椒中主要成分是胡椒碱。大鼠实验显示，给大鼠灌胃胡椒碱（35 mg/kg）

使静脉注射多西他赛（7 mg/kg，静脉注射）的 AUC 增加到对照鼠的 1.6 倍[73]。临床试验表明，每天口服胡椒碱（20 mg）连续 7 天可显著增加普萘洛尔和茶碱的 C_{max} 和 AUC[74]。单剂量口服胡椒碱（20 mg）也能增加苯妥英的 C_{max} 和 AUC[75]。这些作用可能与抑制 CYP450s（如 CYP1A2、CYP3A4 和 CYP2D6）及 P-gp 有关[76]。

　　水飞蓟具有抗氧化剂和抗炎特性，对肝脏具有解毒功效，是常用于肝病治疗的中药之一。水飞蓟宾是从水飞蓟果实提取物中分离出的黄酮类化合物的混合物。体外试验证实，人肝微粒体和重组 CYP2C9 证实水飞蓟宾可抑制 CYP2C9 介导的 S-华法林的羟化代谢[77]。在健康受试者中，口服水飞蓟宾（140 mg，每天 3 次，14 天）可显著增加野生型 CYP2C9（CYP2C9*1/*1）携带者中氯沙坦的 AUC，而不影响 CYP2C9*1/*3 携带者 AUC[78]。实际上，水飞蓟宾口服吸收差，往往在体内难以达到体外试验需要的浓度[79]。水飞蓟介导的 HDI 及其临床意义需要进一步研究。

　　丹参是常用的活血祛瘀中药，含有脂溶性二萜醌类化合物成分（如二氢丹参酮Ⅰ、隐丹参酮、丹参酮和丹参酮ⅠA 等）和水溶性成分（如酚性化合物等）。其脂溶性成分的口服吸收差。体外试验显示，这些脂溶性成分如二氢丹参酮Ⅰ、隐丹参酮、丹参酮和丹参酮ⅠA 对 CYP1A2 和 CYP2C9 有较强的抑制作用。二氢丹参酮Ⅰ对 CYP3A4 也有较强的抑制作用。相反，丹参酮ⅠA 对 CYP3A4 有一定诱导作用[76]。在健康受试者中研究显示，单剂量口服丹参提取物（1 g）可使咪达唑仑的 C_{max} 约增加 87%，而口服丹参提取物（1 g，每天 3 次，10 天），则可使咪达唑仑的 C_{max}、AUC 分别降低 79.9 和 66.6[24]。给大鼠灌胃丹参提取物［200 mg/(kg·d)］3 天可显著抑制华法林的羟化代谢，其华法林的稳态血药浓度约增加 23%[80]。因此，丹参提取物对 CYP450s 的抑制和诱导的双重性，增加了对 HDI 预测的难度。因此，应尽可能避免合用。

第四节　植物药与化学药相互作用的潜在机制

　　大多数报道的化学药与植物药相互作用的潜在机制尚未完全阐明。植物药与化学药相互作用包括药效学相互作用和药代动力学相互作用。药效学相互作用是指药物间通过协同作用或拮抗作用来增强或降低药物活性而产生的相互作用,而药代动力学相互作用主要是通过改变吸收、分布、代谢和排泄等途径来改变作用部位和血浆中药物浓度。临床上重要的药代动力学药物相互作用的研究集中于影响药物代谢酶或转运体功能与表达,如抑制或诱导代谢酶(如 CYP450s 或 UGTs)或转运体(如 P-gp 等)。由于植物药成分的复杂性和多样性,这些成分可能通过作用不同环节或组织器官影响多个药物代谢酶和转运体功能与表达改变,这些代谢酶和转运体的改变对药物处置贡献有的是协同的,也有的是拮抗的,因此 HDI 应该是这些代谢酶和转运体功能与表达改变的整合结果。

一、CYP450s 和 UGTs 介导的 HDI

CYP450s 是参与药物代谢的主要酶,CYP450s 活性的诱导或抑制是导致药物相互作用主要原因之一。CYP450s 参与大多数内源性和外源性物质的 I 相氧化代谢。CYP1A1/2、CYP2A6、CYP2B6、CYP2C8/9/19、CYP2D6、CYP2E1 和 CYP3A4/5 参与 90% 以上外源性药物的氧化代谢。CYP3A4 是在肠道和肝脏中表达水平最高、底物特异性最低的同工酶。CYP3A4 介导约 50% 药物的代谢,分别占肝脏和小肠表达 CYP450s 的 35% 和 80%。

代谢酶的诱导可能会导致药物清除率增加从而降低疗效,而代谢酶抑制在临床上可能表现为药物的全身暴露量增加,从而增加不良反应事件的风险。植物药对 CYP450s 的调节已被广泛研究,其可能通过诱导或抑制 CYP450s 同工酶的活性从而影响另一种底物药物经 CYP450s 介导的代谢。因此,当植物药与这些底物药物一起使用时,尤其是使用一些具有严重副作用或治疗窗口狭窄的药物时,应考虑潜在的 HDI,需要调整药物剂量或避免使用具有潜在 HDI 的药物。

CYP450s 的抑制可分为可逆性(竞争性和非竞争性)和机制性抑制。与可逆性抑制不同,机制性抑制引起的相互作用在药物清除后也可能持续存在,因为恢复酶活性需要重新合成蛋白。例如,植物药成分如佛手柑素和光甘草定对 CYP3A4 活性抑制作用属于机制性抑制,可导致 CYP3A4 酶永久失活,必须有新合成的 CYP3A4,其逆转 CYP3A 活性[81,82]。

CYP450s 诱导是一个缓慢的过程,因此,这种 CYP450s 诱导可能会使药物治疗中的给药方案变得复杂。CYP450s 的诱导是通过激活 PXR、CAR 和 AhR

等核受体介导的。植物药许多成分是这些核受体的激动剂。典型案例是贯叶连翘。贯叶连翘中主要成分金丝桃苷是有效的 PXR 激动剂,EC_{50} 约为 27 nmol/L[76]。需要注意的是,植物药对 CYP450s 的调节作用往往是双向的。例如,有研究显示,单次服用丹参提取物对 CYP3A4 活性有抑制作用,而多剂量服用则呈现出诱导作用[24],从而增加对 HDI 预测的复杂性。

UGTs 是主要的 Ⅱ 相代谢酶,负责对多种外源性和内源性物质进行代谢排出。体外和动物研究显示,蔓越莓、银杏叶、葡萄籽、绿茶(茶树)、山楂、大豆、缬草和贯叶连翘等植物药可调节 UGTs 的功能,尽管其临床意义有待进一步研究。如果底物药物主要通过葡萄糖醛酸化代谢,合用这些植物药有可能会显著影响其血浆暴露量。

二、转运体介导的 HDI

除 CYP450s 外,药物转运体在药物的吸收、分布和排泄过程中起着重要作用。一些植物药也可以通过影响药物转运体如 P-gp、MRPs、BCRP、OATs、OCTs 和 OATPs 等影响药物的吸收、分布和排泄。有文献研究显示,黄芩苷可诱导人 OATP1B1 转运体活性,从而导致瑞舒伐他汀血药浓度降低[83]。

三、影响胃肠道吸收

植物药还可以通过改变胃肠道的 pH 和药物溶出等生理、生化因素来影响联用药物的释放和吸收。此外,络合作用和螯合作用等现象会导致不溶性的配合物的形成,它们在吸收部位与特异性底物竞争从而极大地影响药物的吸收。据报道,含有蒽醌类物质的植物,如决明子、大黄和山楂等增加肠蠕动,缩短肠传递时间,从而减少药物吸收;含有生物碱的药物如阿托品能抑制胃肠蠕动,与地高辛合用时可能会增加该类药物的吸收,导致血液中洋地黄浓度过高甚至引起洋地黄中毒。

四、肾脏清除的改变

一些植物药能够干扰肾功能,导致肾脏对药物的清除发生改变。肾小管分泌和再吸收的抑制或肾小球滤过的干扰是这种相互作用的原因。此外,还有一些植物药制品被用作利尿剂,这些中药制剂的利尿作用机制复杂且不均匀。

五、理化反应

山楂、五味子、乌梅及其中成药具有较强的酸性,与碱类药物(如苏打、天麻素、氨茶碱、乳酸钠)一起使用时,由于中和反应会降低甚至消除它们的作用。含有汞的中药如朱砂、慈竹丸、安宫牛黄丸等不能与溴化物、碘化物、硫酸亚铁等还原性药物一起使用,因为它们会产生有毒的溴化汞等沉淀物。五倍子、地榆、虎杖、大黄中含有单宁酸,可与铁、钙、阿托品反应生成沉淀物。含有镁、铝、钙等金属离子的草本植物,如龙舌兰、海螺、石膏、天然黄铁矿等,会与某些药物形成特殊的化学结构,从而降低其活性。

六、拮抗或协同作用

甘草含有糖皮质激素等成分,可能与口服降血糖药产生拮抗作用,降低疗效。脑卒中患者常口服或静脉滴注银杏叶制剂。然而,银杏内酯是血小板活化因子的强抑制剂,当其与阿司匹林或华法林联合使用时,会产生相加或协同作用,增加出血风险。此外,六神丸、麝香保心丸与普罗帕酮合用时,可导致心脏骤停。

第五节　植物药与化学药相互作用的临床意义

当植物药改变了合用药物的吸收、分布、代谢、排泄或与合用药物存在拮抗或协同作用时,可能会发生临床相关的 HDI。HDI 的临床结果各不相同,有的表现轻微的且具有良好的耐受性,而有时却会造成严重的不良反应事件甚至是致命的。

一、改变药物临床疗效

当一种药物的全身暴露量被植物药显著地增加或减少时,这种药物的临床疗效可能会改变。化学药与植物药之间的相加、协同或拮抗效应即药效学相互作用也会改变药物的治疗效果。植物药能够调节肝/肠 CYP450s 和 P-gp ,从而改变合用药物的口服吸收、生物利用度、全身暴露和清除率。例如,长期服用贯叶连翘可降低合用环孢素、阿米替林、伊马替尼、硝苯地平、地高辛、奈韦拉平、口服避孕药、华法林的血药浓度水平,从而影响药物疗效[68]。

由于银杏叶含有具有抗凝血作用的活性成分(如香豆素),因此银杏叶提取物可以通过增加国际标准化比值来增强华法林的抗凝效果,如果药物剂量没有相应的调整,可能会增加出血的风险[12]。据报道,联合使用贯叶连翘和选择性5-羟色胺再摄取抑制剂(如舍曲林)可导致老年患者出现5-羟色胺能综合征的症状,这可能与其可加强对脑内5-HT再摄取有关[68]。

二、增加不良反应的发生风险

西方世界1/3的成年人使用替代疗法,其中包括植物药。HDI是一个主要的安全问题,尤其是与治疗指标较窄的药物(如华法林和地高辛),可能导致致命的不良反应。尽管植物药应用广泛,但有关HDI的临床前和临床数据有限,病例报告很少。因此,HDI可能被低估或忽视,其潜在风险可能比药物相互作用更高。目前,缺乏HDI的病例监测和报告系统。

HDI引起的轻至中度不良事件通常耐受性良好,但不排除一些相互作用可能会导致严重的不良反应。例如,当贯叶连翘与口服避孕药(含炔雌醇/去氧孕甾醇)合用时,会导致一些患者月经间期出血[68]。有临床报道,服用华法林的患者加服丹参时,观察到抗凝和出血增强[84]。有病例显示,卡瓦与阿普唑仑合用时会引起半昏迷[85]。HDI的临床结果取决于合用药物的相关因素(如给药剂量、给药时间、给药途径和治疗范围)、植物药(如品种、化学成分、给药剂量、给药时间和给药途径)和患者(如年龄、性别、疾病状况、肝肾功能和基因多态性等)。然而,对于浓度-效应关系密切或治疗指数较窄的药物(如华法林)而言,这种药物血浆浓度轻微的改变都可能具有重要的临床意义。

与华法林相互作用可能增加出血风险或增强华法林治疗效果的植物药包括丹参、当归、白芷、茴香、细辛、人参、辣椒、芹菜、洋甘菊、丁香、大蒜、生姜、银杏、马栗、甘草根、洋葱、冬瓜、西番莲、秋葵、红三叶、芸香、甘草、姜黄和柳树皮等。需要进一步的研究来证实和评估这些HDI的临床意义。

(复旦大学 马 国 杨 庆)

参考文献

[1] Bush T M, Rayburn K S, Holloway S W, et al. Adverse interactions between herbal and

dietary substances and prescription medications: a clinical survey. Altern Ther Health Med, 2007, 13(2): 30 − 35.

[2] Djuv A, Nilsen O G, Steinsbekk A. The co-use of conventional drugs and herbs among patients in Norwegian general practice: a cross-sectional study. BMC Complement Altern Med, 2013(13): 295.

[3] Picking D, Younger N, Mitchell S, et al. The prevalence of herbal medicine home use and concomitant use with pharmaceutical medicines in Jamaica. J Ethnopharmacol, 2011, 137 (1): 305 − 311.

[4] Elvin-Lewis M. Should we be concerned about herbal remedies. J Ethnopharmacol, 2001, 75(2 − 3): 141 − 164.

[5] Chen X W, Serag E S, Sneed K B, et al. Clinical herbal interactions with conventional drugs: from molecules to maladies. Curr Med Chem, 2011, 18(31): 4836 − 4850.

[6] Lin J H. CYP induction-mediated drug interactions: in vitro assessment and clinical implications. Pharm Res, 2006, 23(6): 1089 − 1116.

[7] Endres C J, Hsiao P, Chung F S, et al. The role of transporters in drug interactions. Eur J Pharm Sci, 2006, 27(5): 501 − 517.

[8] Mohamed M E, Frye R F. Inhibitory Effects of commonly used herbal extracts on UDP-gucuronosyltransferase 1A4, 1A6, and 1A9 enzyme activities. Drug Metab Dispo, 2011, 39(9): 1522 − 1528.

[9] Dürr D, Stieger B, Kullak-Ublick G A, et al. St John's wort induces intestinal P-glycoprotein/MDR1 and intestinal and hepatic CYP3A4. Clin Pharmacol Ther, 2000, 68 (6): 598 − 604.

[10] Foti R S, Wahlstrom J L, Wienkers L C. The in vitro drug interaction potential of dietary supplements containing multiple herbal components. Drug Metab Dispos, 2007, 35(2): 185 − 188.

[11] Kupiec T, Raj V. Fatal seizures due to potential herb-drug interactions with ginkgo biloba. J Anal Toxicol, 2005, 29(7): 755 − 758.

[12] Matthews M K Jr. Association of Ginkgo biloba with intracerebral hemorrhage. Neurology, 1998, 50(6): 1933 − 1934.

[13] Jiang X, Williams K M, Liauw W S, et al. Effect of ginkgo and ginger on the pharmacokinetics and pharmacodynamics of warfarin in healthy subjects. Br J Clin Pharmacol, 2005, 59(4): 425 − 432.

[14] Qiu F, Liu S, Miao P, et al. Effects of the Chinese herbal formula "Zuojin Pill" on the pharmacokinetics of dextromethorphan in healthy Chinese volunteers with CYP2D6 ∗ 10 genotype. Eur J Clin Pharmacol, 2016, 72(6): 689 −695.

[15] Li Y, Li J, Yan D, et al. Influence of Zuojin Pill on the metabolism of venlafaxine in vitro and in rats and associated herb-drug interaction. Drug Metab Dispos, 2020, 48 (10): 1044 − 1052.

[16] Fahmi O A, Ripp S L. Evaluation of models for predicting drug-drug interactions due to

induction. Expert Opin Drug Metab Toxicol, 2010, 6(11): 1399 – 1416.

[17] Quattrochi L C, Guzelian P S. CYP3A regulation: from pharmacology to nuclear receptors. Drug Metab Dispos, 2001, 29(5): 615 – 622.

[18] Wright K M, Magana A A, Laethem R M, et al. Centella asiatica water extract shows low potential for CYP-mediated drug interactions. Drug Metab Dispos, 2020, 48(10): 1053 – 1063.

[19] Chang T K, Chen J, Yeung E Y. Effect of Ginkgo biloba extract on procarcinogen-bioactivating human CYP1 enzymes: identification of isorhamnetin, kaempferol, and quercetin as potent inhibitors of CYP1B1. Toxicol Appl Pharmacol, 2006, 213(1): 18 – 26.

[20] Li L, Stanton J D, Tolson A H, et al. Bioactive terpenoids and flavonoids from Ginkgo biloba extract induce the expression of hepatic drug-metabolizing enzymes through pregnane X receptor, constitutive androstane receptor, and aryl hydrocarbon receptor-mediated pathways. Pharm Res, 2009, 26(4): 872 – 882.

[21] Anthérieu S, Chesné C, Li R, et al. Stable expression, activity, and inducibility of cytochromes P450 in differentiated HepaRG cells. Drug Metab Dispos, 2010, 38(3): 516 – 525.

[22] Lewis D F, Ioannides C, Parke D V. Cytochromes P450 and species differences in xenobiotic metabolism and activation of carcinogen. Environ Health Perspect, 1998(106): 633 – 641.

[23] Kobayashi K, Urashima K, Shimada N, et al. Substrate specificity for rat cytochrome P450 (CYP) isoforms: screening with cDNA-expressed systems of the rat. Biochem Pharmacol, 2002, 63(5): 889 – 896.

[24] Qiu F, Jiang J, Ma Y, et al. Opposite effects of single-dose and multidose administration of the ethanol extract of danshen on CYP3A in healthy volunteers. Evid Based Complement Alternat Med, 2013(2013): 730 – 734.

[25] Ekins S, Wrighton S A. Application of in silico approaches to predicting drug-drug interactions. J Pharmacol Toxicol Methods, 2001, 45(1): 65 – 69.

[26] Khakar P S. Two-dimensional (2D) in silico models for absorption, distribution, metabolism, excretion and toxicity (ADME/T) in drug discovery. Curr Top Med Chem, 2010, 10(1): 116 – 126.

[27] Koul S, Koul J L, Taneja S C, et al. Structure-activity relationship of piperine and its synthetic analogues for their inhibitory potentials of rat hepatic microsomal constitutive and inducible cytochrome P450 activities. Bioorg Med Chem, 2000, 8(1): 251 – 268.

[28] Lee H, Yeom H, Kim Y G, et al. Structure-related inhibition of human hepatic caffeine N3 – demethylation by naturally occurring flavonoids. Biochem Pharmacol, 1998, 55(9): 1369 – 1375.

[29] Iciek M, Kwiecień I, Włodek L. Biological properties of garlic and garlic-derived organosulfur compounds. Environ Mol Mutagen, 2009, 50(3): 247 – 265.

[30] Rahman K. Historical perspective on garlic and cardiovascular disease. J Nutr, 2001, 131

（3s）：977S－979S.

［31］ Jin L, Baillie T A. Metabolism of the chemoprotective agent diallyl sulfide to glutathione conjugates in rats. Chem Res Toxicol, 1997, 10(3): 318－327.

［32］ Chavez M L, Jordan M A, Chavez P I. Evidence-based drug herbal interactions. Life Sci, 2006, 78(18): 2146－4157.

［33］ Ho B E, Shen D D, McCune J S, et al. Effects of garlic on cytochromes P450 2C9- and 3A4－mediated drug metabolism in human hepatocytes. Sci Pharm, 2010, 78 (3): 473－481.

［34］ Kishimoto R, Ueda M, Yoshinaga H, et al. Combined effects of ethanol and garlic on hepatic ethanol metabolism in mice. J Nutr Sci Vitaminol (Tokyo), 1999, 45 (3): 275－286.

［35］ Sheen L Y, Chen H W, Kung Y L, et al. Effects of garlic oil and its organosulfur compounds on the activities of hepatic drug- metabolizing and antioxidant enzymes in rats fed high- and low-fat diets. Nutr Cancer, 1999, 35(2): 160－166.

［36］ Reddy G D, Reddy A G, Rao G S, et al. Pharmacokinetic interaction of garlic and atorvastatin in dyslipidemic rats. Indian J Pharmacol, 2012, 44(2): 246－252.

［37］ Stevinson C, Pittler M H, Ernst E. Garlic for treating hypercholesterolemia. a meta-analysis of randomized clinical trials. Ann Intern Med, 2000, 133(6): 420－429.

［38］ Fitzsimmons M E, Collins J M. Selective biotransformation of the human immunodeficiency virus protease inhibitor saquinavir by human small-intestinal cytochrome P4503A4 － Potential contribution to high first-pass metabolism. Drug Metab Dispo, 1997, 25 (2): 256－266.

［30］ Kim A E, Dintaman J M, Waddell D S, et al. Saquinavir, an HIV protease inhibitor, is transported by P-glycoprotein. J Pharmacol Exp Ther, 1998, 286(3): 1439－1445.

［40］ Piscitelli S C, Burstein A H, Welden N, et al. The effect of garlic supplements on the pharmacokinetics of saquinavir. Clin Infect Dis, 2002, 34(2): 234－238.

［41］ Mateen A A, Rani P U, Naidu M U, et al. Pharmacodynamic interaction study of Allium sativum (garlic) with cilostazol in patients with type Ⅱ diabetes mellitus. Indian J Pharmacol, 2011, 43(3): 270－274.

［42］ Evans V. Herbs and the brain: friend or foe? the effects of ginkgo and garlic on warfarin use. J Neurosci Nurs, 2000, 32(4): 229－232.

［43］ Wojcikowski K, Myers S, Brooks L. Effects of garlic oil on platelet aggregation: a double blind placebo controlled crossover study. Platelets, 2007, 18(1): 29－34.

［44］ Macan H, Uykimpang R, Alconcel M, et al. Aged garlic extract may be safe for patients on warfarin therapy. J Nutr, 2006, 136(3 Suppl): 793S－795S.

［45］ Mohammed Abdul M I, Jiang X, Williams K M, et al. Pharmacodynamic interaction of warfarin with cranberry but not with garlic in healthy subjects. Br J Pharmacol, 2008, 154 (8): 1691－1700.

［46］ Gertz H J, Kiefer M. Review about Ginkgo biloba special extract EGb 761 (Ginkgo). Cur

PharmDes, 2004, 10(3): 261 – 264.

[47] Liu X G , Wu S Q, Li P, et al. Advancement in the chemical analysis and quality control of flavonoid in ginkgo biloba. J Pharm Biomed Anal, 2015(113): 212 – 225.

[48] Yin O Q, Tomlinson B, Waye M M, et al. Pharmacogenetics and herb-drug interactions: experience with Ginkgo biloba and omeprazole. Pharmacogenetics, 2004, 14 (12): 841 – 850.

[49] Zuo X C, Zhang B K, Jia S J, et al. Effects of ginkgo biloba extracts on diazepam metabolism: a pharmacokinetic study in healthy Chinese male subjects. Eur J Clin Pharmacol, 2010, 66(5): 503 – 509.

[50] Lei H P, Wang G, Wang L S, et al. Lack of effect of ginkgo biloba on voriconazole pharmacokinetics in Chinese volunteers identified as CYP2C19 poor and extensive metabolizers. Ann Pharmacother, 2009, 43(4): 726 – 731.

[51] Ohnishi N, Kusuhara M, Yoshioka M, et al. Studies on interactions between functional foods or dietary supplements and medicines. I. effects of Ginkgo biloba leaf extract on the pharmacokinetics of diltiazem in rats. Biol Pharm Bull, 2003, 26(9): 1315 – 1320.

[52] Yoshioka M, Ohnishi N, Sone N, et al. Studies on interactions between functional foods or dietary supplements and medicines. III. effects of ginkgo biloba leaf extract on the pharmacokinetics of nifedipine in rats. Biol Pharm Bull, 2004, 27(12): 2042 – 2045.

[53] Yoshioka M, Ohnishi N, Koishi T, et al. Studies on interactions between functional foods or dietary supplements and medicines. IV. effects of ginkgo biloba leaf extract on the pharmacokinetics and pharmacodynamics of nifedipine in healthy volunteers. Biol Pharm Bull, 2004, 27(12): 2006 – 2009.

[54] Naccarato M, Yoong D, Gough K. A potential drug-herbal interaction between Ginkgo biloba and efavirenz. J Int Assoc Physicians AIDS Care (Chic), 2012, 11(2): 98 – 100.

[55] Robertson S M, Davey R T, Voell J, et al. Effect of Ginkgo biloba extract on lopinavir, midazolam and fexofenadine pharmacokinetics in healthy subjects. Curr Med Res Opin, 2008, 24(2): 591 – 599.

[56] Blonk M, Colbers A, Poirters A, et al. Effect of Ginkgo biloba on the pharmacokinetics of raltegravir in healthy volunteers. antimicrob. Agents Chemother, 2012, 56(10): 5070 – 5075.

[57] Kim E O, Cha K H, Lee E H, et al. Bioavailability of ginsenosides from white and red ginsengs in the simulated digestion model. J Agric Food Chem, 2014, 62(41): 10055 – 10063.

[58] Henderson G L, Harkey M R, Gershwin M E, et al. Effects of ginseng components on c-DNA-expressed cytochrome P450 enzyme catalytic activity. Life Sci, 1999, 65 (15): PL209 – PL214.

[59] Yuan C S, Wei G, Dey L, et al. Brief communication: american ginseng reduces warfarin's effect in healthy patients: a randomized, controlled Trial. Ann Intern Med, 2004, 141 (1): 23 – 27.

[60] Lee Y H, Lee B K, Choi Y J, et al. Interaction between warfarin and Korean red ginseng

in patients with cardiac valve replacement. Int J Cardiol, 2010, 145(2): 275 - 276.

[61] Dong H, Ma J, Li T, et al. Global deregulation of ginseng products may be a safety hazard to warfarin takers: solid evidence of ginseng-warfarin interaction. Sci Rep, 2017, 7 (1): 5813.

[62] Malati C Y, Robertson S M, Hunt J D, et al. Influence of Panax ginseng on cytochrome P450 (CYP)3A and P-glycoprotein (P-gp) activity in healthy participants. J Clin Pharmacol, 2012, 52(6): 932 - 939.

[63] Mateo-Carrasco H. Ginseng/multivitamin/raltegravir interaction. Reactions Weekly, 2013, 1436(1): 26.

[64] Bilgi N, Bell K, Ananthakrishnan A N, et al. Imatinib and Panax ginseng: a potential interaction resulting in liver toxicity. Ann Pharmacother, 2010, 44(5): 926 - 928.

[65] Chrubasik-Hausmann S, Vlachojannis J, McLachlan A J. Understanding drug interactions with St John's wort (hype ricum perforatum L.): impact of hyperforin content. J Pharm Pharmacol, 2019, 71(1): 129 - 138.

[66] Biber A, Fischer H, Römer A, et al. Oral bioavail ability of hyperforin from hypericum extracts in rats and human volunteers. Pharmacopsychiatry, 1998, 31(Suppl1): 36 - 43.

[67] Moore L B, Goodwin B, Jones S A, et al. St John's wort induces hepatic drug metabolism through activation of the pregnane X receptor. Proc Natl Acad Sci USA, 2000, 97(13): 7500 - 7502.

[68] Borrelli F, Izzo A A. Herb-drug interactions with St John's wort (hypericum perforatum): an update on clinical observations. AAPS J, 2009, 11(4): 710 - 727.

[69] Piscitelli S C, Burstein A H, Chaitt D, et al. Indinavir concentrations and St John's wort. Lancet, 2000, 355(9203): 547 - 548.

[70] Ruschitzka F, Meier P J, Turina M, et al. Acute heart transplant rejection due to Saint John's wort. Lancet, 2000, 355(9203): 548 - 549.

[71] Bolley R, Zülke C, Kammerl M, et al. Tacrolimus-induced nephrotoxicity unmasked by induction of the CYP3A4 system with St John's wort. Transplantation, 2002, 73(6): 1009.

[72] Bauer S, Störmer E, Johne A, et al. Alterations in cyclosporine a pharmacokinetics and metabolism during treatment with St John's wort in renal transplant patients. Br J Clin Pharmacol, 2003, 55(2): 203 - 211.

[73] Li C, Wang Q, Ren T, et al. Non-linear pharmacokinetics of piperine and its herb-drug interactions with docetaxelin Sprague-Dawleyrats. J Pharm Biomed Anal, 2016(128): 286 - 293.

[74] Bano G, Raina R K, Zutshi U, et al. Effect of piperine on bioavailability and pharmacokinetics of propranolol and theophylline in healthy volunteers. Eur J Clin Pharmacol, 1991, 41(6): 615 - 617.

[75] Pattanaik S, Hota D, Prabhakar S, et al. Effect of piperine on the steady-state pharmacokinetics of phenytoin in patients with epilepsy. Phytother Res, 2006, 20(8): 683 - 686.

[76] Shaikh A S, Thomas A B, Chitlange S S. Herb-drug interaction studies of herbs used in

treatment of cardiovascular disorders — a narrative review of preclinical and clinical studies. Phytother Res, 2020, 34(5): 1008 – 1026.

[77] Brantley S J, Oberlies N H, Kroll D J, et al. Two flavonolignans from milk thistle (Silybum marianum) inhibit CYP2C9 – mediated warfarin metabolism at clinically achievable concentrations. J Pharmacol Exp Ther, 2010, 332(3): 1081 – 1087.

[78] Han Y, Guo D, Chen Y, et al. Effect of silymarin on the pharmacokinetics of losartan and its active metabolite E – 3174 in healthy Chinese volunteers. Eur J Clin Pharmacol, 2009, 65(6): 585 – 591.

[79] Tvrdý V, Pourová J, Jirkovský E, et al. Systematic review of pharmacokinetics and potential pharmacokinetic interactions of flavonolignans from silymarin. Med Res Rev, 2021, 41(4): 2195 – 2246.

[80] Wu W W, Yeung J H. Inhibition of warfarin hydroxylation by major tanshinones of Danshen (Salvia miltiorrhiza) in the rat in vitro and in vivo. Phytomedicine, 2010, 7(3 – 4): 219 – 226.

[81] Wen Y H, Sahi J, Urda E, et al. Effects of bergamottin on human and monkey drug-metabolizing enzymes in primary cultured hepatocytes. Drug Metab Dispos, 2002, 30(9): 977 – 984.

[82] Kent U M, Aviram M, Rosenblat M, et al. The licorice root derived isoflavan glabridin inhibits the activities of human cytochrome P450S 3A4, 2B6, and 2C9. Drug Metab Dispos, 2002, 30(6): 709 – 715.

[83] Fan F, Zhang W, Guo D, et al. The effect of herbal medicine baicalin on pharmacokinetics of rosuvastatin, substrate of organic anion-transporting polypeptide 1B1. Clin Pharmacol Ther, 2008, 83(3): 471 – 476.

[84] Hu Z, Yang X, Ho P C, et al. Herb-drug interactions: a literature review. Drugs, 2005, 65(9): 1239 – 1282.

[85] Almeida J C, Grimsley E W. Coma from the health food store: interaction between kava and alprazolam. Ann Intern Med, 1996, 125(11): 940 – 941.

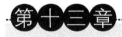

食物-药物相互作用及其临床意义

第一节 概　　述

一、食物-药物相互作用的概念及研究意义

食物与药物对机体的作用以及在体内吸收、分布、代谢和排泄过程共享同一通道和组织器官,因此,食物与药物之间可能存在着复杂的相互作用,即食物-药物相互作用(food-drug interactions,FDI)。许多饮食如酒、茶、牛奶、水果、果汁和食物成分均有可能对药物的效应和体内过程产生影响。在服药期间食物搭配合理可促进药物的吸收,增强疗效,减少或避免不良反应的发生,降低治疗失败的可能性,同时也可增加患者对药物治疗的顺应性;相反则会降低药物疗效,甚至产生不良反应。因此,掌握食物对药物的影响,熟悉食物与药物的相互作用,具有重要的临床意义。既然食物可以影响药物的药效学和药动学作用。反过来,药物也会影响食物(营养成分)的营养作用和体内过程。本章我们重点关注食物对药物的影响。

药物与食物合用有可能改变药物的药代动力学特性、药效学特性或是影响机体对营养的摄取和利用。食物-药物相互作用也是美国 FDA 和我国国家药品监督管理局等国药品注册机构规定的新药申报资料中的重要内容之一。应全面辨证地评价食物-药物相互作用,其包括对机体的不利作用和有利作用,研究掌握这些作用的症状、机制及其防治方法,对于改善患者的营养状况与合理用药有重要的指导意义和应用价值。

二、食物-药物相互作用的分类

根据作用机制不同,食物-药物相互作用可分为药代动力学相互作用和药效动力学相互作用。

1. 药代动力学相互作用

食物-药物相互作用可以发生在药物吸收、分布、代谢和排泄等环节。食物的作用靶点可能是药物转运体或代谢酶。一些营养物质也可能是药物转运体或酶的底物或抑制剂。

(1)食物-药物相互作用发生在药物吸收环节:在胃肠道,一些药物如安替比林因溶解度、肠渗透性和在胃肠道的稳定性差异,在肠中存在优先吸收位点,表现出区域特异性吸收[1]或称吸收窗。饮食可能会改变胃肠道的 pH。例如,进食后,胃中 pH 会由 1.7 增至 5.0[2],这种 pH 改变可能会引起药物的离子化程度改变,进而影响药物的吸收。

在肠黏膜上皮细胞中分布有摄取转运和外排转运体,共同完成药物的肠吸收。如果食物中含有摄取转运体抑制剂,有可能通过抑制肠转运体功能,抑制相应底物的肠吸收,降低其血浆暴露水平,反之存在外排转运体抑制剂,因抑制肠外排,则增加相应外排转运体底物肠吸收,从而增加血浆暴露水平。有研究显示[3],葡萄柚汁中的 4 种主要成分(佛手柑素、6',7'-二羟基佛手素、槲皮苷和山奈酚)、橙汁中的 2 种成分(橘皮素和川陈皮素)和苹果汁中的橙皮素均可以明显地抑制 BCRP 介导达沙替尼的外排,测得的佛手柑、6',7'-二羟基佛手素、橘皮素和川陈皮素的 IC_{50} 值分别为 3.19 μmol/L、5.2 μmol/L、1.19 μmol/L 和 1.04 μmol/L,这提示这些果汁成分有可能通过抑制肠 BCRP 介导的底物药物外排来增加 BCRP 底物药物的口服吸收。参与药物吸收的代谢酶(如 CYP3A4)和转运体(如 Pept1 和 P-gp)在肠段的表达存在区域性[4]。因此,多数药物如氯噻嗪在肠中吸收存在有一个吸收窗。有研究显示[5],相对于空腹,餐后即刻服用药物,可使氯噻嗪的吸收程度增加 1 倍,这可能是由于食物的摄入延迟了胃排空,从而改善了药物的吸收效率。相反,对于不存在吸收窗口的药物而言,延迟的胃排空的作用较弱。例如,吲哚美辛在大肠和小肠中的吸收率是相似的,而对乙酰氨基酚在小肠中的吸收速度快于大肠。因此,食物摄入可延迟吲哚美辛的吸收,但不改变其吸收程度,而显著降低对乙酰氨基酚的吸收程度[6,7]。其他可能存在吸收窗口的药物包括阿昔洛韦、卡托普利、呋塞米、二甲双胍、加巴喷丁、左旋多巴、环丙沙星、氧氟沙星、氯化钾和美托洛尔等[1,8]。此外,食物还可能通过延迟胃排空,刺激/增加胆汁或内脏血流,增加/降低胃肠道 pH 或通过机械或生理机制改变肠道菌群来影响药物吸收。

（2）食物-药物相互作用发生在药物分布环节：药物分布主要受血浆蛋白结合和组织血流灌注速率的影响。根据游离药物假说,只有未结合的药物才可能在靶组织和靶器官起作用。血浆中主要的药物结合蛋白是白蛋白、α_1-酸性糖蛋白和脂蛋白。白蛋白负责结合长链脂肪酸和酸性药物,如华法林、苯丁氮酮、地西泮和布洛芬[9,10]。α_1-酸性糖蛋白具有高亲和力、低容量的特性,其只有一个结合位点,该结合位点对普萘洛尔、二吡喃酰胺和维拉帕米等碱性药物具有选择性[11]。脂蛋白是在整个循环系统的水环境中转运疏水性脂质的大分子载体,可以与某些疏水性药物结合,如胺碘酮、氯氮平和环孢素 A[12]。因此,如果食物成分可以与药物结合在相同的位点上,那么就可以改变药物的药代动力学特性。对于大多数口服给药的药物而言,血浆蛋白结合改变的临床效果和临床意义不大。

药物入血后,需要到达相应的靶器官、靶组织和靶细胞才能发挥作用,这些过程往往是由相应的药物转运体介导的,尤其是一些生理性屏障如血脑屏障和胎盘屏障等。已证实这些生理性屏障中表达P-gp等 ABC 转运体,将药物外排到细胞外,从而改变药物的细胞、组织和器官分布。有研究显示[12],一些黄酮类化合物(柚皮素、桑黄素、白杨素、染料木黄酮、表儿茶素、白藜芦醇三甲醚、三乙酰白藜芦醇和氧化白藜芦醇)可抑制 P-gp 的活性,从而影响沙奎那韦在血脑屏障上的转运过程,增加沙奎那韦在脑组织内的分布,增加沙奎那韦中枢神经系统的不良反应。

（3）食物-药物相互作用发生在药物代谢环节：当口服给药的药物在肠道中吸收良好时,肝肠首过效应是决定其生物利用度的主要因素。肝脏中的药物代谢取决于药物的肝清除率。对于低肝摄取药物如茶碱、地西泮和安替比林等,其肝清除率主要受血液中药物游离分数和药物代谢酶的活性调控。而对于高肝摄取药物如普萘洛尔和利多卡因等,则药物肝清除率主要受肝血流速率控制。因此,对于高肝摄取药物而言,餐后内脏血流量的增加可能是因为肝清除率增加和口服生物利用度的降低。例如,咪达唑仑[13]和奈法唑酮[14],进食后血药浓度-时间 AUC 分别降低了 14% 和 18%。也有些药物如普萘洛尔和美托洛尔[15]等尽管也属于高肝摄取药物,但进食增加其吸收,而不是降低。

这可能是因为这些药物的代谢酶已经饱和,即使餐后肝血液流量增加,仍能增强这类药物口服吸收。

(4) 食物-药物相互作用发生在药物排泄环节:药物的肾脏排泄和胆汁排泄也是重要的药物消除方式。药物的肾排泄涉及肾小球滤过、肾小管分泌和肾小管重吸收。其中,位于肾近端小管中的药物转运体对药物在肾小管中分泌和重吸收起了重要作用。肾小管上皮细胞中表达的 P-gp、MRPs、OATPs 和 BCRP 等转运体介导药物肾排泄,肝脏的胆细胞管侧膜上药物转运体介导药物的胆汁排泄,因此食物可通过作用于这些转运体影响药物的排泄[16]。一些果汁饮料(如苹果和橘子)含有 OATs 抑制剂[17],而阿托品、地西泮、三唑仑、阿米替林、青霉素和奥司他韦酸等均是 OATs 的底物[18,19],因此,这些药物应避免和饮料同服。

食物有可能通过影响尿液的 pH 和肾重吸收等改变药物的排泄。例如,钠会抑制锂的肾小管重吸收,低钠饮食会减少尿量和增加肾小管锂的重吸收,从而增加锂的毒性[20]。高蛋白食物趋于使尿液趋于酸性,而高碳水化合物食物趋于使尿液趋于碱性[21],前者易于弱酸性药物重吸收,而后者则易于弱碱药物重吸收。因此,食物有可能通过影响尿液的 pH 来改变药物的系统暴露量。

高脂饮食可刺激胆汁分泌,进而降低药物生物利用度和系统暴露水平。在一项单剂量、开放、随机、双交叉研究[22]中,研究者发现进食可增加肝血流量和胆汁排泄,导致整合素 VLA-4 特异性拮抗剂 HMR1031 的 AUC 和 C_{max} 分别降低 29% 和 38%,而口服清除率约增加 41%。

2. 药效动力学相互作用

药效动力学相互作用可影响药物的临床效果或食物的生理作用。这些相互作用可以表现为拮抗作用和协同作用。抗凝剂华法林可拮抗维生素 K_1 的再循环,导致活性维生素 K_1 消耗,在凝血过程中发生拮抗作用,降低国际标准化比值。可通过进食含有大量维生素 K_1 的绿叶蔬菜,逆转其消耗。对于癫痫患者,食物中的蛋白质会与抗癫痫药苯妥英钠结合,从而导致苯妥英钠吸收减少和癫痫发作控制不充分。一些四环素和氟喹诺酮类药物可以和乳制品等饮品中二价金属离子(如钙离子)结合,导致药物吸收减少和治疗失败[23]。高血压伴有醛固酮分泌缺陷患者,服用肾素-血管紧张素系统抑制剂会使血钾升高。若同时服用富含钾离子的食物,如橙子和香蕉,有可能会引起高钾血症[24],甚至会因心律不齐而导致心脏骤停和死亡。治疗抑郁症的 MAOs 抑制剂可抑制内源性和膳食中胺的分解,服药时食用富含酪胺的食品(葡萄酒和奶酪等发酵食品）时，可能因酪胺代谢抑制，儿茶酚胺生物合成增加，而导致高血压危象[25]。有研究显示[26]，1 μmol/L 表没食子儿茶素没食子酸酯就能够显著抑制人Caco-2细胞中P-gp介导的地高辛转运，而市售绿茶中表没食子儿茶素没食子酸酯浓度可高达1 mmol/L。这表明绿茶饮料对肠道P-gp的抑制作用可能会影响P-gp底物肠吸收，从而可能产生不必要的副作用。

此外，富含脂肪的食物可以通过提高脂溶性药物的溶解度，增加药物的吸收。在一项 I 期随机、四序列、四时期的交叉试验[27]研究中发现，食物摄入可以增加帕博西尼的暴露水平，并降低其药代动力学变异性。HIV-1蛋白酶抑制剂阿扎那韦与食物一起使用，可使其 *AUC* 增加70%[28]。

三、食物-药物相互作用的机制

1. 影响药物代谢酶活性

药物代谢过程一般分为：I 相反应（氧化、还原、水解）和 II 相反应（结合）。药物代谢过程中，药物代谢酶和转运体起了关键作用。II 相反应的主要酶系包括 SULTs、NATs 和 UGTs 等。食物通过抑制其中的代谢酶和转运体而影响药物代谢。参与 I 相反应的主要酶系为 CYP450s 和酯酶等，且 CYP450s参与的氧化代谢是药物消除的主要途径。

（1）CYP450s：参与多种外源性和内源性化合物的I相代谢的重要酶系[27]。人肝脏滑面内质网含有相对丰富的 CYP450s 系，包括 CYP3A4（30%）、CYP2C9（20%）、CYP1A2（13%）、CYP2E1（7%）、CYP2A6（4%）、CYP2D6（2%）和 CYP2B6（1%）。50%药物由 CYP3A4 代谢，25%由 CYP2D6 代谢，20%由 CYP2C 家族代谢。CYP3A 主要是 CYP3A4 和 CYP3A5，在肠和肝均有表达。

（2）酯酶：主要介导酯类药物在体内水解。一些饮食通过抑制肠羧酸酯酶活性可提高酯在管腔和肠上皮细胞中的稳定性，增加酯类吸收和相应代谢酶的血浆暴露[29]。

（3）II 相代谢酶：UGTs 是主要的 II 相代谢酶，其以 UDPGA 作为供体，介导药物葡萄糖醛酸化结合反应。UGT1 和 UGT2 是主要的药物葡萄糖醛酸代谢酶。UGTs 主要分布在肝中，在肾、卵巢、小肠、结肠、肺、胃、上皮组织、乳腺和前列腺等肝外组织中也 UGTs 表达。肾和肠被认为是主要的肝外代谢组织。

2. 影响转运体活性

（1）影响P-gp活性：在胃肠道中，P-gp 主要表达于肠上皮细胞的顶膜

（腔），将进入肠上皮细胞中药物分子泵回到肠腔，从而降低了全身性药物浓度[30]。理论上，抑制肠 P-gp 可能会增加全身性药物暴露水平。一般情况下，缺乏理想的 P-gp 探针底物，且 CYP3A 往往也代谢 P-gp 的底物药物，因此很难建立研究肠道 P-gp 的在体模型[31]。饮食引起血浆中 CYP3A/P-gp 底物药物浓度升高可能是肠 CYP3A 和 P-gp 抑制的共同效应。

（2）影响 OATPs 活性：OATPs 表达在肝、肠和肾等组织中，参与药物吸收、分布、代谢和排泄等[32]。例如，OATP1A2 和 OATP2B1 主要表达于肠黏膜细胞的腔侧膜[33]，参与药物的肠吸收。一些食物黄酮类化合物可以通过影响肠 OATP2B1 和 OATP1A2 功能，引起食物-药物相互作用。例如，文献报道，葡萄柚中的柚皮苷可抑制 OATP1B1 和 OATP1B3 介导的药物转运[34]。橙汁、苹果汁可显著降低阿替洛尔的系统暴露水平[35]，使阿替洛尔的平均血浆 C_{max} 和 AUC 分别降低 49% 和 40%[36]。苹果汁[37]也可使非索非那定的暴露水平平均降低到对照组的 75%，葡萄柚汁[38]也能降低塞利洛尔的生物利用度，这些作用可能与抑制 OATP2B1 介导的药物吸收有关[36,37]。绿茶中的表儿茶素没食子酸酯和表没食子儿茶素没食子酸酯是 OATP1A2（$K_m = 10.4$ μmol/L 和 18.8 μmol/L）和 OATP1B3（$K_m = 34.1$ μmol/L 和 13.2 μmol/L）的底物，其能浓度依赖性地抑制 OATP1A2、OATP1B1 和 OATP2B1 介导的雌酮硫酸酯的转运[39]。鹰嘴豆芽素 A、染料木黄酮和表没食子儿茶素没食子酸酯等黄酮类化合物均能有效地抑制 OATP1B1 介导的硫酸脱氢表雄酮摄取，其中鹰嘴豆芽素 A 抑制作用最强，估算 IC_{50} 为（11.3±3.22）μmol/L[40]。此外，表儿茶素没食子酸酯和表没食子儿茶素没食子酸酯对 OATP1B3 的影响存在底物依赖性。例如，表儿茶素没食子酸酯抑制中等强度抑制 OATP1B3 介导的 $E_2 17\beta G$ 的摄取（$IC_{50} = 130$ μmol/L），对雌酮硫酸酯摄取仅呈微弱的抑制作用，但强抑制 Fluo-3 的摄取（$IC_{50} = 6.9$ μmol/L）。表没食子儿茶素没食子酸酯不影响 $E_2 17\beta G$ 摄取，但强抑制 Fluo-3 的摄取（$IC_{50} = 8.4$ μmol/L），相反，诱导雌酮硫酸酯的摄取（$EC_{50} = 10.5$ μmol/L）[39]。

3. 食物与药物直接发生理化反应

由于食物与药物的理化特性，在胃肠道中发生物理化学反应，从而减弱或增强药物作用和毒性。例如，食物中多价金属离子（如钙、镁、铁、锌和铝等）容易与部分抗菌药物（如四环素类和喹诺酮类等）发生络合反应而影响药物的吸收和疗效。

4. 餐后生理变化

（1）胃肠道黏度增加：摄入食物后，肠腔内黏度通常会升高。通过对健康受试者在禁食和饭后 1 h 条件下进行的水敏 MRI 显示，进餐后小肠中的液体量可减少 50%[41]，胃肠道的黏度增加，从而减慢药物向吸收上皮扩散。同时，食物本身具有物理屏障，从而也限制药物渗透到肠吸收膜。例如，相对于禁食状态，高脂高热量食物使来那度胺的吸收程度降低约 20%，并延长 t_{max} 和降低 C_{max}[42]。

（2）胃排空延迟：胃肠运动周期的持续时间个体内和个体间变异性大，持续时间为 15 min~3 h，通常具有 4 个时期[43]：第 I 时期为静止期，持续时间为 40~60 min，在此时期，无胃酸分泌和胃收缩；第 II 时期为前突发期，持续时间为 40~60 min，在此时期，胃收缩强度和频率逐渐增加；第 III 时期为突发期，持续时间短，只有 4~6 min。在此时期，胃收缩强度和频率达峰值，促使未消化的固体从胃排到小肠。第 IV 时期是从第 III 时期回到第 I 时期的短暂过渡期，持续时间为 0~5 min。液体食物和固体食物胃排空形式是不同的。非碳水化合物液体胃排空即刻进行，属于一级过程，其排空速率与胃液体积成比例，半衰期为 15~20 min，其驱动力是胃-十二指肠压力差。而固体食物胃排空存在两个时期。第 I 时期，属于滞后时期，在此时期固体物质再分布，并分解成微小颗粒（1~2 mm），随后经幽门按一级形式排空[44]。相对于液体食物，固体食物的胃排空时间往往长于液体食物[44]，固体食物也会延缓胃排空[45]。

相对于小肠，大多数药物在胃中滞留时间短，吸收表面积小，胃中药物吸收贡献小，大部分药物随胃排空进入肠被吸收。对于具有高溶解度和高渗透性的 I 类生物药剂学分类系统药物以及具有高溶解度和低渗透性的 III 类生物药剂学分类系统药物而言，胃排空可能是决定药物吸收的关键因素[43]。

（3）胃肠道 pH 改变：餐后胃肠道的 pH 可能会发生变化。在禁食状态下，人胃中 pH 约为 1.7，而在进食后胃 pH 增至 5.0，十二指肠的 pH 只有 6.1~6.3 的轻微变化[46]。大多数药物是通过被动渗透吸收的，所以当它们以可渗透的非电离形式存在时，就会产生最佳吸收[47]。因此，胃肠道中 pH 的变化可解释可离子化药物的食物效应。对于可离子化的药物，尤其是弱酸性药物，如灰黄霉素，食物可以通过增加胃液 pH 来提高其从固体制剂中的溶出度，从而使药物吸收增加[48]。对于弱碱性药物如氯喹等，餐后 pH 升高，使大部分药物以非离子化形式存在，利于被肠上皮细胞吸收[49]。

值得注意的是，由于 pH 变化而产生的食物效应也取决于药物稳定性。对于在酸性环境中不稳定药物如亚叶酸钙[50]（当 pH<2.8 时不稳定），pH 升高可阻止胃肠道降解而增加吸收。而在碱性环境中不稳定的药物，pH 升高会导致其降解，从而降低其吸收。这似乎可以解释进食后青霉胺的吸收不良[51]。

（4）内脏血流量增加：进食后内脏血流量通常会增加，以加速营养的吸收。当肠系膜血流量增加时，药物以更高的速率被递送至肝脏[52]。在肝脏中，理论上高肝摄取药物会因肝血流量的增加而导致药物肝清除增加，从而降低这些药物的生物利用度。如有文献报道相对于空腹，人餐后服用阿替洛尔后血浆中阿替洛尔的 t_{max} 缩短，阿替洛尔的 *AUC* 约降低 20%[53]。尽管拉贝洛尔、普萘洛尔和美托洛尔等也属于高肝摄取药物，进食后口服相应药物的 *AUC* 不是降低，而是升高，这种作用可能由代谢酶饱和所致[15,54,55]。

（5）刺激胆汁分泌：食物尤其是高脂食物会刺激胆汁分泌。胆汁成分如胆汁盐和胆汁脂质（胆固醇和磷脂）可以增加药物溶解度或溶出度。例如，脂质饮食可以促进苯妥英钠[56,57]和卡马西平[58]的肠吸收，增加苯妥英钠和卡马西平的血浆暴露水平。

（6）促进淋巴运输：肠道淋巴系统是吸收膳食脂质消化产物的生理途径。在肠道细胞内，长链脂肪酸和甘油单酸酯在内质网中重新酯化为甘油三酸酯，形成乳糜微粒。进入肠淋巴毛细血管后，在左颈和左锁骨下静脉的交界处进入血液循环[59]。尽管淋巴液的流速低，通过淋巴液吸收对于许多药物而言可以忽略不计，但淋巴液途径可以规避肝首过效应，高脂食物摄入可以增加淋巴液流量，可以增加药物尤其是高脂溶性经淋巴液途径而吸收。

（7）影响肠道菌群：当肠道菌群受到食物影响时，肠肝循环也可能会受到干扰。肠肝循环的过程通常包括两个阶段[60]：药物代谢产物，尤其是药物葡萄糖醛酸苷等 II 相代谢产物，经胆管排入肠腔后，在肠道菌群作用下，水解释放原型药物，再次被吸收。高纤维食物的摄取，可能会抑制肠道菌群介导的葡萄糖醛酸苷水解，进而抑制药物的肠肝循环和降低药物的系统暴露。

第二节　果蔬-药物相互作用及其临床意义

一、葡萄柚

葡萄柚又名胡柚或西柚，富含果胶和黄酮。葡萄柚汁对药代动力学影响的研究最为广泛。最早是由 1989 年 Bailey 等在研究乙醇与非洛地平相互作用时,用葡萄柚汁作为溶媒时发现的[61]。随后,对葡萄柚汁与药物间相互作用进行了广泛地研究。已研究的药物包括心血管类药物(如胺碘酮和非洛地平)、中枢系统药物(如丁螺环酮和匹莫齐特)、免疫调节剂(如环孢素 A 和依维莫司)、他汀类(阿托伐他汀、辛伐他汀和洛伐他汀)、抗感染药(如红霉素、奎宁和卤泛群)和其他类(如孟鲁司特和依托泊苷等)等。摄入葡萄柚汁或因降低药物生利用度,引起药物治疗失败(塞利洛尔和他林洛尔)或促进药物吸收,增加血浆药物暴露,产生严重不良反应[62]。如饮用葡萄柚汁后,辛伐他汀的 C_{max} 和 AUC 分别增加到对照组的 12.0 倍和 13.5 倍[63],辛伐他汀的肌病风险显著增加。可见,在服药期间尽量避免饮用葡萄柚汁,以免出现不必要的不良反应或治疗失败。

早期的研究认为,可能是柚汁中富含的黄酮类成分柚苷介导了“葡萄柚汁效应”,但进一步研究发现介导“葡萄柚汁效应”的化学物质是呋喃香豆素类。葡萄柚汁中的呋喃香豆素衍生物选择性抑制肠 CYP3A4 酶的活性[64],降低药物的肠首过代谢,增加药物吸收。CYP3A4 和 P-gp 共表达于肠上皮细胞中,协同抑制药物的肠吸收。然而有文献报道,葡萄柚汁可以增加 P-gp 底物药物转运。如在 MDCK - MDR1 细胞中,葡萄柚汁增加环孢素 A、地高辛、长春碱、非索非那定和氯沙坦等药物的净外排转运[65],这种作用可能部分抵消葡萄柚汁抑制 CYP3A 引起的临床效果。

在健康志愿者中,单次饮用 300 mL 葡萄柚汁后,β-受体阻滞剂他林洛尔 AUC 和 C_{max} 分别降低至安慰剂的 56% 和 57%。多次饮用葡萄柚汁也有类似的效果,使其 AUC 和 C_{max} 分别减少 44% 和 65%[66]。另一项非盲、随机、单剂量、四向交叉研究结果也显示,饮用葡萄柚汁后,非索非那定的 C_{max} 和 AUC 下降 30%[67]。他林洛尔和非索非那定在肠中不被代谢,且都是 P-gp 底物。这不能解释为何服用葡萄柚汁后他林洛尔和非索非那定口服生物利用度的降低[67,68]。Dresser GK 等[68]通过在 Caco - 2 和 LLC - MDR1 细胞研究 P-gp 介导的地高辛或长春碱外排时发现,摄入 5% 葡萄柚汁并不能改变 P-gp 的活性,而是有效地抑制了 OATPs 介导的转运,这似乎可以解释饮用葡萄柚汁为何降低他林洛尔、非索非那定、赛利洛尔、孟鲁司特和阿利吉仑等口服生物利用度。柚皮苷可能是葡萄柚汁中抑制 OATP 活性的主要成分[69]。

二、橘子

橘子属于柑橘类,也富含黄酮类化合物。已有临床报道,橘子汁与药物同服会出现严重的食物-药物相互作用。有文献报道,摄入橘子汁可以使赛利洛尔的 C_{max}、AUC 和尿中回收量分别下降 89%、83% 和 77%[70],使阿替洛尔的 C_{max}、AUC 和尿中阿替洛尔的回收量下降 49%、40% 和 38%[71]。橘子也能使阿利吉仑的 C_{max} 和 AUC 降低 80% 和 62%,与血浆暴露水平降低一致的是给药 24 h 后,肾素活性比对照组高 87%[72]。橙皮苷可能是橘子的主要成分,后者通过抑制 OATP2B1 介导肠的吸收[69,73]。大鼠实验也证实,合用橘子汁或橙皮苷后赛利洛尔的 AUC 分别降低 74% 和 75%[73]。然而,以普伐他汀为对象研究显示,合用橘子汁可显著增加大鼠灌胃后血浆中普伐他汀暴露水平,但不影响静脉注射给药血浆暴露水平。在人中也发现橘子汁可以增加口服后血浆中普伐他汀浓度[74]。在大鼠中,橘子汁可以诱导肠 OATP1A1 和 OATP1A5 蛋白和 mRNA 表达,似乎可以部分解释上述原因[74]。

三、柚子

柚子属于柑橘类水果,富含黄酮类化合物和呋喃香豆素。已有文献显示,柚子可通过抑制 CYP3A4 或 P-gp 增加他克莫司的血药浓度[75]。但在 6 名男性受试者中[76]发现,与对照组比较,摄入柚子汁可使西地那非的生物利用度降低、C_{max} 和 AUC 分别降低到对照组的 40%、63% 和 60%。

四、蔓越莓

蔓越莓汁含有大量的黄酮类化合物。有研究显示[77],蔓越莓汁可以抑制大鼠肠微粒体和人肝微粒体介导的尼非地平的代谢。大鼠实验也证实,蔓越莓汁可显著增加尼非地平十二指肠给药时血浆中的暴露水平,约增加 60%[77]。但在一项开放、随机、三交叉研究中[78],12 名健康男性志愿者口服 200 mg 环孢素和 240 mL 蔓越莓汁,未见明显相互作用。

有临床病例显示,蔓越莓汁可以增强华法林的抗凝作用[79],可能与黄酮类成分抑制 CYP2C9 介导的华法林代谢有关。以华法林、替扎尼定和咪达唑仑为探针的研究显示,每天 3 次,每次 200 mL 饮用蔓越莓汁,连续 5 天并不能引起探针及其代谢产物的药代动力学行为改变[80]。类似研究显示尽管蔓越莓汁可以抑制人肝微粒体介导的双氯芬酸代谢,但人饮用蔓越莓汁并不影响双氯芬酸动力学行为[81]。因此,蔓越莓汁与华法林的相互作用机制有待进一步研究,为了慎重起见,服用华法林的患者应谨慎用这种饮料。

五、石榴汁

石榴是一种食用水果,以新鲜形式和加工形式食用,如果汁、果干和提取物。有文献显示,石榴汁是人CYP2C9的有效抑制剂[82],但在临床研究中并未发现石榴汁影响氟比洛芬的口服清除率和CYP2C9活性[83]。然而,也有案例报道[84],长期服用华法林的患者,饮用石榴汁后,华法林抗凝血作用显著增加,其国际标准化比值增加到14。大鼠实验也显示,石榴汁可显著增加口服卡马西平的AUC,提高约1.5倍。这种作用可能与抑制CYP3A介导的卡马西平代谢有关[85]。但也有文献显示,石榴汁不影响口服或静脉注射咪达唑仑的清除[86]。在16名健康人中,服用2周石榴汁也未见明显的咪达唑仑药代动力学行为改变[87]。有临床案例显示,在应用瑞舒伐他汀期间,饮用石榴汁出现横纹肌溶解不良反应[88],暗示石榴汁与瑞舒伐他汀间可能存在相互作用。

六、苹果

在一项招募了14名健康受试者的随机、两阶段、开放标签的交叉研究中,一次性摄入400 mL 10%苹果汁可显著降低非索非那定的AUC,其R-非索非那定和S-非索非那定的AUC分别降低49%和59%,t_{max}延长。其可能机制与抑制肠OATP2B1介导的非索非那定的转运有关[89]。有研究显示,苹果汁中存在的四黄酮混合物(根皮苷16.8 mmol/L、根皮苷配基0.20 mmol/L、橙皮苷0.25 mmol/L和槲皮苷0.50 mmol/L)可以显著抑制OATP2B1介导的雌激素-3-硫酸盐的摄取[69]。苹果汁对非索非那定药代动力学行为的影响存在剂量依赖性[90]。以水为对照,估算饮用150 mL、300 mL和600 mL苹果汁后非索非那定的AUCR分别为0.903、0.593和0.385。另有文献报道,每天饮用1 200 mL苹果汁可使非索非那定AUC和C_{max}显著降低到对照组的21%和18%[37]。非索非那定在人体中药代动力学存在SLCO2B1c.1457C>T基因型依赖性。在SLCO2B1c.1457C>T等位基因携带者中,非索非那定的AUC和C_{max}比SLCO2B1c.1457CC等位基因携带者分别约低37%和43%。苹果汁引起的药物相互作用也存在类似基因型依赖性。例如,SLCO2B1c.1457CC等位基因携带者饮用苹果汁后，非索非那定的 AUC 和 C_{max} 的分别降低为对照组的 15% 和 13%，而在 $SLCO2B1c.1457C>T$ 等位基因携带者中，非索非那定的 AUC 和 C_{max} 分别降低到对照组的 27% 和 22%[91]。类似研究显示，5%苹果汁会显著降低人的 OATPs 活性而不影响 P-gp 活性。在体试验也显示，饮用 5%苹果汁可使非索非那定的 AUC 和 C_{max} 降低到对照组的 30%~40%[68]。苹果汁也可抑制 OATP2B1 介导的阿利吉仑的肠吸收，降低阿利吉仑血浆暴露水平和减弱对肾素的抑制作用[72]。苹果汁可以剂量依赖性地降低阿替洛尔的 AUC。相对于水，饮用 1 200 mL 和 600 mL 苹果汁后，估算阿替洛尔 $AUCR$ 分别为 0.18 和 0.42，$C_{max}R$ 分别为 0.21 和 0.32[36]。阿替洛尔不是 OATP2B1 的底物。苹果汁调节渗透压依赖性的肠腔水量，可能是苹果汁抑制阿替洛尔肠吸收的机制之一[92]。

表 13 - 1 列举了可能引起食物-药物相互作用的水果。

表 13 - 1 可能引起食物-药物相互作用的水果[62,92]

果汁	试验药物	临床意义(药代动力学，药效学或毒理学指标)
葡萄柚	胺碘酮、匹莫齐特、红霉素、卤泛群、西沙必利、维拉帕米、奎宁、奎尼丁	生物利用度和尖端扭转型室性心动过速风险增加
	非洛地平、尼非地平、尼群地平、马尼地平尼索地平、普尼地平、维拉帕米	生物利用度和低血压风险增加
	替格瑞洛	生物利用度、胃肠道/肾出血风险增加
	丁螺环酮、咪达唑仑、三唑仑、阿普唑仑、地西泮	生物利用度和头晕/镇静副作用增加
	秋水仙碱	生物利用度和骨髓毒性增加
	阿托伐他汀、洛伐他汀、辛伐他汀	生物利用度和肌病风险增加
	环孢素 A、他克莫司	生物利用度和肾毒性风险增加
	依维莫司、西罗莫司	生物利用度、骨髓毒性增加和肾毒性增加
	阿利吉仑、塞利洛尔、他林洛尔、孟鲁司特、依托泊苷、非索非那定	生物利用度降低，疗效降低或治疗失败
苹果	非索非那定、阿替洛尔、阿利吉仑	生物利用度显著降低，疗效降低
橘子	阿利吉仑、阿替洛尔、塞利洛尔、孟鲁司特、阿伦膦酸、氨苯吩嗪	生物利用度显著降低，疗效降低
	氟喹诺酮类	生物利用度显著降低，治疗失败风险和产生耐药风险增加
	富马酸亚铁	铁吸收和抗贫血作用显著增强
	含铝抗酸剂	铝吸收和铝毒性显著增加
塞维利亚橙	非洛地平	非洛地平的 AUC 显著增加，去氢非洛地平/非洛地平的 $AUCR$ 显著降低

果汁	试 验 药 物	临床意义(药代动力学,药效学或毒理学指标)
柚子	环孢素 A	AUC 和 C_{max} 显著增加,超过有效治疗范围的风险增加
	西地那非	生物利用度显著降低,疗效降低
葡萄	环孢素 A	AUC 和 C_{max} 显著降低,低于有效治疗范围的风险增加
	非那西丁	AUC 和 C_{max} 显著降低,达峰时间延迟
柠檬	^{99m}Tc-tetrafosmin	肝排泄增加,心肌 SPECT 成像质量加强
石榴	透析时静脉注射铁	缓解注射铁引起的氧化应激和炎症
蔓越莓	三联疗法治疗幽门螺杆菌感染	女性机体幽门螺杆菌根除率增加
蓝莓	依那西普	依那西普的疗效显著改善,副作用降低
酸橙	蒿甲醚、氨酚喹啉	抗疟疗效改善
柯拉果	卤泛群	生物利用度和尖端扭转型室性心动过速风险增加
冰草	氟尿嘧啶、阿霉素、环磷酰胺	药物副作用显著降低

七、十字花科蔬菜

表 13 - 2 列举了可能与药物产生相互作用的常见蔬菜及其与药物产生相互作用的可能作用靶点。

西兰花和花椰菜属于十字花科蔬菜,含有大量的硫代葡萄糖苷和葡聚糖,水解后产生具有生物活性的异硫氰酸盐、硫氰酸盐。有研究显示,在 Hepa 1c1c7 和 HepG2 细胞中[93],异硫氰酸盐衍生物萝卜硫烷可以诱导 CYP1A1/CYP1A1 mRNA 和蛋白表达增强其活性。萝卜硫烷可显著降低人肝细胞中 CYP3A4 的 mRNA 表达和活性[94]。在 HepG2 细胞和 Caco - 2 细胞中也发现,萝卜硫烷可诱导 MRP1 和 MRP2 的 mRNA 表达[95]。此外,也有报道西兰花能够诱导酚磺基转移酶的活性[96]。这些结果提示,富含异硫氰酸盐的十字花科蔬菜和萝卜属蔬菜有可能也会引起蔬菜-药物相互作用。

豆瓣菜富含苯乙基异硫氰酸酯。有研究显示[97],在健康志愿者中,单次摄入豆瓣菜可显著增加氯唑沙宗的血浆暴露水平,其 AUC 约增加 56%,提示其抑制了 CYP2E1 活性。但在 HepG2 细胞中,豆瓣菜汁可诱导 CYP1A 和乙氧基间苯二酚 - O -脱乙基酶和 NAD(P)H 还原酶的活性[98]。

八、伞形科蔬菜

胡萝卜的活性成分主要包括β-胡萝卜素和人参三醇。有研究显示,给小鼠饲含胡萝卜食物可增加 7-乙氧基香豆素、O-脱乙基酶的活性[99]。胡萝卜也会诱导苯酚磺基转移酶活性[96]并降低 CYP1A2 活性[95]。同样,在食物中添加其他伞形科蔬菜(茴萝、芹菜、欧芹、欧防风)也会使 CYP1A2 活性降低 13%~15%[95]。

芹菜和欧芹等蔬菜中的多酚含量较高。一些文献直接或间接表明,食物中的多酚还可以调节 II 相代谢[100]。一些黄酮类物质[101]也能抑制大鼠肝细胞对乙酰氨基酚的葡萄糖醛酸化和硫酸化反应。例如,槲皮苷、山柰酚、金雀异黄素和黄豆苷元对重组 SULT1A1 呈现出强的抑制作用,其 IC_{50} 分别为 0.29 μmol/L、0.41 μmol/L、1.1 μmol/L 和 4.6 μmol/L[102]。

表 13-2 可能与药物产生相互作用的常见蔬菜及其与药物产生相互作用的可能作用靶点[94]

蔬 菜	可 能 作 用 靶 点
西兰花	抑制:CYP1A1、CYP2B1/2、CYP3A4、CYP2E1、hGSTA1/2、MRP1、MRP2、BCRP、UGTs、SULT、醌还原酶、酚磺基转移酶 诱导:UGTs、SULTs 和醌还原酶
甘蓝菜	抑制 CYP1A1、CYP2B1/2、CYP3A4、CYP2E1、UGTs、SULTs、醌还原酶 hGSTA1/2、MRP1、MRP2、BCRP 诱导:UGTs、SULTs 和醌还原酶
豆瓣菜	抑制 CYP2E1、P-gp、MRP1、MRP2 和 BCRP
菠 菜	可能抑制 CYP1A2
番 茄	抑制:CYP1A1、CYP1B1、UGT 诱导:UGTs 和 CYP2E1
胡萝卜	抑制:CYP2E1 诱导:苯酚磺基转移酶和乙氧基香豆素 O-脱乙基酶
红辣椒	抑制 CYP1A1、CYP2A2、CYP3A1、CYP2C11、CYP2B1、CYP2B2、CYP2C6

第三节　特殊食物-药物相互作用及其临床意义

一、高脂高热量膳食

FDA 推荐将高脂(约占膳食总热量的 50%)和高热量(含 800~1 000 cal)

的膳食作为食物效果研究中的测试膳食[103]，因为它将对胃肠道生理 pH 产生较大的影响，从而可能对药物的吸收和处置产生影响。摄入高脂食物后，胃肠道的黏度增加，减慢了药物向吸收上皮的扩散。

高脂饮食还可引起循环胆汁酸水平升高，上调肠肌层神经丛中胃神经元一氧化氮合酶和胆汁酸对位于一氧化氮合酶胃神经元上的胆汁酸受体 1（TGR5）的表达，从而导致非胆碱能松弛增强，延长小肠传递时间。有研究显示，在禁食、低脂饮食和高脂饮食条件下口服非诺贝特后的 t_{max} 分别为（2.3±0.7）h、（3.6±1.2）h 和（4.3±1.9）h[104]。可见，高脂饮食可显著延缓非诺贝特肠吸收。高脂食品也可以提供亲脂性环境，从而增强脂溶性药物的增溶作用。有研究显示[105]，相对于低脂饮食，高脂肪饮食可以使索尼吉布的生物利用度提高 5.5 倍。另有研究显示，与空腹相比，低脂饮食和高脂饮食均显著增加维奈克拉的血浆暴露水平。高脂饮食后，估算的 $AUCR$ 和 $C_{max}R$ 分别为 4.52 和 3.0；低脂饮食后，估算的 $AUCR$ 和 $C_{max}R$ 分别为 3.12 和 2.5，可见高脂饮食的影响程度大于低脂饮食[106]。在一项双盲试验中[107]，高脂饮食可使大麻双酚的 C_{max} 和 AUC 分别增加 4.8 倍和 4.2 倍。同样，高脂饮食与尼索地平控释片同时服用可以使尼索地平的 C_{max} 增加 2.4~2.8 倍[108]。有研究比较了空腹、低脂饮食和高脂饮食对口服夸西泮药代动力学的影响。结果显示，与空腹比较，低脂饮食和高脂饮食 30 min 后服药均可显著增加夸西泮的血浆暴露水平，其 C_{max} 均值分别是空腹的 2.4 倍和 2.7 倍，$AUC_{0~8h}$ 均值分别是对照组的 2.0 倍和 2.2 倍。可见，高脂饮食和低脂饮食对夸西泮药代动力学行为的影响程度相似[109]。相反，有文献报道，相对于空腹，低脂饮食和高脂饮食后他克莫司测定的 $C_{max}R$ 分别为 0.35 和 0.23，$AUCR$ 分别为 0.74 和 0.66[110]，即高脂饮食显示出更强的抑制作用。另有研究者[111]在感染 HIV 患者中比较了高蛋白饮食、高碳水化合物饮食、高脂质饮食和高黏度饮食对茚地那韦药代动力学的影响，结果显示，与空腹比较，4 种饮食均显著降低茚地那韦的吸收，其 AUC 分别降低 68%、45%、34% 和 30%，C_{max} 分别降低 74%、59%、46% 和 36%。t_{max} 由空腹的 1 h 分别显著增加到 3.8 h、3.6 h、2.1 h 和 2.0 h，即对茚地那韦的吸收影响程度：高蛋白饮食>高碳水化合物饮食>高脂质饮食≈高黏度饮食。

高脂餐后可刺激胆汁分泌，其中胆汁盐等成分形成胶束以溶解药物。高脂食品还可以刺激肠道淋巴运输途径，从而促进高脂溶性药物通过淋巴液进入体循环的吸收。在自乳化药物递送系统中,长链甘油三酸酯装载疏水性药物,如环孢霉素、利托那韦和沙奎那韦,增强其进入淋巴循环的吸收[112]。

二、高蛋白食物

虽然高蛋白食物可以增加内脏血流量,有利于药物吸收。但是,高蛋白食物被消化为二肽、三肽或氨基酸,有可能与肽或氨基酸样药物竞争相应的转运体如 PPET1,从而导致药物吸收减少。与空腹相比,餐后可以使青霉素胺的血浆暴露水平约下降 50%[113]。高蛋白饮食似乎可以通过刺激肠道氨基酸转运体功能,促进氨基酸类药物吸收。有文献报道[114],高蛋白饮食后抗惊厥药加巴喷丁的 C_{max} 增加 36%。高蛋白饮食也可以增加药物代谢酶活性。有研究在健康受试者中比较了高碳水化合物-低蛋白饮食和低碳水化合物-高蛋白饮食对茶碱和普萘洛尔的清除率的影响,结果显示,与高碳水化合物-低蛋白饮食比较,低碳水化合物-高蛋白饮食可使茶碱和普萘洛尔清除率分别增加 32% 和74%[115]。同样,与正常饮食比较,低碳水化合物-高蛋白饮食后,安替比林和茶碱的半衰期分别由 16.2 h 和 8.1 h 显著降低到 9.5 h 和 5.2 h。低碳水化合物-高蛋白饮食后,安替比林和茶碱的半衰期又增加到 15.6 h 和 7.6 h[116]。蛋白饮食抑制茚地那韦的吸收,可能与胃肠 pH 升高有关[111]。此外,高蛋白食物可诱导酸性尿,影响药物肾小管重吸收,进而影响药物处置[117]。

三、高纤维食物

对于人类而言,膳食纤维的来源是水果、蔬菜、谷物产品、豆类和坚果。食用富含纤维的食物有许多好处,可以改善大肠功能,减缓碳水化合物和脂肪的消化吸收及降低某些疾病的风险。膳食纤维包括纤维素、半纤维素、β-葡聚糖、果胶、黏液和树胶及非多糖木质素,具有独特的化学结构和特征性的物理特性。

尽管纤维对人体的消化酶具有抵抗力,但高纤维食物仍可以对药物吸收产生重大影响。高纤维食品可以吸收餐后分泌的胆汁酸,影响胆盐的肠肝循环,从而溶解亲脂性药物,导致亲脂性药物的吸收减少[118]。在一项 I 期临床试验中[119]发现,强化纤维早餐后,依曲韦林的 AUC_{last} 和 C_{max} 分别比普通饮食低 27% 和 38%,也比高脂饮食分别低 28% 和 35%。

尽管膳食纤维可以延长胃排空时间,但高纤维含量会进一步减少药物在肠道中可利用的液体量,并增加肠腔内物质的黏度,从而阻碍溶解。在一项评估结构化膳食纤维对阿莫西林生物利用度的影响试验中[120]发现,尽管高纤维膳食会增加阿莫西林的吸收速率,但显著降低阿莫西林的 AUC。类似,合用瓜尔胶可使二甲双胍吸收率降低、C_{max} 下降、t_{max} 延长、AUC 降低 39%[121]。同样,高纤维膳食也会减少地高辛吸收,使地高辛尿累积排泄量减少 20%[122]。高黏度饮食也能显著降低茚地那韦的血浆暴露水平[111]。

四、富含金属元素的食物

源自乳制品、蔬菜和肉类食品的 Ca^{2+}、Mg^{2+} 和 Fe^{2+} 等金属离子,可以与一些药物(如四环素类、有机磷酸酯类和喹诺酮类药物)形成复合物,进而降低药物的吸收。

五、富嘌呤食物

高嘌呤饮食是高尿酸血症的危险因素之一。有报道显示[123],急性嘌呤摄入会使痛风患者复发性痛风发作的风险增加近 5 倍。嘌呤是尿酸生成的前体物质,主要包括腺嘌呤、鸟嘌呤、次黄嘌呤和黄嘌呤 4 种,其 20% 源于日常食物,如内脏、扁豆、菠菜、蘑菇,尤其是海鲜等食品[124]。肠道嘌呤核苷转运蛋白 2(CNT2)是介导肠道嘌呤类吸收主要转运体[125]。利巴韦林等具有嘌呤样结构的药物是通过 CNT2 转运体介导吸收的[126]。一项随机、Ⅱ期交叉研究[127]发现,高剂量嘌呤饮食的利巴韦林 C_{max} 和 AUC 显著低于低嘌呤饮食,约分别降低 25% 和 27%。这可能与饮食中的嘌呤与利巴韦林竞争抑制 CNT2 介导的吸收有关。

六、高糖类食物

饮食中的碳水化合物可分为单糖、二糖、低聚糖和多糖,它们形成 3 种类型的成分:糖、淀粉和纤维。由于高碳水化合物食品的复杂性,与其他食品相比,它对药物吸收的影响较小。例如,高碳水化合饮食和高脂饮食均可显著增加吡喹酮的血浆暴露水平,相对于空腹给药,高碳水化合物饮食后吡喹酮的 $AUCR$ 和 $C_{max}R$ 分别为 3.98 和 5.84,高于高脂饮食的 2.72 和 3.12[128]。在健康受试者中发现,餐后可显著增加达芦那韦的血浆暴露水平。与空腹比较,标准饮食使达芦那韦的 AUC 和 C_{max} 分别增加 54% 和 48%,但不同类型食物(如标准、高脂、高蛋白和含咖啡)对达芦那韦血浆暴露的影响是相似的[129]。

第四节　食物-药物相互作用研究复杂性

一、食物成分的复杂性

食物-药物相互作用是口服药物的常见现象,对药物的疗效构成挑战。可能具有临床显著食物-药物相互作用的药物见表 13-3。不同膳食类型增加了食物-药物相互作用研究的复杂性。阿特金斯饮食是美国医生罗伯特·阿特金斯(Robert Atkins)创造的健康饮食方法,要求完全不吃碳水化合物,而吃高蛋白的食品。Kverneland[130]等在分析了 63 名局灶性或全身性耐药性癫痫的成年患者的前瞻性数据后发现,采取改良的阿特金斯饮食 4 周和 12 周后,抗癫痫药物卡马西平、氯巴沙姆和丙戊酸钠的平均血药浓度显著降低。

表 13-3　具有临床显著食物-药物相互作用的药物[131]

分　类	药　物	关于食物摄入的建议	证据水平*
抗心律失常药	盐酸胺碘酮	胺碘酮可以与食物一起或不与食物一起服用,但每次应以相同的方式服用	I
	地高辛	饭后立即服用地高辛可预防恶心	I
抗生素	氨苄西林	饭前 1 h 或饭后 2 h 服用氨苄西林	I
	头孢泊肟酯	可与食物一起服用,以增加吸收	I
	硬脂酸红霉素	饭前至少 30 min 或饭后 2 h 服用红霉素	II
	甲硝哒唑	与食物一起服用以确保功效	I
	诺氟沙星	在进餐或食用乳制品前至少 1 h 或之后 2 h 服用诺氟沙星	II-1
	利福平	尽可能空腹服用利福平	I
	盐酸四环素	服用前或服用后 2 h 内应避免铁补充剂、多种维生素、钙补充剂或任何乳制品	II
抗癌药	卡培他滨	卡培他滨应随食物或饭后 30 min 内服用	I
	厄洛替尼	饭前 1 h 或饭后 2 h 服用	I
	拉帕替尼	饭前 1 h 或饭后 1 h 服用	I
	美法仑	为了确保药物的最佳吸收,美法仑不应与食物一起服用	I
	奈非那韦	建议与食物一起服用以确保足够的有效暴露水平	I
	卢非酰胺	为确保最大限度的口服吸收,应在饭后或饭后立即服用卢非酰胺	I

续 表

分 类	药 物	关于食物摄入的建议	证据水平*
抗真菌剂	泊沙康唑	饭后或饭后立即(20 min 内)将食物和泊沙康唑口服混悬液或片剂一起服用	I
	伏立康唑	饭前 1 h 或饭后 2 h 服用	I
抗疟药	甲氟喹	食物可以增加体内甲氟喹的浓度;饭后立即服用甲氟喹	I
	伯氨喹	建议与食物一起服用以增强生物利用度,同时最大程度减少胃肠道干扰	I
抗胆碱能药	曲司氯胺	应于饭前 1 h 或饭后 2 h 后服用	III
抗帕金森病药	左旋多巴	与高蛋白食物一起服用可能会增加某些不良反应的风险	I
抗病毒药	阿扎那韦	食物管理可以提高生物利用度并减少患者间药代动力学差异	II
	达芦那韦	可与食物同服	I
	去羟肌苷	饭前至少 30 min 或饭后 2 h 服用去羟肌苷	II
	恩替卡韦	饭前 2 h 或饭后 2 h 服用恩替卡韦	I
	依曲韦林	应始终在饭后服用依曲韦林。食物会增加体内依曲韦林的浓度	I
双膦酸盐类药	利塞膦酸钠	服药后 2 h 内,避免食用高钙食品(如牛奶或奶制品)以及服用补钙剂或含铝、镁等食物	I
拟钙剂	西那卡塞	西那卡塞应在进食后立即服用,不可空腹服用	I
胆碱酯酶抑制剂	利伐斯的明	饭后服用利伐斯的明,可使峰值药物浓度降低,引起不良反应	III
	他克林	与食物同服,可减少吸收 30%~40%,应与副作用减轻相权衡决定是否与食物一起服用	I
降血糖药	格列吡嗪	饭前 0.5 h 服用可产生更好的胰岛素释放和更好的葡萄糖释放	II
	二甲双胍	建议与膳食一起服用以减少胃肠道副作用	I
免疫抑制剂	环孢素	应按照一致的时间表服用环孢素	I
	依维莫司	在每天同一时间服用,可与食物同服或不与食物同时服用	I
	西罗莫司	进食前至少 1 h 服用西罗莫司,或每次与食物一起服用,以避免西罗莫司浓度变化	I
	他克莫司	在每天进食前后同一时间服用	
非甾体抗炎药	替诺昔康	与食物同时服用可能有助于控制胃肠道症状	I
血小板聚集抑制剂	噻氯匹定	宜于进餐时服药,因食物可提高其生物利用度并减低胃肠道的不良反应的发生率	I
前列腺素	米索前列醇	与食物一起服用可降低全身性不良反应的发生率	I

分　类	药　物	关于食物摄入的建议	证据水平*
质子泵抑制剂	兰索拉唑	必须空腹服用以避免生物利用度显著降低	I
肾素抑制剂	阿利吉仑	推荐对于膳食进行统一管理	I
类维生素 A 药物	阿维 A	与牛奶和高脂肪食物同服可增加阿维 A 的吸收	I
抗结核病药	异烟肼	饭前至少 1 h 或饭后 2 h 服用	I
血管扩张药	西洛他唑	饭前 1 h 或饭后 2 h 服用	I

　　* 证据水平：Ⅰ，从至少一项经过适当设计的随机对照试验中获得；Ⅱ，从对照试验中获得，但没有随机分组；Ⅲ，基于临床经验，描述性研究及专家委员会的报告获得。

　　另外，由于食品中含有太多的化合物，很难对所有这些化合物进行研究。因此，大多数研究首先集中在为健康而食用的膳食补充剂中所含的植物化学物质，如天然食品、植物提取物及常用的果汁、茶和酒精饮料。系列研究均证实了植物化学物质对药物代谢的影响。例如，姜黄素是强的 BCRP 抑制剂，其 IC_{50} 值为 20~2 000 nmol/L[132]。摄入姜黄、莪术、菖蒲等姜科植物，其富含的姜黄素可能与 BCRP 底物药物存在食物-药物相互作用，抑制 BCRP 底物药物的胆汁排泄或增加药物的肠吸收，增加药物血浆暴露水平，尤其是对那些治疗窗窄的药物如伊马替尼和拓扑替康，有可能会产生严重不良反应。

　　一些药物代谢酶和转运体均可成为食物或药物的作用靶点，从而发生相互作用。但多数研究集中在体外试验，缺乏系统的临床验证。此外，由于体外所研究食物成分浓度往往大大高于体内浓度、研究的食物成分可能是非活性成分而后者在体形成活性代谢产物或其他原因等导致体外结果往往难以在体内复制[133]。

二、给药方式的复杂性

　　对于口服药物而言，给药与食物摄入之间的时间间隔、给药剂量、服药时的饮水量对食物-药物相互作用均会有一定的影响。

　　1. 给药与食物摄入时间间隔的影响

　　有研究者在健康的志愿者中，考察不同时间(午餐前 4 h、早餐前 1 h、早餐前 0.5 h、晚餐后 2 h)对口服 30 mg 利塞膦酸盐药代动力学的影响[134]，结果显示，午餐前 4 h 或早餐前 1 h 服用利塞膦酸盐，血浆中利塞膦酸浓度高于早餐前 0.5 h 或晚餐后 2 h 服用时的浓度。估算午餐前 4 h、早餐前 1 h、早餐前

0.5 h 和晚餐后 2 h 口服利塞膦酸后利塞膦酸的 C_{max} 均值分别 3.93 ng/mL、3.38 ng/mL、2.68 ng/mL 和 0.97 ng/mL，AUC 均值分别 15.28 ng·h/mL、10.44 ng·h/mL、6.71 ng·h/mL 和 7.35 ng·h/mL，可见食物-利塞膦酸相互作用存在给药时间间隔依赖性。类似，在研究不同进食时间对夸西泮的药代动力学和药效学的影响时发现，相对于空腹给药，在高脂饮食 30 min 和 3 h 后服药均可显著增加夸西泮血浆暴露水平，估算的夸西泮 C_{max} 均值分别是空腹的 3.0 倍和 2.5 倍，$AUC_{0~8h}$ 分别是空腹的 2.4 倍和 2.1 倍。与血浆暴露增加一致，高脂饮食后夸西泮的中枢镇静作用显著增加[135]。

2. 给药剂量

阿瑞匹坦是 CYP3A4 的底物和抑制剂。当以 80 mg 和 125 mg 的剂量给药时，其食物-药物相互作用程度有所不同[136]。当以 125 mg 的剂量服用时，高脂膳食可导致阿瑞匹坦的 AUC 增加 20%，而当以 80 mg 的剂量服用阿瑞匹坦时，AUC 仅增加 9%。

3. 服药时的饮水量

甲芬那酸属于亲脂性难溶药物。在一项研究中，受试者在空腹和进食条件下，用 50 mL 水送服甲芬那酸胶囊[137]，结果显示，饮食不影响甲芬那酸药代动力学行为。在空腹情况下，用 50 mL、200 mL 和 500 mL 水送服，测定口服 250 mg 甲芬那酸的 C_{max} 均值分别为 3.62 ng/mL、2.74 ng/mL 和 1.26 ng/mL，AUC 均值分别为 9.50 ng·h/mL、8.55 ng·h/mL 和 4.40 ng·h/mL，可见，饮水量多少也显著影响甲芬那酸的药代动力学。

（复旦大学　马　国　杨晓蕾）

参考文献

[1] Murakami T. Absorption sites of orally administered drugs in the small intestine. Expert Opin Drug Discov, 2017, 12(12): 1219-1232.

[2] Abuhelwa A Y, Williams D B, Upton R N, et al. Food, gastrointestinal pH, and models of oral drug absorption. Eur J Pharm Biopharm, 2017, 112: 234-248.

[3] Fleisher B, Unum J, Shao J, et al. Ingredients in fruit juices interact with dasatinib through inhibition of BCRP: a new mechanism of beverage-drug interaction. J Pharm Sci, 2015, 104(1): 266-275.

[4] Vaessen S F, van Lipzig M M, Pieters R H, et al. Regional expression levels of drug

transporters and metabolizing enzymes along the pig and human intestinal tract and comparison with Caco - 2 cells. Drug Metab Dispos, 2017, 45(4): 353 - 360.

[5] Welling P G, Barbhaiya R H. Influence of food and fluid volume on chlorothiazide bioavailability: comparison of plasma and urinary excretion methods. J Pharm Sci, 1982, 71(1): 32 - 35.

[6] Divoll M, Greenblatt D J, Ameer B, et al. Effect of food on acetaminophen absorption in young and elderly subjects. J Clin Pharmacol, 1982, 22(11 - 12): 571 - 576.

[7] Aoyagi N, Kaniwa N, Ogata H. Effects of food on bioavailability of two indomethacin capsules containing different sizes of particles. Chem Pharm Bull (Tokyo), 1990, 38(5): 1338 - 1340.

[8] Keller M J, Malone A M, Carpenter C A, et al. Safety and pharmacokinetics of aciclovir in women following release from a silicone elastomer vaginal ring. J Antimicrob Chemother, 2012, 67(8): 2005 - 2012.

[9] Ghuman J, Zunszain P A, Petitpas I, et al. Structural basis of the drug-binding specificity of human serum albumin. J Mol Biol, 2005, 353(1): 38 - 52.

[10] Krause S, Ulrich N, Goss K. Desorption kinetics of organic chemicals from albumin. Arch Toxicol, 2018, 92(3): 1065 - 1074.

[11] Smith S A, Waters N J. Pharmacokinetic and pharmacodynamic considerations for drugs binding to alpha - 1 - acid glycoprotein, Pharm Res, 2018, 36(2): 30.

[12] 李佳朋,韦忠娜,刘阳,等.体外研究黄酮类和芪类化合物对血脑屏障 P -糖蛋白外排沙奎那韦的影响.中国临床药理学杂志,2016,32(23): 2187 - 2190.

[13] Bornemann L D, Crews T, Chen S S, et al. Influence of food on midazolam absorption. J Clin Pharmacol, 1986, 26(1): 55 - 59.

[14] Dockens R C, Greene D S, Barbhaiya R H. The lack effect of food on the bioavailability of nefazodone tablets. Biopharm Drug Dispos, 1996, 17(2): 135 - 143.

[15] Melander A, Danielson K, Scherstén B, et al. Enhancement of the bioavailability of propranolol and metoprolol by food. Clin Pharmacol Ther, 1977, 22(1): 108 - 112.

[16] Yin J, Wang J. Renal drug transporters and their significance in drug-drug interactions. Acta Pharm Sin B, 2016, 6(5): 363 - 373.

[17] 奇锦峰,张娜,余文浩,等.常见可药/食用植物及其所含化学成分明显抑制小鼠肾脏主要有机阴离子转运体.中国药理学通报,2015,31(Suppl): 102.

[18] Lepist E I, Zhang X, Hao J, et al. Contribution of the organic anion transporter OAT2 to the renal active tubular secretion of creatinine and mechanism for serum creatinine elevations caused by cobicistat. Kidney Int, 2014, 86(2): 350 - 357.

[19] Mathialagan S, Piotrowski M A, Tess D A, et al. Quantitative prediction of human renal clearance and drug-drug interactions of organic anion transporter substrates using in vitro transport data: a relative activity factor approach. Drug Metab Dispos, 2017, 45 (4): 409 - 417.

[20] Bennett W M. Drug interactions and consequences of sodium restriction. Am J Clin Nutr,

1997, 65(2 Suppl): 678S-681S.

[21] Reddy S T, Wang C Y, Sakhaee K, et al. Effect of low-carbohydrate high-protein diets on acid-base balance, stone-forming propensity, and calcium metabolism. Am J Kidney Dis, 2002, 40(2): 265-274.

[22] Shah B, Jensen B K, Zhang J, et al. Effect of food on pharmacokinetics of an inhaled drug: a case study with a VLA-4 antagonist, HMR1031. J Clin Pharmacol, 2003, 43 (12): 1341-1349.

[23] Polk R E. Drug-drug interactions with ciprofloxacin and other fluoroquinolones. Am J Med, 1989, 87(5A): 76S-81S.

[24] Dixit A, Majumdar G, Tewari P. Hyperkalemia in ambulant postcardiac surgery patients during combined therapy with angiotensin-converting enzyme inhibitor, spironolactone, and diet rich in potassium: a report of two cases and review of literature. Ann Card Anaesth, 2019, 22(2): 162-168.

[25] Brown C, Taniguchi G, Yip K. The monoamine oxidase inhibitor-tyramine interaction. J Clin Pharmacol, 1989, 29(6): 529-532.

[26] Knop J, Misaka S, Singer K, et al. Inhibitory effects of green tea and (-)-epigallocatechin gallate on transport by OATP1B1, OATP1B3, OCT1, OCT2, MATE1, MATE2-K and P-glycoprotein. PLoS One, 2015, 10(10): e0139370.

[27] Ruiz-Garcia A, Plotka A, O'Gorman M, et al. Effect of food on the bioavailability of palbociclib. Cancer Chemother Pharmacol, 2017, 79(3): 527-533.

[28] Le Tiec C, Barrail A, Goujard C, et al. Clinical pharmacokinetics and summary of efficacy and tolerability of atazanavir. Clin Pharmacokinet, 2005, 44(10): 1035-1050.

[29] Liederer B M, Borchardt R T. Enzymes involved in the bioconversion of ester-based prodrugs. J Pharm Sci, 2006, 95(6): 1177-1195.

[30] Huang S M, Zhao H, Lee J I, et al. Therapeutic protein-drug interactions and implications for drug development. Clin Pharmacol Ther, 2010, 87(4): 497-503.

[31] Benet L Z. The drug transporter-metabolism alliance: uncovering and defining the interplay. Mol Pharm, 2009, 6(6): 1631-1643.

[32] Tamai I. Oral drug delivery utilizing intestinal OATP transporters. Adv Drug Deliv Rev, 2012, 64(6): 508-514.

[33] Kim R B. Organic anion-transporting polypeptide (OATP) transporter family and drug disposition. Eur J Clin Invest, 2003, 33(Suppl 2): 1-5.

[34] Glaeser H, Bailey D G, Dresser G K, et al. Intestinal drug transporter expression and the impact of grapefruit juice in humans. Clin Pharmacol Ther, 2007, 81(3): 362-370.

[35] Lilja J J, Raaska K, Neuvonen P J. Effects of orange juice on the pharmacokinetics of atenolol. Eur J Clin Pharmacol, 2005, 61(5-6): 337-340.

[36] Jeon H, Jang I J, Lee S, et al. Apple juice greatly reduces systemic exposure to atenolol. Br J Clin Pharmacol, 2013, 75(1): 172-179.

[37] Imanaga J, Kotegawa T, Imai H, et al. The effects of the SLCO2B1 c.1457C > T

polymorphism and apple juice on the pharmacokinetics of fexofenadine and midazolam in humans. Pharmacogenet Genomics, 2011, 21(2): 84-93.

[38] Ieiri I, Doi Y, Maeda K, et al. Microdosing clinical study: pharmacokinetic, pharmacogenomic (SLCO2B1), and interaction (grapefruit juice) profiles of celiprolol following the oral microdose and therapeutic dose. J Clin Pharmacol, 2012, 52(7): 1078-1089.

[39] Roth M, Timmermann B N, Hagenbuch B. Interactions of green tea catechins with organic anion-transporting polypeptides. Drug Metab Dispos, 2011, 39(5): 920-926.

[40] Wang X, Wolkoff A W, Morris M E. Flavonoids as a novel class of human organic anion-transporting polypeptide OATP1B1 (OATP-C) modulators. Drug Metab Dispos, 2005, 33 (11): 1666-1672.

[41] Schiller C, Fröhlich C P, Giessmann T, et al. Intestinal fluid volumes and transit of dosage forms as assessed by magnetic resonance imaging. Aliment Pharmacol Ther, 2005, 22 (10): 971-979.

[42] Chen N, Kasserra C, Reyes J, et al. Single-dose pharmacokinetics of lenalidomide in healthy volunteers: dose proportionality, food effect, and racial sensitivity. Cancer Chemother Pharmacol, 2012, 70(5): 717-725.

[43] Abuhelwa A Y, Williams D B, Upton R N, et al. Food, gastrointestinal pH, and models of oral drug absorption. Eur J Pharm Biopharm, 2017(112): 234-248.

[44] Hellström P M, Grybäck P, Jacobsson H. The physiology of gastric emptying. Best Pract Res Clin Anaesthesiol, 2006, 20(3): 397-407.

[45] Karalis V, Macheras P, Peer A V, et al. Bioavailability and bioequivalence: focus on physiological factors and variability. Pharm Res, 2008, 25(8): 1956-1962.

[46] Abuhelwa A Y, Foster D J R, Upton R N. A Quantitative review and meta-models of the variability and factors affecting oral drug absorption-part I: gastrointestinal pH. AAPS J, 2016, 18(5): 1309-1321.

[47] Schmidt L E, Dalhoff K. Food-drug interactions. Drugs, 2002, 62(10): 1481-1502.

[48] Ahmed I S, Aboul-Einien M H, Mohamed O H, et al, Relative bioavailability of griseofulvin lyophilized dry emulsion tablet vs. immediate release tablet: a single-dose, randomized, open-label, six-period, crossover study in healthy adult volunteers in the fasted and fed states. Eur J Pharm Sci, 2008, 35(3): 219-225.

[49] Tulpule A, Krishnaswamy K. Effect of food on bioavailability of chloroquine. Eur J Clin Pharmacol, 1982, 23(3): 271-273.

[50] Furuhata T, Meguro M, Nishidate T, et al. Effects of a low-fat meal on the oral bioavailability of UFT and leucovorin in patients with colorectal cancer. Int J Clin Oncol, 2009, 14(6): 529-533.

[51] Schuna A, Osman M A, Patel R B, et al. Influence of food on the bioavailability of penicillamine. J Rheumatol, 1983, 10(1): 95-97.

[52] Rose R H, Turner D B, Neuhoff S, et al. Incorporation of the time-varying postprandial increase in splanchnic blood flow into a PBPK model to predict the effect of food on the

pharmacokinetics of orally administered high-extraction drugs. AAPS J, 2017, 19(4): 1205 − 1217.

[53] Melander A, Stenberg P, Liedholm H, et al. Food-induced reduction in bioavailability of atenolol. Eur J Clin Pharmacol, 1979, 16(5): 327 − 330.

[54] Daneshmend T K, Roberts C J. The influence of food on the oral and intravenous pharmacokinetics of a high clearance drug: a study with labetalol. Br J Clin Pharmacol, 1982, 14(1): 73 − 78.

[55] Liedholm H, Melander A. Concomitant food intake can increase the bioavailability of propranolol by transient inhibition of its presystemic primary conjugation. Clin Pharmacol Ther, 1986, 40(1): 29 − 36.

[56] Hamaguchi T, Shinkuma D, Irie T, et al. Effect of a high-fat meal on the bioavailability of phenytoin in a commercial powder with a large particle size. Int J Clin Pharmacol Ther Toxicol, 1993, 31(7): 326 − 330.

[57] Melander A, Brante G, Johansson O, et al. Influence of food on the absorption of phenytoin in man. Eur J Clin Pharmacol, 1979, 15(4): 269 − 274.

[58] Nagai K, Omotani S, Ito A, et al. Alterations in pharmacokinetics of orally administered carbamazepine in rats treated with sodium alginate: possible interaction between therapeutic drugs and semi-solid enteral nutrients. Drug Res (Stuttg), 2019, 69(3): 168 − 172.

[59] Dahan A, Hoffman A. Rationalizing the selection of oral lipid based drug delivery systems by an in vitro dynamic lipolysis model for improved oral bioavailability of poorly water soluble drugs. J Control Release, 2008, 129(1): 1 − 10.

[60] Lattimer J M, Haub M D. Effects of dietary fiber and its components on metabolic health. Nutrients, 2010, 2(12): 1266 − 1289.

[61] Bailey D G, Spence J D, Edgar B, et al. Ethanol enhances the hemodynamic effects of felodipine. Clin Invest Med, 1989, 12(6): 357 − 362.

[62] Liu X. Transporter-mediated drug-drug interactions and their significance. Adv Exp Med Biol, 2019(1141): 241 − 291.

[63] Lilja J J, Kivistö K T, Neuvonen P J. Duration of effect of grapefruit juice on the pharmacokinetics of the CYP3A4 substrate simvastatin. Clin Pharmacol Ther, 2000, 68 (4): 384 − 390.

[64] Schmiedlin-Ren P, Edwards D J, Fitzsimmons M E, et al. Mechanisms of enhanced oral availability of CYP3A4 substrates by grapefruit constituents. Decreased enterocyte CYP3A4 concentration and mechanism-based inactivation by furanocoumarins. Drug Metab Dispos, 1997, 25(11): 1228 − 1233.

[65] Soldner A, Christians U, Susanto M, et al. Grapefruit juice activates P-glycoprotein-mediated drug transport. Pharm Res, 1999, 16(4): 478 − 485.

[66] Schwarz U I, Seemann D, Oertel R, et al. Grapefruit juice ingestion significantly reduces talinolol bioavailability. Clin Pharmacol Ther, 2005, 77(4): 291 − 301.

[67] Banfield C, Gupta S, Marino M, et al. Grapefruit juice reduces the oral bioavailability of

fexofenadine but not desloratadine. Clin Pharmacokinet, 2002, 41(4): 311-318.

[68] Dresser G K, et al. Fruit juices inhibit organic anion transporting polypeptide-mediated drug uptake to decrease the oral availability of fexofenadine. Clin Pharmacol Ther, 2002 (71): 11-20.

[69] Shirasaka Y, Shichiri M, Mori T, et al. Major active components in grapefruit, orange, and apple juices responsible for OATP2B1 - mediated drug interactions. J Pharm Sci, 2013, 102(9): 3418-3426.

[70] Lilja J J, Juntti-Patinen L, Neuvonen P J. Orange juice substantially reduces the bioavailability of the beta-adrenergic-blocking agent celiprolol. Clin Pharmacol Ther, 2004, 75(3): 184-190.

[71] Lilja J J, Raaska K, Neuvonen P J. Effects of orange juice on the pharmacokinetics of atenolol. Eur J Clin Pharmacol, 2005, 61(5-6): 337-340.

[72] Tapaninen T, Neuvonen P J, Niemi M. Orange and apple juice greatly reduce the plasma concentrations of the OATP2B1 substrate aliskiren. Br J Clin Pharmacol, 2011, 71(5): 718-726.

[73] Uesawa Y, Mohri K. Hesperidin in orange juice reduces the absorption of celiprolol in rats. Biopharm Drug Dispos, 2008, 29(3): 185-188.

[74] Koitabashi Y, Kumai T, Matsumoto N, et al. Orange juice increased the bioavailability of pravastatin, 3 - hydroxy - 3 - methylglutaryl CoA reductase inhibitor, in rats and healthy human subjects. Life Sci, 2006, 78(24): 2852-2859.

[75] Egashira K, Fukuda E, Onga T, et al. Pomelo-induced increase in the blood level of tacrolimus in a renal transplant patient. Transplantation, 2003, 75(7): 1057.

[76] Al-Ghazawi M A, Tutunji M S, AbuRuz S M. The effects of pummelo juice on pharmacokinetics of sildenafil in healthy adult male Jordanian volunteers. Eur J Clin Pharmacol, 2010, 66(2): 159-163.

[77] Uesawa Y, Mohri K. Effects of cranberry juice on nifedipine pharmacokinetics in rats. J Pharm Pharmacol, 2006, 58(8): 1067-1072.

[78] Grenier J, Fradette C, Morelli G, et al. Pomelo juice, but not cranberry juice, affects the pharmacokinetics of cyclosporine in humans. Clin Pharmacol Ther, 2006, 79(3): 255-262.

[79] Suvarna R, Pirmohamed M, Henderson L. Possible interaction between warfarin and cranberry juice. BMJ, 2003, 327(7429): 1454.

[80] Lilja J J, Backman J T, Neuvonen P J. Effects of daily ingestion of cranberry juice on the pharmacokinetics of warfarin, tizanidine, and midazolam--probes of CYP2C9, CYP1A2, and CYP3A4. Clin Pharmacol Ther, 2007, 81(6): 833-839.

[81] Ushijima K, Tsuruoka S, Tsuda H, et al. Cranberry juice suppressed the diclofenac metabolism by human liver microsomes, but not in healthy human subjects. Br J Clin Pharmacol, 2009, 68(2): 194-200.

[82] Nagata M, Hidaka M, Sekiya H, et al. Effects of pomegranate juice on human cytochrome P450 2C9 and tolbutamide pharmacokinetics in rats. Drug Metab Dispos, 2007, 35(2):

302－305.

[83] Hanley M J, Masse G, Harmatz J S, et al. Pomegranate juice and pomegranate extract do not impair oral clearance of flurbiprofen in human volunteers: divergence from in vitro results. Clin Pharmacol Ther, 2012, 92(5): 651－657.

[84] Jarvis S, Li C, Bogle R G. Possible interaction between pomegranate juice and warfarin. Emerg Med J, 2010, 27(1): 74－45.

[85] Hidaka M, Okumura M, Fujita K I, et al. Effects of pomegranate juice on human cytochrome p450 3A (CYP3A) and carbamazepine pharmacokinetics in rats. Drug Metab Dispos, 2005, 33(5): 644－648.

[86] Farkas D, Oleson L E, Zhao Y, et al. Pomegranate juice does not impair clearance of oral or intravenous midazolam, a probe for cytochrome P450－3A activity: comparison with grapefruit juice. J Clin Pharmacol, 2007, 47(3): 286－294.

[87] Misaka S, Nakamura R, Uchida S, et al. Effect of 2 weeks' consumption of pomegranate juice on the pharmacokinetics of a single dose of midazolam: an open-label, randomized, single-center, 2－period crossover study in healthy Japanese volunteers. Clin Ther, 2011, 33(2): 246－252.

[88] Sorokin A V, Duncan B, Panetta R, et al. Rhabdomyolysis associated with pomegranate juice consumption. Am J Cardiol, 2006, 98(5): 705－706.

[89] Akamine Y, Miura M, Komori H, et al. Effects of one-time apple juice ingestion on the pharmacokinetics of fexofenadine enantiomers. Eur J Clin Pharmacol, 2014, 70(9): 1087－1095.

[90] Luo J, Ohyama T, Hashimoto S, et al. The pharmacokinetic exposure to fexofenadine is volume-dependently reduced in healthy subjects following oral administration with apple juice. Clin Transl Sci, 2016, 9(4): 201－206.

[91] Chen M, Zhou S Y, Fabriaga E, et al. Food-drug interactions precipitated by fruit juices other than grapefruit juice: an update review. J Food Drug Anal, 2018, 26(2S): S61－S71.

[92] Funai Y, Shirasaka Y, Ishihara M, et al. Effect of osmolality on the pharmacokinetic interaction between apple juice and atenolol in rats. Drug Metab Dispos, 2019, 47(4): 386－391.

[93] Anwar-Mohamed A, El-Kadi A O. Sulforaphane induces CYP1A1 mRNA, protein, and catalytic activity levels via an AhR-dependent pathway in murine hepatoma Hepa 1c1c7 and human HepG2 cells. Cancer Lett, 2009, 275(1): 93－101.

[94] Fimognari C, Lenzi M, Hrelia P. Interaction of the isothiocyanate sulforaphane with drug disposition and metabolism: pharmacological and toxicological implications. Curr Drug Metab, 2008, 9(7): 668－678.

[95] Harris K E, Jeffery E H. Sulforaphane and erucin increase MRP1 and MRP2 in human carcinoma cell lines. J Nutr Biochem, 2008, 19(4): 246－254.

[96] Yeh C T, Yen G C. Effect of vegetables on human phenolsulfotransferases in relation to their antioxidant activity and total phenolics. Free Radic Res, 2005, 39(8): 893－904.

[97] Leclercq I, Desager J P, Horsmans Y. Inhibition of chlorzoxazone metabolism, a clinical probe for CYP2E1, by a single ingestion of watercress. Clin Pharmacol Ther, 1998, 64 (2): 144 – 149.

[98] Lhoste E F, Gloux K, De Waziers I, et al. The activities of several detoxication enzymes are differentially induced by juices of garden cress, water cress and mustard in human HepG2 cells. Chem Biol Interact, 2004, 150(3): 211 – 219.

[99] Bradfield C A, Chang Y, Bjeldanes L F. Effects of commonly consumed vegetables on hepatic xenobiotic-metabolizing enzymes in the mouse. Food Chem Toxicol, 1985, 23 (10): 899 – 904.

[100] Lambert J D, Sang S, Lu A Y, et al. Metabolism of dietary polyphenols and possible interactions with drugs. Curr Drug Metab, 2007, 8(5): 499 – 507.

[101] Morimitsu Y, Sugihara N, Furuno K. Inhibitory effect of flavonoids on sulfo- and glucurono-conjugation of acetaminophen in rat cultured hepatocytes and liver subcellular preparations. Biol Pharm Bull, 2004, 27(5): 714 – 717.

[102] Mesía-Vela S, Kauffman F C. Inhibition of rat liver sulfotransferases SULT1A1 and SULT2A1 and glucuronosyl transferase by dietary flavonoids. Xenobiotica, 2003, 33 (12): 1211 – 1220.

[103] U.S. Department of Health and Human Services Food and Drug Administration Center for Drug Evaluation and Research. Guidance for industry, food-effect bioavailability and fed bioequivalence studies.2002. Http://www.fda.gov/cder/guidance/index.htm[2020 – 09 – 30].

[104] Sauron R, Wilkins M, Jessent V, et al. Absence of a food effect with a 145 mg nanoparticle fenofibrate tablet formulation. Int J Clin Pharmacol Ther, 2006, 44(2): 64 – 70.

[105] Goel V, Hurh E, Steinet A, et al. Population pharmacokinetics of sonidegib (LDE225), an oral inhibitor of hedgehog pathway signaling, in healthy subjects and in patients with advanced solid tumors. Cancer Chemother Pharmacol, 2016, 77(4): 745 – 755.

[106] Salem A H, Agarwal S K, Dunbar M, et al. Effect of low- and high-fat meals on the pharmacokinetics of venetoclax, a selective first-in-class BCL – 2 inhibitor. J Clin Pharmacol, 2016, 56(11): 1355 – 1361.

[107] Taylor L, Gidal B, Blakey G, et al. A phase I, randomized, double-blind, placebo-controlled, single ascending dose, multiple dose, and food effect trial of the safety, tolerability and pharmacokinetics of highly purified cannabidiol in healthy subjects. CNS Drugs, 2018, 32(11): 1053 – 1067.

[108] Heinig R. Clinical pharmacokinetics of nisoldipine coat-core. Clin Pharmacokinet, 1998, 35(3): 191 – 208.

[109] Yasui-Furukori N, Kondo T, Takahata T, et al. Effect of dietary fat content in meals on pharmacokinetics of quazepam. J Clin Pharmacol, 2002, 42(12): 1335 – 1340.

[110] Bekersky I, Dressler D, Mekki Q A. Effect of low- and high-fat meals on tacrolimus absorption following 5 mg single oral doses to healthy human subjects. J Clin Pharmacol,

2001, 41(2): 176−182.

[111] Carver P L, Fleisher D, Zhou S Y, et al. Meal composition effects on the oral bioavailability of indinavir in HIV-infected patients. Pharm Res, 1999, 16(5): 718−724.

[112] Gursoy R N, Benita S. Self-emulsifying drug delivery systems (SEDDS) for improved oral delivery of lipophilic drugs. Biomed Pharmacother, 2004, 58(3): 173−182.

[113] Osman M A, Patel R B, Schuna A, et al. Reduction in oral penicillamine absorption by food, antacid, and ferrous sulfate. Clin Pharmacol Ther, 1983, 33(4): 465−470.

[114] Gidal B E, Maly M M, Budde J, et al. Effect of a high-protein meal on gabapentin pharmacokinetics. Epilepsy Res, 1996, 23(1): 71−76.

[115] Fagan T C, Walle T, Oexmann M J, et al. Increased clearance of propranolol and theophylline by high-protein compared with high-carbohydrate diet. Clin Pharmacol Ther, 1987, 41(4): 402−406.

[116] Kappas A, Anderson K E, Conney A H, et al. Influence of dietary protein and carbohydrate on antipyrine and theophylline metabolism in man. Clin Pharmacol Ther, 1976, 20(6): 643−653.

[117] Ekstrand J, Spak C J, Ehrnebo M. Renal clearance of fluoride in a steady state condition in man: influence of urinary flow and pH changes by diet. Acta Pharmacol Toxicol (Copenh), 1982, 50(5): 321−325.

[118] Kern Jr F, Birkner H J, Ostrower V S. Binding of bile acids by dietary fiber. Am J Clin Nutr, 1978, 31(10 Suppl): S175−S179.

[119] Schöller-Gyüre M, Boffito M, Pozniak A L, et al. Effects of different meal compositions and fasted state on the oral bioavailability of etravirine. Pharmacotherapy, 2008, 28(10): 1215−1222.

[120] Lutz M, Espinoza J, Arancibia A, et al. Effect of structured dietary fiber on bioavailability of amoxicillin. Clin Pharmacol Ther, 1987, 2(2): 220−224.

[121] Gin H, Orgerie M B, Aubertin J. The influence of Guar gum on absorption of metformin from the gut in healthy volunteers. Horm Metab Res, 1989, 21(2): 81−83.

[122] Brown D D, Juhl R P, Warner S L. Decreased bioavailability of digoxin due to hypocholesterolemic interventions. Circulation, 1978, 58(1): 164−172.

[123] Zhang Y, Chen C, Choi H, et al. Purine-rich foods intake and recurrent gout attacks. Ann Rheum Dis, 2012, 71(9): 1448−1453.

[124] Hiratochi M, Tatani K, Shimizu K, et al. Hypouricemic effects of novel concentrative nucleoside transporter 2 inhibitors through suppressing intestinal absorption of purine nucleosides. Eur J Pharmacol, 2012, 690(1−3): 183−191.

[125] Tatani K, Hiratochi M, Nonaka Y, et al. Identification of 8−aminoadenosine derivatives as a new class of human concentrative nucleoside transporter 2 inhibitors. ACS Med Chem Lett, 2015, 6(3): 244−248.

[126] Okada M, Suzuki K, Nakashima M, et al. The nucleotide derivatives inosine and inosinic

acid inhibit intestinal absorption of mizoribine in rats. Eur J Pharmacol, 2006, 531(1 – 3): 140 – 144.

[127] Li L, Koo S H, Limenta L M, et al. Effect of dietary purines on the pharmacokinetics of orally administered ribavirin. J Clin Pharmacol, 2009, 49(6): 661 – 667.

[128] Castro N, Medina R, Sotelo J, et al. Bioavailability of praziquantel increases with concomitant administration of food. Antimicrob Agents Chemother, 2000, 44 (10): 2903 – 2904.

[129] Sekar V, Kestens D, Spinosa-Guzman S, et al. The effect of different meal types on the pharmacokinetics of darunavir (TMC114)/ritonavir in HIV-negative healthy volunteers. J Clin Pharmacol, 2007, 47(4): 479 – 484.

[130] Kverneland M, Taubøll E, Molteberg E, et al. Pharmacokinetic interaction between modified Atkins diet and antiepileptic drugs in adults with drug-resistant epilepsy. Epilepsia, 2019, 60(11): 2235 – 2244.

[131] Deng J, Zhu X, Chen Z, et al. A review of food-drug interactions on oral drug absorption. Drugs, 2017(7): 1833 – 1855.

[132] Chearwae W, Shukla S, Limtrakul P, et al. Modulation of the function of the multidrug resistance-linked ATP-binding cassette transporter ABCG2 by the cancer chemopreventive agent curcumin. Mol Cancer Ther, 2006, 5(8): 1995 – 2006.

[133] Fleisher D, Li C, Zhou Y, et al. Drug, meal and formulation interactions influencing drug absorption after oral administration. Clinical implications. Clin Pharmacokinet, 1999, 36 (3): 233 – 254.

[134] Mitchell D Y, Heise M A, Pallone K A, et al. The effect of dosing regimen on the pharmacokinetics of risedronate. Br J Clin Pharmacol, 1999, 48(4): 536 – 542.

[135] Yasui-Furukori N, Takahata T, Kondo T, et al. Time effects of food intake on the pharmacokinetics and pharmacodynamics of quazepam. Br J Clin Pharmacol, 2003, 55 (4): 382 – 388.

[136] Majumdar A K, Howard L, Goldberg M R, et al. Pharmacokinetics of aprepitant after single and multiple oral doses in healthy volunteers. J Clin Pharmacol, 2006, 46(3): 291 – 300.

[137] Hamaguchi T, Shinkuma D, Yamanaka Y, et al. Bioavailability of mefenamic acid: influence of food and water intake. J Pharm Sci, 1986, 75(9): 891 – 893.

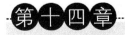

创新药物的药物相互作用研究

不期望的药物相互作用往往是药物不良反应的重要原因,严重的药物相互作用也是一些药物如米贝拉地尔、特非那定、西沙必利和西立伐他汀等药物撤市的重要原因。因此,各国政府的药监部门如 FDA、EMA 和我国国家药品监督管理局均颁布和及时更新药物相互作用相关研究指南及其评判指标[1-3]。在新药研发过程中,首先应确认参与新化学实体(候选药物)体内过程的代谢酶和转运体及该候选药物是否是某些药物代谢酶和转运体诱导剂或抑制剂,以确定其与其他药物合用时,是否会引起药物相互作用及其程度。

第一节 体外药物代谢研究

一、候选药物是否是某种药物代谢酶的底物[1-4]

介导体内药物代谢的酶主要有Ⅰ相代谢酶和Ⅱ相代谢酶。Ⅰ相代谢酶主要是 CYP450s 包括 CYP1A2、CYP2B6、CYP2C8、CYP2C9、CYP2C19、CYP2D6、CYP3A4/5。其他 CYP450s 如 CYP2A6、CYP2J2、CYP4F2 和 CYP2E1 等及非 CYP450s 如 MAOs、FMOs、黄素氧化酶、醇脱氢酶和醛脱氢酶等也参与一些药物的Ⅰ相代谢。

Ⅱ相代谢酶主要是 UGTs、谷胱甘肽-S-转移酶、SULTs、NATs 和甲基转移酶等,分别介导药物的葡萄糖醛酸化结合反应、谷胱甘肽结合反应、硫酸结合反应、乙酰化反应和甲基化反应。葡萄糖醛酸化结合反应是主要药物Ⅱ代谢,其 UGTs 主要包括 UGT1A1、UGT1A3、UGT1A4、UGT1A6、UGT1A9、UGT2B7 和

UGT2B15 等。不同于 CYP450s,UGTs 缺乏特异性分布的数据、特异性抑制剂和底物,因此,确定 UGTs 亚型的贡献是比较困难的,体外试验常用重组酶。尽管一些特异性 UGTs 探针和抑制剂已用于体外 UGTs 介导的葡萄糖醛酸化结合反应研究,但这些 UGTs 底物和抑制剂的特异性是相对的。例如,雌二醇常作为 UGT1A1 探针,但 UGT1A3、UGT1A8 和 UGT1A10 等也介导雌二醇-3-O-葡萄糖醛酸苷形成[5]。UGT1A8 和 UGT1A9 介导霉酚酸葡萄糖醛酸苷形成。羟甲香豆素是 UGT1A1、UGT1A3、UGT1A6、UGT1A7、UGT1A8、UGT1A9、UGT1A10、UGT2B7 和 UGT2B15 的底物。

在新药评价时,要研究候选药物是否是这些 CYP450s 和 UGT 的底物。常用的体外研究样本有人肝微粒、S9、肝细胞和重组酶等。由于人肝微粒体代谢酶个体差异大,常用 10 人以上混合肝微粒体进行药物体外代谢研究。如药物某一代谢途径超过总清除的 25%,说明该代谢途径有临床意义,需要鉴定介导该药物代谢途径酶的亚型及其贡献率。常用以下两种方法。

方法 1:在特异性酶化学抑制剂(表 14-1 和表 14-2)或相应抗体存在情况下,测定候选药物在人肝微粒体中的代谢。

应该注意的是:

(1)用酶抗体进行实验时,要有足够抗体浓度,确保达到最大抑制效应(至少抑制 80%),最好设立特异性底物对照,确认酶活性可以被抗体抑制。

(2)多数化学抑制剂的特异性是相对的,因此,也应设立相应特异性底物(表 14-1 和表 14-2)为对照,确保微粒体有相应酶活性及该酶活性可以被抑制剂抑制。

表 14-1　FDA 推荐体外特异性 CYP450s 特异性底物和抑制剂[6]

CYP450s 亚型	特异性底物/特征反应	抑　制　剂
CYP1A2	非拉西丁/O-去乙基化反应 7-乙氧基试卤灵/O-去乙基化反应	α-萘黄酮、呋拉茶碱[b]
CYP2B6[a]	依法韦仑/羟化反应 安非他酮/羟化反应	舍曲林、苯环利定[b]、 噻替哌[b]、噻氯匹定[b]
CYP2C8	紫杉醇/6α-羟化反应 阿莫地喹/N-去乙基化反应	孟鲁司特、槲皮苷、 苯乙肼[b]
CYP2C9	S-华法林/7-羟化反应 双氯酚酸/$4'$-羟化反应	磺胺苯吡唑、替恩尼酸[b]

续　表

CYP450s 亚型	特异性底物/特征反应	抑　制　剂
CYP2C19[a]	S-美芬妥英/$4'$-羟化反应	S-$(+)$-N-3-b 苄基-尼凡诺诺卡酮、噻氯匹定[b]
CYP2D6	丁呋洛尔/$1'$-羟化反应 右美沙芬/O-去甲基化反应	奎尼丁、帕罗西汀[b]
CYP3A4/5	咪达唑仑/$1'$-羟化反应 睾酮/6β-羟化反应	伊曲康唑、酮康唑、阿扎莫林[b]醋竹桃霉素[b]、维拉帕米[b]

a,缺乏 CYP2B6 和 CYP2C19 特异性抑制剂。
b,机制性抑制剂。

表 14 - 2　常见的 UGTs 特异性底物和抑制剂[5,7-11]

UGTs	特　异　性　底　物	抑　制　剂
UGT1A1	胆红素、雌二醇、依托泊苷、依折麦布、SN-38	阿扎那韦、厄洛替尼、白杨素、水飞蓟宾
UGT1A3	(F)6-1α、23S、25(OH)维生素 D₃、鹅脱氧胆酸	雷公藤红素
UGT1A4	三氟拉嗪、氟喹酮、联苯胺	海柯吉宁
UGT1A6	5-羟色胺、5-羟色醇、N-乙酰血清素、硝基苯酚、α-奈酚	曲格列酮
UGT1A7	纳洛酮、SN-38	木兰醇
UGT1A8	曲格列酮、霉酚酸、雷洛昔芬	大黄素
UGT1A9	丙泊酚、依达拉奉、霉酚酸、索拉非尼	氮氟灭酸、二氟尼柳、木兰醇
UGT1A10	多巴胺间位、多巴胺对位、曲格列酮、雷洛昔芬	大黄素
UGT2B4	卡维地洛、胆酸盐	丙二酚
UGT2B7	齐多夫定、吗啡、卡马西平	氟康唑、甲芬那酸
UGT2B10	S-尼古丁、左旋美托咪定、阿米替林、丙米嗪	S-尼古丁、地氯雷他定
UGT2B15	S-奥沙西泮、睾酮、劳拉西泮	丙戊酸钠
UGT2B17	雄酮、伏立诺他	伊马替尼

　　方法 2：利用重组酶进行代谢研究。在使用方法 2 时，应该注意重组酶与人肝微粒体中实际酶含量的差异，有时体外结果不能反映在体情况。建议上述两种方法互补。

　　案例 14 - 1：去氧鬼臼毒素在人肝微粒体代谢及其 CYP450s 贡献[12]

　　动物实验显示，抗肿瘤药物去氧鬼臼毒素在体内可被广泛代谢。

　　（1）代谢产物寻找及其鉴定：去氧鬼臼毒素与人肝微粒体 CYP450s 反应体系共温孵后，用液相色谱弗联质谱（LC - MS/MS）检测并鉴定到 7 个代谢产物,分别定义为 M1、M2、M3、M4、M5、M6 和 M7。其中,M1、M2、M3、M5 和 M7 的化学结构用合成标准品进行验证(图 14 - 1、图 14 - 2)。M2 是去氧鬼臼毒素的主要代谢产物,其次是 M1 和 M7。

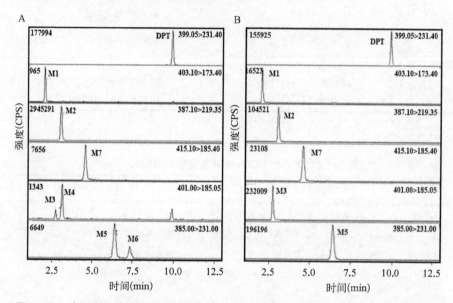

图 14 - 1　去氧鬼臼毒素在人肝微粒体中代谢色谱图(A)及其标准对照品色谱图(B)

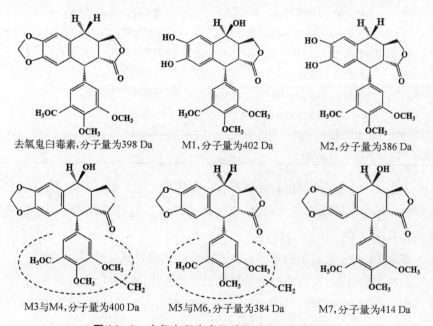

去氧鬼臼毒素,分子量为398 Da　　M1,分子量为402 Da　　M2,分子量为386 Da

M3与M4,分子量为400 Da　　M5与M6,分子量为384 Da　　M7,分子量为414 Da

图 14 - 2　去氧鬼臼毒素及其代谢产物化学结构

（2）某一代谢途径占总清除的贡献率测定：去氧鬼臼毒素（2.5 μmol/L）与人肝微粒体 CYP450s 反应体系温孵不同时间后，测定体系中去氧鬼臼毒素剩余量和代谢产物（M1、M2 和 M7）形成量，结果显示温孵 60 min 后，约有 87.9% 去氧鬼臼毒素被代谢，其中约 2.1% 代谢成 M1、88.3% 代谢为 M2、4.9% 代谢成 M7。可见，除 M2 外，其他代谢产物的生成量均小于总代谢的 25%。

（3）介导 M2 代谢的 CYP450s 鉴定：分别测定在 CYP2C9 抑制剂磺胺苯吡唑（5 μmol/L、10 μmol/L 和 40 μmol/L）、CYP2C19 抑制剂噻氯匹定（5 μmol/L、10 μmol/L 和 40 μmol/L）和 CYP3A4 抑制剂酮康唑（0.5 μmol/L、1 μmol/L 和 5 μmol/L）存在下 M2 的形成量，并与不含抑制剂结果比较，结果显示，磺胺苯吡唑浓度依赖性抑制 M2 形成，酮康唑只是在 5 μmol/L 时才呈现抑制作用，噻氯匹定仅仅轻微影响 M2 形成，这说明 M2 形成主要是由 CYP2C9 介导代谢的，CYP3A 可能参与 M2 形成（图 14-3A）。

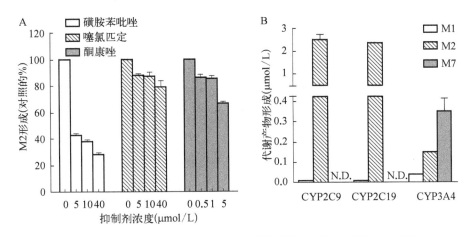

图 14-3　CYP450s 抑制剂对去氧鬼臼毒素代谢成 M2 的影响（A）及其 M1、M2 和 M7 在重组 CYP450s 中形成（B）

N.D.指未检测到

重组人 CYP2C9、CYP2C19 和 CYP3A4 体系与去氧鬼臼毒素温孵 30 min 后，测定代谢产物形成结果列于图 14-3B。结果显示，CYP2C9 和 CYP2C19 均介导 M2 的形成，且两者对 M2 形成的贡献相当。但在人肝微粒体中，CYP2C19 抑制剂噻氯匹定并不能显著抑制 CYP2C19 介导的 M2 形成，这与微粒体中 CYP2C19 的含量低有关。CYP3A4 也能介导 M1、M2 和 M7 的形成，但 CYP3A4 对 M2 的贡献远低于 CYP2C19 和 CYP2C9。高浓度的酮康唑也能明显抑制 M2 形成,这可能与酮康唑本身也能抑制 CYP2C 有关。

(4) CYP2C19、CYP2C9 和 CYP3A4 对 M2 形成贡献率测定:关于介导药物代谢酶的贡献率有多种方法,常见的有酶丰度法和相对活性因子法。

1) 酶丰度法:测定药物在人肝微粒体(HLM)和重组酶内在清除率(或酶活性)及其微粒体中相应 CYP450s 的含量,按式 14 − 1 计算相应 CYP450s 的贡献率,即:

$$贡献率(\%) = A_s \times CL_{rec-CYP450i, test}/CL_{HLM, test} \times 100 \qquad (14-1)$$

式中,$CL_{HLM, test}$ 和 A_s 分别为药物在人肝微粒体中内在清除率(或活性)及肝微粒体中相应 CYP450s 的含量。$CL_{rec-CYP450i, test}$ 为药物在重组酶内在清除率(活性)。微粒体中相应 CYP450s 含量(A_s)常用 LC − MS/MS 或免疫印迹法测定。

测定的人肝微粒体中 M2 形成 $CL_{HLM}(V_{max}/K_m)$ 为 1.38 mL/(min · mg)。测定在重组 CYP2C9、CYP2C19 和 CYP3A4 中的 M2 形成的内在清除率分别为 0.098 mL/(min · pmol CYP2C9)、0.069 mL/(min · pmol CYP2C9) 和 0.002 mL/(min · pmol CYP3A4),人肝微粒体中 CYP2C9、CYP2C19 和 CYP3A4 的含量分别 9.23 pmol/mg、2.92 pmol/mg 和 48.3 pmol/mg 微粒体蛋白,用式 14 − 1 算得 CYP2C9、CYP2C19 和 CYP3A4 对 M2 形成的贡献率分别为 65.7%、14.6% 和 7%。CYP2C19 对 M2 贡献率仅为 14.6%,可以解释 CYP2C19 噻氯匹定仅轻微抑制 M2 形成。

2) 相对活性因子法:分别测定相应探针和候选药物在人肝微粒体和重组酶的活性。定义探针在人肝微粒体和重组酶中的酶活性比称为相对活性因子(relative activity factor,RAF),计算贡献率,即:

$$RAF_{CYP450i} = CL_{HLM, probe}/CL_{rec-CYP450i, probe} \qquad (14-2)$$

$$贡献率(\%) = RAF_{CYP450i} \times CL_{rec-CYP450i, test}/CL_{HLM, test} \times 100 \qquad (14-3)$$

式中,$CL_{HLM, probe}$ 和 $CL_{rec-CYP450i, probe}$ 分别为探针在人肝微粒体和重组酶中活性。

分别用双氯酚酸的 4 -羟基代谢、奥美拉唑的 5 -羟化代谢和睾酮的 6β -羟化代谢表征人肝微粒体中 CYP2C9、CYP2C19 和 CYP3A4 活性,与重组 CYP450s 中结果比较,算得 RAF_{CYP2C9}、$RAF_{CYP2C19}$ 和 RAF_{CYP3A4} 分别为 27.5 pmol/mg、11.1 pmol/mg 和 40.8 pmol/mg。将 M2 在重组 CYP2C9、CYP2C19 和 CYP3A4 中的清除率 0.098 mL/(min · pmol CYP2C9)、0.069 mL/(min · pmol CYP2C19) 和 0.002 mL/(min · pmol CYP3A4)和肝微粒体中 M2 形成清除率 1.38 mL/

（min·mg），代入式 14 - 3，算得 CYP2C9、CYP2C19 和 CYP3A4 对 M2 形成的贡献率分别为 195.3%、55.5% 和 5.9%。可见，估算的 CYP2C9 对 M2 形成贡献率大于 100%，这可能与重组酶和人肝微粒的特性存在差异有关。

需要注意的是利用相对活性因子测定 CYP450s 的贡献率时，其结果往往会存在显著底物依赖性[13]。例如，阿托伐他汀邻位和对位羟化代谢主要是由 CYP3A4 介导的。在人肝微粒体 CYP450s 温孵体系中，5 μmol/L 酮康唑可以使邻羟基和对羟基阿托伐他汀的形成下降约 99%。用人肝微粒体和重组 CYP3A4 测定邻羟基和对羟基阿托伐他汀形成的内在清除率分别为 7.93 μL/（min·mg 蛋白）和 4.06 μL/（min·mg 蛋白），0.14 μL/（min·pmol CYP3A4）和 0.17 μL/（min·pmol CYP3A4）。分别用 6β-羟基睾酮、$1'$-羟基咪达唑仑和去甲维拉帕米形成表征 CYP3A4 活性，计算 RAF，估算 CYP3A4 对邻羟基阿托伐他汀和对羟基阿托伐他汀形成贡献率（表 14 - 3）。可见 3 种探针估算的 CYP3A4 贡献率相差 5 倍。

表 14 - 3　用不同探针预测人肝微粒体中 CYP3A4 对邻羟基阿托伐他汀（O - OH - Ato）和对羟基阿托伐他汀（O - OH - Ato）形成贡献率[13]

探针反应	$CL_{int, HLM}$ [μL/(min·mg)]	$CL_{int, CYP}$ [μL/(min·mg)]	RAF (pmol/mg)	O - OH - Ato	O - OH - Ato
6β-羟基睾酮	6.61	0.25	26.44	46.68%	110.71%
$1'$-羟基咪达唑仑	352.32	5.99	58.82	103.84%	52.87%
去甲维拉帕米	12.5	0.99	12.63	22.29%	52.87%

案例 14 - 2：介导丁丙诺啡葡萄糖醛酸苷形成 UGTs 鉴定及其贡献率测定[14]

丁丙诺啡可在 UGTs 作用下代谢成丁丙诺啡葡萄糖醛酸苷。

（1）介导丁丙诺啡葡萄糖醛酸化代谢 UGTs 鉴定：UGTs 体系分为重组人 UGTs（UGT1A1、UGT1A3、UGT1A4、UGT1A6、UGT1A9、UGT1A10 和 UGT2B7）和人肝微粒体。丁丙诺啡与重组 UGTs 温孵体系温孵 20 min 后，测定丁丙诺啡葡萄糖醛酸苷形成。结果显示，在研究的 7 种重组 UGTs 体系中，只有 UGT1A1、UGT1A3 和 UGT2B7 能形成丁丙诺啡葡萄糖醛酸苷，其丁丙诺啡葡萄糖醛酸苷生成量为 UGT1A1>UGT2B7>UGT1A3。

（2）酶反应动力学特征：用含微粒体-UGTs 反应体系与不同浓度丁丙诺啡（0.5~75 μmol/L）温孵 20 min 后，测定丁丙诺啡葡萄糖醛酸苷生成量。结果显示，丁丙诺啡葡萄糖醛酸苷形成符合 Hill 动力学特征，即：

$$v = \frac{V_{max} \times S^n}{S_{50}^n + S^n} \tag{14-4}$$

式中，v 和 S 分别为反应速率和底物浓度，$V_{\max}$ 为最大反应，S_{50} 达最大反应 50% 时底物浓度，n 为 Hill 系数。其最大清除率($CL_{\max}$)为

$$CL_{\max} = \frac{V_{\max}}{S_{50}} \times \frac{(n-1)}{n(n-1)^{1/n}} \qquad (14-5)$$

（3）人肝微粒中 UGT1A1 和 UGT2B7 相对活性及其贡献率测定：用依托泊苷分别表征人肝微粒体和重组 UGT1A1 活性，估算的 RAF_{UGT1A1} 为 0.6。用齐多夫定和霉酚酸分别表征人肝微粒体和重组 UGT2B7 活性，估算的 RAF_{UGT2B7} 分别为 4.5 和 9.0。用式 14-3 估算人肝微粒体中 UGA1A1 和 UGT2B7 对丁丙诺啡葡萄糖醛酸苷形成贡献率(表 14-4)。可见，人肝微粒体 UGT2B7 对丁丙诺啡葡萄糖醛酸苷的贡献大于 UGT1A1。类似 CYP450s，利用相对活性因子法估算 UGTs 贡献率也存在底物依赖性，用两种底物估算的 UGT2B7 贡献率相差 2 倍。

表 14-4 在人肝微粒体和重组 UGTs 中丁丙诺啡葡萄糖醛酸苷形成动力学参数及其 UGTs 贡献率(%)[13]

酶 类 型	$V_{\max}$ [pmol/ (min·mg)]	S_{50} (μmol/L)	n	$CL_{\max}$ [μL/ (min·mg)]	RAF	$CL_{\max}$ [μL/ (min·mg)]	贡献率 (%)
人肝微粒体	1 644	11	2.2	75.04		75.04	100
UGT1A1	1 768.9	71.8	1.7	12.51	0.6[a]	7.51	10.01
UGT1A3	313.3	43.1	1.8	3.66	NA[b]	NA[b]	NA[b]
UGT2B7	186.5	20.9	2.5	4.55	9.0[c] 4.5[d]	40.95 20.48	54.57 27.29

a,依托泊苷为底物。
b,未测定。
c,齐多夫定为底物。
d,霉酚酸为底物。

需要注意的是，在进行 UGTs 介导的葡萄糖醛酸化结合反应时，有些抑制剂对重组酶和人肝微粒体 UGTs 抑制作用存在量或质的差异。例如，1-奈酚对人肝微粒体中 $E_2 17\beta G$ 形成的抑制作用强于重组 UGT1A1。1-奈酚能抑制人肝微粒中丙米嗪 N-葡萄糖醛酸苷形成，而不影响重组 UGT1A4 介导的丙米嗪 N-葡萄糖醛酸苷形成。1-奈酚能抑制人肝微粒体和重组酶 UGT1A6 体系中 5-羟色胺-O-葡萄糖醛酸苷形成[14]。1-奈酚对雌二醇、丙米嗪和丙泊酚葡萄糖醛酸苷形成的影响要依赖于 UGT1A6 的存在。1-奈酚是 UGT1A6 的底物，1-奈酚-葡萄糖醛酸苷也可抑制 UGT1A9 活性。UDP 是葡萄糖醛酸苷形成

的副产物,UDP 可显著抑制 UGT1A1 和 UGT1A4 活性,中等程度抑制 UGT1A6 和 UGT1A9 活性。细胞中形成的 UDP 可以被内质网的腔中核苷二磷酸酶快速水解,而在体外微粒体中,UDP 不能被核苷二磷酸酶水解,从而导致 UDP 蓄积,进而抑制 UGTs 活性,这可能成为微粒体和肝细胞结果不一致的原因。

UGTs 活性也与温孵体系有关。Walsky[15]等用雌二醇、三氟拉嗪、5-羟色醇、丙泊酚和齐多夫定表征 UGT1A1、UGT1A4、UGT1A6、UGT1A9 和 UGT2B7 活性,以优化微粒体温孵体系。研究内容包括缓冲体系(磷酸钾缓冲液或 Tris-HCl)、$MgCl_2$、葡萄糖二酸单内酯、阿拉霉素和牛血清白蛋白。结果显示:

(1)缓冲体系:相对于 100 mmol/L 磷酸钾缓冲液,100 mmol/L Tri-HCl 缓冲液可增加微粒体中 UGT1A4 和 UGT1A9 活性,但不影响其他 3 种 UGTs 活性。在重组 UGTs 中,除 UGT1A6 外,Tris-HCl 缓冲液也能增加其他 4 种 UGTs 活性。因此建议用 Tris-HCl 缓冲液代替磷酸盐缓冲液。

(2)$MgCl_2$:UGTs 活性依赖于 $MgCl_2$ 的浓度。5 mmol/L $MgCl_2$ 可增加所有 UGTs 活性,但 10 mmol/L $MgCl_2$ 则抑制 UGT1A4 活性。温孵体系中 $MgCl_2$ 浓度设定为 5 mmol/L。

(3)葡萄糖二酸单内酯:可以抑制葡萄糖醛酸化结合物水解。研究显示,5 mmol/L 葡萄糖二酸单内酯不影响 UGT1A6、UGTA1 和 UGT2B7 活性,但可降低 UGTA4 和 UGT1A9 活性。因此,建议从体系中除去葡萄糖二酸单内酯。

(4)阿拉霉素:可以促进底物及其辅因子进入微粒体的腔内,增加微粒体 UGTs 活性。温孵体系中阿拉霉素浓度与微粒体蛋白浓度有关。微粒体蛋白浓度为 0.01~0.5 mg/mL,阿拉霉素浓度以 10 μg/mL 为宜。

(5)牛血清白蛋白:可通过影响底物的非特异性结合影响底物代谢。表 14-5 显示加入 2%牛血清白蛋白对人肝微粒体和原组 UGTs 中 UGTs 活性的影响。

表 14-5　加入 2%牛血清白蛋白对人肝微粒体和
重组 UGTs 中 UGTs 活性影响[16]

UGTs		K_m 或 S_{50} (μmol/L)	V_{max} [nmol/ (min·mg)]	K_{si} (μmol/L)	n	CL_{max} 或 CL_{int} [μL/ (min·mg)]
UGT1A1	人肝微粒体	11	0.82	–	2.5	40
	人肝微粒体+牛血清白蛋白	170	1.4	–	1.8	4.1
	重组 UGTs	13	1.3	–	2.6	61
	重组 UGTs+牛血清白蛋白	120	1.7	–	2.7	76

续 表

UGTs		K_m 或 S_{50} (μmol/L)	V_{max} [nmol/ (min·mg)]	K_{si} (μmol/L)	n	CL_{max} 或 CL_{int} [μL/ (min·mg)]
UGT1A4	人肝微粒体	40	1.5	64	–	36
	人肝微粒体+牛血清白蛋白	67	0.87	–	–	13
	重组 UGTs	15	0.97	82	–	67
	重组 UGTs+牛血清白蛋白	140	5.9	490	–	43
UGT1A6	人肝微粒体	420	6.6	15 000	–	160
	人肝微粒体+牛血清白蛋白	330	4.7	41 000	–	140
	重组 UGTs	570	4.9	13 000	–	8.6
	重组 UGTs+牛血清白蛋白	490	5.4	17 000	–	11
UGT1A9	人肝微粒体	98	1.4	690	–	14
	人肝微粒体+牛血清白蛋白	46	0.78	–	–	17
	重组 UGTs	200	2.0	330	–	10
	重组 UGTs+牛血清白蛋白	63	1.3	320	–	20
UGT2B7	人肝微粒体	610	2.1	–	–	3.5
	人肝微粒体+牛血清白蛋白	150	4.7	–	–	32
	重组 UGTs	900	0.9	–	–	1.1
	重组 UGTs+牛血清白蛋白	320	3.1	–	–	9.8

结果显示,牛血清白蛋白的影响与 UGTs 种类有关,且对肝微粒体和重组 UGTs 的影响也是不同的,如在 UGT1A1 介导的雌二醇葡萄糖醛酸化结合反应中,加入牛血清白蛋白可使人肝微粒体中 UGT1A1 的清除率约降低 10 倍,相反使重组 UGT1A1 活性约增加 20%。

加入牛血清白蛋白使底物清除率降低可能与温孵体系中底物游离浓度降低有关,但不能解释 UGT1A9 和 UGT2B7 介导的葡萄糖醛酸化结合反应增加。有研究显示,脂肪酸可以抑制 UGTs 活性,牛血清白蛋白可以与脂肪酸结合,降低反应体系释放的长链脂肪酸对 UGTs 的抑制作用[17,18]。

案例 14-3：微粒体中 UGTs 和 CYP450s 对药物代谢的综合作用[19]

多数药物在微粒体中代谢往往是由 UGTs 和 CYP450s 共同介导的,体内代谢应该是 UGTs 和 CYP450s 的综合效应。有研究者用丁丙诺啡、卡维地洛、可待因、双氯酚酸、吉非贝齐、酮洛芬、咪达唑仑、纳洛酮、雷洛昔芬和齐多夫定等 10 种药物,用底物消除法测定 UGTs 和 CYP450s 对药物清除率贡献及其综合效应[19]。

（1）微粒体 CYPP450 温孵体系：混合人肝微粒体与相应药物温孵不同时

间,测定反应体系中药物剩余量,计算药物在微粒体中半衰期($t_{1/2}$)和微粒体内在清除率($CL_{\text{int, u}}$),即:

$$CL_{\text{int, u}} = 0.693/t_{1/2}/mic/f_{\text{u, mic}} \qquad (14-6)$$

式中,$f_{\text{u, mic}}$ 和 mic 微粒体体系中药物游离分数和微粒体蛋白浓度。

(2)微粒体 UGTs 温孵体系:测定药物在人肝微粒-UGTs 温孵体系中温孵不同时间后药物剩余量,计算 $t_{1/2}$ 和 $CL_{\text{int, u}}$。

(3)微粒体 CYP450s 和 UGT 共温孵体系:测定在有或无牛血清白蛋白存在下药物在微粒体 UGTs-CYP450s 共温孵体系中温孵不同时间后,药物剩余量,计算 $t_{1/2}$ 和 $CL_{\text{int, u}}$。同时测定体系中药物游离分数。

(4)贡献率:分别按式 14-7 和 14-8 计算 UCT$_3$ 和 CYP450s 对药物清除的贡献率 $f_{\text{m, UGTs}}$ 和 $f_{\text{m, CYP450s}}$,即:

$$f_{\text{m, UGTs}} = \frac{CL_{\text{int, UGT}}}{CL_{\text{int, UGT}} + CL_{\text{int, CYP450s}}} \qquad (14-7)$$

$$f_{\text{m, CYP450s}} = \frac{CL_{\text{int, CYP450s}}}{CL_{\text{int, UGT}} + CL_{\text{int, CYP450s}}} \qquad (14-8)$$

式中,$CL_{\text{int, CYP450s}}$ 和 $CL_{\text{int, UGT}}$ 分别为在微粒体 CYP450s 温孵体系和微粒体 UGTs 温孵体系中估算药物内在清除率。表 14-6 给出了分别用微粒体 CYP450s 和 UGTs 温孵体系测定的 10 种药物 CYP450s 和 UGT 介导的 $CL_{\text{int, u}}$ 及其各自贡献。表 14-7 给出了在有或无牛血清白蛋白存在下,微粒体 CYP450s 和 UGTs 共温孵体系测定 10 种药物 $CL_{\text{int, u}}$ 及其预测的在体内在清除率。

表 14-6 在微粒体 CYP450s 和 UGTs 温孵体系中测定的 10 种药物 CYP450s 和 UGTs 介导的 $CL_{\text{int, u}}$(均值)及其相对贡献(f_{m})[19]

药　物	主要 CYP450s	主要 UGTs	$CL_{\text{int, u}}$[μL/(min·mg)]		相对贡献(100%)	
			UGTs	CYP450s	$f_{\text{m, UGTs}}$	$f_{\text{m, CYP450s}}$
丁丙诺啡	CYP3A4	UGT1A1	472	279	62.8	37.2
卡维地洛	CYP2D6	UGT1A1	252	36	87.5	12.5
可待因	CYP3A4	UGT2B7	2.44	2.53	49.1	50.9
双氯酚酸	CYP2C9	UGT2B7	129	214	37.6	62.4
吉非贝齐	CYP3A4	UGT2B7	18.4	70	20.8	79.2
酮洛芬	CYP2C9	UGT2B7	9.35	9.35	50.0	50.0

药 物	主要 CYP450s	主要 UGTs	$CL_{int, u}[\mu L/(min \cdot mg)]$		相对贡献(100%)	
			UGTs	CYP450s	$f_{m, UGTs}$	$f_{m, CYP450s}$
咪达唑仑	CYP3A4	UGT1A4	144	8.83	94.2	5.8
纳洛酮	-	UGT2B7	5.52	10.6	34.2	65.8
雷洛昔芬	-	UGT1A9/1A1	197	444	30.7	69.3
齐多夫定	-	UGT2B7	3.84	2.21	63.5	36.5

表 14 - 7 有或无牛血清白蛋白存在下,微粒体 CYP450s 和 UGTs 共温孵体系测定 10 种药物 $CL_{int, u}$ 及其预测的到在体内在清除率($CL_{int, u, in vivo}$)[19]

药 物	$CL_{int, u}$(CYP+UGT) $[\mu L/(min \cdot mg)]$		$f_{u, mic}$		在体 $CL_{int, u, in vivo}$ $[\mu L/(min \cdot kg)]^a$	
	-牛血清白蛋白	+牛血清白蛋白	-牛血清白蛋白	+牛血清白蛋白	-牛血清白蛋白	+牛血清白蛋白
丁丙诺啡	688	577	0.1	0.17	588.9	494
卡维地洛	356	246	0.1	0.04	305	210
可待因	3.4	16.9	0.96	0.99	2.9	14.5
双氯酚酸	369	2 143	0.87	0.008	316	1834
吉非贝齐	97.3	1 274	0.77	0.01	83.3	1 090
酮洛芬	26.0	115	0.92	0.11	22.2	98.5
咪达唑仑	159	241	0.54	0.04	137	207
纳洛酮	14.4	35.1	0.87	0.99	12.3	30.1
雷洛昔芬	544	1 812	0.08	0.09	465	1551
齐多夫定	2.8	13.2	0.60	0.49	2.4	11.3

a,假定 40 mg 微粒体/g 肝和 21.7 g 肝/kg 体重。

由表 14-7 可见,加入牛血清白蛋白可显著改变药物的内在清除率,除丁丙诺啡和卡维地洛外,其他药物的游离内在清除率显著增加,尤其是吉非贝齐,增加约 12 倍,其次是双氯酚酸,增加约 4.8 倍。因此,体系中是否加入牛血清白蛋白应根据药物具体情况而定。

在确定介导药物的代谢酶亚型后,可考虑用静态模型或生理模型(详见第九章)等模型预测药物相互作用或在体研究与相应的酶抑制剂或诱导剂合用,候选药物的药代动力学行为改变。在体试验研究的顺序通常是首先用强效诱导剂或抑制剂,以充分暴露药物相互作用。如果强抑制剂/诱导剂呈现阳性结果,再考察与较弱的抑制剂/诱导剂合用后药物相互作用。若候选药物与弱抑制剂/诱导剂合用,可结合临床研究,先用静态模型和生理模型等模型进行药物相互作用预测。对于微小的代谢途径,只有在特定人群如肾功能受损和弱代谢者才考虑药物相互作用。图 14-4 给出了基于药物代谢的药物相互作用研究基本框架。

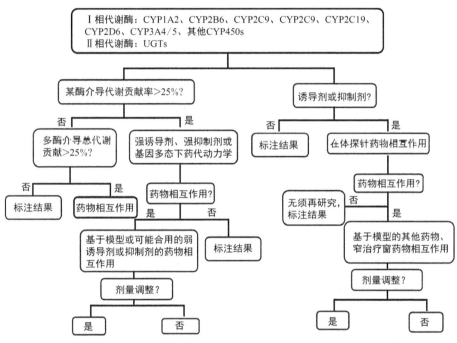

图 14-4　基于药物代谢的药物相互作用研究基本框架[2]

二、候选药物是否是药物代谢酶抑制剂[1-4]

需要研究候选药物是否是 CYP1A2、CYP2B6、CYP2C8、CYP2C9、CYP2C19、CYP2D6 或 CYP3A 等抑制剂及其抑制类型(如可逆性抑制和时间依赖性抑制)。常用肝微粒体或重组酶和特异性底物(表 14-1、表 14-2)开展这些研究。原则上用代谢产物生成,而不用底物减少表征酶活性。可先用高浓度进行实验,如高浓度可设定为游离峰浓度的 50 倍(或 0.1×剂量/250 mL)。底物浓度应接近或低于 K_m。微粒体浓度不要超过 1 mg/mL,并建议用合适的方法如平衡透析法测定微粒体温孵体系中非特异性结合,尤其是高脂溶性药物。在确认候选药物是酶的抑制剂后,再选 4~6 个浓度待测药物进行实验,以计算 K_i、IC_{50}、$K_{app, i}$ 和 k_{inact} 等参数,并利用合适的模型预测药物相互作用程度。在研究 CYP3A4 活性时,建议用两种不同类型的 CYP3A4 底物。

$$R_1 = 1 + I_{max, u}/K_i \tag{14-9}$$

$$R_{1, gut} = 1 + I_{gut}/K_i \tag{14-10}$$

$$R_2 = \left[(k_{inact} \times 50 \times I_{max, u})/(K_{app, i} + 50 \times I_{max, u}) + k_{deg} \right]/k_{deg}$$

$$\tag{14-11}$$

式中,K_i 和 $K_{app, i}$ 分别为抑制剂的可逆性抑制常数和机制性抑制常数,$I_{max, u}$ 为血浆中游离药物峰浓度($=C_{max} \times f_u$)。如未知血浆药物游离分数 f_u,可假定 f_u 为1%。I_{gut} 为肠腔中药物浓度,按剂量/250 mL 估计。k_{deg} 酶自然降解速率常数。k_{inact} 药物引起的酶失活最大速率常数。若 $R_1 \geqslant 1.02$、$R_2 \geqslant 1.25$ 或 $R_{1, gut} \geqslant 11$,则可考虑用合适的模型如静态模型或生理模型(详见第九章)与敏感性底物进行相互作用预测。若预测在候选药物存在下敏感性底物药物血药浓度时间 $AUCR \geqslant 1.25$,则需要用敏感性底物药物进行临床相互作用研究。

案例 14-4:化合物 X 对 CYP3A4 活性抑制作用[20]

化合物 X 是正作为治疗类风湿性关节炎候选药物。犬单剂量灌胃 5.0 mg/kg,测定峰浓度约 0.64 μmol/L。因此,在进行代谢酶抑制试验时,化合物 X 的浓度设定为 0 μmol/L、1 μmol/L、10 μmol/L 和 100 μmol/L。用咪达唑仑 1'-羟化代谢表征 CYP3A4 活性。

(1)可逆性抑制试验:在人肝微粒体-CYP450s 温孵体系中,咪达唑仑(终浓度为 2.5 μmol/L)与不同浓度的化合物 X[终浓度分别为 0 μmol/L(阴性对照)、1 μmol/L、10 μmol/L 和 100 μmol/L]温孵 10 min,测定体系中 1'-羟基咪达唑仑生成(表 14-8),0.5 μmol/L 酮康唑为阳性对照组。

表 14-8　化合物 X 对人肝微粒体 CYP3A4 活性
(1'-羟基咪达唑仑生成,ng/mL)影响[20]

组　　别	均数±SD($n=3$)	相对活性(阴性对照%)
阴性对照	131.67±9.29	100.00
1 μmol/L 化合物 X	114.33±5.69	86.84
10 μmol/L 化合物 X	43.83±8.50	33.29
100 μmol/L 化合物 X	19.53±2.06	14.84
酮康唑	25.73±5.82	19.54

可见,化合物 X 对 CYP3A4 酶活性抑制作用的 IC_{50} 为 $1\sim10$ μmol/L,说明化合物 X 属于中等强度的可逆性 CYP3A4 抑制剂。

(2)时间依赖性抑制试验:人肝微粒体 CYP450s 温孵体系与不同化合物 X(终浓度分别为 0 μmol/L、0.625 μmol/L、1.25 μmol/L、2.5 μmol/L、5 μmol/L、10 μmol/L 和 20 μmol/L),预温孵 0 min、5 min、10 min、20 min、30 min 和 45 min 后加入咪达唑仑(终浓度为 2.5 μmol/L),反应 10 min 后,测定 1-羟基咪达唑仑形成(表 14-9)。

表 14-9　不同浓度化合物 X 预温孵时间对 1-羟基咪达唑仑的生成影响(均数)

化合物 X 浓度 (μmol/L)	不同预温孵时间后 1-羟基咪达唑仑的生成[pmol/(min·mg)]					
	0 min	5 min	10 min	20 min	30 min	45 min
0	370.98	368.25	338.79	291.20	327.48	323.58
0.625	304.08	285.74	254.53	187.44	153.11	126.19
1.25	311.49	228.20	189.97	126.00	85.43	64.56
2.5	257.27	177.49	130.88	76.85	48.90	34.97
5	199.34	101.23	85.04	41.95	25.92	22.39
10	142.77	67.68	47.42	26.43	16.99	13.38
20	94.99	38.48	24.87	15.53	11.64	ND

由表 14-9 可见,化合物 X 对 1-羟基咪达唑仑生成的抑制作用呈浓度和预温孵时间依赖性,表现时间依赖性抑制特征。

(3)时间依赖性抑制参数($K_{app,i}$ 和 k_{inact})的计算过程:以预温孵时间 0 为对照(100%),计算相应抑制剂浓度下不同预温孵时间酶相对活性。用酶相对活性对数对预温孵时间作图,由斜率求算相应浓度抑制剂下的 k_{obs} 值。

利用 k_{obs} 对抑制剂浓度 C 双倒数作直线回归,求得 $K_{app,i}=1.21$ μmol/L,$k_{inact}=0.02745$ min^{-1}。用预温孵时间为 0 min,酶活性与化合物 X 浓度关系,计算的化合物 X 的 IC_{50} 为 9.74[CI:5.42~22.36] μmol/L。

(4)结论:化合物 X 属于中等强度的 CYP3A4 可逆性抑制剂,其 IC_{50} 为 9.74 μmol/L,但其是强的时间依赖性 CYP3A4 抑制剂,$K_{app,i}$ 和 k_{inact} 分别为 1.21 μmol/L 和 0.02745 min^{-1}。

(5)药物相互作用分析:假定犬的有效剂量为 5 mg/kg,相当于人剂量 110 mg。假定人口服 110 mg 后,人血浆中化合物 X 峰浓度类似犬的峰浓度

（0.64 μmol/L），设定血浆药物游离分数为 1%。如仅考虑可逆性抑制，用式 14-9：R_1 = 1+0.01×0.64/9.97<1.02，对肝 CYP3A4 可逆性抑制作用可以不计。口服 110 mg，算得 I_{gut} = 110 000/635.14/0.25 = 692 μmol/L。用式 14-10：$R_{1, gut}$ = 1+692/9.74 = 72>11，提示化合物 X 对 CYP3A4 底物肠代谢存在严重的药物相互作用。如考虑时间依赖性抑制：取 k_{deg} = 0.000 5 min^{-1}，按式 14-11 估算的 R_2 = 12.5>1.25，提示化合物 X 可以引起强肝 CYP3A4 介导的药物相互作用。综上结果，化合物 X 与 CYP3A4 底物合用会产生严重的药物相互作用，建议用敏感性 CYP3A4 底物进行临床药物相互作用研究。

三、候选药物是否是代谢诱导剂[1-4]

FDA 建议应当评价候选药物对 CYP1A2、CYP2B6、CYP2C8、CYP2C9、CYP2C19 和 CYP3A4 酶活性具有诱导作用及其程度。鉴于 CYP3A4 和 CYP2C 表达均是由 PXR 受体介导的。首选开展对 CYP1A2、CYP2B6 和 CYP3A4 诱导能力评估。尽管新鲜人肝细胞是药物体外诱导的金标准，但冷冻人肝细胞仍然是一种可用的常规方法。在人肝细胞诱导试验中，应该考虑：

（1）个体间的变异，因此至少需要来自 3 个不同供体肝细胞。

（2）应设立溶媒对照、阴性对照（已知不是酶的诱导剂）和阳性对照阳性诱导剂应呈现诱导作用；阳性诱导剂及推荐浓度 FDA 和 EMA 略有不同（表 14-10）。此外，EMA 设立地塞米松作为糖皮质激素受体对照[2]。

表 14-10　体外阳性诱导剂及推荐浓度[1-3]

受体	CYP450s	诱 导 剂	推荐浓度[a]（μmol/L）	推荐浓度[b]（μmol/L）
AhR	CYP1A2	奥美拉唑 兰索拉唑	50 –	25~100 10
CAR	CYP2B6	苯巴比妥 CITCO	– 0.1	500~1 000 –
PXR	CYP3A4	利福平	20	10~50

注：CITCO 即 6-(4-氯苯基)咪唑并[2,1-b][1,3]噻唑-甲醛-O-(3,4-二氯苯基)肟。
　　a，EMA 推荐浓度[2]。
　　b，FDA 推荐浓度[1]。

（3）候选药物至少设 3 个浓度，其浓度设定参照在体稳态游离峰浓度（$C_{max, u}$），要求浓度应该涵盖药物治疗浓度。不同机构对浓度设定要求有所不同。EMA[2]建议肝药酶诱导的最高浓度为 $50×C_{max, u}$。对于肠药酶诱导,最大浓度定为 $0.1×$口服剂量$/250\ mL$。FDA[1]要求在溶解度允许情况下,至少一个浓度要求大于 $C_{max, u}$,如 $50×C_{max, u}$。日本药品与医疗器械管理局(Pharmaceuticals and Medical Devices Agency, PMDA)[21]要求一个浓度大于 $10×C_{max, u}$。要测定细胞活性以证实研究的浓度不会引起细胞损伤。

(4)通常培养时间为 48~72 h,以确保药酶充分诱导,但应保证不会引起细胞毒性。培养过程中,应每天更换含药培养基。

(5)培养期间,尤其在最后一天,应测定不同时间点培养基中药物浓度,以分析在培养过程中药物是否损失。如果有损失,应考虑追加药物或改变更换培养基时间间隔。

(6)诱导作用评判指标:首选用 mRNA 水平改变作为效应终点。常用 QT-PCR 技术测定 mRNA 的表达。如候选药物能浓度依赖性地增加 mRNA 的表达,且诱导倍数是溶媒对照的 2 倍或 2 倍以上,可以认为该候选药物是相应酶诱导剂。如果候选诱导 mRNA 诱导倍数小于溶媒对照的 2 倍,但诱导作用大于相对阳性的 20%时,则不能否认该候选药物的诱导作用,建议进一步设计试验评估该药物对酶的诱导作用。如果三株人肝细胞中,至少一个供体值超过阈值(mRNA 表达大于溶媒对照的 2 倍或阳性对照的 20%),提示候选药物可能是诱导剂。也可以用特异性底物测定相应酶,以评判该候选药物是否具有诱导作用。某测得的酶活性大于阳性对活性的 40%[22],可以认为该候选药物具有诱导作用。在确认候选药物是某种酶的诱导剂后,需要追加试验,估算最大诱导效应(E_{max})和达最大诱导效应 50%时候选药物浓度(EC_{50})。并利用合适的模型预测与敏感性底物药物相互作用程度。

$$RIS = (E_{max} × 10 × I_{max, u})/(EC_{50} + 10 × I_{max, u}) \qquad (14-12)$$

$$R_3 = 1/(1 + d × RIS) \qquad (14-13)$$

式中,RIS 为相对诱导积分(relative induction score),d 为经验比放系数,通常定为 1。R_3 为在有和无诱导剂存在时底物药物的 $AUCR$。$I_{max, u}$ 血浆中游离药物峰浓度。若 $R_3 ≤ 0.8$,则建议研究在体药物相互作用。若待测药物是 CYP3A4 诱导剂,则提示候选药物对 CYP2C8、CYP2C9 和 CYP2C19 也可能有诱导作用。

（7）在用人肝细胞进行药物代谢酶诱导时，在排除细胞毒性情况下，有时出现药物代谢酶活性或 mRNA 表达下调[23]。若 mRNA 水平降低值大于 50%，则建议进一步研究在体情况下是否也存在酶活性时间依赖性下调[2]。

（8）肝 CYP450s 的诱导往往存在极大的个体变异。例如，Yajima[24] 等用 15 批次冷冻人肝细胞研究奥美拉唑、苯巴比妥和利福平对 CYP1A2（7-乙氧基试卤灵 O-脱乙基代谢）、CYP2B6（安非他酮羟化代谢）和 CYP3A4（咪达唑仑 1-羟化代谢）活性诱导作用。结果显示，尽管这些均显著诱导 CYP450s 活性，但其诱导倍数存在较大的变异，其变异分别高达分别 11.7 倍、6.8 倍和 24.7 倍。类似在 8 批次肝细胞中，奥美拉唑、苯巴比妥和利福平引起 CYP1A2、CYP2B6 和 CYP3A4 mRNA 诱导倍数的变异分别为 4.2 倍、4.5 倍和 10.6 倍。在这 8 批次冰冻肝细胞中，只有 3 批次肝细胞中 CYP2C8 和 6 批次肝细胞中 CYP2C9 的诱导倍数大于 2，所有 8 批次肝细胞中 CYP2C19 mRNA 表达均不能被利福平诱导。这些现象也可以解释利福平等诱导作用文献报道的差异性[25]。

案例 14-5： 利福平等引起 CYP3A4 活性诱导和 mRNA 表达诱导比较[26]

关于 CYP450s 诱导多数采用 mRNA 的表达作为研究终点。有研究比较了利福平等药物引起 CYP3A4 活性和 mRNA 表达的参数。4 批次人肝细胞接种于 96 孔培养板中，用含不同浓度的诱导剂利福平、卡马西平、苯妥英钠、苯巴比妥、依法韦仑和尼非地平的培养基培养 72 h。用 6β-羟基睾酮形成表征 CYP3A4 活性，用 QT-PCR 测定 mRNA 表达，估算相应的诱导参数（表 14-11）。

表 14-11 酶活性法和 mRNA 表达法估算诱导参数及其药物相互作用预测比较

药 物	浓度[a] (μmol/L)	f_u	CYP3A 活性			CYP3A4 mRNA 表达		
			E_{max} (倍)	EC_{50} (μmol/L)	R_3	E_{max} (倍)	EC_{50} (μmol/L)	R_3
利福平	6.44[27]	0.12[28]	21.7	0.30	0.060	28.9	0.71	0.062
卡马西平	35.6[29]	0.20[29]	15.6	59.1	0.374	20.9	58.7	0.307
苯巴比妥	86.2[26]	0.582[30]	20.1	473	0.342	43.2	743	0.268
苯妥英钠	79.4[26]	0.176[30]	12.6	51.3	0.270	23.5	123	0.294
依法韦仑	12.6[31]	0.01[32]	12.5	4.9	0.761	16.1	8.4	0.808
尼非地平	0.04[33]	0.07[33]	14.6	4.0	0.990	29.0	13.0	0.994

a，峰浓度或期望浓度。

　　结果显示,6 种诱导剂均显著诱导 CYP3A4 活性和 mRNA 的表达,其 $E_{\max}$ 存在大的差异。参照临床给药剂量下的血浆中诱导剂的峰浓度或期望浓度值,分别用 CYP3A4 活性和 mRNA 表达测定的诱导参数预测药物相互作用(R_3)。可见,尽管 CYP3A4 活性与 mRNA 表达估算的 $E_{\max}$ 值差别较大(图 14 - 5A),但用两种方法的预测 R_3 值高度一致(图 14 - 5B),其斜率接近 1.04。

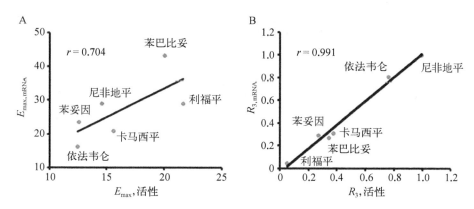

图 14 - 5　利福平、卡马西平、苯妥英钠、苯巴比妥、依法韦仑和尼非地平引诱导 CYP3A4 和 mRNA 表达诱导的 $E_{\max}$(A) 及其药物相互作用的 R_3 值(B) 比较

四、基于药物代谢酶诱导或抑制的药物相互作用预测决策树[1,3]

　　在获得待测药物对酶的抑制参数(K_i、IC_{50}、$K_{\text{app},i}$ 和 k_{inact})或酶诱导参数($E_{\max}$ 和 EC_{50})后,根据待测药物的药代动力学参数、对酶的抑制参数或诱导参数,参照相应公式,计算药物相互作用的 R 值。如果 $R_1 \geqslant 1.02$,$R_2 \geqslant 1.25$,$R_{1,\text{gut}} \geqslant 11$ 或 $R_3 \leqslant 0.8$,认为可能存在药物相互作用,需要进一步用静态模型或 PBPK 模型预测(详见第九章)与敏感性底物间的药物相互作用。如果预测的 $ABCR \geqslant 1.25$ 或 $AUCR \leqslant 0.8$,则需要敏感性底物药物进行药物相互作用的临床研究。图 14 - 6 给出了基于模型评价结果判断是否需要进行药物代谢的药物相互作用决策树。

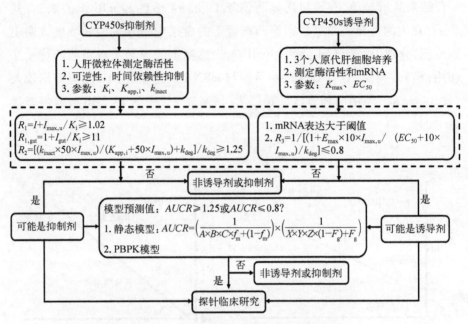

图 14-6 基于模型的药物相互作用决策树

$I_{max,u}$ 为血浆中游离药物峰浓度。对于口服抑制剂，I_{gut} 为肠腔中药物浓度，按剂量/250 mL 估算

第二节　药物转运体的体外研究

药物在体内的转运往往是转运体介导的，常见的转运体包括 P-gp、BCRP、OATP1B1/OATP1B3、OAT1、OAT3、MATE1/MATE2-K 和 OCT2 等（表 14-12）。需要研究候选药物是否是这些转运体的底物或抑制剂。

表 14-12　FDA 推荐体外转运体特异性底物和抑制剂[6]

转运体	底物	抑制剂
P-gp	地高辛、非索非那定、洛哌丁胺、奎尼丁、他林洛尔、长春碱	环孢素 A、维拉帕米、奎尼丁、酮康唑、利血平、利托那韦、他克莫司、依克立达、伐司扑达、Zosuquidar
BCRP	2-氨基-1-甲基-6-苯基咪唑并[4,5-b]吡啶、香豆雌酚、黄豆苷元、丹曲洛林、雌酮硫酸酯、染料木素、哌唑嗪、磺胺柳吡啶	新生霉素、磺胺柳吡啶、依克立达、曲霉毒素 C、Ko134、Ko143

转 运 体	底　　　　物	抑　制　剂
OATP1B1/ OTAP1B3	缩胆囊素八肽（CCK－8）、$E_2 17\beta G$、雌酮硫酸酯、匹伐他汀、普伐他汀、替米沙坦、瑞舒伐他汀	环孢素 A、$E_2 17\beta G$、雌酮硫酸酯、利福平、利福霉素 SV
OAT1	阿德福韦、对氨基马尿酸、西多福韦	青霉素、丙磺舒
OAT3	青霉素、雌酮硫酸酯、甲氨蝶呤、普伐他汀	青霉素、丙磺舒
MATE1/ MATE－2K	二甲双胍、1－甲基－4－苯基吡啶、四乙胺	西咪替丁、乙胺嘧啶
OCT2	二甲双胍、1－甲基－4－苯基吡啶、四乙胺	西咪替丁

一、候选药物是否是药物转运体底物[1-4]

1. 候选药物是否是 P-gp 或 BCRP 底物

P-gp 和 BCRP 主要表达在肠、肝和肾中，在脑等组织中也有表达，参与药物吸收、分布和排泄等过程。需要考察候选药物是否是 P-gp 或 BCRP 的底物。常用研究样本有 Caco－2 或转染 P-gp 或 BCRP 的细胞株（如 MDCK 或 LLC－PK1）、基因敲除细胞或膜囊泡等。在膜囊泡试验时，需要注意，底物与膜高度非特异结合可导致无法判断候选药物是否是 P-gp 或 BCRP 底物或抑制剂。在进行细胞试验时，通常测定候选药物在单层细胞中双向转运：基底侧（B）向腔面侧（A）转运和腔面侧（A）向基底侧（B）转运，计算其通透系数（P_{app}），外排比（ER）或净通量比，即：

$$P_{app} = (\Delta Q/\Delta t)/(AC_0) \tag{14-14}$$

$$ER = P_{app,\ B—A}/P_{app,\ A—B} \tag{14-15}$$

$$净通量比 = ER_t/ER_{non-t} \tag{14-16}$$

式中，ΔQ 为在 Δt 时间内通过单细胞层的药量，A 为扩散面积（cm^2），C_0为供池中初始药物浓度。$P_{app,\ A—B}$ 和 $P_{app,\ B—A}$分别为由 A 侧向 B 侧和由 B 侧向 A 侧通透系数。ER_t 和 ER_{non-t}分别为药物在转染有转运体和未转染转运体细胞中外排比。

需要严格控制细胞培养和药物摄取条件，如渗漏率要求小于 10%。候选药物至少有 4 种浓度，浓度跨度 100 倍，而治疗浓度设定为中间浓度。如溶解度允许，通常浓度要涵盖 0.01~1.0 剂量/250 mL。应设立已知转运体底物（表 14－12）为阳性对照，确认转运体活性存在。设立高通透质（如美托洛尔)和低通透物质(如甘露醇)为参照。

评判指标:如净通量比或外排比 $ER \geqslant 2$;或外排转运可以被一种以上已知相应转运体抑制剂逆转,且在抑制剂浓度大于 $10 \times K_i$ 时,药物外排转运降低50%以上,可以认为该候选药物是 P-gp 或 BCRP 的底物。

在用 Caco-2 细胞作为评价模型时,由于有多种转运体参与药物的转运,需要用多种抑制剂确认候选药物是否是 P-gp 或 BCRP 底物。如确认候选药物是 P-gp 或 BCRP 底物,应考虑是否在体研究合用已知转运体抑制剂后,候选药物的药代动力学改变。

2. 候选药物是否是 OATP1B1 和 OATP1B3 底物

如果肝脏是主要的消除途径,且其清除率(代谢或胆汁排泄)大于 25% 总清除率或肝脏药物摄取有重要临床意义时,应考察候选药物是否是肝 OATP1B1 或 OATP1B3 的底物。常用测定候选药物在原代肝细胞或转染 OATP1B1 或 OATP1B3 细胞中摄取,如果候选药物在转染 OATP1B1 或 OATP1B3 中摄取与在空转细胞中摄取比 $\geqslant 2$;或已知转运体抑制剂(如利福平)抑制候选药物的细胞摄取,且抑制剂浓度在 $10 \times K_i$(或 IC_{50})时,其摄取降低大于 50%,可以认为候选药物是 OATP1B1 或 OATP1B3 底物,此时,应考虑是否在体研究与已知转运体抑制剂合用后候选药物的药代动力学改变。

案例 14-6: OATP1B1 和 OATP1B3 介导匹伐他汀的肝摄取[34]

(1) OATP1B1 和 OATP1B3 介导的底物匹伐他汀摄取及其动力学特征:测定匹伐他汀在表达 OATP1B1 或 OATP1B3 的 HEK293 细胞中摄取,用式 14-17 表征底物摄取动力学特征:

$$v = \frac{V_{\max} \times S}{K_m + S} + P_{dif} \times S \qquad (14-17)$$

式中,v 为底物摄取速率,S 为底物浓度,K_m 为米氏常数,$V_{\max}$ 为最大摄取速率,P_{dif} 为被动扩散摄取清除率,其转运体介导的摄取清除率 $CL_{up} = V_{\max}/K_m$。结果显示,匹伐他汀在转染人 OATP1B1 或 OATP1B3 的 HEK293 细胞中的摄取显著高于与空转细胞,说明匹伐他汀是 OATP1B1 和 OATP1B3 的底物。测得匹伐他汀在转染 OATP1B1 和 OATP1B3 的 HEK293 细胞中 CL_{up} 分别为 76.6±5.6 μL/(min·mg) 和 30.6±2.3 μL/(min·mg)。

(2) OATP1B1 和 OATP1B3 对匹伐他汀肝摄取的贡献率估算:分别测定

雌酮硫酸酯（OATP1B1 探针）和 CCK - 8（OATP1B3 探针）在肝细胞和表达 OATP1B1 和 OATP1B3 的细胞中的摄取清除率，估算其 RAF_{OATPi}。

$$RAF_{\text{OATPi}} = \frac{CL_{\text{up, Hep, probe}}}{CL_{\text{up, OATPi, probe}}} \qquad (14-18)$$

式中，$CL_{\text{up, Hep, probe}}$ 和 $CL_{\text{up, OATPi, probe}}$ 分别为探针在人肝细胞和转染 OATPi 的 HEK293 中摄取清除率。

再分别测定匹伐他汀在人原代肝细胞中，表达有 OATP1B1 和 OATP1B3 的 EK293 细胞中摄取清除率，按式 14-19 计算相对贡献率，即：

$$相对贡献率(\%) = RAF_{\text{OATPi}} \times CL_{\text{up, OATPi, test}} / CL_{\text{up, Hep, test}} \times 100\% \qquad (14-19)$$

式中，$CL_{\text{up, Hep, test}}$ 和 $CL_{\text{up, OATPi, test}}$ 分别为试验药物在人肝细胞和转染 OATPi 的 HEK293 中摄取清除率。测得雌酮硫酸酯和 CCK - 8 在转染 OATP1B1 和 OATP1B3 的 HEK293 摄取清除率分别为 132 μL/(min·mg 蛋白)和 26.7 μL/(min·mg 蛋白)。表 14-13 给出 OATP1B1 和 OATP1B3 对匹伐他汀摄取清除率的贡献率及其计算过程。

表 14-13　**OATP1B1 和 OATP1B3 对匹伐他汀人肝摄取清除率的贡献率(%)计算过程**[34]

批号	$CL_{\text{up, Hep}}$ [μL/(min·10⁶细胞)]		RAF (10⁶细胞/mg)		匹伐他汀 $CL_{\text{up, Hep}}$ [μL/(min·10⁶细胞)]		
	雌酮硫酸酯	CCK - 8	OATP1B1	OATP1B3	观察值	OATP1B1	OATP1B3
1	110	7.89	0.833	0.296	61.3	63.81[a] 104.13%[b]	9.04[a] 14.75%[b]
2	134	3.50	1.02	0.131	113	78.13[a] 69.14%[b]	4.01[a] 3.55%[b]
3	57.7	2.02	0.437	0.076	39.2	33.48[a] 85.42%[b]	2.32[a] 5.91%[b]

a，预测清除率。
b，贡献率。

由表 14-13 可见，匹伐他汀在人肝中摄取主要是 OATP1B1 介导的，约占 68%，而 OATP1B3 的贡献不到 10%。

也可以用肝中相应转运体的含量(丰度)估算相应转运体的贡献率。例如,Kunze[35] 等比较了用相对活性因子和转运体蛋白表达(丰度)估算 OATP1B1 和 OATP1B3 对 8 种他汀类药物肝摄取的贡献率。先分别测定药物在转染 OATP1B1 或 OATP1B3 的 HEK293 及人肝细胞中摄取清除率 CL_{up}。用 LC-MS/MS 测定转染 OATP1B1 和 OATP1B3 细胞蛋白含量分别为 23.97 fmol/mg 和 1.44 fmol/mg,人肝细胞中 OATP1B1、OATP1B3 和 OATP2B1 含量分别为 15.85 fmol/mg、0.35 fmol/mg 和 1.57 fmol/mg。表 14-14 比较了用相对活性因子和转运体丰度法估算 OATP1B1 和 OATP1B3 对 8 种他汀类药物肝摄取的贡献率。

表 14-14　8 种他汀类药物和底物在转染 OATP1B1(1B1)和
OATP1B3(1B3)的 HEK293 细胞和肝细胞摄取及其
用相对活性和转运体表达法估算贡献率比较[35]

	1B1 细胞	1B3 细胞	肝细胞	相对活性因子法			转运体丰度法		
				1B1	1B3	=B1+B3	1B1	1B3	=B1+B3
	μL/(min·mg 蛋白)								
雌酮硫酸酯	138.1	6.7	157.7	—	—	—	91.32	1.63	92.95
CCK-8	—	76.1	7.4	—	—	—	—	18.50	18.50
阿托伐他汀	26.3	31.9	45.1	30.03	2.30	32.33	17.39	7.75	25.14
西立伐他汀	8.2	8.6	54.4	9.36	0.62	9.98	5.42	2.09	7.51
氟伐他汀	20.9	29.8	53.7	23.87	2.15	26.01	13.82	7.24	21.06
洛伐他汀	8.9	—	40.6	10.16	0.00	10.16	5.89	—	5.89
匹伐他汀	33.5	14.5	89.5	38.26	1.04	39.30	22.15	3.52	25.68
普伐他汀	10.6	2.2	13.4	12.11	0.16	12.26	7.01	0.53	7.54
瑞舒伐他汀	5.3	4.0	6.7	6.05	0.29	6.34	3.50	0.97	4.48
辛伐他汀	14.4	14.3	28.5	16.44	1.03	17.47	9.52	3.48	13.00

可见,在研究的 8 个他汀类药物中,阿托伐他汀、普伐他汀、瑞舒伐他汀和辛伐他汀用相对活性因子法和转运体丰度法均比较好地预测了 OATP1B1 和 OATP1B3 对肝药物摄取的贡献,总预测值在观察值的 2 倍以内。而氟伐他汀、匹伐他汀和洛伐他汀出现低估。这可能与其他转运体如 OATP1B2 和 NTCP 参与这些药物的肝摄取有关。用相对活性因子估算 OATP1B1 对匹伐他汀肝摄取贡献率约 43%,也低于表 14-13 中的 69%。Vildhede 等[36] 在 12 名供体的研究中得出,NTCP、OATP1B1、OATP1B3 和 OATP2B1 表达变异分别高达

7.5 倍、3.7 倍、32.0 倍和 7.5 倍,按照这种变异,预测 OATP1B1、OATP1B3、OATP2B1 和 NTCP 的阿托伐他汀肝摄取相对贡献率分别为 26% ~ 89%、1.8% ~ 60%、3.2% ~ 30% 和 1.5% ~ 10%。类似,在 3 个供体肝细胞中,预测 OATP1B1 和 OATP1B3 对缬沙坦肝摄取总贡献率为 19% ~ 95%。OATP1B1 和 OATP1B3 各自贡献分别为 13.4% ~ 48.8 % 和 5.5% ~ 46.5%[37],这些因素均可能是不同文献报道结果存在较大差异原因。

也可以用特异性抑制剂估算相应转运体的贡献。例如,替米沙坦可能是 OATP1B3 和 OATP1B1 底物,Ishiguro 等[38]用特异性抑制剂估算 OATP1B1 和 OATP1B3 对肝替米沙坦肝摄取的贡献。在转染 OATPs 的 HEK293 中,雌酮硫酸酯可以抑制 OATP1B1 介导 $E_2 17\beta G$ 摄取,其 $IC_{50} = 0.8$ μmol/L,但高达 30 μmol/L 的雌酮硫酸酯也不能抑制 OATP1B3 介导 CCK － 8 摄取。在人肝细胞和转染 OATP1B3 的 HEK293 中,30 μmol/L 雌酮硫酸酯也不能抑制替米沙坦,但可以使人肝细胞 $E_2 17\beta G$ 摄取下降 50%,这提示细胞替米沙坦在肝摄取主要归功于 OATP1B3。与空转细胞比较,转染 OATP1B3 HEK293 中替米沙坦摄取显著增加,而在转染 OATP1B1 的 HEK293 中无改变,这说明替米沙坦是 OATP1B3 的底物[38]。需要强调的是,每种方法都有各自优点和缺点,建议多种方法相互验证。

3. 候选药物是否是 OATs、OCTs 和 MATEs 底物[1-3]

药物在肾小管分泌主要是由 OAT1、OAT3、OCT2 或 MATE1、MATE2 － K 介导的。OAT1、OAT3 和 OCT2 主要表达于肾近曲小管上皮细胞基底侧膜。MATE1 和 MATE2 － K 表达于肾小管上皮细胞的刷状缘膜。如果药物的主动肾清除率大于系统清除率的 25%,需要考察候选药物是否是 OAT1、OAT3、OCT2 和 MATE1、MATE2 － K 的底物。

肾分泌清除率(CL_{sec})按式 14－20 估算:

$$CL_{sec} = CL_r - f_u \times GFR \qquad (14-20)$$

式中,CL_r 和 GFR 分别为肾清除率和肾小球滤过率,通常取 $GFR = 125$ mL/(min · 70 kg)。

可通过测定药物在转染相应转运体细胞中的摄取情况评价该候选药物是否是相应转运体底物。如果候选药物在转染转运体细胞中的摄取与在空转细胞中的摄取比≥2;或已知转运体抑制剂可以抑制候选药物的摄取,且抑制剂

浓度在 $10 \times K_i$（或 IC_{50}）时，其摄取降低大于 50%，那么可以认为该候选药物是相应转运体的底物。

二、候选药物是否是药物转运体抑制剂[1-4]

1. 候选药物是否是 P-gp 或 BCRP 抑制剂

采用 Caco-2 细胞或转染 P-gp 或 BCRP 细胞株研究候选药物是否能抑制已知转运体底物的净转运及其程度（IC_{50} 或 K_i）。先用高浓度的候选药物进行试验，该浓度相当于 0.1×口服剂量/250 mL。如果确认候选药物是 P-gp 或 BCRP 抑制剂，则需要追加试验，测定不同浓度候选药物（4~6 个浓度）对相应探针转运的抑制作用，以计算 IC_{50} 或 K_i。对于口服给药，如果 $1 + I_{gut}/IC_{50} \geqslant 11$，那么说明该候选药物在体显示强的 P-gp 或 BCRP 的抑制作用。

2. 候选药物是否是 OATP1B1 或 OATP1B3 抑制剂

先在转染 OATP1B1 或 OATP1B3 细胞中研究高浓度的候选药物是否能抑制已知 OATP1B1 或 OATP1B3 探针的摄取。该浓度应高于 10×进入肝脏游离药物峰浓度（$I_{max, u}$）。如果确认候选药物是 OATP1B1 或 OATP1B3 抑制剂，那么需要追加试验，测定不同浓度候选药物（4~6 个浓度）对底物转运的抑制作用，计算 IC_{50} 或 K_i。

需要注意的是，某些药物如环孢素 A 及其代谢产物 AM1[39-41] 对 OATP1B1 和 OATP1B3 的抑制作用存在时间依赖性。如在转染 OATP1B1 细胞中，与未预温孵比较，用环孢素 A 预温孵 1 h，对 $E_2 17\beta G$、雌酮硫酸酯、溴磺酞钠、普伐他汀和阿托伐他汀抑制作用的 K_i 值分别约降低到未温孵的 30%、20%、32%、26% 和 23%[41]。在瞬转的 OATP1B1 或 OATP1B3 细胞中，环孢素 A 预温孵 30 min 也能显著增强对 $E_2 17\beta G$ 摄取的抑制作用，其 K_i 值分别由未预温孵的 0.190 μmol/L 和 0.162 μmol/L 分别降低到预温孵后的 0.019 μmol/L 和 0.032 μmol/L。环孢素 A 代谢产物 AM1 的预温孵也能增加对 OATP1B1 和 OATP1B3 的抑制作用[41]。他药物如帕唑帕尼[42]、沙奎那韦和利托那韦[43]，也有类似现象，但程度不及环孢素 A。因此，需要研究细胞与候选药物预温孵至少 30 min 后，再测定其 IC_{50} 或 K_i 值。如果 $R = 1 + I_{max, u}/IC_{50} > 1.1$，说明该药物在体对 OATP1B1 或 OATP1B3 显示强的抑制作用，应考虑是否在体研究与底物药物合用后，底物药物的药代动力学行为改变。

对 OATPs 抑制作用也存在底物依赖性。Izumi 等[44] 用转染 OATP1B1 的

HEK293 细胞研究环孢素 A、利福平和吉非贝齐对 12 种底物药物(匹伐他汀、阿托伐他汀、氟伐他汀、瑞舒伐他汀、普伐他汀、瑞格列奈、那格列奈、格列苯脲、波生坦、结沙坦、托拉塞米和非索非那定)和 3 种特异性底物(溴磺酞钠、雌酮硫酸酯和 $E_217\beta G$)转运抑制作用。结果发现,环孢素 A、利福平和吉非贝齐的 K_i 的范围分别为 0.077 1 μmol/L(非索非那定)~0.732 μmol/L($E_217\beta G$)、0.358 μmol/L(那格列奈)~6.96 μmol/L(雌酮硫酸酯)和 9.65 μmol/L(普伐他汀)~381 μmol/L(雌酮硫酸酯),其变异分别高达 9.5 倍、19.4 倍和 39.5 倍。环孢素 A、利福平和吉非贝齐对 3 种经典探针磺酚酞、雌酮硫酸酯和 $E_217\beta G$ 抑制的 K_i 变异分别增加 5.9 倍、11.9 倍和 14.4 倍。类似,用转染 OATP1B1 的 HEK293 细胞研究帕唑帕尼[42]对 OATP1B1 的抑制作用时,以雌酮硫酸酯和 $E_217\beta G$ 为底物,测定的 K_i 值分别为 1.42 μmol/L 和 13.5 μmol/L。可见,不同的探针药物可能获得不同结论。

3. 候选药物是否是 OAT1、OAT3、OCT2 和 MATE1、MATE2－K 抑制剂

先在转染转运体细胞中研究高浓度的候选药物是否能抑制相应转运体底物的摄取。该浓度应高于 10×血浆游离药物峰浓度($I_{max, u}$)。如果确认候选药物是 OAT1、OAT3、OCT2 或 MATE1、MATE2－K 抑制剂,需要追加试验,测定不同浓度候选药物(4~6 个浓度)对相应转运体底物转运的抑制作用,计算 IC_{50} 或 K_i。如果 $R=1+I_{max, u}/IC_{50} \geqslant 1.1$,说明该候选药物在体对相应转运体有强的抑制作用,应考虑在体研究与底物合用后,底物的药代动力学行为改变。环孢素 A 也能抑制 OCT1 活性,且这种抑制作用也存在预温孵时间依赖性。如在转染 OCT1 的 HEK 细胞中,环孢素 A 抑制二甲双胍摄取的 IC_{50} 为 21.6 μmol/L,而预温孵 30 min 后,则其 IC_{50} 降低到 0.43 μmol/L,对其他底物也有类似现象,尽管降低程度不及二甲双胍[45]。

三、候选药物是否是药物转运体诱导剂[1-4]

一些药物转运体的诱导与 CYP450s 相似,如利福平和 St John's wort 同时诱导 CYP3A、P-gp、MRP2、MRP3、MRP4 和 OATP1A2。然而,目前体外诱导模型还不成熟。人结肠腺癌 LS 180/WT、阿霉素耐药株 LS 180/AD 50 或长春碱耐药株 LS 180/V 等细胞株广泛用于 P-gp 的体外诱导研究。通常用对应核受体(如 PXR)作为药物转运体诱导重要评价指标,但最终确定是否是药物转运体诱导剂需要在体研究。

第三节　药物代谢产物相互作用问题

代谢产物药物相互作用问题应该参照安全性评价、可能合并用药和临床适应证。有临床重要意义的代谢产物应该判断是否是代谢酶的底物或抑制剂。用合成的或提取的纯品,参照母药方法进行体外研究,并用合适的模型如PBPK 模型或静态模型分析是否是存在药物相互作用及其程度。

一、代谢产物是酶或转运体底物[1]

体外试验中,如代谢产物是底物,应回答以下问题:

(1) 代谢产物的血浆暴露是否足于引起药物安全性或有效性改变。

(2) 代谢产物对其药物活性贡献是否大于50%。

(3) 在评价代谢产物对活性贡献时,应考虑代谢产物的体外受体结合强度和在体游离暴露水平。

(4) 母药和代谢产物均为高血浆蛋白结合药物,应该考虑测定血浆蛋白结合率。

(5) 评价靶组织中药物和代谢产物的相对分布。

二、代谢产物是酶或转运体抑制剂[1]

(1) 如果母药是强的酶或转运体抑制剂,已警示在体药物相互作用,无须进行代谢产物的评价。

(2) 如体外评价母药不能抑制代谢酶或转运体,体内代谢产物有可能会引起药物相互作用,建议进行参照代谢产物血浆暴露水平,进行体外抑制试验。

(3) 在下列情况下,应进行体外代谢产物的药物相互作用研究:① 代谢产物极性小于母药,且代谢产物的 AUC 大于母药的 25%;② 代谢产物的极性大于母药,代谢产物的 $AUC \geqslant$ 母药的 AUC。

在分析代谢产物对酶和转运体活性影响时,应考虑代谢产物的活性/毒性及代谢产物的处置动力学特性等。如果母药的半衰期长,其代谢产物的重要性可能会被掩盖。然而,当药物清除器官功能受损时,因代谢产物的高暴露可能会影响母药的代谢。因此,需要建立能够同时考察代谢产物和母药代谢动力学模型以评价其代谢相互作用及其程度。因此,代谢产物的药物相互作用研究内容和要求,要针对候选药物的具体情况而所有不同。

第四节　在体药物相互作用研究

如果体外试验及其相应的模型预测结果显示候选药物可能会在体内发生药物相互作用,则需要通过用指针施害药物或敏感底物药物在体临床试验进行验证。尽管候选药物也可以影响一些内源性底物(4β-羟基胆固醇)水平,但 FDA 不推荐用这些内源性底物表征酶活性。临床药物相互作用研究包括前瞻性研究和回顾性研究。在新药研发过程中的药物相互作用研究主要是前瞻性研究,通常单独设计试验,特殊情况下,可以伴随在Ⅲ期或Ⅱ期临床试验进行。优先使用 FDA 推荐或列举的临床可用的 CYP450s 敏感底物、强抑制剂和强诱导剂,以及临床可以使用的转运体底物和抑制剂(表 14－15、表 14－16)来进行药物相互作用研究,这些指针施害药物和底物药物的特性及其安全性已经充分了解,其药物相互作用结果有助于候选药物与常用药物药物相互作用的研究。

表 14－15　FDA 推荐或列举的临床可用的 CYP450s 敏感底物、强抑制剂和强诱导剂[6]

CYP450s	敏　感　底　物[a]	强　抑　制　剂[b]	强诱导剂[d]
CYP1A2	咖啡因、替扎尼定、阿洛司琼、度洛西汀、褪黑激素、雷美替胺、他司美琼	氟伏沙明、环丙沙星、依诺沙星	苯妥英钠[e]、利福平[e]
CYP2B6	安非他酮	－	卡马西平、利福平[e]
CYP2C8	瑞格列奈	氯吡格雷、吉非贝齐	利福平[e]
CYP2C9	甲苯磺丁脲、S-华法林、塞来昔布	胺碘酮[e]、氟康唑[e]、咪康唑[e]、胡椒碱[e]	利福平[e]
CYP2C19	兰索拉唑、奥美拉唑、S-美芬妥英	氟伏沙明、氟康唑、氟西汀、噻氯匹定	利福平
CYP2D6	地昔帕明、右美沙芬、奈必洛尔、阿托莫西汀、依利格鲁司特、去甲替林、奋乃静、托特罗定、R-文拉法辛	安非他酮、氟西汀、帕罗西汀、奎尼丁、特比萘芬	－

483

CYP450s	敏　感　底　物ᵃ	强　抑　制　剂ᵇ	强诱导剂ᵈ
CYP3A	咪达唑仑、三唑仑、阿芬太尼、阿伐那菲、丁螺环酮、考尼伐坦、达非那新、达芦那韦、依巴斯汀、依维莫司、依鲁替尼、洛美那派、洛伐他汀、尼索地平、沙奎那韦、辛伐他汀、西罗莫司、他克莫司、替拉那韦、伐地那非、布地奈德、达沙替尼、决奈达隆、依来曲普坦、依普利酮、非洛地平、茚地那韦、鲁拉西酮、马拉韦罗、喹硫平、西地那非、替格瑞洛、托伐普坦	博赛泼维、可比司他、丹诺普韦/利托那韦、埃替格韦/利托那韦、葡萄柚汁、茚地那韦/利托那韦、伊曲康唑、酮康唑、洛匹那韦/利托那韦、帕利瑞韦/利托那韦、泊沙康唑、利托那韦、沙奎那韦/利托那韦、特拉匹韦、替拉那韦/利托那韦、泰利霉素、醋竹桃霉素、伏立康唑、克拉霉素、艾代拉里斯、奈法唑酮、奈非那韦	阿帕鲁胺、卡马西平、恩杂鲁胺、米托坦、苯妥英钠、利福平、St John's wort

a.合用强抑制剂后,底物的 $AUCR \geqslant 5$。
b.强抑制剂,使敏感底物的 $AUCR \geqslant 5$。
c.中等强度抑制剂,使敏感底物的 $AUCR$ 为 $2\sim5$。
d.强诱导剂,使敏感底物的 AUC 降低>80%。
e.中等诱导剂,使敏感底物的 AUC 降低为 $50\%\sim80\%$。

表 14-16　FDA 推荐或列举的临床可以使用的转运体底物和抑制剂[6]

转运体	底　　物	抑　　制　　剂
P-gp	达比加群酯、地高辛、非索非那丁	胺碘酮、卡维地洛、克拉霉素、决奈达隆、伊曲康唑、拉帕替尼、洛匹那韦/利托那韦、普罗帕酮、奎尼丁、雷诺嗪、利托那韦、沙奎那韦/利托那韦、特拉普韦、替拉那韦/利托那韦、维拉帕米
BCRP	瑞舒伐他汀、柳氮磺吡啶	姜黄素、环孢素 A、艾曲波帕
OATP1B1、OATP1B3	阿舒瑞韦、阿托伐他汀、波生坦、丹诺瑞韦、多西他赛、非索非那丁、格列苯脲、那格列奈、紫杉醇、匹伐他汀、普伐他汀、瑞格列奈、瑞舒伐他汀、辛伐他汀酸	阿扎那韦/利托那韦、克拉霉素、环孢素、红霉素、吉非贝齐、洛匹那韦/利托那韦、利福平(单剂量)、西咪匹韦
OAT1、OAT3	阿德福韦、头孢克洛、头孢唑肟、法莫替丁、呋塞米、更昔洛韦、甲氨蝶呤、奥司他韦羧酸盐、青霉素	对氨基马尿酸、丙磺舒、特立氟胺
MATE1、MATE2-K、OCT2	二甲双胍	西咪替丁、杜鲁特韦、艾沙康唑、雷诺嗪、甲氧苄啶、凡德他尼

一、在体相互作用的试验设计

在体药物相互作用研究通常是比较受害药物(S)在与施害药物(I)合用前后的血药浓度和暴露参数(AUC 和 $C_{\max}$)。对于多剂量给药,也应比较谷浓度

和稳态 AUC_{ss}。

在进行在体药物相互作用临床试验设计时,建议先用相应的模型进行模拟,并考虑以下问题。

(1)基于药物相互作用机制(时间依赖性抑制、可逆性抑制和诱导),确定以下几个问题。

1)试验药物是单剂量给药还是多剂量给药。

2)底物不是时间依赖性药代动力学(如自身诱导或抑制),则可以单剂量给药。此时,单剂量暴露结果是可以外推到多剂量的。反之,底物呈现时间依赖性药代动力学,则需要多剂量给药。

3)如果施害药物不是时间依赖性抑制或诱导剂,可以单剂量研究。

4)对于多剂量给药,是否需要达稳态。

5)对于半衰期长的药物,是否需要负荷剂量。

6)给药时间应足够长(通常2周),以确保出现最大抑制作用或诱导效应。

(2)药物安全性考虑包括底物是治疗窗窄的药物还是非治疗窗窄药物,尽可能选择非治疗窗窄药物作为底物进行研究。

(3)研究药物的药代动力学和药效动力学特性。

(4)服药时间也是评价诱导和抑制的关键。对于快速可逆性抑制剂,候选药物与底物同时或在给底物前用药通过评价血浆暴露以增加敏感性。对于CYP450s时间依赖性抑制或CYP450s诱导的药物相互作用研究时,多剂量服用施害药物,约2周后再服用受害药物。如候选药物是CYP3A4和OATPs的底物,在以利福平作为诱导剂时,应注意利福平本身又是OATPs抑制剂和CYP3A4诱导剂,候选药物与利福平同时服用,酶的诱导作用可能会被低估,候选底物建议推迟使用。

(5)停药后,其诱导作用或抑制效应是否存在永久效应,即药物活性多长时间恢复正常。

(6)剂量应参考临床剂量,在保证安全的情况下,尽可能选用最大剂量和最小的给药时间间隔,以确保获得最大药物相互作用的可能性。

(7)给药途径也应采用拟定临床用药途径。

(8)要避免一些食物和饮料对试验结果的影响,因此在试验前1周和整个试验个过程中,应停用能够影响药物处置药物、烟草、食物和饮料如葡萄柚汁/橘子汁、芥末和蔬菜等。如候选药物口服受到其他因素如胃pH的影响,应控制这些因素。

（9）在可能的情况下，应考察基因型对药物相互作用的影响。

（10）用模型（如 PBPK 模型）预测在体药物相互作用研究是有益的。在前瞻性研究试验设计中，模型结果为诱导剂或抑制剂的选择、药物剂量、给药时间、试验周期安排和采样时间的设计提供参考依据。前瞻性研究试验结束后，利用 PBPK 模型可以预测候选药物与其他强诱导剂或抑制剂药物相互作用的程度。因此，模型预测往往贯彻在整个临床药物相互作用研究中。

根据上述考虑的因素和模拟结果，开展临床试验。根据临床需求选择是使用随机交叉试验设计（S 随后 S+I，S+I 随后 S），还是使用单序列交叉试验（如 S 随后 S+I）或平行试验设计（如一组为 S，另一组为 S+I）设计。交叉试验设计优于平行试验设计，前者可以降低个体间变异。对于随机交叉试验设计，药物的清洗期要足够长，以保证酶的活性恢复正常水平。在不适用交叉试验设计进行药物相互作用研究时，可采用平行试验设计，但需要增加样本数。给药方式可采用单剂量/单剂量、单剂量/多剂量、多剂量/单剂量或多剂量/多剂量等方案。

二、底物和相关药物的选择

1. CYP450s 介导的药物相互作用[1-4]

（1）候选药物是 CYP450s 的底物：如果候选药物是 CYP450s 的底物，根据体外介导药物代谢的酶及其代谢途径研究和模型预测结果，开展临床药物相互作用研究。

优先选用强抑制剂或诱导剂。如没有合适的强诱导剂或抑制剂，方可考虑用中等强度或诱导剂。

首选应选择强抑制剂和诱导剂，以充分暴露其药物相互作用。例如，CYP3A4 介导的候选药物代谢途径贡献大于 25%，原则上应分别用伊曲康唑和利福平作为抑制剂和诱导剂。若结果是阴性，则说明无临床相互作用。如果结果是阳性，再通过在体试验或相应的数学模型来评价与较弱的药物代谢酶抑制剂和诱导剂的药物相互作用，并标注建议剂量调整。

如果药物的代谢主要是由 CYP3A4 介导的，合用强 CYP3A4 抑制剂导致 AUC 增加 5 倍或 5 倍以上，提示该药是 CYP3A4 敏感性底物，应标注"CYP3A4 敏感性底物"。并根据药物的暴露-安全关系警示在与强或中等 CYP3A4 抑制剂合用时的注意事项。如果增加倍数大于 2,且效应/毒性-暴露关系显示可能出可能引起安全性问题,认为该药物是治疗窗窄的 CYP3A4 底物。例如,他汀类药物,尽管耐受性好,但与强效 CYP3A4 抑制剂合用后,可以导致致命性的横纹肌溶解综合征。

如果口服候选药物,且候选药物是 CYP3A4 底物,这类药物往往因广泛首过代谢,生物利用度低,但葡萄柚汁等可以显著增加药物的暴露。如果候选药物是 CYP3A 或 P-gp 底物,与 St John's wort 等合用因药物代谢酶或转运体诱导可降低药物的暴露。

如果介导候选药物的代谢酶如 CYP2D6、CYP2C9、CYP2C19 或 UGT1A1 等具有基因多态性,应比较候选药物在 EM 和 PM 人群中药代动力学。如果候选药物在 PM 和 EM 个体间暴露水平存在显著差异,则应研究候选药物与相应 CYP450s 中等抑制剂或诱导剂合用后药物相互作用程度。

(2) 候选药物是诱导剂或抑制剂:根据体外结果选择合适的底物药物进行在体药物相互作用研究。如果考察候选药物是否对相应代谢酶的抑制作用,应选择已知相应酶抑制剂能显著改变药代动力学行为的底物药物进行试验,以最大限度地反映候选药物对酶的抑制作用。FDA 推荐的一些在体敏感底物药物。

通常采用单用底物药物和与候选药物合用后的药代动力学主要参数如 AUC、C_{max} 和 t_{max} 等进行评估。其他药代动力学参数如清除率和谷浓度等有时也作为评估指标。药代动力学药物相互作用的统计方法通常参照生物等效性评价中的置信区间法,即考察(C_{max} 或 AUC)合用/单用值的几何均数比值(GMR)的 90% 置信期间(90% CI),如落在 80% ~ 125%,则认为药物相互作用无临床意义,否则认为存在药物相互作用。根据与候选药物合用前后的底物药物的 AUC 或 C_{max} 变化,可以判断候选药物是 CYP450s 诱导剂还是抑制剂及其程度(表 14 - 17)。

表 14 - 17 基于底物 AUC 变化,判断候选药物是
CYP450s 诱导剂或抑制剂及其分类

CYP450s 抑制剂		CYP450s 诱导剂	
$AUCR = AUC_{合}/AUC_{单}$	分类	$AUCR = AUC_{合}/AUC_{单}$	分类
$AUCR \geqslant 5$	强抑制剂	$AUCR \leqslant 20\%$	强诱导剂

续　表

CYP450s 抑制剂		CYP450s 诱导剂	
5>AUCR≥2	中等抑制剂	20%<AUCR≤50%	中等诱导剂
2>AUCR≥1.25	弱抑制剂	50%<AUCR≤80%	弱诱导剂
AUCR<1.25	药物相互作用无临床意义	AUCR>80%	药物相互作用无临床意义

在体诱导相互作用实验中,需要注意的是某些药物如利托那韦既是 CYP3A4 诱导剂又是 CYP3A4 抑制剂。在这种情况下,其净效应取决于时间。此外,也有些底物不是单一酶介导代谢的。例如,奥美拉唑和瑞格列奈常分别作为 CYP2C19 和 CYP2C8 底物,但它们也被 CYP3A 介导代谢。因此,在用奥美拉唑作为底物研究 CYP2C19 诱导时,应同时测定代谢产物羟基奥美拉唑(CYP2C19)和奥美拉唑砜(CYP3A4)。

2. 转运体介导的药物相互作用[1-3]

(1) 候选药物是某转运体的底物:类似 CYP450s,基于体外结果,首选强效的转运体抑制剂进行试验。FDA 推荐了一些转运体抑制剂 P-gp(克拉霉素、伊曲康唑,维拉帕米和奎尼丁)、BCRP(环孢素 A)、OATPs(环孢素 A 和利福平),OCT2/MATE1/2K(西咪替丁和乙胺嘧啶)和 OAT1/3(丙磺舒)等。

由于底物和抑制剂在转运体间存在较大的重叠性,用广谱抑制剂获得阴性结果可以排除多途径介导相互作用。例如,环孢素 A 是 P-gp、OATPs 和 BCRP 等转运体的抑制剂,用它研究候选药物是否是转运体的底物是合适的。如果是阴性结果则可以排除这些转运体对候选药物处置的影响。但如果是阳性结果,则难以区分相应转运体的贡献作用,需要用选择特异性抑制剂进行试验。对于一些特殊转运体如 OATP1B1 应比较不同基因型人群中的药物相互作用。

(2) 候选药物是转运体的抑制剂或诱导剂:先用已认可的典型底物药物进行药物相互研究。FDA 推荐的一些转运体底物包括 P-gp(地高辛、达比加群酯和非索非那定)、BCRP(瑞舒伐他汀)、OATP1B1/OATP1B3(匹伐他汀、普伐他汀和瑞舒伐他汀)、OCT2/MATEs(二甲双胍)、OAT1(阿德福韦和更昔洛韦)和 OAT3(青霉素)。

需要注意的是,有些底物往往是多种转运体的底物,也是一些酶的底物。例如,瑞舒伐他汀是 BCRP、OATP1B1 和 OATP1B3 底物。如果候选药物也是这些转运体的抑制剂,临床观察结果可能是这些转运体的共同贡献。

3. 鸡尾酒法

采用鸡尾酒法,即同时服用多种转运体/酶的底物药物进行试验,也是一种评价药物相互作用的方法。它基于:① 底物是酶/转运体特异性的;② 转运体/酶底物间无药物相互作用;③ 有足够的受试者样本数。阴性结果可以排除需要进一步研究特异性酶的需求。鸡尾酒法的结果可以补充体外和其他在体数据。

4. 多种类型的药物相互作用

(1)多酶抑制剂:一些药物是多种 CYP450s 抑制剂。如果药物浓度增加而引起安全性问题、多种酶介导药物代谢、预测的单一抑制的酶介导的清除率很低,应该考虑与一种或多种抑制相互作用。在此种情况下,多酶抑制剂对候选药物浓度的影响往往大于单一抑制,其程度取决于单一酶对药物清除率贡献。如果单一抑制已经提供了相关信息,多酶抑制研究的意义不大。

(2)转运体/酶的重叠问题:一些底物或抑制剂在酶和转运体间有很大的重叠性。伊曲康唑可抑制 P-gp 和 CYP3A4 活性,利福平诱导 P-gp 和 CYP3A4 表达。然而也有例外,伏立康唑是强效的 CYP3A 抑制剂,但不抑制 P-gp 功能[46,47]。胺碘酮和奎尼丁是强效的 P-gp 抑制剂,但对 CYP3A 抑制作用弱。因此,在研究药物相互作用时,应考虑对转运体和代谢酶抑制作用的差异性。若评价候选药物是否同时是 P-gp 和 CYP3A 底物,则应选用同时抑制 P-gp 和 CYP3A 活性的抑制剂如伊曲康唑进行研究。若仅考察 P-gp 或 CYP3A 的贡献,则应选用其 P-gp 或 CYP3A 特异性抑制剂进行研究。某些药物是一种酶或转运体抑制剂,也可能是另一种酶或转运体诱导剂。例如,利托那韦是 CYP3A4 抑制剂[48],同时也是 CYP1A2、CYP2B6、CYP2C9[49] 和 UGT 诱导剂[50]。替拉那韦是 CYP3A 抑制剂,也是 P-gp 和 CYP1A2 诱导剂[51]。利福平是多种酶或转运体的诱导剂,但其同样也是 OATP1B1 的抑制剂。如果候选药物同时是 CYP450s 和 OATP1B1 底物,用利福平进行药物相互研究结果的解释应慎重。其净效应取决于转运体和酶的作用相对强弱及用药时间长短。例如,利福平单次用药可显著增加阿托伐他汀的血药浓度[52],而多次服用利福平则显著降低其血药浓度[53]。因此,这种重叠活性导致复合相互作用预测困难。伊曲康唑和吉非贝齐与瑞格列奈的药物相互作用应该是母药及其代谢对 CYP2C8 和 OATP1B1 抑制作用的综合效应[54,55]。

三、应用案例

案例 14 - 7：鸡尾酒法研究双氯西林对 CYP450s 活性影响[56]

β -内酰胺类抗生素双氯西林主要以原型从尿中排泄，少量发生 5 -羟基化代谢。临床报道显示，双氯西林有可能会降低华法林的国际标准化比值，这提示氯西林有可能会影响 CYP450s 活性。用鸡尾酒探针法研究双氯西林对人 CYP450s 活性的影响。鸡尾酒探针由咖啡因（CYP1A2）400 mg、右美沙芬（CYP2D6）30 mg、甲苯磺丁脲（CYP2C9）500 mg、奥美拉唑（CYP2C19）20 mg 和咪达唑仑（CYP3A4）2.5 mg 组成。双交叉试验设计：12 名健康受试者分成 I 和 II 组，分别先后接受 A 和 B 处理。即 I 组先接受 A 处理后接受 B 处理，II 组先接受 B 处理后接受 B 处理。清洗期为 6 周：A 处理不接受双氯西林，B 处理：受试者每天 3 次、每次服用 1 g 双氯西林，连续 10 天，第 11 天早上 A 和 B 处理受试者均接受 5 种探针，估算合用双氯西林后相应探针的 C_{max} 和 AUC 与合用双氯西林前相应探针 $C_{max}R$ 和 $AUCR$ 的 GMR 及其 $90\%CI$（图 14 - 7）。

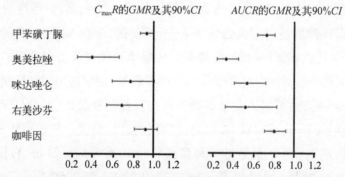

图 14 - 7　合用双氯西林后相应探针的 $AUC_{0\sim24h}$ 和 C_{max} 与合用双氯西林的比 $AUCR$ 和 $C_{max}R$ 的 GMR 及其 $90\%CI$[56]

由图 14 -7 可见除咖啡因外，合用双氯西林后，其他 4 种探针的 $AUC_{0\sim24h}$ 均显著降低。尤其是奥美拉唑，其 $AUC_{0\sim24h}$ 和 C_{max} 仅为单用的 33% 和 40%。其次是咪达唑仑，其 $AUC_{0\sim24h}$ 和 C_{max} 降低 67% 和 23%。双氯西林也能显著降低右美沙芬的 $AUC_{0\sim24h}$。双氯西林对咖啡因的血浆暴露影响较弱，提示双氯西林不影响 CYP1A2 的表达，双氯西林可显著降低奥美拉唑血浆暴露，与 CYP2C19 酶活性诱导有关，这似乎解释了双氯西林为什么可以降低华法林的国际标准化比值[57]。

结论：双氯西林属于中等强度的 CYP3A 和 CYP2C 诱导剂，其与其敏感底物合用后，可引起弱或中等强度的药物相互作用。

案例 14－8： CYP3A4 诱导剂和抑制剂对多拉米胺药代动力学行为影响[58]

多拉米胺属于新型雄激素受体拮抗剂，用于治疗抗去势非转移性前列腺癌。微粒体试验也证实，酮-多拉米胺的形成中 CYP3A4 的贡献率大于 30%。因此，需要研究合用 CYP3A4 抑制剂和诱导剂对多拉米胺药代动力学行为的影响。15 名健康受试者，采用 3 周期设计。周期 1：第一天单剂量口服 600 mg 多拉米胺。4 天后，开始周期 2 试验：第一天口服伊曲康唑 2 次，每次 200 mg，于第 2～7 天口服伊曲康唑 1 次 200 mg。第 5 天单剂量口服 600 多拉米胺。7 天后，开始周期 3 试验：第 1～10 天，每天口服利福平 1 次，600 mg，第 8 天单剂量口服 600 多拉米胺。3 个周期均给药多拉米胺后，不同时间采血样，测定血浆中多拉米胺浓度，估算相应的药代动力学参数（图 14－8）。

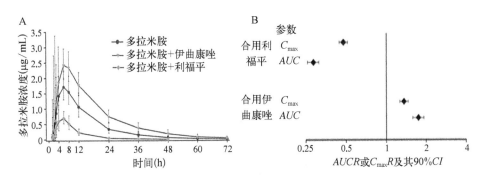

图 14－8　合用多剂量口服伊曲康唑或利福平对单剂量口服 600 mg 多拉米胺后血药浓度影响（A）及其对多拉米胺血浆暴露改变（B）[57]

结果显示，合用伊曲康唑后，多拉米胺血药浓度显著增加，其 $AUC_{0\sim72\,h}$ 增加至单用多拉米胺的 1.7 倍。相反，合用利福平显著降低多拉米胺血浆暴露，使多拉米胺的 $AUC_{0\sim72\,h}$ 下降 72%，说明多拉米胺与强 CYP3A4 抑制剂可引起弱的药物相互作用，而与 CYP3A 诱导剂合用后，会引起中等程度的药物相互作用[58]。

（中国药科大学　刘晓东）

参考文献

［1］U.S. Department of Health and Human Services Food and Drug Administration Center for

Drug Evaluation and Research. In vitro drug interaction studies — Cytochrome P450 enzyme- and transporter-mediated drug interactions guidance for industry. 2020. https://www.fda.gov/Drugs/GuidanceComplianceRegulatoryInformation/Guidances/default.htm[2020 - 09 - 30].

[2] European Medicines Agency. Guideline on the investigation of drug interactions. 2013. http://www.ema.europa.eu/docs/en_GB/document_library/Scientific_guideline/2012/07/WC500129 606.pdf[2020 - 09 - 30].

[3] 国家药品监督管理局药品审评中心.药物相互作用研究技术指导原则(试行).2021.

[4] 刘晓东,柳晓泉.药物代谢动力学教程.南京:江苏凤凰科学技术出版社,2015:292 - 354.

[5] Lv X, Zhang J B, Hou J, et al. Chemical probes for human UDP-glucuronosyltransferases: a comprehensive review. Biotechnol J, 2019, 14(1): e1800002.

[6] U.S. Department of Health and Human Services Food and Drug Administration Center for Drug Evaluation And Research. Drug development and drug interactions: table of substrates, inhibitors and inducers. 2020. https://www.fda.gov/drugs/drug-interactions-labeling/drug-development-and-drug-interactions-table-substrates-inhibitors-and-inducers[2020 - 09 - 30].

[7] Liu Y, Ramírez J, House L, et al. Comparison of the drug-drug interactions potential of erlotinib and gefitinib via inhibition of UDP-glucuronosyltransferases. Drug Metab Dispos, 2010, 38(1): 32 - 39.

[8] Joo J, Kim Y W, Wu Z, et al. Screening of non-steroidal anti-inflammatory drugs for inhibitory effects on the activities of six UDP-glucuronosyltransferases (UGT1A1, 1A3, 1A4, 1A6, 1A9 and 2B7) using LC-MS/MS. Biopharm Drug Dispos, 2015, 36(4): 258 -264.

[9] Mano Y, Usui T, Kamimura H. In vitro inhibitory effects of non-steroidal anti-inflammatory drugs on 4 - methylumbelliferone glucuronidation in recombinant human udp-glucuronosyltransferase 1A9 — potent inhibition by niflumic acid. Biopharm Drug Dispos. 2006, 27(1): 1 - 6.

[10] Mano Y, Usui T, Kamimura H. Inhibitory potential of nonsteroidal anti-inflammatory drugs on UDP-glucuronosyltransferase 2B7 in human liver microsomes. Eur J Clin Pharmacol, 2007, 63(2): 211 - 216.

[11] Oda S, Fukami T, Yokoi T, et al. Comprehensive review of UDP-glucuronosyltransferase and esterases for drug development. Drug Metab Pharmacokinet, 2015, 30(1): 30 - 51.

[12] Xie Q, Chen Y, Liu F, et al. Interspecies differences in metabolism of deoxypodophyllotoxin in hepatic microsomes from human, monkey, rat, mouse and dog. Drug Metab Pharmacokinet, 2016, 31(4): 314 - 322.

[13] Wang S, Tang X, Yang T, et al. Predicted contributions of cytochrome P450s to drug metabolism in human liver microsomes using relative activity factor were dependent on probes. Xenobiotica, 2019, 49(2): 161 - 168.

[14] Rouguieg K, Picard N, Sauvage F L, et al. Contribution of the different UDP-glucuronosyltransferase (UGT) isoforms to buprenorphine and norbuprenorphine metabolism and relationship with the main UGT polymorphisms in a bank of human liver microsomes. Drug Metab Dispos, 2010, 38(1): 40-45.

[15] Fujiwara R, Nakajima M, Yamanaka H, et al. Product inhibition of UDP-glucuronosyltransferase (UGT) enzymes by UDP obfuscates the inhibitory effects of UGT substrates. Drug Metab Dispos, 2008, 36(2): 361-367.

[16] Walsky R L, Bauman J N, Bourcier K, et al. Optimized assays for human UDP-glucuronosyltransferase (UGT) activities: altered alamethicin concentration and utility to screen for UGT inhibitors. Drug Metab Dispos, 2012, 40(5): 1051-1065.

[17] Rowland A, Gaganis P, Elliot D J, et al. Binding of inhibitory fatty acids is responsible for the enhancement of UDP-glucuronosyltransferase 2B7 activity by albumin: implications for in vitro-in vivo extrapolation. J Pharmacol Exp Ther, 2007, 321(1): 137-147.

[18] Rowland A, Knights K M, Mackenzie P I, et al. The "albumin effect" and drug glucuronidation: bovine serum albumin and fatty acid-free human serum albumin enhance the glucuronidation of UDP-glucuronosyltransferase (UGT) 1A9 substrates but not UGT1A1 and UGT1A6 activities. Drug Metab Dispos, 2008, 36(6): 1056-1062.

[19] Kilford P J, Stringer R, Sohal B, et al. Prediction of drug clearance by glucuronidation from in vitro data: use of combined cytochrome P450 and UDP-glucuronosyltransferase cofactors in alamethicin-activated human liver microsomes. Drug Metab Dispos, 2009, 37(1): 82-89.

[20] 内部资料.

[21] Kenny J R, Ramsden D, Buckley D B, et al. Considerations from the innovation and quality induction working group in response to drug-drug interaction guidances from regulatory agencies: focus on CYP3A4 mRNA in vitro response thresholds, variability, and clinical relevance. Drug Metab Dispos, 2018, 46(9): 1285-1303.

[22] U.S. Department of Health and Human Services Food and Drug Administration Center for Drug Evaluation and Research. Drug interaction studies- study design, data analysis, and implications for dosing and labeling. 2006. Available at http://www. fda. gov/Drugs/GuidanceComplianceRegulatoryInformation/Guidances/default.htm[2020-09-03].

[23] Hariparsad N, Ramsden D, Palamanda J, et al. Considerations from the IQ induction working group in response to drug-drug interaction guidance from regulatory agencies: focus on downregulation, CYP2C induction, and CYP2B6 positive control. Drug Metab Dispos, 2017, 45(10): 1049-1059.

[24] Yajima K, Uno Y, Murayama N, et al. Evaluation of 23 lots of commercially available cryopreserved hepatocytes for induction assays of human cytochromes P450. Drug Metab Dispos, 2014, 42(5): 867-871.

[25] Guo H, Liu C, Li J, et al. A mechanistic physiologically based pharmacokinetic-enzyme turnover model involving both intestine and liver to predict CYP3A induction-mediated

drug-drug interactions. J Pharm Sci, 2013, 102(8): 2819 - 2836.

[26] Almond L M, Mukadam S, Gardner I, et al. Prediction of drug-drug interactions arising from CYP3A induction using a physiologically based dynamic model. Drug Metab Dispos, 2016, 44(6): 821 - 832.

[27] Aarnoutse R E, Kibiki G S, Reither K, et al. Pharmacokinetics, tolerability, and bacteriological response of rifampin administered at 600, 900, and 1, 200 milligrams daily in patients with pulmonary tuberculosis. Antimicrob Agents Chemother, 2017, 61(11): e01054 - e01117.

[28] Alghamdi W A, Al-Shaer M H, Peloquin C A. Protein binding of first-line antituberculosis drugs. Antimicrob Agents Chemother, 2018, 62(7): e00641 - e00718.

[29] Bertilsson L. Clinical pharmacokinetics of carbamazepine. Clin Pharmacokinet, 1978, 3 (2): 128 - 143.

[30] Bender A D, Post A, Meier J P, et al. Plasma protein binding of drugs as a function of age in adult human subjects. J Pharm Sci, 1975, 64(10): 1711 - 1713.

[31] McDonagh E M, Lau J L, Alvarellos M L, et al. PharmGKB summary: efavirenz pathway, pharmacokinetics. Pharmacogenet Genomics, 2015, 25(7): 363 - 376.

[32] Boffito M, Back D J, Blaschke T F, et al. Protein binding in antiretroviral therapies. AIDS Res Hum Retroviruses, 2003, 19(9): 825 - 835.

[33] Qian C Q, Zhao K J, Chen Y, et al. Simultaneously predict pharmacokinetic interaction of rifampicin with oral versus intravenous substrates of cytochrome P450 3A/P-glycoprotein to healthy human using a semi-physiologically based pharmacokinetic model involving both enzyme and transporter turnover. Eur J Pharm Sci, 2019(134): 194 - 204.

[34] Hirano M, Maeda K, Shitara Y, et al. Contribution of OATP2 (OATP1B1) and OATP8 (OATP1B3) to the hepatic uptake of pitavastatin in humans. J Pharmacol Exp Ther, 2004, 311(1): 139 - 146.

[35] Kunze A, Huwyler J, Camenisch G, et al. Prediction of organic anion-transporting polypeptide 1B1- and 1B3 - mediated hepatic uptake of statins based on transporter protein expression and activity data. Drug Metab Dispos, 2014, 42(9): 1514 - 1521.

[36] Vildhede A, Karlgren M, Svedberg E K, et al. Hepatic uptake of atorvastatin: influence of variability in transporter expression on uptake clearance and drug-drug interactions. Drug Metab Dispos, 2014, 42(7): 1210 - 1218.

[37] Yamashiro W, Maeda K, Hirouchi M, et al. Involvement of transporters in the hepatic uptake and biliary excretion of valsartan, a selective antagonist of the angiotensin II AT1 - receptor, in humans. Drug Metab Dispos, 2006, 34(7): 1247 - 1254.

[38] Ishiguro N, Maeda K, Kishimoto W, et al. Predominant contribution of OATP1B3 to the hepatic uptake of telmisartan, an angiotensin II receptor antagonist, in humans. Drug Metab Dispos, 2006, 34(7): 1109 - 1115.

[39] Shitara Y, Takeuchi K, Nagamatsu Y, et al. Long-lasting inhibitory effects of cyclosporin A, but not tacrolimus, on OATP1B1- and OATP1B3 - mediated uptake. Drug Metab

Pharmacokinet, 2012, 27(4): 368 - 378.

[40] Gertz M, Cartwright C M, Hobbs M J, et al. Cyclosporine inhibition of hepatic and intestinal CYP3A4, uptake and efflux transporters: application of PBPK modeling in the assessment of drug-drug interaction potential. Pharm Res, 2013, 30(3): 761 - 780.

[41] Shitara Y, Sugiyama Y. Preincubation-dependent and long-lasting inhibition of organic anion transporting polypeptide (OATP) and its impact on drug-drug interactions. Pharmacol Ther, 2017(177): 67 - 80.

[42] Taguchi T, Masuo Y, Sakai Y, et al. Short-lasting inhibition of hepatic uptake transporter OATP1B1 by tyrosine kinase inhibitor pazopanib. Drug Metab Pharmacokinet, 2019, 34 (6): 372 - 379.

[43] Shitara Y, Takeuchi K, Horie T. Long-lasting inhibitory effects of saquinavir and ritonavir on OATP1B1 - mediated uptake. J Pharm Sci, 2013, 102(9): 3427 - 3435.

[44] Izumi S, Nozaki Y, Maeda K, et al. Investigation of the impact of substrate selection on in vitro organic anion transporting polypeptide 1B1 inhibition profiles for the prediction of drug-drug interactions. Drug Metab Dispos, 2015, 43(2): 235 - 247.

[45] Panfen E, Chen W, Zhang Y, et al. Enhanced and persistent inhibition of organic cation transporter 1 activity by preincubation of cyclosporine A. Drug Metab Dispos, 2019, 47 (11): 1352 - 1360.

[46] Jeong S, Nguyen P D, Desta Z. Comprehensive in vitro analysis of voriconazole inhibition of eight cytochrome P450 (CYP) enzymes: major effect on CYPs 2B6, 2C9, 2C19, and 3A. Antimicrob Agents Chemother, 2009, 53(2): 541 - 551.

[47] Lempers V J, van den Heuvel J J, Russel F G, et al. Inhibitory Potential of antifungal drugs on ATP-binding cassette transporters P-glycoprotein, MRP1 to MRP5, BCRP, and BSEP. Antimicrob Agents Chemother, 2016, 60(6): 3372 - 3379.

[48] Greenblatt D J, Harmatz J S. Ritonavir is the best alternative to ketoconazole as an index inhibitor of cytochrome P450 - 3A in drug-drug interaction studies. Br J Clin Pharmacol, 2015, 80(3): 342 - 350.

[49] Kirby B J, Collier A C, Kharasch E D, et al. Complex drug interactions of HIV protease inhibitors 2: in vivo induction and in vitro to in vivo correlation of induction of cytochrome P450 1A2, 2B6, and 2C9 by ritonavir or nelfinavir. Drug Metab Dispos, 2011, 39(12): 2329 - 2337.

[50] van der Lee M J, Dawood L, ter Hofstedee H J, e t al. Lopinavir/ritonavir reduces lamotrigine plasma concentrations in healthy subjects. Clin Pharmacol Ther, 2006, 80(2): 159 - 168.

[51] Dumond J B, Vourvahis M, Rezk N L, et al. A phenotype-genotype approach to predicting CYP450 and P-glycoprotein drug interactions with the mixed inhibitor/inducer tipranavir/ ritonavir. Clin Pharmacol Ther, 2010, 87(6): 735 - 742.

[52] He Y J, Zhang W, Chen Y, et al. Rifampicin alters atorvastatin plasma concentration on the basis of SLCO1B1 521T>C polymorphism. Clin Chim Acta, 2009, 405(1 - 2): 49 - 52.

[53] Backman J T, Luurila H, Neuvonen M, et al. Rifampin markedly decreases and gemfibrozil increases the plasma concentrations of atorvastatin and its metabolites. Clin Pharmacol Ther, 2005, 78(2): 154 - 167.

[54] Varma M V, Lin J, Bi Y A, et al. Quantitative rationalization of gemfibrozil drug interactions: consideration of transporters-enzyme interplay and the role of circulating metabolite gemfibrozil 1 - O - β - glucuronide. Drug Metab Dispos, 2015, 43(7): 1108 - 1118.

[55] Türk D, Hanke N, Wolf S, et al. Physiologically based pharmacokinetic models for prediction of complex CYP2C8 and OATP1B1 (SLCO1B1) drug-drug-gene interactions: a modeling network of gemfibrozil, repaglinide, pioglitazone, rifampicin, clarithromycin and itraconazole. Clin Pharmacokinet, 2019, 58(12): 1595 - 1607.

[56] Stage T B, Graff M, Wong S, et al. Dicloxacillin induces CYP2C19, CYP2C9 and CYP3A4 in vivo and in vitro. Br J Clin Pharmacol, 2018, 84(3): 510 - 519.

[57] Pottegård A, Henriksen D P, Madsen K G, et al. Change in international normalized ratio among patients treated with dicloxacillin and vitamin K antagonists. JAMA, 2015, 314 (3): 296 - 297.

[58] Zurth C, Koskinen M, Fricke R, et al. Drug-drug interaction potential of darolutamide: in vitro and clinical studies. Eur J Drug Metab Pharmacokinet, 2019, 44(6): 747 - 759.